U0321573

国家"十三五"重点图书出版规划项目

胰腺整合介入治疗学

荣誉主编　樊代明　于金明　葛均波

主　　编　李茂全

副 主 编　陆骊工　肖越勇　傅德良　张海军

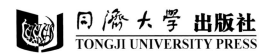
同济大学 出版社
TONGJI UNIVERSITY PRESS

图书在版编目(CIP)数据

胰腺整合介入治疗学 / 李茂全等主编. —上海：
同济大学出版社，2019.12
ISBN 978 - 7 - 5608 - 8451 - 6

Ⅰ. ①胰… Ⅱ. ①李… Ⅲ. ①胰腺肿瘤—介入性治疗
Ⅳ. ①R735.95

中国版本图书馆 CIP 数据核字(2019)第 296973 号

胰腺整合介入治疗学

李茂全　主编

策　　划　华春荣　　　责任编辑　华春荣　　　助理编辑　朱涧超
责任校对　徐春莲　　　封面设计　陈益平

出版发行　同济大学出版社　　　www.tongjipress.com.cn
　　　　　(地址:上海市四平路1239号　邮编:200092　电话:021 - 65985622)
经　　销　全国各地新华书店、网络书店
排版制作　南京展望文化发展有限公司
印　　刷　上海丽佳制版印刷有限公司
开　　本　889 mm×1194 mm　　1/16
印　　张　27.25
字　　数　872 000
版　　次　2019 年 12 月第 1 版　　2019 年 12 月第 1 次印刷
书　　号　ISBN 978 - 7 - 5608 - 8451 - 6

定　　价　268.00 元

主编、副主编简介

李茂全主编

二级教授,博士生导师,同济大学附属第十人民医院介入血管外科主任,同济大学介入血管研究所所长;兼南京医科大学、安徽医科大学博士生导师;中国医师协会介入分会介入医学工程与生物技术专委会主任委员,中国糖尿病足细胞与介入治疗联盟理事长,中国肿瘤微创治疗技术创新战略联盟副主任委员,中国介入医学产业创新联盟副主任委员,上海市和上海市卫生系统优秀学科带头人,上海市介入治疗学组常务副组长,国家科技支撑计划项目科学家。

带领团队从事胰腺疾病介入治疗已近 30 年,在胰腺癌的基础研究方面,围绕早期转移和侵袭进行系列研究,提出了新的理论及新的临床实践,研制成功了相关治疗随访试剂盒,为胰腺癌微创化、精准化治疗提供了思路和依据,将基础研究和临床治疗有机地结合,在国内外享有较高的学术声誉和影响力。

擅长恶性肿瘤、脑血管、糖尿病足、外周血管病的介入治疗。在国内率先开展了胃癌的介入治疗;肾上腺肿瘤的介入治疗;子宫肌瘤的栓塞性内切除;流变溶栓治疗;糖尿病性血管疾患的介入综合治疗;慢性血栓的介入综合治疗;[131]I 肿瘤细胞核人鼠嵌合单克隆抗体(唯美生)靶向治疗肝癌。累计指导和操作各种介入手术 7 000 余台。从事晚期胰腺癌的研究 20 多年,2016 年领衔中国介入医学委员会制订《晚期胰腺癌介入治疗临床操作指南(试行)》,"晚期胰腺癌介入综合治疗的相关策略、机制及应用产品研发"荣获 2016 年度上海市科技进步奖一等奖。

担任《淋巴学与肿瘤学》(*Lymphology and Oncology*)主编以及《中华放射学杂志》等 12 种期刊编委。主持或参与包括国家"十二五"攻关计划等各类科研课题 30 余项。拥有国家发明专利 5 项,PCT 专利 1 项。作为大会主席 3 次举办全国性学术大会。发表论文 100 余篇,其中 SCI 收录文章 40 余篇。主要代表作:主编《临床血管介入治疗学》(中国协和医科大学出版社,2005 年);副主编《影像引导肿瘤消融治疗学》(人民卫生出版社,2013 年),《肿瘤射频消融治疗学》(人民卫生出版社,2013 年),《现代影像医学进展》(人民军医出版社,2000 年);参编有《体部 CT》(周康荣主编,上海科学技术出版社,1996 年),《腹部介入放射学》(王建华主编,上海科学技术出版社,1998 年),《肝胆肿瘤学》(叶维法主编,天津科学技术出版社,2000 年),《管腔内支架治疗学》(徐克主编,科学出版社,2004 年),《胆道疾病介入放射学》(王小林主编,复旦大学出版社,2005 年),《介入放射学》(李麟荪主编,江苏科学技术出版社,2003 年)。

陆骊工副主编

  主任医师,教授,博士生导师,广东省珠海市人民医院院长,同济大学介入血管研究所副所长;珠海市介入诊疗中心主任,珠海市精准医学诊疗中心主任;暨南大学、南方医科大学、广东省心血管病研究所博士生导师;澳门大学客座教授。主要从事介入放射学、肝癌等恶性肿瘤的基础及临床研究,曾在美国韦恩州立大学底特律医疗中心(DMC)做高级访问学者。任《中华放射学杂志》《中华医学杂志》《中华介入放射学电子杂志》及《介入放射学杂志》等期刊编委,*BMC Gastroenterology*,*European Radiology*,*Oncotarget*,*World Journal of Gastroenterology* 及 *Cancer Imaging* 等国际 SCI 期刊特邀审稿专家。目前在国内外核心期刊发表学术论著 50 余篇,其中 SCI 论文 20 余篇。主持和参加国家自然科学基金重点研究项目、国家自然科学基金面上项目、广东省科技计划重点项目及广东省自然科学基金等课题 10 余项,主编肝癌相关著作 1 部,参编著作 2 部。

肖越勇副主编

  医学博士,主任医师,教授,博士生导师,解放军总医院放射科副主任;国际冷冻协会执行委员,亚洲冷冻学会主席,《中国介入影像与治疗学杂志》副主编,《中国医学影像学技术杂志》编委,《国际医学放射学杂志》编委,《中华放射学杂志》审稿专家,世界疼痛医师协会中国分会常务委员,中国抗癌协会微创治疗专业委员会常务委员,癌痛治疗学组主委,肿瘤消融学组常务副主委。从事影像诊断与介入治疗工作 30 余年,2006—2007 年美国哈佛医学院高级访问学者,专修 CT、MRI 引导下介入治疗;发表论文 100 余篇,其中 SCI 论文 6 篇;主编《氩氦刀肿瘤消融治疗技术》《脊柱介入治疗技术》,副主编《CT 介入治疗学》《肝脏肿瘤消融治疗学》《磁共振导引微创诊疗学》。获中国人民解放军医疗成果奖 2 项,承担国家自然科学基金研究项目 2 项。在 CT、MRI 引导微创介入治疗方面有很高的造诣,设计多项影像学引导微创介入手术方法,提出适形冷冻消融治疗方法及策略,每年亲自操作完成 CT、MRI 引导微创介入 1 000 余例,特别注重微创手术细节、手术质量和疗效。

傅德良副主编

　　教授,博士生导师,复旦大学附属华山医院胰腺外科主任,兼复旦大学胰腺癌诊治中心主任,复旦大学胰腺病研究所副所长;上海市医学领军人物,上海市优秀学科带头人,上海市医学会外科分会胰腺学组副组长,上海市抗癌协会胰腺癌专业委员会副主任委员,中国抗癌协会胰腺癌专业委员会常委。任《中国实用外科杂志》《中华肝胆外科杂志》《外科理论与实践杂志》以及 *World Journal of Gastroenterology*(SCI 收录)杂志编委,国家自然科学基金委评审专家,上海市科学技术委员会评审专家。共计发表 SCI 论文 24 篇,并多次参加国际和国内学术交流。主持多项国家自然科学基金和卫生部研究项目,参加《临床外科学》《现代外科学》《实用外科学》《普外科诊疗常规》等大型参考书的编写。其研究项目"可切除胰腺癌的分阶段综合治疗"2009 年获上海医学科技奖(三等奖),另一项目 2009 年获上海市优秀发明奖。

张海军副主编

　　二级教授,生物医用材料改性技术国家工程实验室主任,同济大学介入血管研究所副所长;科技部创新创业领军人才,医用材料改性产业技术创新战略联盟主任。长期从事生物医用材料改性技术研究工作,主要涉及领域为医用材料工程、医学工程和转化医学。擅长生物医用材料改性技术在医学(心血管、脑外、肿瘤、骨科、眼科)中的应用。主持国家课题 9 项,参与国家课题 3 项,主持省部课题 10 项,包括"十三五"重点科学研究计划、"十二五"科技支撑计划、国家高技术产业化项目等,参与"十一五"重大专项和科技支撑计划项目 2 项,国家自然科学基金重点项目 1 项,制定国家行业标准 5 项。申报和授权国际专利 PCT 2 项和国家专利 28 项,发表学术论文 5 篇,其中被 SCI 收录 4 篇,参编卫生部规划本科教材 1 部。获省部级科技进步奖 3 项,省级专利奖 2 项;先后获中国塑料加工行业全国先进个人奖、中国科技市场金桥奖、山东省优秀回国创业奖。

本书编写委员会

荣誉主编　樊代明　于金明　葛均波

主　　编　李茂全

副 主 编　陆骊工　肖越勇　傅德良　张海军

编写常务委员会（按姓氏笔画排）

王忠敏　吕中伟　朱　君　刘占举　刘瑞宝　许　青　纪建松　李　槐

李玉亮　宋振顺　张火俊　张跃伟　邵国良　茅爱武　倪才方　徐辉雄

殷世武　高献书　郭　志　虞先濬　蔚　青　薛　雷　戴亚蕾

编写委员会（按姓氏笔画排）

于海鹏　博士,教授　天津医科大学肿瘤医院介入科副主任

马志龙　博士,副教授　同济大学附属第十人民医院胰腺外科

王　实　博士,主治医师　同济大学附属第十人民医院介入血管外科

王　维　博士,教授　中南大学湘雅三医院介入科主任

王武杰　博士,主治医师　山东大学第二医院介入科

王忠敏　博士,教授　上海交通大学附属瑞金医院介入科主任

尹立楠　博士,主治医师　哈尔滨医科大学附属肿瘤医院介入科

边　云　博士后　海军军医大学第一附属医院（上海长海医院）影像科

吕中伟　博士,教授　同济大学附属第十人民医院核医学科主任

朱　君　博士,研究员　纳米技术及应用国家工程研究中心副主任

朱忠政　博士,主治医师　同济大学附属第十人民医院肿瘤科

朱晓斐　博士,副教授　海军军医大学第一附属医院（上海长海医院）放疗科

向　华　博士,教授　湖南省人民医院副院长

刘占举　博士后,教授　同济大学附属第十人民医院消化科主任

刘瑞宝　博士,教授　哈尔滨医科大学附属肿瘤医院介入科主任

许　青　博士，教授　同济大学附属第十人民医院肿瘤科主任

孙　伟　博士，副教授　同济大学附属第十人民医院胰腺外科

孙奋勇　博士，教授　同济大学附属第十人民医院医学检验科主任

纪建松　博士，教授　浙江大学附属丽水医院副院长

李　槐　学士，教授　中国医学科学院肿瘤医院介入科主任

李玉亮　博士后，教授　山东大学第二医院介入科主任

李茂全　博士，二级教授　同济大学附属第十人民医院介入血管外科主任

李倩玉　博士，副教授　同济大学附属第十人民医院病理科

李麟荪　学士，教授　南京医科大学第一附属医院

杨　飞　博士，研究员　同济大学介入血管研究所，中国科学院化学所

杨正强　博士，副教授　南京医科大学第一附属医院介入科

肖越勇　博士，教授　解放军总医院放射科副主任

吴普照　硕士，副主任医师　湖北医药学院附属襄阳市第一人民医院介入科

宋振顺　博士，教授　同济大学附属第十人民医院肝胆胰外科主任

张一峰　博士，副教授　同济大学附属第十人民医院超声诊断科

张小平　硕士，副研究员　同济大学介入血管研究所所长助理

张火俊　博士，教授　海军军医大学第一附属医院（上海长海医院）放疗科主任

张佳杰　博士，主治　复旦大学附属华山医院胰腺外科

张海军　博士，二级教授　同济大学介入血管研究所副所长

张跃伟　博士，教授　清华大学附属北京清华长庚医院介入科主任

张翔宇　博士，教授　同济大学附属第十人民医院急诊医学科

陆骊工　博士，教授　珠海市人民医院院长，同济大学介入血管研究所副所长

陈远卓　博士，主治医师　同济大学附属第十人民医院急诊医学科

邵国良　博士，教授　浙江省肿瘤医院副院长

茅爱武　硕士，教授　上海交通大学附属同仁医院副院长

周　石　硕士，教授　贵州医科大学放射学院院长

郑传胜　博士，教授　华中科技大学同济医学院附属协和医院介入科主任

赵　严　博士，副教授　同济大学附属第十人民医院消化科

郝　强　博士，主任医师　海军军医大学第一附属医院（上海长海医院）影像科

袁伟忠　博士，教授　同济大学材料学院高分子系主任

袁琼兰　博士，教授　同济大学医学院解剖教研室主任

贾一平　硕士,副教授　上海交通大学附属同仁医院介入放射科

夏金国　博士,主治医师　南京医科大学第一附属医院介入科

倪才方　博士,教授　苏州大学附属第一医院介入血管外科主任

倪志彬　硕士,主管护师　同济大学附属第十人民医院介入血管外科护士长

徐　浩　博士,教授　徐州医科大学附属医院介入血管外科主任

徐辉雄　博士,教授　同济大学附属第十人民医院出生诊断科主任

殷世武　硕士,主任医师　安徽医科大学附属合肥医院介入血管外科

高献书　博士,教授　北京大学第一医院放疗科主任

郭金和　博士,教授　东南大学附属中大医院介入血管外科副主任

曹传武　硕士,副教授　同济大学附属第十人民医院介入血管外科

韩世龙　博士,主治医师　同济大学附属第十人民医院介入血管外科

傅德良　博士,教授　复旦大学附属华山医院胰腺外科主任

曾昭冲　博士,教授　复旦大学附属中山医院放疗科主任

谢晓云　博士后,副教授　同济大学附属第十人民医院介入血管外科

虞先濬　博士,教授　复旦大学附属肿瘤医院胰腺外科主任

蔡海东　博士,副教授　同济大学附属第十人民医院核医学科

蔚　青　博士,教授　同济大学附属第十人民医院病理科主任

潘　龙　硕士,主治医师　同济大学附属第十人民医院介入血管外科

薛　雷　博士,教授　同济大学生命科学院

戴亚蕾　博士,教授　同济大学医学院免疫学教研室主任

魏颖恬　博士,副教授　解放军总医院放射科

学术秘书

李　雪　硕士,所长助理,同济大学介入血管研究所

韩世龙　博士,主治医师,同济大学附属第十人民医院介入血管外科

序　一

　　我曾多次为消化系统相关器官疾病的专著写过序,有食管、胃、肝、肠,也有腹膜的。一般来说不很困难,唯独对胰腺的专著作序,我会发怵。记忆中有两本专著,分别由李兆申教授和郭晓忠教授写的,我给他们写完序后自己也觉得不满意。因为,胰腺在人体中是一个非常复杂的器官。说其复杂,不指结构而指功能。身体离不开它,生命离不了它。都听说过人工肺、人工心、人工肝、人工肾……但听说过人工胰吗? 肯定没有。我们也许能够模拟其中的部分功能,比如用消化酶助消化,用胰岛素降血糖。但真要完全模拟胰腺功能,很难做到,至少现在还做不到。特别是这个器官长了肿瘤,生存期很短,痛苦极大。胰腺肿瘤与人体其他器官的肿瘤有本质不同,所以治疗十分棘手。总而言之,胰腺疾病的诊断,特别是治疗是很困难的,很少人敢碰,是一块人人皆知的硬骨头。

　　目前的治疗方法依然是用现存药物或技术对病人实施相对姑息的治疗。胰腺疾病无论是良性或恶性,急性或慢性,单一学科难以完全承担相关治疗,需要多学科、多专业、多中心联合治疗。对急性胰腺炎和胰腺晚期肿瘤,尤为如此。问题是,现在专业普遍过度细化(over specialization)、专科过度细化(over division)和医学知识碎片化(fragmented knowledge),我将其称之为“O2F1”,严重影响胰腺疾病的正确、适时诊疗,妨碍胰腺疾病治疗的进步。即使是现在泛称的较为新颖的 MDT 模式也难以真正满足胰腺疾病的治疗。单打独斗不行,叫几个人聚在一起可能也不行。如何将有效的诊治手段从专业机制上、管理体制上加以有机整合,从病人整体出发,从病情整体出发,设计并实施有的放矢的整合方案,这就是近年我们提倡的整体整合医学(Holistic Integrative Medicine,HIM),简称整合医学。

　　李茂全团队从事胰腺病介入治疗已近 30 年。在漫长的探索过程中,紧紧围绕提高病人生存期和生存质量,开展了大量的基础研究和临床探索,积累了丰富的临床经验。他们写成的《胰腺整合介入治疗学》(*Integrative Pancreatic Intervention Therapy: A Holistic Approach*),不仅对介入专科有重要指导作用,对消化内外科,以及其他领域从事微创治疗的医生也有重要参考价值。胰腺疾病治疗技术进展慢,胰腺的事不好做,但总是要有人做。需要在做中提出问题,在做中总结经验,在做中迈向前方。

　　是为序。

中国工程院院士、副院长
美国医学科学院外籍院士
中华消化学会原主任委员
西京消化病院院长
2018 年 2 月

序 二

　　人类对胰腺探索研究的历史已经上千年,自从 Herophilus 在公元前 300 年首先描述胰腺器官后,公元 100 年,以弗所的 Rufus 在古希腊文献中首次命名胰腺为 pancreas。祖国医学文献中虽无胰腺的专名,但对胰腺的解剖位置、形态及功能都早有记载。随着医学技术的不断进步与提高,胰腺疾病的检出率逐渐增多。由于胰腺的解剖和生理结构的特殊性,胰腺疾病早期难以发现,经常被误诊为其他疾病,确诊时多为晚期或者病情已经十分危急,尤其是胰腺癌。介入治疗是近几十年快速发展的新学科,较之外科治疗,以适应证广、损伤小、恢复快见长。

　　李茂全团队从事胰腺疾病介入治疗已近 30 年,在此漫长探索过程中,围绕如何提高患者生存质量和生存期,取得了令人满意的临床与基础研究成果。其团队编写此书,将有助于相关科研、临床人员系统了解介入微创治疗,也有助于提高临床对胰腺疾病诊断与治疗的认识。

　　最后,真诚希望我们国家从事胰腺疾病相关医务、科研人员,以此为契机,坚持不懈,为我国胰腺疾病的诊治水平早日处在世界之巅,造福广大人民而努力奋斗!

中 国 工 程 院 院 士
山东省肿瘤医院院长
2018 年 3 月

前　言

　　随着临床医学技术的不断进步,胰腺疾病的早期检出率逐渐提高。胰腺的解剖和生理结构十分特殊,胰腺疾病早期难以发现,经常被误诊为其他疾病,确诊时多为晚期或者病情已经十分危急,尤其是胰腺癌。介入治疗是近几十年快速发展的新学科,较之外科治疗,以适应证广、损伤小、恢复快见长。编者将有关胰腺疾病介入治疗科研与临床资料,包括相关文献,进行集中整理总结,加以编纂,尽力穷其全貌,示其精髓,让读者有一个比较清晰的认识和感受。

　　胰腺疾病介入治疗学专著很难写。一是胰腺疾病难以确诊,大多确诊时已是晚期,预后差;二是临床治疗技术进展缓慢,单一学科难以完成治疗;三是基础研究与临床应用相差很远。虽然李茂全团队在长期学习和实践中积累了一些心得,我自己已经从事该项工作30余年,在此过程中围绕如何提高患者生存质量和生存期,进行了长时间临床与探索,取得了一些成绩。但是面对胰腺病变的复杂性和诊疗的艰难性,这些成绩也只是沧海一粟。这也是我们编写该书原因之一,回头看看,认真总结,期望有一个全方位的提升。原因之二是目前国内外还无胰腺微创介入治疗的专业书籍,但愿本书能为来者做一片小小的荷叶,衬托出胰腺介入治疗这颗鲜艳荷花盛开绽放!

　　编写本书的宗旨在于:为了提高国人胰腺疾病诊断与治疗水平;为相关研究的科研人员提供疾病研究基础和思路,从而帮助他们研发更多、更好的新产品、新技术和新方法,推动胰腺疾病整合介入治疗不断发展,更好地为人类服务,为胰腺疾病患者解除痛苦。

　　本书分为6篇26章117节,涉及基础医学、临床新技术、转化研究,以及与胰腺相关的临床学科,全面系统地介绍胰腺整合介入治疗学及其相关理论、研究机制和新技术、新方法、新产品。本书从临床出发,突出规范和流程,密切结合最新前沿基础研究和转化运用;以困难和疑点为引导,强调整合多学科优势,最大限度解除胰腺病患者病痛。

　　编者尽管穷尽其力,但由于学术水平、临床思路等有限,书中难免有错误和不当之处,恳请读者批评指正。

2019 年 7 月

目　录

第二篇　胰腺良性疾病的介入治疗

第三篇　胰腺恶性疾病的介入治疗

第四篇　胰腺癌相关疾病介入治疗

第五篇　胰腺癌干细胞与分子靶向治疗

第六篇　胰腺癌的介入整合治疗

第一篇　胰腺疾病的基础医学与转化应用

胰腺的正常解剖及生理学

第一节　胰腺的正常解剖学

胰腺(pancreas)是人体第二大消化腺,由外分泌部和内分泌部组成。胰的外分泌部(腺细胞)分泌胰液,内含多种消化酶(如蛋白酶、脂肪酶及淀粉酶等),有分解和消化蛋白质、脂肪和糖类等作用;其内分泌部即胰岛,散在于胰实质内,胰尾部较多,主要分泌胰岛素,调节血糖浓度。

一、胰腺的位置与体表投影

胰腺是一个狭长的腺体,质地柔软,呈灰红色,长 17~20 cm,宽 3~5 cm,厚 1.5~2.5 cm,重 82~117 g;位于腹上区和左季肋区腹膜后间隙内,横过第 1~2 腰椎体前方,并紧贴于腹后壁。其体表投影:下缘约平脐上 5 cm,上缘约相当于脐上 10 cm 处。胰的前面隔网膜囊与胃相邻。胰尾被腹膜包被,其余部分都是腹膜外位。胰的位置可随呼吸运动、腹内脂肪多少和身体姿势的变化而发生一定程度的移动。胰头位置较低,被十二指肠环绕,胰尾较高、抵达脾门。由于胰的位置较深,前方有胃、横结肠和大网膜等遮盖,故在胰腺病变早期,腹壁体征往往不明显,因此早期诊断困难。

二、胰腺的分部与解剖

胰腺可分头、颈、体、尾四部分,各部分之间无明显界限(图 1-1-1)。头、颈部在腹中线右侧,体、尾部在腹中线左侧。

（一）胰头部

胰头(head of pancreas)为胰右端膨大的部分,位于第 2 腰椎体的右前方,其上、下方和右侧被十二指肠包绕。因其紧贴十二指肠壁,故胰头部肿瘤可压迫十二指肠引起肠梗阻。胰头的下部有一向左、向下的突出部分为钩突(uncinate process),肠系膜上动脉、静脉位于其前面。此处有 2~5 支胰头、钩突小静脉汇入肠系膜上静脉的右后侧壁,故做胰十二指肠切除术时要仔细处理这些小血管,否则易致难以控制的出血。

胰头的前面有横结肠系膜根越过,并与空肠相毗邻;后面有下腔静脉、右肾动脉、静脉、右精索或卵巢静脉、胆总管。由于钩突与胰头和胰颈之间夹有肝门静脉起始部和肠系膜上动、静脉,故胰头肿大时,可压迫肝门静脉起始部,影响其血液回流,故会出现腹水、脾肿大等症状。在胰头右后方与十二指肠降部之间常有胆总管经过,有时胆总管可部分或全部被胰头实质所包埋。当胰头肿大压迫胆总管时,可影响胆汁排出,出现阻塞性黄疸。

（二）胰颈部

胰颈(neck of pancreas)是胰头与胰体之间较狭窄的部分,位于第 1 腰椎水平,长约 2.0 cm,宽

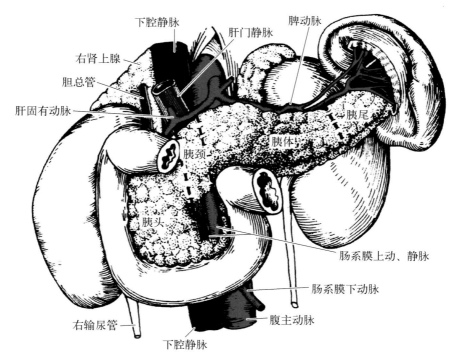

图 1-1-1　胰的形态与毗邻

2～2.5 cm。它位于胃幽门部的后下方,其背面有一凹沟,沟内有肠系膜上静脉经过。该静脉与脾静脉在胰颈后方汇合成肝门静脉的起始部分(图 1-1-2)。在此处有胃左静脉从左侧注入门静脉,胰腺、十二指肠的一些小静脉从右侧注入门静脉。中结肠动脉一般经胰颈下缘,有时甚至贯穿胰腺进入横结肠系膜。

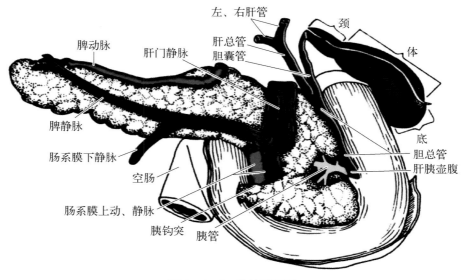

图 1-1-2　胰的后面观

(三) 胰体部

胰体(body of pancreas)位于胰颈与胰尾之间,占胰的大部分,略呈三棱柱形,长约 7.8 cm。胰体横位于第 1 腰椎体前方,故稍向前凸起。胰体的前面被覆壁腹膜,隔网膜囊与胃后壁相邻,故胃后壁肿瘤或溃疡穿孔常与胰体粘连。胰体后面借疏松结缔组织和脂肪附着于腹后壁,与腹主动脉、左肾、左肾上腺及其血管、脾静脉相邻。胰体的上缘与腹腔干及其分支脾动脉、肝总动脉和腹腔神经丛相邻。脾动脉沿此缘向左走行直达脾门,肝总动脉沿胰的上缘向右行。胰体的后面有脾静脉从左向右行,并接受肠系膜下静脉的汇入,在胰颈后面与肠系膜上静脉汇合形成门静脉的起始部。

(四) 胰尾部

胰左端的狭细部分为胰尾(tail of pancreas),与胰体无明显的分界,位于左季肋区。胰尾行向左上方伸向脾门。胰尾可达脾门(33.3%),或不达脾门(64.5%)与脾的脏面相接触。因胰尾各面均包有腹膜,此点可作为与胰体分界的标志。由于胰尾与脾血管同样位于脾肾韧带两层之间,故在脾切除结扎脾血管时,应注意勿损伤胰尾。由于胰尾行经脾肾韧带的两层腹膜之间,故有一定的移动性。

三、胰管与解剖

胰腺外分泌的排泄管道系统由主胰管(通常称胰管,pancreatic duct)和副胰管组成(图 1-1-3)。胰管起自胰尾贯穿胰的全长,在胰腺实质内的背侧部由左向右行,沿途收集各小叶间导管至胰头,长约 13.8 cm,管径从左向右逐渐增大,直径 2~3 mm。胰管有两个生理狭窄区,分别在头与体交界处、胰体中 1/3 处。胰管进入胰头后,在胰头内向下、向后、向右达十二指肠降部的后内侧壁处与胆总管并行,位于胆总管的左、后、下方,最后斜穿十二指肠降部的后内侧壁,开口于十二指肠大乳头(major duodenal papilla)。胰管到达胰头右缘时,通常与胆总管汇合形成肝胰壶腹。已有统计确认,国人汇合者为 81.7%,不汇合者占 18.3%。汇合部位在十二指肠壁外者占 82%;在肠壁内者占 18%,汇合的角度为 45°左右。胰管与胆总管的关系分为以下 5 种:① 胰管与胆总管汇合形成膨大的肝胰壶腹;② 胰管与胆总管汇合后不形成膨大的壶腹而只是共同通道;③ 胰管汇入胆总管形成以胆总管为主的共同通道;④ 胆总管汇入胰管形成以胰管为主的共同通道;⑤ 胰管与胆总管未形成共同通道,分别开口于十二指肠降部。

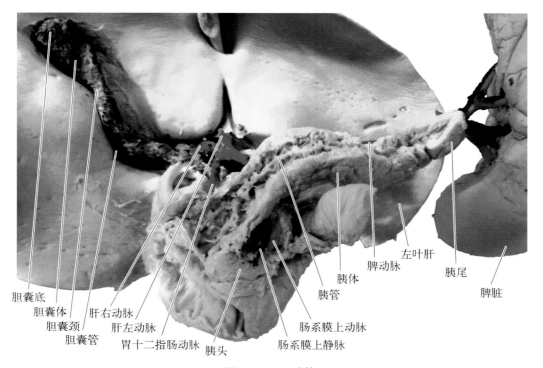

胆囊底　胆囊体　胆囊颈　胆囊管　肝右动脉　肝左动脉　胃十二指肠动脉　胰头　肠系膜上动脉　肠系膜上静脉　胰管　胰体　脾动脉　左叶肝　胰尾　脾脏

图 1-1-3　胰管

副胰管（accessory pancreatic duct）位于胰头上部，由胰头前上部较短小的胰管汇集形成。副胰管起始端通常与胰管相连，胰管末端发生梗阻时，胰液可经副胰管进入十二指肠。但有 20%～30% 的副胰管与主胰管不相通。副胰管在胰头内水平向右行，穿过十二指肠肠壁，开口于距十二指肠大乳头前上方约 2.0 cm 的十二指肠小乳头。副胰管主要引流胰头上部和腹侧部的外分泌，亦有 10% 的正常人副胰管成为胰腺的主要排泄管。有的人无副胰管。

四、胆总管的胰腺段与壁内段

胆囊管与肝总管汇合形成胆总管（common bile duct），行于肝十二指肠韧带内、十二指肠上部后面、胰头的后面，最后斜穿十二指肠降部中段的后内侧壁，与胰管汇合。行于胰头后面的该段胆总管称为胆总管胰腺段，此段长约 3.0 cm，弯向下外方，此段上部多从胰头的后方经过；下部被薄层胰腺组织覆盖，位于胰头后方的胆总管沟内（图 1-1-2）。胰头癌或慢性胰腺炎时，此段胆总管常受累而出现梗阻性黄疸。胆总管斜穿十二指肠降部中段的后内侧壁致使其腔内形成十二指肠纵襞，此段胆总管称为胆总管壁内段。胆总管与胰管汇合后形成略膨大的肝胰壶腹（hepatopancreatic ampulla），又称 Vater 壶腹，壶腹周围及其附近的括约肌向腔内突出，使十二指肠黏膜隆起形成十二指肠大乳头。在绝大多数情况下，肝胰壶腹的开口部位在十二指肠降部中、下 1/3 交界处的后内侧壁、十二指肠纵襞的下端。依此标志，可在经内镜逆行性胰胆管造影术（ERCP）及壶腹切开术时寻找十二指肠大乳头。

五、异常的胰腺

胚胎发育时，胰腺来自两个原基，一个位于背侧，一个位于腹侧，分别称为背胰和腹胰。由于肠管的扭转及肠壁的生长快慢不同，腹胰转至背侧，到胚胎第 7 周时，背胰和腹胰完全合并。异常的胰腺有环状胰、异位胰和二分胰等。环状胰为先天性畸形，指胰环绕十二指肠降部的前面与后面，有完全环绕与部分环绕。环状胰约有一半直到成年没有症状。新生儿环状胰可能使十二指肠淤滞而引起部分肠梗阻或继发一定程度的十二指肠狭窄。异位胰也称迷走胰，是指在正常位置上的胰以外，在其他部位还出现的胰，可位于胃、十二指肠、空回肠、Meckel 憩室的壁内、肠系膜、网膜等处，出现率约为 2%。二分胰很少见，是由于腹胰和背胰不融合，形成完全分开的两部分胰腺，其导管各自开口于十二指肠。

六、胰腺的血管

1. 胰腺的动脉

胰腺的血液主要由腹腔干的分支胃十二指肠动脉和脾动脉及肠系膜上动脉的分支供应（图 1-1-4）。

胰头的动脉：胰头的血液供给大部分来自胃十二指肠动脉（gastroduodenal artery）的分支胰十二指肠上动脉、小部分来自肠系膜上动脉（superior mesenteric artery）的分支胰十二指肠下动脉。在胃幽门下方，胃十二指肠动脉分为胰十二指肠上动脉和胃网膜右动脉。胰十二指肠上动脉随即分为前、后两支，在胰头前、后方靠近十二指肠下行，分别与胰十二指肠下动脉的分出的前、后支相吻合形成胰十二指肠前、后动脉弓，由动脉弓发出分支供应胰头的前、后部。有时，胰十二指肠上前动脉和胰十二指肠上后动脉可直接从胃十二指肠动脉发出。

胰体和胰尾的动脉：胰体和胰尾的血液由脾动脉（splenic artery）分支供应。脾动脉从腹腔干发出后沿胰上缘弯曲左行达脾门，发出胰背动脉、胰大动脉和胰尾动脉供应胰体、胰尾。胰背动脉多由脾动脉根部发出，向下达胰颈或胰体背面分为左、右两支，右支与胰十二指肠动脉弓吻合；左支

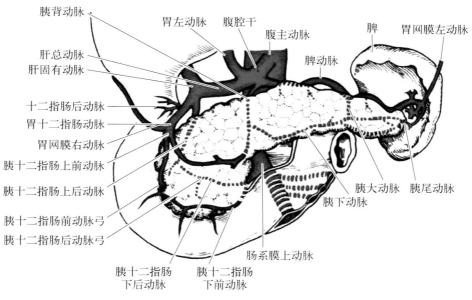

图 1-1-4　胰腺的动脉

沿胰下缘背面左行称胰下动脉,并与来自脾动脉的胰大动脉吻合。胰大动脉多发自脾动脉中段,伸入胰腺实质内,分支与胰管平行,向左行与胰尾动脉吻合,向右行(向胰头)与胰背动脉吻合。脾动脉在胰上缘还发出数支小的胰支进入胰实质,这些小动脉数目多,易被撕破而出血。胰尾动脉可发自脾动脉或发自胃网膜左动脉,进入胰内与胰大动脉、胰下动脉的分支吻合。

胰的变异动脉可发自肝总动脉、肝右动脉、肝左动脉、中结肠动脉。

2. 胰腺的静脉

胰腺的静脉多与同名动脉伴行,汇入肝门静脉系统。胰头及胰颈的静脉汇入胰十二指肠上、下静脉及肠系膜上静脉;胰体及胰尾的静脉以多个小支在胰后上部汇入脾静脉。

胰腺钩突部静脉:常有数支来自胰头和钩突的小静脉汇入肠系膜上静脉右壁和后壁。外科手术时,钳夹容易撕破这些纤细、壁薄的小静脉,故应先结扎后切断。罕见的情况下,可有来自胰头和胰颈的小静脉直接注入门静脉和肠系膜上静脉前壁,这些异常分布的小静脉如被撕裂可引起大出血。胰腺钩突部的小静脉恒定存在,若处理不当可引起难以控制的出血。

七、胰腺的淋巴

胰腺叶内的淋巴起于腺泡周围的毛细淋巴管网,在小叶间形成较大的淋巴管,沿血管达胰腺表面,胰腺表面的淋巴管形成丰富的吻合。胰腺淋巴的引流途径主要为:在胰头上部有沿胰十二指肠上前、上后血管排列的胰十二指肠上前、上后淋巴结,收集胰头上部的淋巴;胰头下部有沿胰十二指肠下前、下后血管排列的胰十二指肠下前、下后淋巴结,收集胰头下部的淋巴。胰头的淋巴最后汇入腹腔淋巴结。胰体上缘有胰头上淋巴结、胰上淋巴结,然后回流到腹腔淋巴结;胰体后面有胰下淋巴结。胰体的淋巴多汇入胰上、下淋巴结,然后回流到肠系膜上淋巴结,经肠干终止于乳糜池。胰尾的淋巴管多注入脾门处的脾淋巴结,然后汇入腹腔淋巴结(图 1-1-5)。

八、胰腺的神经

胰腺接受交感神经和副交感神经的双重支配,同时有内脏感觉神经分布。交感神经来自 T6—

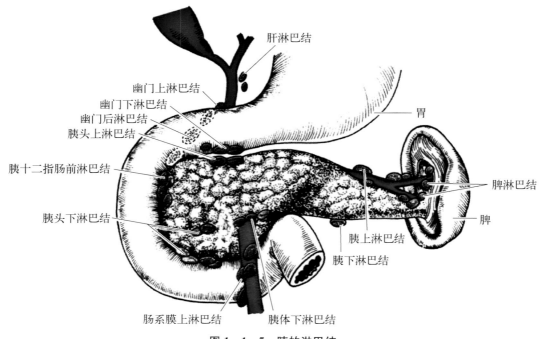

图 1－1－5 胰的淋巴结

T10 脊髓节段的侧角的节前神经元,其节前纤维经内脏大神经到腹腔神经丛周围的腹腔神经节的节后神经元,中继后节后纤维沿胰腺血管分布到腺泡,抑制腺泡的分泌。副交感神经来自迷走神经背核,其纤维经迷走神经到腹腔丛到胰腺实质,终于器官内神经节,节后纤维到腺泡,加强腺泡的分泌。

　　关于胰的内脏感觉神经,据临床外科实践、动物实验和形态学的研究表明,胰痛觉和非痛觉传入纤维是单独走行的。痛觉传入纤维伴随交感神经上行,即经腹腔神经丛、内脏大神经、内脏小神经进入 T4—T10 脊髓后角,由此上传。一般认为,胰头、胰体和胰尾有双侧脊神经节传入纤维,但胰头可能主要来自右侧;胰尾则主要来自左侧。其他感觉的传入神经纤维伴随迷走神经走行,以实现非痛觉的反射活动。

（袁琼兰）

第二节　胰腺的正常生理学

胰腺分为外分泌腺和内分泌腺两部分。

一、胰腺的外分泌

　　胰腺的外分泌部为复管泡状腺,小叶内有大量浆液性腺泡和部分导管,小叶间结缔组织内有导管、血管、淋巴管和神经通过。腺泡中的腺细胞呈锥体形。细胞核呈圆形,位于细胞基底部,核靠基膜,无肌上皮细胞。

　　腺泡特点是腔内有一些着色较淡的扁平细胞,称为泡心细胞,是闰管上皮细胞向腺泡腔内延伸所成。腺细胞顶部胞质内有酶原颗粒。其数量因细胞机能状态而不同。胰腺管很长,由单层扁平上皮构成。胰腺无分泌管,闰管另一端,即直接汇合为单层立方上皮的小叶内导管。导管出小叶后在小叶间结缔组织内逐级汇合成小叶间导管,管径逐渐增粗,管壁由单层立方上皮逐渐移行为单层柱状上皮,胰腺主导管贯穿胰腺全长,沿途有许多小叶间导管,主导管与胆管汇合共同开口于十二指肠乳头。主导管为单层柱状上皮,间有杯状细胞,并有散在的内分泌细胞。有的导管上皮细胞还具有分泌水和电解质的作用。

腺泡细胞和胰腺导管管壁细胞分泌胰液,胰液是无色无嗅的碱性液体,每天分泌量为 750～1 500 ml,pH 为 7.8～8.4,渗透压大致与血浆相等。主要成分是碳酸氢盐和消化酶。胰腺分泌的消化酶有糖类消化酶如淀粉酶;蛋白类消化酶如胰蛋白酶、糜蛋白酶、氨基肽酶和羧基肽酶、弹性蛋白酶、胶原酶、核糖核酸酶;脂肪类消化酶如胰脂肪酶、胰磷脂酶等。胰液分泌受神经和体液的双重支配,以体液调节为主。

1. 胰液中的无机物

在无机成分中,碳酸氢盐的含量很高,它是由胰腺内的小的导管细胞分泌的。导管细胞内含有较高浓度的碳酸酐酶,在它的催化下,CO_2 可水化而产生碳酸,后者经过解离从而产生碳酸氢根(HCO_3^-),人胰液中的 HCO_3^- 的最高浓度为 140 mmol/L,其浓度随分泌速度的增加而增加。HCO_3^- 的主要作用是中和进入十二指肠的胃酸,使肠黏膜免受强酸的侵蚀。

除 HCO_3^- 外,占第二位的主要负离子是 Cl^-。Cl^- 的浓度随 HCO_3^- 的浓度的变化而变化,当 HCO_3^- 浓度升高时,Cl^- 的浓度就下降。胰液中的正离子有 Na^+、K^+、Ca^{2+} 等,它们在胰液中的浓度与血浆中的浓度非常接近,不依赖于分泌的速度。HCO_3^-、Cl^-、Na^+、K^+、Ca^{2+} 等离子为小肠内多种消化酶活动提供了最适宜的环境。

2. 胰液中的有机物

胰液中的有机物主要是蛋白质,其含量为 0.1%～10% 不等,随分泌的速度不同而变化。胰液中的蛋白质主要由多种消化酶组成,它们是由腺泡细胞分泌的。胰液中的消化酶主要有:

(1) 胰淀粉酶:胰淀粉酶是一种 α-淀粉酶,它对生的或熟的淀粉的水解效率都很高,消化产物为糊精、麦芽糖。胰淀粉酶作用的最佳 pH 为 6.7～7.0。

(2) 胰脂肪酶:胰脂肪酶可分解甘油三酯为脂肪酸、甘油一酯和甘油。它的最适 pH 为 7.5～8.5。目前认为,胰脂肪酶只有在胰腺分泌的另一种小分子蛋白质——辅脂酶存在的条件下才能发挥作用。胰脂肪酶与辅脂酶在甘油三酯的表面形成一种高亲和度的复合物,牢固地附着在脂肪颗粒表面,防止胆盐把脂肪酶从脂肪表面置换下来。因此,辅脂酶的作用可比喻为附着在甘油三酯表面的"锚"。胰液中还含有一定量的胆固醇和磷脂酶 A2,它们分别水解胆固醇酯和卵磷脂。

(3) 胰蛋白酶和糜蛋白酶:这两种酶是以不具有活性的酶原形式存在于胰液中的。肠液中的肠致活酶可以激活蛋白酶原,使之变为具有活性的胰蛋白酶。此外,酸、胰蛋白酶本身,以及组织液也能使胰蛋白酶原活化。糜蛋白酶原是在胰蛋白酶作用下转化为有活性的糜蛋白酶的。胰蛋白酶和糜蛋白酶的作用极相似,都能分解蛋白质为胨,当两者一同作用于蛋白质时,则可消化蛋白质为小分子的多肽和氨基酸。

(4) 羧基肽酶、核糖核酸酶、脱氧核糖核酸酶等水解酶:羧基肽酶可作用于多肽末端的肽键,释放出具有自由羧基的氨基酸,后两种酶则可使相应的核酸部分地水解为单核苷酸。由于胰液中含有水解三种主要食物的消化酶,因而是所有消化液中最重要的一种。临床和实验均证明,当胰液分泌障碍时,即使其他消化腺的分泌都正常,食物中的脂肪和蛋白质仍不能完全消化,从而也影响吸收,但糖的消化和吸收一般不受影响。

二、胰腺的内分泌

胰腺的内分泌来源于胰岛(pancreas islet)。胰岛包含多种内分泌细胞,分泌不同的内分泌激素,胰岛细胞发生病变时,出现相应的内分泌失调。胰岛是由内分泌细胞组成的细胞团,分布于腺泡之间。成人胰腺约有 100 万胰岛,约占胰腺体积的 1.5%,胰尾部的胰岛较多。胰岛大小不一,小的仅由 10 多个细胞组成,大的有数百个细胞,也可见单个细胞散在于腺泡之间,胰岛细胞呈团索状分布,细胞间有丰富的有孔型毛细血管,胰岛细胞可释放激素入血。

人胰岛主要有 A、B、D、PP 四种细胞,某些动物的胰岛内还有 D1 细胞、C 细胞等,细胞之间有紧密连接和缝隙连接。HE 染色切片中不易区分各种细胞,一些特殊染色法可显示 A、B、D 三种细胞。近年来,使用电镜和免疫细胞化学染色来区分胰岛各种细胞已成为常规方法。

1. A 细胞

A 细胞约占胰岛细胞总数的 20%,细胞体积较大,多分布在胰岛周边部。电镜下可见 A 细胞内的分泌颗粒较大,呈圆形或卵圆形,颗粒内的致密核芯常偏于一侧,膜与核芯之间可见一新月形的帽样间隙,内含密度较低的无定形物。A 细胞分泌高血糖素(glucagon),故又称高血糖素细胞。高血糖是小分子多肽,它的作用是促进肝细胞内的糖原分解为葡萄糖,并抑制糖原合成,故使血糖升高。

2. B 细胞

B 细胞数量较多,约占胰岛细胞总数的 70%,主要位于胰岛的中央部。B 细胞内的分泌颗粒大小不一,其结构因动物种属而异,人和鼠等的 B 细胞颗粒内常见杆状或不规则形晶状致密核芯,核芯与膜之间有较宽的清亮间隙。B 细胞分泌胰岛素(insulin),故又称胰岛素细胞。胰岛素是含 51 个氨基酸的多肽,主要作用是促进细胞吸收血液内的葡萄糖作为细胞代谢的主要能量来源,同时也促进肝细胞将葡萄糖合成糖原或转化为脂肪。故胰岛素的作用与高血糖素相反,可使血糖降低。这两种激素的协同作用,使血糖水平保持稳定。若胰岛发生病变,B 细胞退化,胰岛素分泌不足,可致血糖升高,并从尿中排出,即为糖尿病。胰岛 B 细胞肿瘤或细胞功能亢进时,则胰岛素分泌过多,可导致低血糖症。

3. D 细胞

D 细胞数量少,约占胰岛细胞总数的 5%,D 细胞散在于 A、B 细胞之间,并与 A、B 细胞紧密相贴,细胞间有缝隙连接。D 细胞内的分泌颗粒较大,为圆形或卵圆形,内容物呈细颗粒状,电子密度低。D 细胞分泌生长抑素(somato statin),它以旁分泌方式或经缝隙连接直接作用于邻近的 A 细胞、B 细胞或 PP 细胞,抑制这些细胞的分泌功能。生长抑素也可进入血循环对其他细胞功能起调节作用。

4. PP 细胞

PP 细胞数量很少,除存在于胰岛内,还可见于外分泌部的导管上皮内及腺泡细胞间,胞质内也有分泌颗粒。PP 细胞分泌胰多肽(pancreatic polypeptide),它有抑制胃肠运动和胰液分泌以及胆囊收缩的作用。

胰岛内分泌功能也受神经系统的调节,胰岛内可见交感和副交感神经末梢。交感神经兴奋,促进 A 细胞分泌,使血糖升高;副交感神经兴奋,促使 B 细胞分泌,使血糖降低。

胰腺的分泌同时接受神经和体液的调节。交感和副交感神经随血管进入胰腺,其末梢分布于腺泡,副交感神经兴奋促进胰酶分泌,交感神经兴奋使分泌减少。消化管内分泌细胞分泌的某些激素也参与对胰腺分泌的调节,如促胰液素主要作用于小导管上皮细胞,使其分泌大量水和碳酸氢盐,胰液量增多;胆囊收缩素-促胰酶素可促进腺泡细胞分泌大量消化酶,但胰液量不增多;胃泌素也有促进胰酶分泌作用。

(戴亚蕾)

第三节　胰腺的正常基础免疫学

从胰腺的组织结构可以知道,胰腺表面覆盖有薄层疏松结缔组织,这些结缔组织深入腺实质,将腺体实质分隔成许多边界并不十分明显的小叶。胰腺实质主要由腺泡、导管和胰岛细胞组成,此外还有血管、淋巴管、神经组织及较大的导管行走于小叶间的结缔组织。

胰腺的淋巴液回流可分为三段(图 1-1-6)。胰头部分通过胰十二指肠上下淋巴结,胰体部分通过胰上下淋巴结,胰尾部分通过脾门淋巴结,最后都流入腹腔动脉旁淋巴结和肠系膜上淋巴结。各种免疫细胞通过血液-淋巴回流系统进出胰腺组织,参与全身免疫应答。

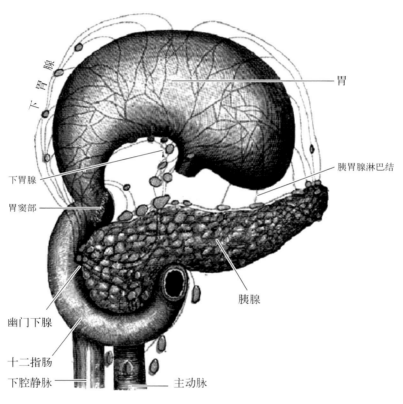

图 1-1-6　胰腺的淋巴回流

胰腺的解剖学和新陈代谢过程显示它是一个与机体各组织高度相关联的器官。在局部和全身炎性反应中,胰腺可作为靶器官和效应器受到连带影响。在临床和实验中,已发现胰腺与免疫系统可相互作用,通过细胞和分子事件的级联作用影响其功能。

固有免疫在胰腺炎症性病变中起着重要作用,包括巨噬细胞、粒细胞等,在胰腺病变时中性粒细胞可高表达 P-选择素和 ICAM-1 分子,分泌 MIP-2 细胞因子,释放活性氧、弹性蛋白酶及基质金属蛋白酶-9 等,参与胰腺的炎症过程。近期研究发现中性粒细胞胞外杀菌网络(NET)形成在急性胰腺炎病变中具有负调节作用。白细胞是参与胰腺炎症性疾病扩散的主要细胞群,新的证据表明胰腺的炎性反应可调节免疫系统功能。如胰腺分泌的胰腺蛋白酶和介质可直接影响白细胞功能,同时胰腺蛋白酶和介质又可反过来促进局部胰腺和全身炎性反应。在危重病人中,如组织创伤、出血、全身炎性反应、感染或败血症后,危险信号和病原体相关的模式分子都可诱导免疫系统活化,产生免疫应答(图 1-1-7)。另外胰腺局部的急性炎性反应也可启动免疫分子活化及加速炎症信号转导(图 1-1-8)。

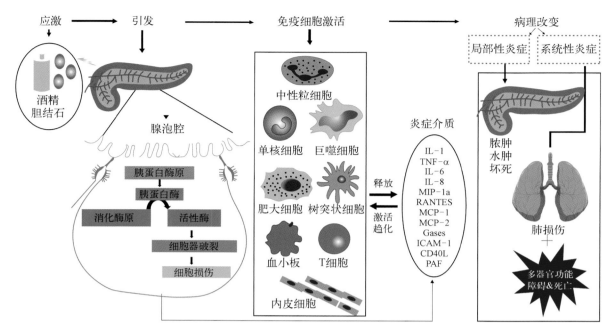

图 1-1-7   急性胰腺炎启动固有免疫系统活化示意图

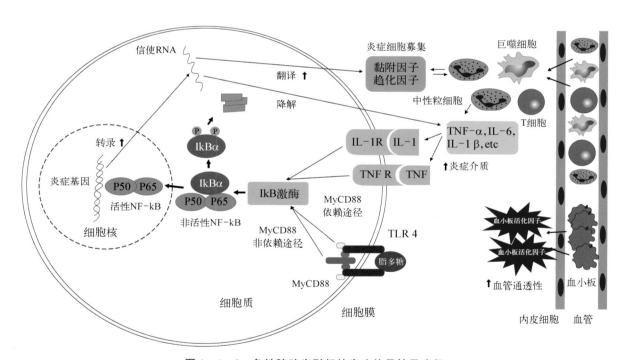

图 1-1-8   急性胰腺炎引起的炎症信号转导途径

　　固有免疫细胞中巨噬细胞通过 TLR 诱导胰腺炎性反应,中性粒细胞通过其活化产物在急性胰腺炎早期和进展期发挥重要作用。临床实验研究显示免疫抑制剂和靶向免疫调节剂的运用对急性胰腺炎有一定的保护作用,这为胰腺炎治疗提供基础理论数据。

　　在胰腺组织病变中适应性免疫细胞 CD4$^+$ 和 CD8$^+$ T 细胞也发挥重要作用。如在胰腺癌组织中 CD4$^+$ 和 CD8$^+$ T 细胞明显下调并伴随 Treg 上调和低分化肿瘤的发生,同时 CTL 和 NK 细胞也显著减少,功能降低。

　　总之,免疫细胞与胰腺组织有较为紧密的接触,并且相互影响,尤其在胰腺病变时免疫细胞亚群重新分布是机体免疫系统应答的表现。

(戴亚蕾)

参考文献

[1]　赵玉东.胰腺病学[M].北京:人民卫生出版社,2007:11-23.

[2]　杨镇.胰腺外科学图解[M].上海:上海科学技术出版社,2009:8-36.

[3]　王怀经.局部解剖学[M].北京:人民卫生出版社,2004:157-163.

[4]　Gockel I, Domeyer M, Wolloscheck T, et al. Resection of the me-sopancreas(RMP): a new surgical classification of a known ana-tomical space[J]. World J Surg Oncol, 2007, 44(5): 1-8.

[5]　Gaedcke J, Gunawan B, Grade M, et al. The mesopancreas is the primary site for R1 resection in pancreatic head cancer: relevance for clinical trials[J]. Langenbecks Arch Surg, 2010, 395 (4): 451-458.

[6]　Adhama M, Singhirunnusorn J. Surgical technique and results of total mesopancreas excision(TMpE)in pancreatic tumors[J]. Eur J Surg Oncol, 2012, 38(4): 340-345.

[7]　Manish K Agrawal, Dilip Singh Thakur, Uday Somashekar, et al. Mesopancreas: myth or reality[J]. J O P, 2010, 11(3): 230-233.

[8]　Dalmas E, Lehmann FM, Dror E, et al. Interleukin-33-activated islet-resident innate lymphoid cells promote insulin secretion through myeloid cell retinoic acid production[J]. Immunity, 2017, 47(5): 928-942.

[9]　Sharma G, Prossnitz ER. G-protein-coupled estrogen receptor (GPER) and sex-specific metabolic homeostasis[J]. Adv Exp Med Biol. 2017, 1043: 427-453.

[10]　朱大年.生理学[M].7版.北京:人民卫生出版社,2008:121-123.

[11]　Merza M, Hartman H, Rahman M, et al. Neutrophil extracellular traps induce trypsin activation, inflammation, and tissue damage in mice with severe acute pancreatitis[J]. Gastroenterology, 2015, 149(7): 1920-1931.

[12]　Muhammad Shamoon, Yuanyuan Deng, Yong Q Chen, et al. Therapeutic implications of innate immune system in acute pancreatitis[J]. Expert Opinion on Therapeutic Targets, 2016, 20 (1): 73-87.

[13]　Zheng L, Xue J, Elizabeth M, et al. Role of immune cells and immune-based therapies in pancreatitis and pancreatic ductal adenocarcinoma[J]. Gastroenterology, 2013, 144(6): 1230-1240.

第二章

胰腺疾病的流行病学、
病理解剖与生理学

第一节　胰腺疾病的流行病学、组织
病理及分子病理学

一、胰腺肿瘤

（一）胰腺导管腺癌

胰腺外分泌部导管腺癌约占所有胰腺恶性肿瘤的 85%，是伴腺样分化的浸润性上皮性肿瘤，通常伴有管腔或细胞内产生黏液，明显的促纤维间质反应是其典型特点。

[流行病学]

胰腺导管腺癌发病率最高的是非裔美国人（每百万男性中 12 人，每百万女性中 10 人）和大洋洲土著人，发病率最低（每百万男性中小于 2 个，每百万女性中小于 1 个）的区域包括印度、北美、中非及东南亚地区，有些区域发病率低，可能是因为低诊断率。大部分患者是老年人（60～80 岁），男性略常见（男女比例 1.6∶1）。由于胰腺癌生存率极低，死亡率接近发病率。

诊断水平差异导致城市人群发生率高于农村。迁徙人群研究显示，第一代从低发病率迁徙到高发病率地区后，经 15～20 年发病率升高，提示环境暴露很重要。

[部位]

60%～70% 的胰腺导管腺癌见于胰头部，余者见于胰体（5%～15%）和胰尾部（10%～15%）。绝大部分胰腺癌是单发，偶尔可见多发病灶。

[大体观察]

胰腺导管腺癌是质硬、边界不清的肿块，切面黄白色。出血和坏死不常见，偶尔可见广泛囊性变。肿块直径 1.5～5 cm，平均直径 2.5～3.5 cm，生长在体尾部的肿瘤更大。胰头癌通常侵及胆总管和（或）主胰管，并造成狭窄，导致两个导管系统的近端扩张。主胰管梗阻导致上游胰腺实质继发性改变，包括导管扩张，潴留囊肿形成，腺体萎缩，纤维组织增生（即梗阻性慢性胰腺炎）。更为晚期的胰头癌侵及 Vater 壶腹部和（或）十二指肠壁。胰体尾癌会阻塞主胰管，但一般不会累及胆总管。

[肿瘤扩散]

胰头癌通常侵及十二指肠、肝胰壶腹部（形成溃疡）、胰内胆总管（导致狭窄）、胰周及腹膜后脂肪组织；神经受侵犯常见，进一步向胰周淋巴结转移。胰体尾癌局部蔓延通常更为广泛，可累及脾、胃、左侧肾上腺、结肠以及腹膜。胰尾癌首先转移到胰尾上下淋巴结组和脾门淋巴结。它们也会通过淋巴管扩散到胸膜和肺。血行转移靶器官，按照转移频率的大致次序排列，分别为肝、肺、骨和肾上腺。

[组织病理学]

导管腺癌根据肿瘤性腺管的大小、比例及肿瘤细胞的异型性,可分为高分化、中分化和低分化三种。

（1）高分化癌：由杂乱浸润的导管样结构和中等大小的腺体构成。导管样结构形状不规则或呈三角形,不规则的外形特别多见于"大导管"亚型中。神经周围浸润见于 90% 的病例。肿瘤细胞呈立方形到柱状,单排排列,有时可见乳头状结构。胞浆嗜酸性,有时可见胞浆灰白或透明。细胞核大,呈圆形或椭圆形,核仁大而明显,核分裂不常见。癌细胞可侵犯血管壁（如门静脉）,或单个、小簇癌细胞浸润血管腔形成瘤栓。

（2）中分化癌：生长方式和生物学行为高度类似高分化导管腺癌,由中等大小的导管样结构和大小形状各异的小腺管样结构共同构成。与高分化癌相比,无论核的大小、染色质的结构以及核仁的明显程度方面都具有更大的变异性。核分裂象更为常见。与高分化癌相比,产生的黏液有所减少（图 1-2-1）。

（3）低分化癌：由密集排列的、形状不规则小腺体、实性癌细胞巢或是条索结构及单个细胞混合构成。促纤维增生不明显。局灶可见坏死和出血。腺样结构和成片实性细胞巢中的肿瘤细胞多形性明显,黏液减少或没有黏液产生,核分裂象多见。

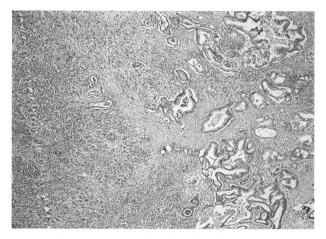

图 1-2-1　胰腺中分化导管腺癌（HE×50）

[组织学亚型]

各种亚型有独特的临床或预后特点,包括腺鳞癌、胶样癌（黏液性非囊性癌）、肝样癌、髓样癌、印戒细胞癌、未分化癌和伴有破骨细胞样巨细胞的未分化癌。

[免疫组化]

导管腺癌与正常导管上皮表达的细胞角蛋白相同,即 CK7、CK8、CK18 和 CK19。CK20 在导管腺癌中的表达少于在壶腹部癌中的表达。大多数导管腺癌表达 MUC1、MUC3、MUC4、MUC5 和 MUC6（但没有 MUC2）,也表达肿瘤糖蛋白抗原,如 CEA、B72.3、CA125 和 CA19-9。这些标志物一定程度上在正常胰腺导管上皮也可表达,特别是有慢性胰腺炎时。SMAD4/DPC4 在 55% 的癌中表达缺失,P53 大部分病例都可检测到。

胰腺癌过度表达的生长因子和黏附分子包括表皮生长因子（EGF）及其受体（EGFR）、ERBB2（C-erbB-2）、转化生长因子 α 和 β、血管内皮生长因子及其受体、金属硫蛋白、CD44v6 等。

但目前还没有免疫组化标记物能鉴别导管腺癌和反应性腺体,也没有任何免疫组化标记物能鉴别胰腺导管腺癌和其他部位产黏液的腺癌,特别是胆管腺癌,虽然有时某些标记物可能会有用处。

[分子病理学]

细胞遗传学研究常见 p1、p3、p6、p8 和 p17 的基因结构重排（或缺失）,这些改变可能在胰腺癌发病中起到重要作用。超过 90% 的病例有 KRAS 癌基因突变,代表早期遗传学改变。90% 以上的病例有 p16/CDKN2A 的失活,75% 有 TP53 突变,DPC4 失活性突变见于 55% 的病例。HER2 癌基因过表达可见于约半数的病例。

需要指出的是,缺乏浸润癌或原位癌和导管非典型增生的慢性胰腺炎患者常显示 KRAS 突变,提示这一基因改变不是恶性甚至癌前病变所特异的,这种情况大大限制了 KRAS 这一标志物在组织学和细胞学材料中的诊断价值。约半数胰腺导管癌有 DPC4 抑癌基因失活,后者从不出现在良性病变中。因此,DPC4 蛋白缺失,高度提示癌。

部分胰腺导管腺癌中可见的另一个分子改变是:由于 DNA 错配修复基因表达缺失导致的微卫星不稳定性。伴有这种改变的肿瘤倾向于有野生型 KRAS 表达,并具有 BRAF 基因突变。

[预后]

导管腺癌在大多数病例中是致死的。未经治疗的患者平均生存时间为 3～5 个月,在手术切除后,平均生存时间为 10～20 个月。

可切除性是决定预后的重要指标。胰腺癌的 5 年生存率是 3%～5%,而手术可完全切除的患者 5 年生存率为 15%～25%。

肿瘤局限在胰腺之内,且直径<3 cm 的病例的生存时间要长于肿瘤体积>3 cm、浸润胰腺外的病例。

组织学特点对预后的影响不如分期重要,但是肿瘤分级、核分裂系数、细胞异型性程度均与术后生存期有关,大血管侵犯、血管及神经浸润也是影响预后的指标。

(二)胰腺浆液性肿瘤

浆液性肿瘤通常是由立方形、富含糖原的上皮细胞组成的囊性上皮性肿瘤,并产生类似于浆液的水样液体。大多数病例是良性病变(浆液性囊腺瘤),只有极罕见的病例发生转移(浆液性囊腺癌)。

1. 胰腺浆液性囊腺瘤

"浆液性囊腺瘤"一词如没有特别说明特指微囊性囊腺瘤。

[流行病学]

一种相对不常见的肿瘤,占所有胰腺肿瘤的 1%～2%。平均发病年龄 60 岁(26～91 岁),女性略多(67%～80%)。有些病例可以是 von Hippel-Lindau(VHL)综合征的一部分。

[部位]

肿瘤最常见于胰体或胰尾部(50%～70%),其余见于胰头。多灶性、巨大病变或累及全胰腺很罕见。

[大体观察]

浆液性囊腺瘤通常是单个、边界清楚、圆形的肿物,直径 1～25 cm(平均 6 cm)。肿瘤切面呈海绵状,由众多小囊(通常直径为 2～10 mm)组成,内含浆液(透明水样液体)。这些囊腔与较大的胰管系统无联通。

[组织病理学]

肿瘤由多个小囊肿构成,囊壁被覆扁平或立方形小细胞,胞质透明、充满糖原,但缺乏黏液。细胞缺乏异型性,核分裂罕见。偶尔肿瘤细胞形成囊内乳头状突起,但没有纤维血管轴心。

[组织学亚型]

有 4 个亚型,包括寡囊性浆液性囊腺瘤、实性浆液性腺瘤、VHL 相关的浆液性囊性肿瘤及混合性浆液-神经内分泌肿瘤。

[免疫组化]

浆液性囊腺瘤及其亚型的免疫组化表达相同。肿瘤细胞上皮性特点决定免疫组化显示 EMA 和低分子角蛋白阳性。α-inhibin、NSE、MUC6、钙调理蛋白呈阳性。神经内分泌分化的标志物(突触素、CgA 等)是阴性的。散发及与 VHL 相关的浆液性囊腺瘤均有 VHL/缺氧诱导因子 HIF 通路的异常调节,表达 HIF - 1a 和 CA9。

[分子病理学]

散发病例中见 Von Hippel-Lindau 肿瘤抑制基因的位点丢失和突变。与胰腺导管腺癌不同,浆液性囊腺瘤没有 KRAS 和 TP53 基因突变。

[预后及预后相关因素]

浆液性囊腺瘤生长缓慢,恶性变的风险很小,手术切除后可治愈,预后很好。绝大部分肿瘤生物学行为良性,但有潜在的术后发病和死亡率,尤其是老年患者。

2. 胰腺浆液性囊腺癌

浆液性囊腺癌排列一致,是富含糖原的立方形上皮细胞构成的恶性肿瘤,形成有浆液的囊肿,恶性的诊断必须有远处转移。

[部位]

常发生在胰尾部。

[大体观察]

肿瘤大体与良性浆液性囊腺瘤相同,但有时更大(平均直径 10 cm),有些(不是全部)有局部侵袭性。

[组织病理学及免疫组化]

原发及转移性囊腺癌的组织学形态与良性的囊腺瘤几乎完全相同,大部分囊腺癌的核分裂指数不高。血管和神经侵犯可见报道。免疫组化表达谱与良性的囊腺瘤相同。

[预后]

浆液性囊腺癌生长缓慢,进展期做姑息性手术切除也可获益。平均随诊 36 个月,大部分患者仍存活。

(三) 胰腺黏液性囊性肿瘤

囊性上皮性肿瘤与胰腺导管系统不通。上皮细胞呈柱状,会产生黏液,周围有卵巢样间质。该肿瘤几乎仅见于女性。

非浸润性黏液性囊性肿瘤(MCN)上皮分为低度、中度、重度异型增生。如有浸润性癌成分,则命名为黏液性囊性肿瘤伴相关浸润性癌。

[流行病学]

MCN 相对少见,约占外科手术切除囊性病变的 8%。绝大多数 MCN 患者为女性,男女比例1∶20,年龄 40～50 岁。

[部位]

绝大多数病例(>95%)位于胰体尾部,胰头部很少受累。

[大体观察]

典型的 MCN 为一圆形肿物,有纤维性假包膜,可见钙化。肿物最大直径 6～10 cm。切面为单房或多房囊肿,腔内含浓稠黏液或黏液和出血坏死物的混合物。单房性囊肿内壁通常光滑、有光泽,而高级别肿瘤常见乳头状突出物。MCN 相关浸润性癌通常大,多囊。囊内含乳头状突出物和(或)附壁结节。

[组织病理学]

MCN 有 2 种明显的成分——衬覆的上皮和其下的卵巢样间质。上皮细胞高柱状,产黏液。一个肿瘤内的柱状细胞的异型性有所不同,非浸润性 MCN 分为低度、中度、重度异型增生。

高达 1/3 的 MCN 有浸润性癌。浸润成分可局灶。浸润成分类似导管腺癌,形成管状和管样结构。当然也可有其他亚型,包括腺鳞癌、未分化癌、未分化癌伴破骨细胞样巨细胞。

上皮下特征性的卵巢样间质由紧密排列的梭形细胞组成,存在卵巢样间质是诊断 MCN 的必要条件。有些病例囊壁被覆的上皮剥脱,间质改变就尤其有帮助。

[免疫组化]

肿瘤上皮表达 CK7、CK8、CK18、CK19、EMA 和 CEA。但细胞核很少表达 P53。大部分非浸润性 MCN 表达 SMAD4,不表达 MUC1;伴发浸润性癌时,SMAD4 可表达缺失,MUC1 阳性。上皮下卵巢样间质表达 SMA,PR(60%~90%)和 ER(30%)。

[分子病理学]

非浸润性及浸润性 MCN 中均发现 KRAS 基因 12 外显子点突变,且该突变随着细胞异型性程度增加而升高。TP53、p16 及 SMAD4 等肿瘤抑制基因改变在伴发的癌中更加常见。在约 56% 的 MCN 伴高级别异型增生病例中汇报有 CDKN2A 丢失。

[预后]

几乎所有的非浸润性 MCN 手术切除后治愈。MCN 伴发浸润性癌的预后取决于肿瘤浸润的范围(深度)、肿瘤分期(淋巴结转移和远处转移)及可切除性,手术患者 2 年生存率约 67%,5 年生存率约 50%。

(四) 导管内乳头状黏液性肿瘤

导管内乳头状黏液性肿瘤(IPMN)是最近提出的一种特殊类型的导管内肿瘤,主要发生在胰腺的主胰管及分支内。肿瘤的大体和显微镜下观察取决于两种因素的相互作用:上皮增生和黏液分泌。当以前者为主时,表现为以大导管、多灶性、乳头状为主的病变,有时伴不同程度的上皮非典型性增生。当以黏液分泌为主时,一般表现为充满黏液的扩张导管,当肿瘤相当大时,可表现为一种囊状结构。出现了浸润性癌的成分,则称为"IPMN 相关浸润性癌"。

[流行病学]

目前估计 IPMN 占胰腺外分泌肿瘤的 1%~3%,胰腺囊性肿瘤的 20%。IPMN 发病年龄宽泛,30~94 岁均可;老年人更常见,诊断中位年龄约 66 岁。IPMN 患者男性略多于女性。

[病变部位]

尽管 IPMN 可发生在整个胰腺,但大部分位于胰头部。

[大体观察]

IPMN 可分为分支型和主胰管型。

(1) 主胰管型 IPMN:通常发生在胰头部,可沿主胰管蔓延,部分病例整个胰腺均可累及。主胰管弥漫扩张,导管内经常充满黏液,迂曲,形状不规则。主胰管累及有重要的临床意义,因为该类型伴发重度非典型性增生和浸润癌的危险性高。

(2) 分支胰管型 IPMN:多见于钩突,形成多囊、葡萄样结构。囊性扩张的导管直径为 1~10 cm,内充满黏滞的黏液。囊壁薄,光滑或乳头状。囊之间可见正常胰腺实质间隔,切面上给人以多个囊肿的印象。大部分病例有肉眼可见的乳头存在。临近的胰腺组织一般都是正常的。

[组织病理学]

IPMN 以导管内柱状黏液细胞增生为特点,导管分支系统均可受累。IPMN 导管周围缺乏增生的间质,即"卵巢样间质",不同于黏液性囊性肿瘤(MCN)。

结构上,IPMN 形成有纤维血管轴心的乳头,乳头大小不等,可以是单纯乳头,也可以是复杂乳头,有分支。肿瘤上皮分化方向不同,根据主要结构和细胞分化方向,IPMN 分为胃型、肠型、胰胆管型和嗜酸细胞型。

非浸润性 IPMN 根据结构和细胞异型程度分为轻度、中度、重度非典型性增生。约有 30% 的切除 IPMN 可发现一灶或多灶的浸润性癌。

[免疫组化]

大部分 IPMN CK7、CK19、B72.3 和 CEA 强阳性,MUC 染色有助于形态学分类。胃型 MUC5AC 阳性,MUC1 和 MUC2 阴性,散在的杯状细胞 MUC2 阳性;肠型 MUC2 和 CDX2、MUC5AC 弥漫强阳性,MUC1 阴性。胰胆管型表达 MUC5AC 和 MUC1,MUC2 和 CDX2 阴性,如 111.3。MUC6 主要在胰胆管型 IPMN 中表达,在肠型和胃型中不表达。

[分子病理学]

30%～80% 的 IPMN 报道有 KRAS 癌基因 12 密码子点突变,多中心 IPMN 具有不同的 KRAS 基因突变,证实它们有多个克隆来源。PIK3CA 突变率约 10%,不同于导管腺癌的无突变。少部分 IPMN 可出现 BRAF 基因突变。包括 CDKN2A、TP53、SMAD4 等肿瘤抑制基因出现等位基因缺失可达 40%,并随上皮异型程度增加而升高。

[预后]

通常认为所有的主胰管型 IPMN 都需要手术切除,因为发生高级别 IPMN 和浸润性癌的危险性高。分支型 IPMN 发生高级别和癌的比例较低。

手术切除 IPMN 的预后取决于是否有浸润性癌。没有浸润性癌的 IPMN 常可治愈,5 年生存率 90%～95%。肿瘤多灶发生是危险因素。因此非浸润性 IPMN 的患者手术后即使切缘干净亦需密切随诊。伴有浸润性癌的 IPMN 预后明显差于无浸润者,5 年生存率 27%～60%。

(五) 胰腺腺泡细胞肿瘤

腺泡细胞肿瘤大部分为实性恶性肿瘤(腺泡细胞癌)。良性囊性病变(腺泡细胞囊腺瘤)、恶性囊性(腺泡细胞囊腺癌)及混合性癌(混合性腺泡-神经内分泌癌,混合性腺泡-导管癌、混合性腺泡-神经内分泌-导管癌)少见。

1. 腺泡细胞囊腺瘤

腺泡细胞囊腺瘤呈单囊或多囊性病变,囊大小不等,可累及胰腺任何部位,胰头更多见。是良性囊性上皮性病变,大部分囊壁被覆分化好的细胞,有腺泡分化,产生胰腺外分泌酶。免疫组化可见腺泡细胞囊腺瘤均表达胰腺外分泌酶,如胰蛋白酶、糜蛋白酶和脂肪酶。该种病变太少,不足以证明流行病学相关因素。该病变临床行为均为良性。

2. 腺泡细胞癌

腺泡细胞癌是恶性上皮性肿瘤,细胞类似腺泡细胞,有外分泌酶产生。伴有明显内分泌或导管成分(超过 25%)的病例称为混合性癌。

[流行病学]

腺泡细胞癌占所有胰腺外分泌肿瘤的 1%～2%,儿童肿瘤的 15%。大部分患者年龄较大,平均年龄 58 岁(10～87 岁)。儿童病例仅占腺泡细胞癌的 6%,患者年龄通常 8～15 岁。男性比女性常见,男女比例 3.6:1,无人种差异。

[部位]

可发生在胰腺的任何部位,但胰头更常见。

[大体检查]

腺泡细胞癌质地较软,边界更清楚,可呈多结节状,坏死和囊性变可见。有时侵入临近器官,有时呈导管内生长方式。

[肿瘤扩散和分级]

半数患者诊断时有转移,最常见的转移部位是局部淋巴结和肝,腺泡细胞癌的分级与导管腺癌相同。

[组织学检查]

腺泡细胞癌细胞丰富,被纤细的纤维间隔带分开呈结节状,常无类似导管腺癌的促纤维增生间质。可见坏死,通常呈梗死样。肿瘤细胞排列方式可以是筛状、腺样、实性或重现正常胰腺的腺泡结构,有时甚至极似正常胰腺。近来发现,腺泡细胞癌有导管内和乳头状亚型。组织学类似腺泡细胞癌的肿瘤细胞形成息肉突入扩张的导管内,部分表面可被覆一层正常的导管上皮。有纤维血管轴心的真性乳头罕见。该亚型大部分病例都有腺泡细胞癌的典型区域。肿瘤细胞有轻度多形性,细胞核呈圆形或椭圆形,有单个明显的核仁,核分裂象多少不等。胞质丰富,嗜酸性、颗粒状。但在实性肿瘤中,胞质可以很少。常见淀粉酶消化的 PAS 阳性的胞质颗粒,提示酶原颗粒的存在。

[免疫组化]

免疫组化检测到胰腺外分泌酶(如胰蛋白酶、糜蛋白酶、脂肪酶、弹性蛋白酶)有助于诊断腺泡细胞癌。BCL10 被认为可作为腺泡细胞及其肿瘤的标志物,BCL10 蛋白与胰腺腺泡产生的羟酸酐水解酶具有同源性。腺泡细胞癌表达角蛋白 CK8 和 CK18,但不表达 CK7,CK19,CK20。

$1/3 \sim 1/2$ 的病例表达神经内分泌标记。甲胎蛋白偶然可见阳性,大部分是年轻患者。一些腺泡细胞癌 β - catenin 显示局部或弥漫核阳性。

[组织学亚型]

(1)腺泡细胞囊腺癌:少见,大体呈囊性,有腺泡细胞分化。大部分病例肿瘤平均直径 24 cm,有多个大小不等的小囊腔,直径一般 <1 cm。生物学行为与经典腺泡细胞癌无差别。

(2)混合性腺泡细胞癌:少见,超过一种细胞类型,每种 >25%。根据细胞类型,分别命名为混合性腺泡-神经内分泌癌、混合性腺泡-神经内分泌-导管癌、混合性腺泡-导管癌。

[分子病理学]

与导管腺癌相比,腺泡细胞癌极少有 KRAS 基因突变,p53 免疫阳性,SMAD4(DPC4)表达缺失或 CDKN2A(p16)异常。一半腺泡细胞癌有 11p 染色体杂合性缺失,25% 有 APC/β - catenin 通路异常,β - catenin 的基因 CTNNBI 激活突变或 APC 基因错配突变。

[预后及预后相关因素]

腺泡细胞癌具有侵袭性,预后好于同期的导管腺癌,根据诊断时分期 5 年生存率 25%～50%。无淋巴结转移或远处转移生存期明显长于有转移者。儿童腺泡细胞癌病例较少,无法正确评估其生物学行为,但有数据显示,发生在 20 岁以内的腺泡细胞癌侵袭性弱于相应的成年人病例。

(六)胰母细胞瘤

少见的恶性上皮性肿瘤,是儿童最常见的胰腺肿瘤。肿瘤细胞有腺泡细胞分化和明显的鳞状小体。内分泌和导管分化常见,但范围不大。该肿瘤很少有分散的间叶成分。

[流行病学]

是最常见的胰腺儿童肿瘤,约占 10 岁内儿童胰腺肿瘤的 25%。患者多在 10 岁内,平均年龄 4 岁。偶有报道与 Beckwith-Wiedemann 综合征有关。偶尔胰母细胞瘤可发生在成人。

[部位]

大部分发生在胰头和体尾部之间。

[大体观察]

诊断时通常较大,直径为 1.5～20 cm,平均 11 cm。大部分是边界清楚的孤立实性结节,纤维束分割成边界清楚质软的小结节。坏死明显。肿瘤大体呈囊性较少见,但有 Beckwith-Wiedemann 综合征的病例都会有此现象。

[肿瘤扩散]

全部为恶性肿瘤，与导管腺癌分级相同，可侵入邻近器官。肝是主要的转移部位，其次是淋巴结和肺，骨转移少见。

[组织学检查]

胰母细胞瘤的上皮成分细胞丰富，被纤维间隔成边界清楚的上皮细胞岛，低倍镜下呈地图样。实性细胞巢显示有腺泡细胞分化，这些细胞呈多角形，围绕小的空腔，核仁单个明显。细胞核有中度异型性。

鳞状小体是胰母细胞瘤的特征性结构，从大的胞浆宽的上皮样细胞岛到梭形细胞构成的漩涡状细胞巢均可，伴明显的角化。细胞核比周围的细胞大，呈椭圆形；生物素聚集在细胞核内导致细胞核空；核仁不明显。可用来鉴别腺泡细胞癌及其他病变。

胰母细胞瘤的间质细胞丰富，类似肿瘤成分。

[免疫组化]

肿瘤显示有腺泡、内分泌和导管分化的证据。

胰母细胞瘤表达角蛋白，包括 CK7，CK8，CK18，CK19。有腺泡细胞分化方向的细胞 PAS 和消化后 PAS 阳性，免疫组化表达胰酶，如胰蛋白酶、糜蛋白酶和脂肪酶。超过 2/3 的病例至少局灶出现神经内分泌标记物（突触素和 CgA）阳性。导管分化标记物如 CEA，DUPAN-2 和 B72.3 超过半数病例可阳性。大多数时候，表达腺泡细胞分化的比例要超过导管和神经内分泌分化的比例。

20% 的胰母细胞癌患者有甲胎蛋白阳性。免疫组化不能帮助界定鳞状小体的分化方向。

高达 22% 的胰母细胞瘤有 SMAD4(DPC4) 表达缺失，P53 阴性。肿瘤发生与 WNT 通路有关，β-catenin 核阳性，下游抗体 β-catenin，cynlinD1 也过表达。胰母细胞瘤 claudin7 弥漫膜阳性，claudin5 阴性，与胰腺实性-假乳头肿瘤的表达完全相反。

[分子病理学]

到目前为止，已知的最常见的遗传性异常是 11p 染色体短臂杂合性缺失，缺失的等位基因来自父系。与 Beck-Wiedemann 综合征有关的其他胚胎性肿瘤、如 Wilm 瘤和肝母细胞瘤也有类似的基因改变。50%～80% 的胰母细胞瘤有 β-catenin/APC 通路改变。大部分病例有 β-catenin 基因(CTNNB1)突变，导致 β-catenin 蛋白核聚集。未检测到导致腺癌常见的 KRAS2 基因突变和 P53 蛋白聚集。

[预后及预后相关因素]

胰母细胞瘤的总体生存率约 50%。儿童的预后好于成人，其中原因之一可能是儿童患者肿瘤常无转移，边界更清楚，生物学行为更惰性。

（七）胰腺神经内分泌肿瘤

以神经内分泌分化为主的胰腺肿瘤，包括分化好（低-中级别）的神经内分泌瘤(neuroectodermal tumors，NET)和分化差的（高级别）神经内分泌癌(NEC)；NEC 定义为 10 个高倍镜视野下超过 20 个核分裂，又分为大细胞和小细胞两类。

[流行病学]

(1) 发病率：胰腺 NET 较少见，占所有胰腺肿瘤的 1%～2%，30%～40% 的手术切除胰腺 NET 为无功能性。高级别胰腺 NEC 少见，数量不到胰腺癌的 1%，不超过所有胰腺 NET 的 2%～3%。

(2) 年龄及性别：胰腺 NET 可发生在任何年龄，儿童罕见。高峰年龄是 30～60 岁，平均年龄 50 岁。有特定遗传背景(MEN1 或 VHL)的胰腺 NET 患者年龄较小。无性别差异（男女比例 1∶1.15）。高级别 NEC 患者年龄较大，大部分为超过 40 岁的男性。

[部位]

NET 发生在胰腺任何部位,胰腺高级别 NEC 更常见于胰头。

[大体观察]

大部分胰腺 NET 是边界清楚的单个结节,黄白或红棕色,质软肉样或致密纤维化,大的肿瘤有出血和坏死;囊性的 NET 少见。

胰腺 NEC 平均直径约 4 cm,质硬,灰白色,边界不清,常有坏死和出血。

[组织学检查]

胰腺 NET 分化好,有"器官样"特点,呈巢状、小梁、腺泡状,或假菊形团样排列。细胞大小较一致,胞浆双染性或嗜酸性,核居中,圆形或卵圆形,核仁明显,染色质椒盐样(图 1-2-2)。胰腺 NET 有明显的核增大,形状不规则,可命名为胰腺"多形性"NET。核分裂是分级的重要指标。胰腺 NET 定义中规定,10 个高倍镜下<20 个核分裂,大部分病例<10 个核分裂,许多病例中核分裂甚至难以见到。间质数量和纤维化程度不等。坏死较局限,粉刺样。

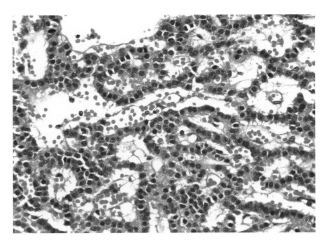

图 1-2-2 胰腺 NET G1(HE×400)

胰腺高级别 NEC 多由致密排列的细胞巢或弥漫不规则排列的片状细胞构成,常有广泛坏死。根据肿瘤细胞的大小、核仁是否明显,NEC 可分为小细胞和大细胞两种类型,分类标准与肺神经内分泌癌分类相同。胰腺大细胞型 NEC 多于小细胞型。核分裂多,>20/10 HPFs;大部分病例>40/10 HPFs。坏死多见,常为地图样。

[免疫组化]

胰腺内分泌肿瘤表达上皮标志物、"泛内分泌"标志物和一些特异性肽类激素(随不同的细胞类型而不同)。前者包括神经元特异性烯醇化酶、嗜铬素 A 和 B、突触素和阿片肽类。

原发部位不确定的 NET,PDX1 和 ISL1 表达可提示胰腺来源。有时,同一个 NET 肿瘤内的不同细胞可表达不同的激素,胰腺内肿瘤无激素表达,转移性肿瘤表达某激素。许多胰腺 NET 也表达 CEA、CA19-9 等糖蛋白,有腺体形成的病例更多见。部分正常胰岛细胞和 NET 的 PR 和 CD99 染色阳性。Ki-67 阳性指数(MIB1)决定胰腺 NET 的增殖活性,大部分增殖活性低,Ki-67 阳性指数为 1%~5%。

常规神经内分泌标志物(突触素和 CgA)阳性诊断大细胞 NEC,阳性程度低于分化好的 NET。典型的胰腺小细胞 NEC 可以出现神经内分泌标志物阴性表达。P53 可出现异常核阳性,而 NET 为阴性。Ki-67 阳性指数>20%,超过 50% 也不少见。

[分子病理学]

与 MEN1 和 VHL 综合征有关的家族性胰腺 NET 分子学基础已证实,散发病例分子学基础未知。癌基因失活不常见,特别是胰腺癌常见的突变基因,包括 TP53、KRAS、CDKN2A、p16、SMAD4、DPC4,在胰腺 NET 中均未发现改变。MEN1 体细胞突变见于 20% 的散发胰腺 NET,68% 有 11q13 缺失,或 11 号染色体长臂远端缺失,提示有其他未知的肿瘤抑制基因受累。散发胰腺 NET 的 VHL 基因点突变极其罕见。

[分期、预后和预后相关因素]

NET 和 NEC 采用胰腺导管腺癌的 TNM 分期(肿瘤、淋巴结、转移)。NET 根据 TNM 分期制定的分类有争议。

（1）NET：除了神经内分泌微腺瘤是良性肿瘤外（目前无进展为临床恶性 NET 的证据），所有胰腺 NET 均认为有恶性潜能。65％～80％的病例有恶性生物学行为的清楚证据（大体可见浸润性生长或转移），切除后复发常见。手术切除后，除了胰岛素瘤，其他 NET 5 年生存率 65％，10 年生存率仅 45％。

根据不同预后因素，NET 可分为几组，具有不同的危险性，但大部分病例中，分期（病变范围）和分级（根据增殖系数）是最重要的预后因素，应分别提供。

许多研究显示，以核分裂数或 Ki - 67 阳性系数为基础的增殖活性与预后密切相关，应用最广泛的以增殖活性为基础的分级系统是 ENETS，该系统将 NET 分为低级别（G1）和中级别（G2），低级别 NET 核分裂 0～1/10 HPFs，Ki - 67 阳性系数 0～2％；中级别核分裂 2～20/10 HPFs，Ki - 67 阳性系数 3％～20％。该分类与预后密切相关。

（2）NEC：高级别 NEC 的生物学行为高度侵袭性，诊断时通常病情进展为不可切除，因此病死率几乎达 100％。十二指肠和胰周组织浸润常见，出现广泛转移，包括局部和远处淋巴结转移，腹部及腹部外器官转移，如肝、肺等。一些肿瘤患者化疗效果好，余者生存期 1 个月到 1 年。

（八）胰腺实性-假乳头瘤

实性-假乳头瘤（solid-pseudopapillary tumor，SPPT）是主要发生于年轻女性的低度恶性的肿瘤。肿瘤由形态一致的上皮细胞构成，粘附性差，形成实性及假乳头状结构，常有出血及囊性变。

[流行病学]

胰腺实性-假乳头瘤较少见，占所有外分泌肿瘤的 0.9％～2.7％。该瘤主要发生于青少年和年轻女性（女性占 90％，平均 28 岁）。

[部位]

可见于胰腺的任何部位，没有明显倾向。

[大体检查]

肿瘤为巨大、圆形、实性肿物（直径平均为 8～10 cm），多有包膜且与周围胰腺组织分界清楚。肿物切面呈分叶状，实性区呈淡棕色或黄色，可见出血、坏死和囊性区域。各种区域所占的比例在不同肿瘤中差异较大。肿瘤质软，肿瘤壁可以有钙化。

[肿瘤扩散及分期]

少数情况下，肿瘤可以直接累及胃、十二指肠及脾。5％～15％的病例出现转移。肿瘤的分期与其他胰腺外分泌恶性肿瘤相同。

[组织病理学]

胰腺实性-假乳头瘤具有独特的组织学改变，其生长方式较为多样，可表现为实性、假乳头、出血坏死及假囊状结构呈不同比例的存在。实性区域由形态一致的黏附性差的肿瘤细胞构成，其间可见薄壁的小血管。肿瘤细胞核呈椭圆形，染色质细腻，常有核沟或凹陷，核仁不清楚，几乎无核分裂象，具有嗜酸性或透明的空泡状胞质。可有透明小体和泡沫细胞聚集。其粗大的纤维血管轴心常呈明显的黏液变性，这也是诊断的一个重要特征（图 1 - 2 - 3）。

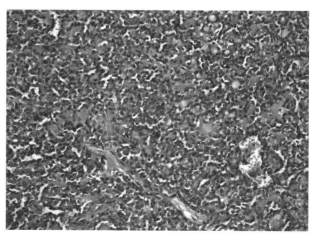

图 1 - 2 - 3 胰腺实性-假乳头瘤（HE×200）

周围神经浸润，血管浸润或者浸润周围的腺泡组织并不提示肿瘤具有更高的恶性程度，因为没有上述恶性组织学特征的肿瘤也有可能转移。因此，现在将所有实性-假乳头瘤归为低度恶性的肿瘤。

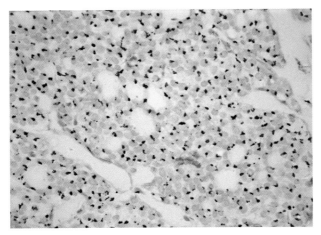

图 1-2-4 胰腺实性-假乳头瘤免疫组化 CD99
呈核旁点状阳性(HE×400)

[免疫组化]

几乎所有的胰腺实性-假乳头瘤均阳性表达 α-1-抗胰蛋白酶、α-1-抗糜蛋白酶、NSE、vimentin、孕激素、CD10、CD56、claudins 5、claudins 7、galectin 3、cyclin D1 及核/浆 β-catenin。其他一些免疫组化标记如上皮标记,Syn 及其他抗体如 CEA 及 CA19-9 的表达情况不一。肿瘤细胞不表达 CgA、外分泌胰酶(胃蛋白酶、糜蛋白酶及脂肪酶)、胰腺激素、ER-a 及 AFP。CD117 免疫组织化学染色在 50% 的病例中呈阳性,但与 KIT 基因突变无关,非格列卫(Gleevee)治疗的适应证。CD99 在肿瘤细胞特征性地呈核旁点状阳性,可以具有诊断意义(图 1-2-4)。

鉴于胰腺实性-假乳头瘤表达如此多样的抗原,将 β-catenin、CD10、CgA 及 vimentin 这四种抗体作为一组核心抗体来确立其诊断。

[分子病理学]

几乎所有胰腺实性-假乳头瘤都具有编码 β-catenin 蛋白的 CTNNB1 基因 3 号外显子的体细胞突变。这种突变导致 β-catenin 蛋白逃脱胞浆内磷酸化使其不被降解,进而与 T 细胞绑定因子(Tcf)/淋巴增强绑定因子(Lef)相结合。β-catenin-Tcf/Lef 复合体进一步异常转运至细胞核,在免疫组化上 β-catenin 表现为细胞核的阳性。在细胞核中,β-catenin-Tcf/Lef 复合体进一步激活多个癌基因如 MYC 及 cyclin D1 的转录。这使得 Wnt/β-catenin 信号转导通路被激活。在其他肿瘤中,这种激活往往导致增殖,但在胰腺实性-假乳头瘤中,此传导通路激活可能被未知的 P21 及 P27 的表达所阻碍使得其增殖活性较低。

KRAS,CDKN2A/p16,TP53 及 SMAD4/DPC4 这些在胰腺导管腺癌中常见的分子改变在胰腺实性-假乳头瘤中没有发现。

[预后及预后相关因素]

85%~95% 的患者完整切除肿瘤后治愈。然而,约 15% 的文献报道病例出现局部复发和肝转移。因此,SPPT 应被视为一种具有低度恶性潜能的肿瘤。既往的研究认为:与年轻患者相比,老年患者的预后较差;肿瘤细胞具有 DNA 非整倍体,核分裂象增多及其他肿瘤细胞核特征如肿瘤细胞核的大小与转移相关。

(九)胰腺间叶性肿瘤

间叶性肿瘤大部分都是胰外病变侵入胰腺内,但也可原发于胰腺。

1.胰腺外间叶性肿瘤

间叶性肿瘤可侵犯胰腺。例如,十二指肠发生的胃肠道间质瘤(GIST)侵及胰头,胃部的 GIST 侵及胰体尾部。腹膜后和胃肠道平滑肌肉瘤、脂肪肉瘤等均可侵犯胰腺。

2.原发间叶性肿瘤

发生在软组织的大部分间叶肿瘤均可原发于胰腺。

(十)胰腺淋巴瘤

胰腺原发淋巴瘤很少见,不到胰腺肿瘤的 0.5%,是发生在胰腺的结外淋巴瘤,局限在胰腺内的肿块,可有邻近的淋巴结受累及远处扩散。

胰腺原发淋巴瘤通常是 B 细胞性的,包括滤泡性淋巴瘤、黏膜相关淋巴瘤、弥漫大 B 细胞淋巴瘤等。T 细胞淋巴瘤极其罕见。

(十一) 胰腺继发肿瘤

上皮和非上皮性肿瘤均可转移到胰腺,从远处器官直接侵犯,或经淋巴道和血道转移。肝胰壶腹部、十二指肠和胆总管远端发生的癌可直接侵犯到胰腺。最常见的远处转移到胰腺的肿瘤是肾细胞癌、黑色素瘤、结直肠癌、乳腺癌及肉瘤。

二、胰腺良性病变

(一) 急性胰腺炎

急性胰腺炎是多种病因导致胰酶在胰腺内被激活后引起胰腺组织自身消化、水肿、出血甚至坏死的炎性反应。临床上以急性上腹痛、恶心、呕吐、发热和胰酶增高等为特点。

[大体观察]

急性胰腺炎既可表现为胰腺肿胀和水肿,又可以表现为胰腺组织的出血和坏死性团块。呈黄色斑块或结节状的脂肪坏死可见于胰腺,也可见于肠系膜和腹膜的脂肪组织。

[组织病理学]

早期可表现为细胞均质化,导管扩张伴上皮变性,弥漫性间质水肿,白细胞浸润和纤维母细胞反应。如果疾病进展,随之而来的是胰腺组织的广泛出血和坏死。

腹膜脂肪坏死灶几乎立即出现中性粒细胞的包绕和浸润;这些细胞最后被泡沫组织细胞和淋巴细胞所取代。发生脂肪坏死的区域很早就有广泛的钙化。胰腺坏死灶可继发感染,称为感染性胰腺坏死,目前认为是急性胰腺炎最常见、最严重、最致命的并发症。

[预后]

急性胰腺炎的死亡率约为 20%。当胰腺有出血和坏死时死亡率(50%)比有肿胀和水肿时高(10%～15%)。急性胰腺炎也可转化为慢性胰腺炎,但大部分慢性胰腺炎并无急性病史。

(二) 慢性胰腺炎

慢性胰腺炎是各种病因引起胰腺组织和功能不可逆改变的慢性炎症性疾病。临床主要表现为反复发作的上腹部疼痛和胰腺内、外分泌功能不全。

[大体观察及组织病理学]

形态学上,慢性胰腺炎可分为两种主要类型,一种可见主胰管梗阻,另一种伴有广泛的实质钙化。梗阻性慢性胰腺炎是由主胰管狭窄或堵塞引起的,其常见原因是癌和结石。

非梗阻性慢性胰腺炎(约占慢性胰腺炎的 95%)的胰腺呈结节状,质硬,外形不规则,胰腺体积可增大也可萎缩。其主要组织学特征是:腺泡和导管扩张,鳞状上皮化生,管腔内嗜酸性黏蛋白栓形成(常钙化),腺泡萎缩以及硬化。源于初始损伤的部位,纤维化可主要在小叶间、导管周围或呈弥漫性。当钙化非常广泛时,也称为慢性钙化性胰腺炎。

组织学改变的严重程度与胰腺外分泌功能检测之间有很好的相关性。

[预后]

积极治疗可缓解症状,但不易根治。晚期患者多死于并发症,极少数患者可演变为胰腺癌。

(三) 假囊肿

胰腺假囊肿与胰腺炎、胰腺创伤有关,少数与大导管的肿瘤性梗阻有关。假囊肿可以很大,超出胰腺,进入小网膜囊。大体上,囊壁厚且不规则,内面粗糙不平,囊内容物混浊或为血性。组织学上,它与真囊肿和囊性肿瘤鉴别的最主要特征是其囊壁无被覆上皮。假囊肿可与导管系统相通或不相通。胰腺假囊肿的并发症包括穿孔和出血,出血量可以很大,并可导致猝死。

(四)淋巴上皮囊肿

淋巴上皮囊肿是胰腺囊肿的一种独特类型,它常为多房性囊肿,被覆鳞状上皮。其特征是:囊壁有大量淋巴细胞,并常有生发中心形成。据推测,胰腺的淋巴上皮囊肿是由于胰腺导管突入淋巴结或胰腺副脾引起的。

(李倩玉　蔚　青)

第二节　胰腺疾病的病理生理学

一、急性胰腺炎的病理生理学

目前对急性胰腺炎的病理生理学的认识有了很大的进展,但对其的治疗仍然是支持性质而非特异的,有关的病理生理涉及以下几个方面。

1. 胰腺腺泡细胞损伤

消化酶的早熟激活是胰腺细胞损伤的主要原因。蛋白酶抑制剂能减轻实验性胰腺炎和 ERCP 诱发性胰腺炎,但对遗传性胰腺炎无效,因其具有编码突变型胰蛋白酶原基因,后者可抵抗正常细胞内灭活机制。溶酶体水解酶组织蛋白酶 B 固定酶原而激活胰蛋白酶,继而激活其他酶而导致腺泡细胞损伤。另一种观点认为蛋白酶的间质激活(而不是细胞内)可能是急性胰腺炎的启动事件。至于胆汁和胰管膨胀引起腺泡细胞损伤的级联反应需要进一步论证。

2. 细胞因子的作用

继腺泡细胞损伤后,胰内产生许多细胞因子,多由于入侵的白细胞浓度高于血清中所致。细胞因子并不能诱发胰腺炎,但可诱发腺泡细胞内凋亡,从而加重胰腺炎坏死。急性胰腺炎在局部和全身产生炎性反应介质,包括细胞因子、补体、缓激肽、NO 和血小板活化因子,其中最突出的是白细胞介素-6 和白细胞介素-8 增加,其检测胰腺炎的严重程度较 Ranson 评分和 APACHE-Ⅱ 评分更为特异。白细胞介素-1 和 TNF-α 仅在部分病人中测得,但它们与肺、肝损伤密切有关,也能上调其他细胞因子的表达。

3. 远处器官损伤

全身注入胰弹力蛋白酶可上调 IL-1、TNF-α 等炎性反应细胞因子的表达,诱发 ARDS 样变化、肠麻痹、肝细胞死亡(在动物实验)和上调人单核细胞的细胞因子生成。这些酶可经胰周和后腹膜淋巴管进入全身,不仅是门脉和胰腺静脉引流。细胞因子产生在肺、肝、脾,而不产生于肾、心或脑,推测居住巨噬细胞是细胞因子主要来源。已发现 NF-κB 是产生或不产生细胞因子的关键物质。除 TNF-α 外,半胱氨酸天冬氨酸-3 和 p38-MAP 激酶的激活可诱发肝细胞凋亡。胰弹力酶增加毛细血管渗透性和上调 TNF 基因表达。细胞因子在远处器官损伤途径需进一步探索。

二、慢性胰腺炎的病理生理学

慢性胰腺炎是一种渐进式纤维化炎症性疾病,以大导管钙化和小导管变异两种形式存在。其致病因素有:癌和结石造成的导管系统梗阻、酗酒、甲状旁腺功能亢进(由于高钙血症)、遗传因素(遗传性胰腺炎常在儿童期发病,为常染色体孟德尔显性遗传)、结节性动脉炎、腮腺炎、结核、结节病、原发性硬化性胆管炎和 HPV 感染。部分慢性胰腺炎是由急性胰腺炎发展而来的。

慢性胰腺炎与囊性纤维化基因突变密切相关,提示此基因的异常可能是慢性胰腺炎的重要易感因素。

纤维化是慢性胰腺炎中间质星状细胞被活化的一个信号；这些细胞通过调节细胞外基质蛋白的合成和降解在疾病进展中发挥作用。组织学研究结果提示存在两个因素的因果影响——相邻腺泡 ROS 过量引起脂质过氧化物酶增加，以及肥大细胞脱颗粒物释放，特别是 TGF-β1。

不同致病因素如何导致慢性胰腺炎的说法目前没有统一。关于该疾病的发病机制有很多假设，主要分为五类：导管理论、腺泡理论、双撞理论、电应激理论以及多原因理论。由此可见，慢性胰腺炎的发病机制复杂，尚需进一步探讨。

（李倩玉　蔚　青）

第三节　胰腺疾病的临床免疫学

临床上常见的胰腺疾病主要是胰腺的炎性、内分泌性、囊性及肿瘤性疾病，炎性疾病包括急性、慢性胰腺炎，胰腺内分泌性疾病主要是 1 型糖尿病，胰腺的囊性病变有真性和假性囊肿，胰腺肿瘤包括囊性肿瘤，内分泌肿瘤，以及胰腺癌和壶腹周围癌等。本节重点概述胰腺炎、自身免疫性胰腺炎、1 型糖尿病及胰腺癌与免疫学相关的变化。

一、胰腺炎

急性胰腺炎早期以无菌性炎性反应为特点，损伤腺泡细胞释放腺胞内物质到细胞外空间，刺激并诱导相关模式分子（DAMPs）的表达，进而引起高迁移率族蛋白 1（HMGB1）和热休克蛋白 70 等释放，激活固有免疫细胞，产生免疫应答。在急性胰腺炎的中晚期，肠道细菌和细菌产物的迁移在疾病的进展中起着重要作用。急性胰腺炎实验模型显示肠道菌群激活固有免疫成分如核苷酸结合寡聚化结构域蛋白 1（NOD1），导致下游转录反应（通过 NF-κB 和 STAT3）最终在炎症趋化因子作用下招募免疫细胞局部聚集，产生炎性反应。

除固有免疫应答外，适应性免疫反应也参与了急性胰腺炎的病程发展。临床研究提示重症急性胰腺炎患者免疫功能低下，T 细胞减少，血清免疫球蛋白异常，提示淋巴细胞功能受损。此外，一些细胞因子表达与急性胰腺炎有关。临床上，重症急性胰腺炎伴器官功能障碍患者血清 IL-17、IL-6、内毒素和细菌负荷均有不同程度的增加。早期出现 IL-17 升高可作为重症急性胰腺炎预测指标，对其病程、器官衰竭和死亡的评估有一定的指导性。在急性胰腺炎动物模型中，胰腺中 IL-22 水平下降具有保护作用。在胰腺炎过程中白细胞活化是 IL-22 的主要来源，它可激活胰腺上皮细胞表面的 IL-22 受体，活化 STAT3 信号途径，因此，IL-22 的途径为胰腺腺泡细胞和免疫细胞之间的相互作用提供了一个重要桥梁。

固有免疫和适应性免疫在慢性胰腺炎中也起着重要作用。树突状细胞通过抗原提呈影响 T 细胞分化和活性，形成连接固有免疫和适应性免疫之间的桥梁。在胰腺纤维化的炎性反应中，不依赖于 TLR4 或 MyD88 的 TIR 结构域可诱导 I 型干扰素 β 信号通路活化发挥作用。阻断 MyD88 导致树突状细胞增强 Th2 细胞活化，加速胰腺间质炎性反应。巨噬细胞在慢性胰腺炎中是关键的免疫细胞。临床病例和实验研究均显示慢性胰腺炎的组织中伴有巨噬细胞浸润。相关研究表明采用 IL-4/IL-13 抑制剂治疗有利于控制慢性胰腺炎的发生和发展。目前适应性免疫反应在慢性胰腺炎的发生和发展的过程中尚不多见，但局部 T 细胞的大量存在，提示适应性免疫应答在慢性胰腺炎中也起重要作用。慢性胰腺炎患者 CD4$^+$ T 细胞（Th1、Th2、Th17）比例显著增加，尤其是慢性胰腺炎伴糖尿病患者的外周循环血中 Th1 与 Th17 细胞明显增高，提示适应性免疫参与胰腺病变过程。

二、自身免疫性胰腺炎

自身免疫性胰腺炎是一种慢性纤维化炎症性病变的胰腺炎,是由自身免疫应答介导的。目前自身免疫性胰腺炎的发病机制尚不清楚,可能与遗传因素或个体适应性免疫有关。2011 年国际诊断标准提出自身免疫性胰腺炎可分为两个类型。Ⅰ型自身免疫性胰腺炎,主要多见成人发病,其特征是血清 IgG4 水平升高,伴有与 IgG4 异常的相关疾病,胰腺组织中可见大量浸润 IgG4 阳性的浆细胞,当 IgG4/IgG 比值大于 0.4 可确诊。它的特点是淋巴细胞大量浸润 IgG4 阳性浆细胞,呈现组织纤维化和血管周围淋巴细胞浸润,往往导致闭塞性静脉炎。而Ⅱ型自身免疫性胰腺炎,多为年轻人发病,没有全身症状也不伴有血清学异常,可能与炎性反应性肠病相关,局部组织中可见中性粒细胞浸润伴粒细胞上皮样病变,很少伴有 IgG4 阳性的浆细胞,它的特点是中性粒细胞的明显浸润伴上皮细胞化生而导致的胰腺破坏,引起小叶胰胆管胰管管腔闭塞,因此患者常因反复性急性胰腺炎发作而被关注。

三、1 型糖尿病

1 型糖尿病是一种因胰岛 β 细胞破坏达到 70%～90%,导致胰岛素缺乏而引起血糖过高所致的全身性疾病。目前还没有发现某单一的诱因是导致 1 型糖尿病发病的病因,但流行病学和全基因组关联研究显示其发病与遗传因素和环境因素密切相关。遗传因素如基因多态性在人类 HLA 的某类单倍型,环境因素如病毒感染、毒素和其他因素等。临床研究发现自身反应性 T 细胞的存在不是疾病进展的始动因素,自身抗体阳性的个体并不一定都发展为 1 型糖尿病。因此,炎性反应的早期事件是在现有自身免疫或炎性反应过程中伴有环境因素如病毒感染而加速发病。约 70% 的突发性 1 型糖尿病患者常伴有流感样症状,出现胰岛 β 细胞迅速破坏,胰岛 β 细胞无免疫反应等。

胰岛 β 细胞自身免疫性破坏是由 T 淋巴细胞介导的免疫细胞应答所致。在此过程中,不同的 T 细胞亚群与胰腺的 β 细胞相互作用,不仅引起胰腺组织细胞的损伤,也导致不同淋巴细胞间的调节紊乱。胰腺组织中浸润的抗原提呈细胞通过病原模式识别受体(PRR)摄取胰岛特异性抗原(如胰岛素、谷氨酸脱羧酶 65 等),提呈给 CD4$^+$T 细胞和 CD8$^+$T 细胞诱导免疫应答,而巨噬细胞、树突状细胞和自然杀伤细胞分泌促炎症细胞因子,促进 T 细胞活化,产生针对胰岛的特异性免疫应答,破坏 β 细胞(图 1-2-5)。

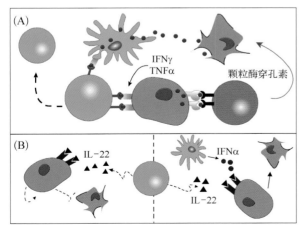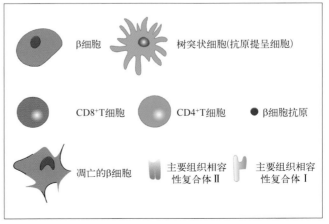

图 1-2-5　胰岛微环境中浸润免疫细胞与胰岛 β 细胞的相互作用

(A) 活化的 CD8$^+$T 细胞靶向杀伤 β 细胞,凋亡的 β 细胞持续释放 β 细胞抗原,通过树突状细胞表面 MHC Ⅱ类分子提呈给 CD4$^+$T 细胞,可能诱导 CD4$^+$T 细胞失能,β 细胞损伤停止。(B) 如 β 细胞高表达 IL-22 受体(IL-22R),CD4$^+$T 细胞分泌的 IL-22 可以与 β 细胞表面 IL-22 受体结合,直接破坏 β 细胞,也可在炎症因子作用下(IFN-α)引起炎性反应,导致胰岛组织破坏。

四、胰腺癌

胰腺癌是一种恶性度很高的肿瘤,约 85% 起源于腺管上皮的导管腺,又称胰腺导管腺癌。流行病学研究显示,隐性慢性胰腺炎可能是该病启动的一个危险因素。多数情况下,在没有明显炎症症状情况下已自发地形成癌变,不同免疫细胞亚群渗入均不具备炎性反应的特点,这些"渗透的免疫细胞"通过多种因素直接引起肿瘤发生,促进肿瘤的发展。在此过程中细胞因子在抗原呈递、免疫细胞分化和活化、固有免疫和适应性免疫应答中起关键作用。在胰腺导管腺癌发生过程中,促进肿瘤发生的有 IL-1、IL-6、IL-8 等,抗肿瘤因子主要有 IL-12、INF-γ 等,它们的平衡变化与肿瘤发生密切相关。在胰腺癌实体肿瘤发展中,肿瘤相关巨噬细胞,髓样细胞演化免疫抑制性细胞,肿瘤相关的中性粒细胞,肥大细胞,树突状细胞,及渗透到肿瘤中的 CD8$^+$ T、CD4$^+$ T 细胞亚群(Th1/Th17/Th2)及调节性 T 细胞等相互作用,调控微环境变化,参与肿瘤生长(图 1-2-6)。

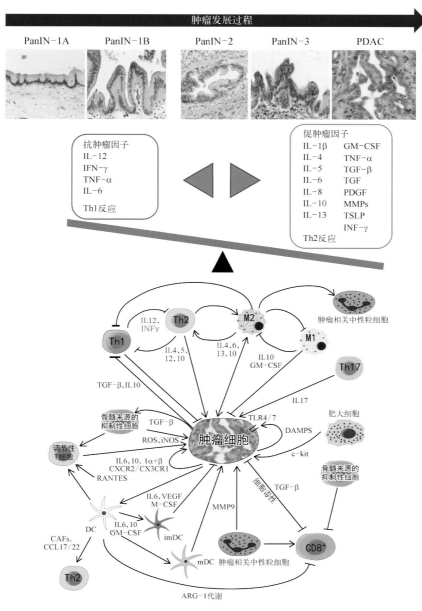

图 1-2-6 细胞因子及免疫细胞在胰腺肿瘤发生中的网络信号

由于各种免疫细胞浸润的程度不断变化，免疫细胞在肿瘤内所处的位置将随时影响肿瘤微环境及免疫细胞功能。尽管多数胰腺导管腺癌可能与胰腺炎无关，但反复和持续胰腺损伤可导致慢性胰腺炎，它的持续存在是导致胰腺导管腺癌发展的重要因素（图1-2-7）。

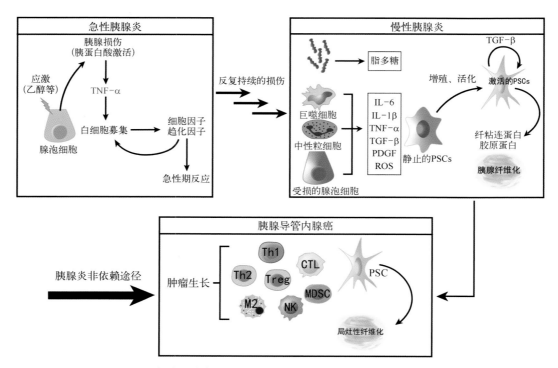

图1-2-7　免疫细胞参与急性胰腺炎、慢性胰腺炎及胰腺导管腺癌模式图

细胞毒性 T 淋巴细胞（CTL），多糖（LPS），骨髓来源性抑制细胞（MDSC）、自然杀伤细胞（NK）、胰腺星状细胞（PSC）、血小板衍生生长因子（PDGF）、活性氧（ROS），调节性 T 细胞（Treg 细胞）、T 辅助细胞（Th）。

（戴亚蕾）

参考文献

［1］ Henson DE，Schwartz AM，Nsouli H，et al. Carcinomas of the pancreas，gallbladder，extrahepatic bile ducts，and ampulla of Vater share a field for carcinogenesis：a population-based study［J］. Arch Pathol Lab Med，2009，133：67-71.

［2］ Hidalgo M. Pancreatic cancer［J］. N Engi J Med，2010，362：1605-1607.

［3］ Kosmahl M，Pauser U，Anlauf M，et al. Pancreatic ductal adenocarcinomas with cystic features：neither rare nor uniform［J］. Mod Pathol，2005，18：1157-1164.

［4］ Lee LY，Hsu HL，Chen HM，et al. Hsueh C. Ductal adenocarcinoma of the pancreas with huge cystic degeneration：a lesion to be distinguished from pseudocyst and mucinous cystadenocarcinoma［J］. Int J Surg Pathol，2003，11：235-239.

［5］ Shi C，Daniels JA，Hruban RH. Molecular characterization of pancreatic neoplasms［J］. Adv Anat Pathol，2008，15：185-195.

［6］ Yamanaka Y，Friess H，Kobrin MS，et al. Overexpression of HER2/neu oncogene in human pancreatic carcinoma［J］. Hum Pathol，1993，24：1127-1134.

［7］ Luttges L，Diederichs A，Menke MA，et al. Ductal lesions in patients with chronic pancreatitis show K-ras mutations in a frequency similar to that in the normal pancreas and lack nuclear immunoreactivity for p53[J]. Cancer, 2000, 88: 2495 - 2504.

[8] Tascilar M, Offerhaus JA, Altink R, et al. Immunohistochemical labeling for the Dpc4 gene product is a specific marker for adenocarcinoma in biopsy specimens of the pancreas and bile duct[J]. Am J Clin Pathol, 2001, 116: 831 - 837.

[9] Shi C, Daniels JA, Hruban RH. Molecular characterization of pancreatic neoplasms[J]. Adv Anat Pathol, 2008, 15: 185 - 195.

[10] Kosmahl M, Wagner J, Peter K, et al. Serous cystic neoplasms of the pancreas[J]. Am J Surg Pathol, 2004, 28: 339 - 346.

[11] Marsh WL, Colonna J, Yearsley M, et al. Calponin is expressed in serous cystadenomas of the pancreas but not in adenocarcinomas or endocrine tumors[J]. Appl Immunohistochem Mol Morphol, 2009, 17: 216 - 219.

[12] Thirabanjasak D, Basturk O, Altinel D, et al. Is serous cystadenoma of the pancreas a model of clear-cell-associated angiogenesis and tumorigenesis[J]. Pancreatology, 2009, 9: 182 - 188.

[13] Conner JR, Mariño-Enríquez A, Mino-Kenudson M, et al. Genomic characterization of low- and high-grade pancreatic mucinous cystic neoplasms reveals recurrent KRAS alterations in "High-Risk" lesions [J]. Pancreas, 2017, 46: 665 - 671.

[14] Ban D, Shimada K, Sekine S, et al. Pancreatic ducts as an important route of tumor extension for acinar cell carcinoma of the pancreas[J]. Am J Surg Pathol, 2010, 34: 1025 - 1035.

[15] Basturk O, Zamboni G, Klimstra DS, et al. Intraductal and papillary variants of acinar cell carcinomas: a new addition to the challenging differential diagnosis of intraductal neoplasms[J]. Am J Surg Pathol, 2007, 31: 363 - 370.

[16] La Rosa S, Franzi F, Marchet S, et al. The monoclonal anti-BCL10 antibody (clone 331. 1) is a sensitive and specific marker of pancreatic acinar cell carcinoma and pancreatic metaplasia[J]. Virchows Arch, 2009, 454: 133 - 142.

[17] Schmid AM, Riniker F, Anlauf M, et al. Islet 1(Isl 1) expression is a reliable marker for pancreatic endocrine tumors and their metastases[J]. Am J Surg Pathol, 2008, 32: 420 - 425.

[18] Cao D, Anetonescu C, Wong G, et al. Positive immunohistochemical staining of KIT in solid-pseudopapillary neoplasms of the pancreas is not associated with KIT/PDGFRA mutations[J]. Mod Pathol, 2006, 19: 1157 - 1163.

[19] Guo Y, Yuan F, Deng H, et al. Paranuclear dot-like immunostaining for CD99: a unique staining pattern for diagnosing solid-pseudopapillary neoplasm of the pancreas[J]. Am J Surg Pathol. 2011, 35: 799 - 806.

[20] Adsay NV, Hasteh F, Cheng JD, et al. Squamous-lined cysts of the pancreas: lymphoepithelial cysts, dermoid cysts(teratomas) and accessory-splenic epidermoid cysts[J]. Semin Diagn Pathol, 2000, 17: 56 - 65.

[21] 倪泉兴.急性胰腺炎的病理生理学演化概念[J].国际外科学杂志,2003,30: 308 - 312.

[22] Whitcomb DC. Hereditary pancreatitis: a model for understanding the genetic basis of acute and chronic pancreatitis[J]. Pancreatology, 2001, 1: 565 - 570.

[23] Crohn JA, Friendman KJ, Noone PG, et al. Relation between mutations of the cystic fibrosis gene and idiopathic pancreatitis[J]. N Engl J Med, 1998, 339: 653 - 658.

[24] Braganza JM, Lee SH, McCloy RF, et al. Chronic pancreatitis[J]. Lancet, 2011, 377: 1184 - 1197.

[25] Wormann SM, Diakopoulos KN, Lesina M, et al. The immune network in pancreatic cancer development and progression[J]. Oncogene, 2014, 33: 2956 - 2967.

[26] Zheng L, Xue J, Elizabeth M, et al. Role of immune cells and immune-based therapies in pancreatitis and pancreatic ductal adenocarcinoma[J]. Gastroenterology. 2013, 144(6): 1230 - 1240.

第三章

·胰·腺·整·合·介·入·治·疗·学·

胰腺疾病的实验与影像诊断学

第一节　胰腺疾病的实验室检查

胰腺是人体内仅次于肝脏的第二大腺体,可以分泌胰液和胰岛素。胰液含有多种关键的消化酶,在食物的消化过程中起着重要的作用。胰岛素为内分泌类激素,作用是调节血糖的浓度。胰腺疾病的症状变异性较大,且无特异性,由于病变程度不同,症状和体征等临床表现也有很大差异,大致分为以下几种:炎症或感染如急性胰腺炎、慢性胰腺炎;胰腺内分泌功能低下如糖尿病;胰腺良性肿瘤如胰囊腺瘤;恶性肿瘤如胰腺癌。

一、急性胰腺炎

急性胰腺炎(acute pancreatitis,AP)是由多种病因(如胆道疾病、乙醇、胰管阻塞等)导致胰腺组织自身消化所致的胰腺水肿、出血及坏死等炎性损伤。常伴有脏器衰竭和全身或局部并发症,如弥散性血管内凝血、严重代谢紊乱、胰腺坏死、脓肿和假性囊肿等,病情凶险,病死率高。因此早期诊断、掌握病情、及时治疗对于提高 AP 患者,特别是重症胰腺炎患者的存活率显得尤其重要。

有关实验室检查主要包括以下几个方面。

1. 胰腺酶类活性增高

(1) 淀粉酶(AMY):淀粉酶是诊断急性胰腺炎最常用的指标。血清淀粉酶属于 α-淀粉酶,主要由唾液腺和胰腺分泌。因为血清淀粉酶 55%~60%来源于唾液腺,所以检测胰淀粉酶可以提高诊断率,它的准确性达 92%,特异性 92%,然而由于检测方便,价格低廉,所以采用总淀粉酶检查仍十分普遍。约 75%患者在起病 24 h 内淀粉酶超过正常值上限 3 倍,并持续 3~5 d 或更长时间。一般认为血清淀粉酶在发病后 6~12 h 开始升高,48 h 达高峰,而后逐渐下降。如果检验 AMY 同工酶,为 P-AMY 型增高,对诊断的特异性更高。检测血清淀粉酶准确性高,影响因素少,建议以血清淀粉酶为主,尿淀粉酶仅作参考。

尿淀粉酶在发病后 12~24 h 开始升高,维持时间较长,连续增高时间可达 5~7 d 或更长,因此适用于就诊较晚的病例。尿 AMY 受尿液浓缩稀释影响,但检测 AMY 清除率和肌酐清除率的比值(Cam/Ccr)更有意义,急性胰腺炎时可高至参考区间上限的 3 倍以上。急性胰腺炎患者血清中 P-AMY 活性增高,因其相对分子质量较小,易从肾小球滤过从尿中排出,在急性胰腺炎时,患者肾小球通透性增加,使淀粉酶增高,而肌酐的相对分子质量较小,肾小球基底膜通透性大小对其清除率影响不大,故其清除率保持恒定,测定 Cam/Ccr 比值可大大提高胰腺炎诊断的特异性和敏感性。参考区间:① 总 AMY(4NP-G7 酶偶联法):血浆(清)<220 U/L,随机尿液<1 000 U/L 或尿总AMY/尿肌酐比值<680 U/g Cr,24 h 尿液<900 U/24 h;② P-AMY(免疫法＋酶偶联法):血清<115 U/L,随机尿液<800 U/L 或尿 P-AMY/尿肌酐比值<470 U/g Cr;③ 尿淀粉酶清除率

(Cam)和肌酐清除率(Ccr)的比值(Cam/Ccr):2%～5%。

应注意淀粉酶升高提示胰腺炎,但并不能确诊胰腺炎,淀粉酶升高的患者仅有 50%是胰腺疾病。急腹症也是淀粉酶升高的常见原因,如消化性溃疡穿孔、肠系膜梗死、肠梗阻、阑尾炎、胆道感染、胆石症,绝大多数非胰腺炎疾病所致的淀粉酶升高不超过 3 倍。当血淀粉酶升高,而尿淀粉酶正常,应考虑巨淀粉酶血症,因为淀粉酶与免疫球蛋白或异常血清蛋白结合形成复合物无法通过肾脏滤过。如果尿淀粉酶升高而血清淀粉酶正常,应考虑 Munchausen 综合征。

同时,并非所有的急性胰腺炎淀粉酶均升高,不升高的情况有:① 极重症急性胰腺炎;② 极轻胰腺炎;③ 慢性胰腺炎基础上急性发作;④ 急性胰腺炎恢复期;⑤ 高脂血症相关性胰腺炎,甘油三酯升高可能使淀粉酶抑制物升高。

血清淀粉酶活性高低与病情不呈相关性。患者是否开放饮食或病情程度的判断不能单纯依赖于血清淀粉酶是否降至正常,应综合判断。胰原性腹腔积液和胸腔积液的淀粉酶显著增高,可作为急性胰腺炎的诊断依据。血清淀粉酶动态观察有助于早期发现并发症。

(2) 血清脂肪酶(LPS):血中 LPS 主要源于胰腺,其次为胃、小肠、肺等,可由肾小球滤过并由肾小管全部重吸收,因此健康人尿中几乎无 LPS 活性。通常血清脂肪酶于起病后 4～8 h 开始升高,24 h 达峰,持续时间 8～14 d,升高程度可达到参考上限的 2～50 倍,变化比 AMY 早、幅度大、持续时间长。参考区间:比浊法(37℃),36～160 U/L 或 0～190 U/L,具体视方法不同而异。

2. 血液白细胞增高

发病后血液白细胞总数(WBC)增高,可达(10～30)×10^9/L,以中性粒细胞为主,并有核左移。WBC>16×10^9/L 时提示病情较为严重。

3. 高铁血红素白蛋白血症

急性胰腺炎时,血中胰蛋白酶活力升高,此酶可分解血红蛋白产生高铁血红素,后者与白蛋白结合成高铁血白蛋白,故血中高铁血白蛋白常为阳性。本项检测最早在发病后 72 h 内即可呈阳性,于 4～6 d 达高峰,曾被用以鉴别水肿型和出血坏死型胰腺炎,但特异性不强,且假阳性多,故仅有参考价值。

4. 高血糖症

血糖升高多为暂时性,其发生与胰岛细胞破坏,胰岛素释放减少,胰高血糖素增加及肾上腺皮质的应激反应有关。空腹血糖增高常>10 mmol/L,持续>11.1 mmol/L 提示预后不良。

5. 肝功能受损

血清谷草转氨酶、碱性磷酸酶、乳酸脱氢酶、胆红素常增高,白蛋白减低,提示预后不良。

6. 肾功能受损

急性胰腺炎可并发肾前性肾功能衰竭,出现氮质血症(血清肌酐、尿素增高)、蛋白尿、糖尿和管型尿。

7. 水、电解质及酸碱平衡紊乱

由于患者严重呕吐等导致脱水和代谢性碱中毒,重者还可出现代谢性酸中毒,低钾、低钙和低镁血症。

二、慢性胰腺炎

慢性胰腺炎(chronic pancreatitis,CP)是各种原因所导致的胰腺实质和胰管的不可逆性慢性炎症,基本病理特征是胰腺实质慢性炎性反应损害和间质纤维化、胰腺实质钙化、胰管扩张及胰管结石等改变。临床表现为反复发作的上腹疼痛伴不同程度的胰腺内、外分泌功能减退或者丧失。

慢性胰腺炎的实验室诊断非常困难,临床上诊断的主要依据为病史及影像学检查。

三、糖尿病

糖尿病(diabetes mellitus,DM)是一种因胰岛素分泌缺陷和(或)胰岛素抵抗及胰岛素分泌失代偿所引起的、以代谢紊乱和高血糖为特征的综合征,可分为:1 型 DM 主要由于自身免疫导致胰岛 β 细胞大量破坏而发病;2 型 DM 主要是由于胰岛素抵抗和胰岛素分泌失代偿所致;此外还有特殊类型的 DM 和妊娠期 DM。实验室检查是目前糖尿病诊断与监测的最主要的方法。常用项目有:葡萄糖水平(静脉血、尿、糖耐量)、胰岛素及 C 肽、糖化血红蛋白 Alc、抗体检测等。

1. 血糖

无论哪一种类型糖尿病,血糖测定为首选诊断依据。临床上有三项指标:空腹血糖($\geqslant 7.0$ mmol/L)、随机血糖($\geqslant 11.1$ mmol/L)、糖耐量试验(餐后 2 h 血糖$\geqslant 11.1$ mmol/L)。任意一项指标超过上述标准,均应在另一天采集静脉血,重复检查后方可确诊。方法:目前实验室多用酶法,常用氧化酶法、己糖激酶法等。参考值:3.61~6.11 mmol/L。

2. 尿糖

正常人尿液中糖极微量,定性(一),当血糖水平超过肾糖阈(8.82~9.92 mmol/L),尿液中可测出糖。尿糖测定是一种简便的过筛指标,不能确诊糖尿病,因为某些肾病影响肾小管的重吸收和肾小球的滤过率,肾糖阈降低时也可出现尿糖阳性。

3. 口服葡萄糖耐量试验

口服葡萄糖耐量试验(OGTT)是一种葡萄糖负荷试验,了解胰岛 β 细胞功能和机体调节糖的能力。主要适用于无糖尿病症状,随机或空腹血糖异常,有明显家族史者。方法:患者停用影响血糖的药物 3 d,禁食 10~16 h,取空腹血后,5 min 内饮入 250 ml 含 75 g 无水葡萄糖的糖水,以后每隔 30 min 取血一次,共四次,采血同时留尿测尿糖,根据各次血糖水平绘制糖耐量试验曲线。

参考值:空腹血糖<6.1 mmol/L,服糖后 30~60 min 达高峰<11.1 mmol/L,120 min 后恢复到正常水平。

4. 糖化血红蛋白

糖化血红蛋白是血红蛋白与糖类(如葡萄糖、6-磷酸葡萄糖或 1,6-二磷酸果糖)经非酶促结合而成的,它的合成过程是缓慢的而且是相对不可逆的,积累并持续于红细胞 120 d 生命周期中,其合成速率与红细胞所处环境中糖的浓度成正比。糖化血红蛋白 Alc(HbAlc)占糖化血红蛋白的 60%~70%,且结构稳定。糖化血红蛋白 Alc 在总血红蛋白中所占的比例能反映测定前 2~3 月内平均血糖水平。

正常参考值:≤6.5%;临界值:6.5%~7.5%;病理状态,≥7.5%。一般认为,糖尿病患者 HbAlc≤70%,说明血糖水平控制较好。

5. 胰岛素

胰岛素(INS)是胰岛 β 细胞分泌的可溶性蛋白质激素,由 51 个氨基酸组成,不同种属动物的胰岛素分子结构和生物活性大致相同。测定血清(或血浆)胰岛素水平,有助于糖尿病的临床分型及胰岛细胞瘤的诊断。测定方法:放射免疫分析及化学发光分析。参考值:3~20 U/ml(空腹)。

6. 胰岛素释放实验

口服葡萄糖可刺激胰岛素分泌,对隐性糖尿病的诊断及糖尿病的分型都是非常有意义的。正常指标隐性糖尿病:OGTT 可以正常,但胰岛素反应下降。1 型糖尿病:胰岛素分泌明显下降,空腹血浆胰岛素≤5 U/ml,糖耐量曲线上升,而胰岛素曲线低平。2 型糖尿病:胰岛素释放曲线可正常或略升高,峰值时间≥60 min,恢复时间≥180 min。胰岛素水平持续升高,而血糖持续低平可见于胰岛 β 细胞瘤。胰岛素持续升高,血糖正常见于早期糖尿病。

7. C 肽释放实验

C 肽为胰岛素原(胰岛素前体,由 86 个氨基酸组成)转化为胰岛素时的分解产物。对于用胰岛素治疗的患者,测定其血中胰岛素结果包括外源性胰岛素,不能判断内生胰岛素水平,同时长期使用胰岛素的患者,有可能产生抗胰岛素抗体,使胰岛素测定结果偏低。C 肽与胰岛素是等克分子分泌,测定它的值既能反应胰岛 β 细胞功能,又不受外源性胰岛素和体内胰岛素抗体的影响。

测定方法:放射免疫分析法及化学发光法。样本采集:血清或血浆(抗凝)0.3 ml,通常取空腹血一次,并在口服葡萄糖(75 g)后 30 min、60 min、120 min 和 180 min 分别取血一次。参考值:空腹 $3\sim20$ U/ml;达峰时间 30 min;恢复时间≤180 min。1 型糖尿病:C 肽水平低平,对血糖刺激无反应,曲线低平。2 型糖尿病:C 肽正常或略高,高峰延迟。

四、胰腺良性肿瘤

胰腺良性肿瘤多数发病隐匿并呈非侵袭性生长,临床上主要采用手术治疗,手术切除率高,相对于胰腺恶性肿瘤手术操作简单、预后好、无复发。然而,由于大多数胰腺良性肿瘤临床症状不典型或无明显症状,不易引起足够的重视,容易漏诊、误诊,以致不恰当的治疗。

随着人们对健康的重视和影像学检查方法的不断发展,胰腺良性肿瘤的临床检出率不断增加,术后病理证实部分肿瘤存在恶变倾向,因此胰腺良性肿瘤在术前做出及时准确的诊断并采取恰当的治疗尤为重要。

1. 病理分类

2010 年 WHO 分类标准中,将胰腺良性肿瘤按照来源分为:

(1) 上皮来源肿瘤:包括浆液性囊腺瘤、腺泡细胞囊腺瘤等;

(2) 非上皮来源肿瘤:包括囊性淋巴管瘤、神经鞘瘤、血管瘤、纤维组织细胞瘤、假性淋巴瘤;

(3) 良性内分泌肿瘤:包括胰岛细胞瘤和神经内分泌瘤。

由于胰腺良性肿瘤的临床表现无特异性,其诊断主要依靠病史、实验室检查和影像学检查。

2. 实验室检查

实验室检查中,与胰腺恶性肿瘤不同,良性肿瘤的各项血清肿瘤标志物检查往往在正常范围内,因此需要结合临床症状和实验室检查共同诊断。

当肿块压迫脾静脉引起门静脉高压进而产生腹水时,可行腹腔穿刺抽取腹水,对腹水行常规、生化、培养及瘤细胞检查。当肿块位于胰头和钩突部位时,可能压迫胆总管引起梗阻性黄疸。此时血清胆红素明显增高,在完全性胆道阻塞时,可达 510 μmol/L(30 mg/dl)以上,其中结合胆红素占 35% 以上(可至 60% 左右),并且在肿块持续增大的情况下,黄疸常呈进行性加深。血清碱性磷酸酶(ALP)、γ 谷氨酰转移酶(γGT)、胆固醇、胆汁酸和脂蛋白- X(LP - X)等均有显著增高。同时伴有尿色加深,尿胆红素阳性,尿胆原减少,在胆道完全阻塞时,尿胆原可消失。阻塞性黄疸严重时粪胆原排出明显减少,粪便可呈陶土色。部分胰腺导管内乳头状黏液瘤患者可能出现血清淀粉酶轻度升高,合并囊肿形成时,在 CT 影像定位下,用细针经皮穿刺胰腺肿块,抽吸部分组织后做细胞学检查,基本上可以确诊。

胰腺良性外分泌肿瘤多见于女性,大多数胰岛素瘤患者出现血浆胰岛素水平升高,是诊断胰岛素瘤的"金标准",但也有少数胰岛素瘤患者表现为血浆胰岛素水平正常,给临床诊断带来了困难。按照传统的诊断方法不能做出胰岛素瘤的诊断,容易漏诊,因此,临床需结合典型的 Whipple 三联征：

（1）低血糖症状、昏迷及精神神经症状，每天空腹或劳动后发作。

（2）发作时血糖低于 2.8 mmol/L。

（3）口服或静脉注射葡萄糖后，症状可立即消失。

同时检测患者空腹血糖水平、免疫反应性胰岛素水平、胰岛素/血糖比值、血清 C - 肽和胰岛素原水平，才能对胰岛素瘤做出正确的定性诊断。

五、胰腺癌

胰腺癌是一种恶性程度很高、诊断和治疗都很困难的消化道恶性肿瘤，包括胰头癌、腺体尾部癌和胰腺囊腺癌，约 90% 为起源于腺管上皮的导管腺癌。胰腺癌的病因尚不十分清楚。其发生与吸烟、饮酒、高脂肪和高蛋白饮食、过量饮用咖啡、环境污染及遗传因素有关。胰腺癌临床表现取决于癌的部位、病程早晚、有无转移以及邻近器官累及的情况。由于预后极差，其早期诊断和早期治疗是提高和改善胰腺癌预后的关键。

胰腺癌的实验室检查主要为以下几种。

1. 血清肿瘤标志物

目前尚无理想的肿瘤标志物作为胰腺癌的早期诊断检测手段。

（1）CA19 - 9：是目前应用最广泛的一种糖蛋白类抗原。也是胰腺癌的首选标志物，具有较高的灵敏度和特异性，但对早期患者的灵敏度较低，仅为 10%～30%，因此不适合作为无症状人群的筛查。血清 CA19 - 9 显著升高的胰腺癌常提示有淋巴结累及或血行转移。胰腺癌手术成功后，血清 CA19 - 9 浓度呈大幅度下降，若 2～4 周仍未降至参考区间，提示有肿瘤组织残留并有可能在 1 个月左右复发；若手术后降低一段时间后再度升高，提示肿瘤复发，而且这种变化比影像诊断提前 3～9 个月表现。

（2）CEA：对胰腺癌有一定诊断价值，临床灵敏度约为 50%，但非肿瘤病人，包括胰腺炎、肝硬化、胆道梗阻等患者的 CEA 值也可升高。观察 CEA 的动态变化，对胰腺癌的预后估计有一定意义。

（3）其他肿瘤标志物：CA50、CA242、CA125、CA724、MMP - 7、TIMP - 1 等，部分已用于临床。现已明确，肿瘤标志物的联合检测是提高胰腺癌早期检出率的有效手段。

2. 生物化学改变

黄疸是胰头癌最主要的临床表现。早期无异常发现，大部分患者出现黄疸时已属中晚期，血清胆红素升高，以结合胆红素为主；重度黄疸者尿胆红素阳性，尿胆原阴形，粪便可呈灰白色，粪胆原含量减少或消失。此外，血清碱性磷酸酶、乳腺脱氢酶、脂蛋白 - X 等均可升高。由于胆管梗阻或并发胰腺炎，早期患者可有血、尿淀粉酶升高，空腹血糖升高，糖耐量减低和尿糖阳性等。腺体尾癌在波及胰头时才出现黄疸。有些胰腺癌病人晚期出现黄疸是由于肝移植所致。约 25% 的病人合并顽固性皮肤瘙痒，往往为进行性。

3. 肿瘤基因

胰腺癌是 K - RAS 基因突变发生率最高的人类恶性肿瘤，突变检出率约为 96%。胰腺癌 K - RAS 突变点几乎全部表现为 K - RAS 12 密码子，该点突变可出现在胰腺癌变过程的早期阶段。在胰腺癌切缘正常组织、癌周导管增生、癌周非典型性增生、胰腺癌组织中，K - RAS 基因突变率呈逐渐上升趋势。

目前检测 K - RAS 12 密码子点突变的常用方法为 PCR - RELP 分析法，标本为十二指肠液、胰液、粪便或胰腺肿块活检组织等。由于 90％以上的胰腺癌起源于导管上皮,胰液标本 K‐RAS 基因突变检测诊断胰腺癌有较高的特异性(88.5％),可利用经内镜逆行性胰胆管造影术(ERCP)检查收集胰液进行相关癌基因检测。经细针穿刺(FNA)胰腺可疑肿瘤组织,进行细胞学和 K‐RAS 等基因的联合检测可提高胰腺癌的检出率。约 70％的胰腺癌有 P53 突变,P53 和 Bcl‐2 蛋白可作为反应胰腺癌生物学行为和预后的重要标志物。

4. 细胞学检查

在 CT 和 B 超影像的指导下,做穿刺细胞学检查,80％以上可获得正确的细胞学诊断,胰腺癌可分为腺癌、鳞癌、腺鳞癌、黏液癌、囊腺癌、巨细胞癌和腺泡细胞癌,其中腺癌占 95％左右,其他少见。

5. 端粒酶活性诊断

端粒是染色体末端的一种特殊结构。在基因突变和肿瘤形成时,端粒可能表现为缺失、融合和序列缩短等,造成遗传物质不稳,使细胞无限增殖,并导致肿瘤发生。端粒酶活性可阻止体细胞的端粒缩短,使其避免死亡而具有无限增殖的能力。正常人体组织中,仅在造血干细胞、激活的 T 和 B 淋巴细胞、生殖细胞中有少量的端粒酶活性,而 95％的胰腺癌端粒酶检测为阳性。胰液中端粒酶活性对胰腺癌的敏感性及特异性均较高;胰腺癌组织及癌旁正常胰腺组织中端粒酶活性阳性率亦有显著差异,表明端粒酶活性和胰腺癌组织分化、转移及肿瘤分期密切相关;导致胰腺癌发生、发展及恶性度转化,需要更高的端粒酶水平来更有效地维持端粒长度,往往要求端粒酶的重新激活。端粒酶在正常胰腺和良性胰腺疾病时处于抑制状态,而在胰腺癌中重新被激活,表明端粒酶活化在胰腺癌发生中起重要作用。胰液及胰腺癌组织中的端粒酶活性被认为是胰腺癌早期诊断的重要标志物。通过 ERCP 途径获取胰液简单、易行,通过手术或细针穿刺方法获取病理组织亦可选择性应用。

6. 其他分子生物学检测

目前在胰腺癌分子病理诊断方面,至少已涉及几十种癌基因、抑癌基因及其表达的蛋白、生长因子、黏附分子以及凋亡调控基因如 P16,P53、MUC‐1、MUC‐4 mRNA 等。这些标志物都与胰腺癌的发生发展相关,联合检测这些肿瘤标志物有助于胰腺癌的早期诊断,但目前大多数尚处于实验研究阶段。

(孙奋勇)

第二节　胰腺疾病的影像诊断学

一、急性胰腺炎

急性胰腺炎的最主要和最常用的检查方法为 CT 扫描,CT 扫描可快速、高效确立或者排除临床诊断,证实病因,判明严重程度,判断有无并发症,以及为下一步治疗提供指导。MRI 软组织分辨率高,常常用于在急性胰腺炎确诊后寻找病因,并且适用于怀孕的患者,以及因为过敏体质或者肾功能不全而不耐受碘化造影剂的患者。

(一)急性水肿性胰腺炎

1. 胰腺轮廓和体积改变

20％的患者在 CT 和 MRI 上胰腺形态、大小、密度或信号无改变、增强后也无异常。部分患者表现为胰腺体积正常,大多数有不同程度的胰腺体积增大,以弥漫性增大为主,胰腺轮廓模糊。

2. 胰腺及胰周改变

CT 上胰腺密度轻度降低，MRI 上 T_1WI 呈低信号，T_2WI 呈高信号。此外胰周组织间隙的渗出液体在 T_2WI 呈高信号，见图 1-3-1。

3. 增强反应

水肿区胰腺组织有不同程度血管扩张、淤血，血流缓慢，造影剂呈现"慢进慢出"的强化特征，但胰腺仍然强化，无坏死区。

4. 胰胆管改变

如急性胰腺炎是由于胆囊结石、胆总管结石、胰腺分裂、乳头开口狭窄等原因造成时，MRCP 对其诊断价值较高。通常急性胰腺炎时主胰管扩张不明显。

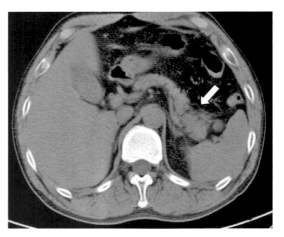

图 1-3-1　急性水肿型胰腺炎 CT 影像表现

患者男性，45 岁，腹痛就诊，可见胰体尾部体积稍增大，周围可见条片状渗出影（白箭）。

（二）急性出血坏死性胰腺炎

急性出血坏死性胰腺炎的诊治和预后同一般急性单纯水肿性胰腺炎有显著区别，目前最广泛使用的是 Ranson（1974）11 项判断指标。但是，许多学者认为 CT 和 MRI 在判断胰腺的出血、坏死及其程度、范围、并发症等方面具有极大的优势。CT 能满足临床基本需求，但当 CT 检查不能完全肯定出血坏死和并发症的程度、范围时，可以选择 MRI 检查，见图 1-3-2，图 1-3-3。

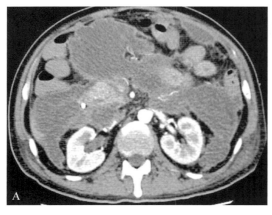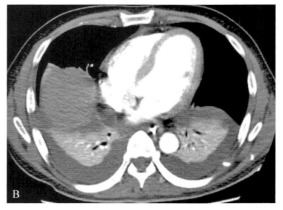

图 1-3-2　急性出血坏死性胰腺炎 CT 影像表现

A、B 为胰腺实质期横断面 CT 图像，可见胰周大量包裹性积液，并伴有腹水、胸腔积液，两肺下叶膨胀不全。

1. 胰腺轮廓和体积改变

胰腺体积呈显著的弥漫性肿大，胰腺轮廓模糊。

2. 胰腺及胰周改变

胰腺密度降低，坏死区域密度更低，急性出血区域密度高于正常胰腺，亚急性或慢性出血时，该区域呈低密度。胰周表现为脂肪坏死和积液，积液通常分布于小网膜囊、左肾旁间隙、降结肠旁沟等。积液的密度与水密度相似，出血则密度较高。大部分积液可自行吸收或局限化，然后由纤维组织包裹形成假性囊肿。

3. 增强反应

正常胰腺组织动脉期强化明显，而水肿的胰腺组织静脉期强化明显，坏死胰腺组织各期均无明显强化，动态增强扫描有助于发现平扫无法发现的坏死区。

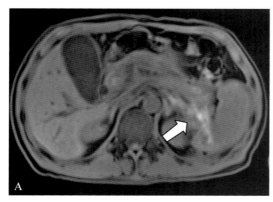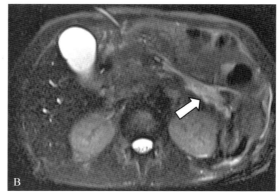

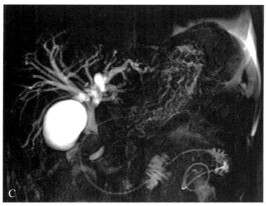

图 1 - 3 - 3　急性出血坏死性胰腺炎影像表现

A、B 为胰腺横断面脂肪抑制 T_1WI 和 T_2WI 图像,可见胰周大量渗出的异常信号影,体尾部渗出液体 T_1WI、T_2WI 均呈高信号,为胰周出血(白箭);C 为二维磁共振胰胆管造影图像,可见胆总管下段充盈缺损,肝内外胆管扩张,胆囊体积增大,主胰管无明显扩张。

4.胰胆管改变

胰胆管通常无扩张。

二、慢性胰腺炎

慢性胰腺炎是胰腺内外分泌腺体发生进行性和不可逆性损害,最终导致内外分泌功能持久性损伤的一种疾病。平均发病年龄在 35～55 岁。普通慢性胰腺炎有更高的死亡率。慢性胰腺炎一般分为:慢性钙化性胰腺炎(胰腺导管内蛋白质样物质沉积)、慢性阻塞性胰腺炎(胰腺实质纤维化和随后的胰管扩张)、慢性炎症性胰腺炎(年龄较大,无酗酒史)。慢性胰腺炎患者有较高的胰腺癌罹患风险,最相关的就是遗传性胰腺炎。诊断慢性胰腺炎要结合其临床、功能和实质特征。影像学检查是诊断慢性胰腺炎的金标准(图 1 - 3 - 4—图 1 - 3 - 11)。

1.胰腺体积改变

胰腺体积可表现为正常、增大或缩小。早期 CP 患者通常胰腺体积正常,胰腺体积增大说明胰腺内存在水肿或伴有囊肿,中晚期患者胰腺体积萎缩,这种萎缩可以为局限性或完全性,当胰腺实质萎缩严重时,可以仅见到扩张的主胰管,胰腺实质几乎不可见。CP 患者中胰腺实质不可逆纤维化,MRI 较 CT 可以更早地诊断纤维化。纤维化表现为胰腺实质 T_1WI 和 T_2WI 均信号减低,反映了胰腺腺泡中水蛋白的消失。CT 动态增强后出现延迟强化,反映了胰腺正常毛细血管床损害,取而代之的是乏血管的纤维肉芽组织。

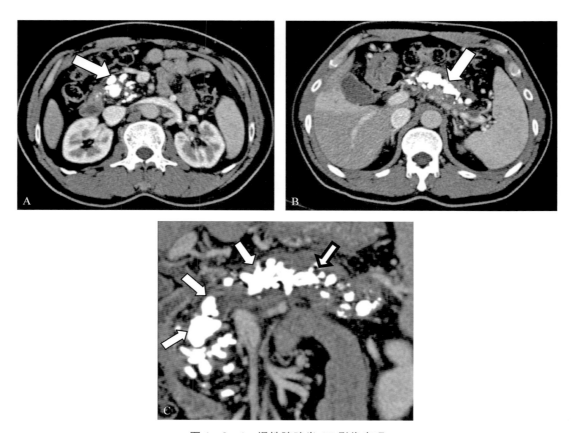

图 1-3-4 慢性胰腺炎 CT 影像表现
A~C 为同一患者的 CT 图像,A、B 为胰腺实质期横断面 CT 图像;C 为胰腺实质期沿主胰管重建的 CT 图像,可见胰腺实质萎缩明显,实质期强化不明显,主胰管明显扩张,其内充满大小不等的高密度结石影。

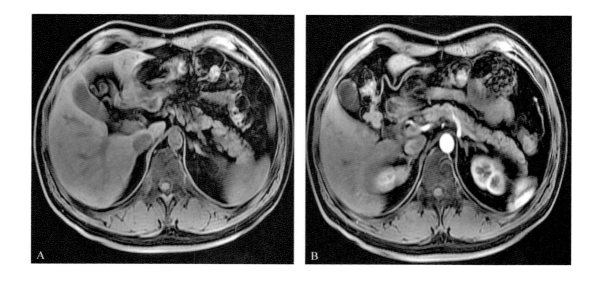

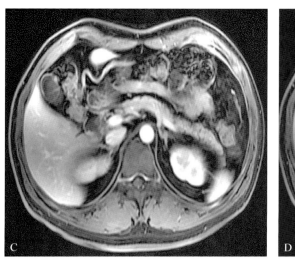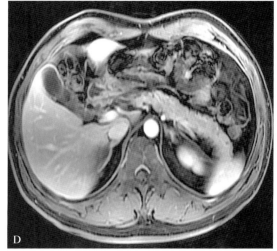

图 1 - 3 - 5　轻度慢性胰腺炎 MRI 影像表现

A~D 为一慢性胰腺炎患者 MRI 横断面平扫和三期动态增强图像,平扫示胰腺大小、形态和信号均显示良好,主胰管未见扩张,动态增强后胰腺实质呈延迟强化,静脉期强化最显著。

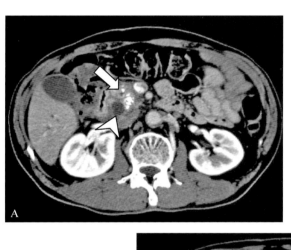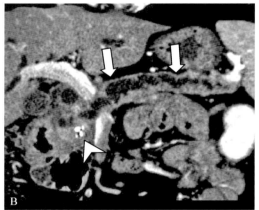

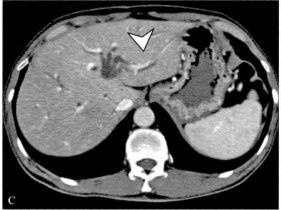

图 1 - 3 - 6　重度慢性胰腺炎伴假性囊肿、肝内胆管扩张 CT 影像表现

A~C 为同一患者 CT 图像,A 为胰腺实质期横断面 CT 图像,可见胰头部增大形成肿块,其内可见高密度结石影(白箭)和低密度假性囊肿影(白箭头);B 为沿主胰管重建图像,示胰腺实质明显萎缩,胰头部增大形成肿块,其内可见高密度结石影(白箭头),胰体尾部主胰管明显扩张(白箭);C 可见肝内胆管扩张。

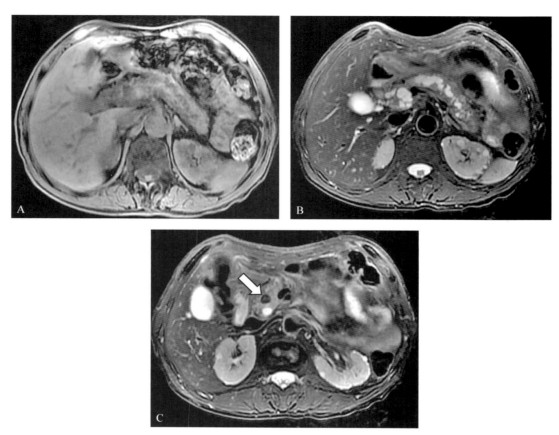

图 1-3-7　重度慢性胰腺炎 MRI 影像表现

A～C 为同一患者 MRI 图像，A 为胰腺横断面脂肪抑制 T_1WI 图像；B、C 为胰腺横断面脂肪抑制 T_2WI 图像，可见胰腺实质明显萎缩，T_1WI 实质信号减低，主胰管和分支胰管明显扩张，在胰头部可见结石导致的低信号充盈缺损影（白箭）。

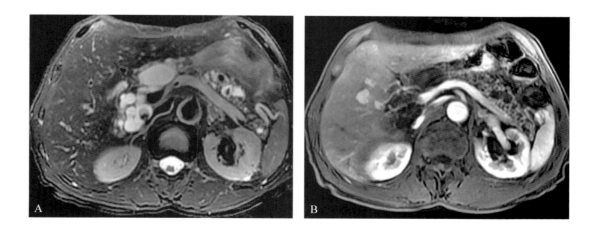

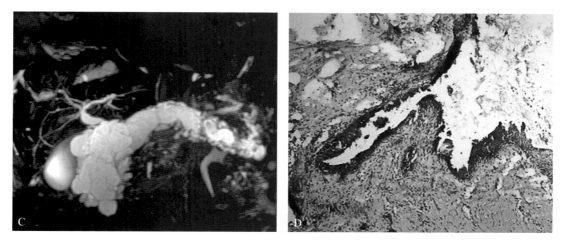

图 1 - 3 - 8　重度慢性胰腺炎影像表现及病理结果

A、B 为横断面胰腺 T$_1$WI、T$_2$WI 图，胰腺实质明显萎缩，主胰管和分支重度扩张，全程可见多发大小不等的充盈缺损影；C 为三维磁共振胰胆管造影图像，可见主胰管和分支胰管重度扩张；D 为术后病理图像，胰头部慢性胰腺炎，胰管结石伴部分胰管上皮鳞状上皮细胞化生（HE×200）。

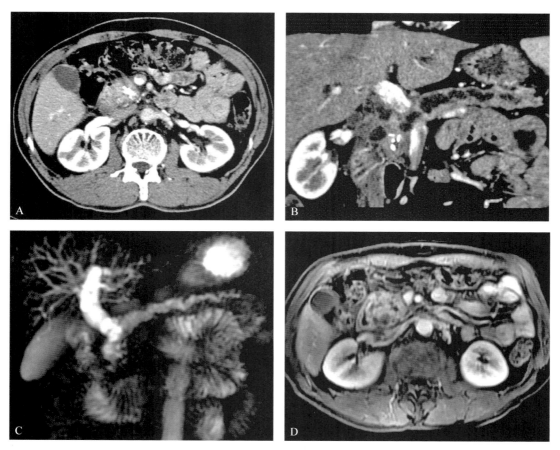

图 1 - 3 - 9　肿块型胰腺炎 MRI 影像表现

A、B 分别为胰腺实质期横断面 CT 和沿主胰管曲面重建图，示胰头部肿大，可见胰腺实质明显萎缩，主胰管扩张并粗细不均，胰头部主胰管内可见块状结石；C 为 MRCP 图，可见胰头部主胰管内充盈缺损，主胰管和肝内外胆管均扩张，主胰管粗细不均，并可见大量分支胰管显示；D 为胰腺实质期 T$_1$WI 图，可见胰头部肿大，轻度强化。

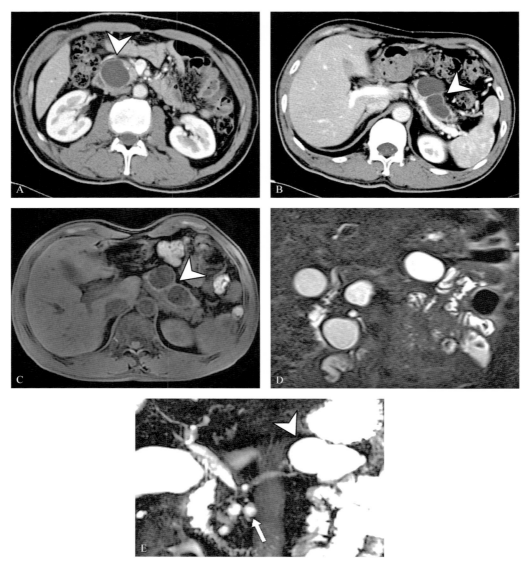

图 1 - 3 - 10 慢性胰腺炎伴假性囊肿影像表现

A~D 为横断面胰腺实质期增强 CT 图、T_1WI 平扫和冠状面 T_2WI，可见胰腺实质明显萎缩，胰头和体尾部多发类圆形假性囊肿形成（白箭头）；E 为二维磁共振胰胆管造影，主胰管和副胰管显示清晰，主胰管/胆总管和副胰管开口于十二指肠副乳头，胰头部分支胰管呈囊状扩张。

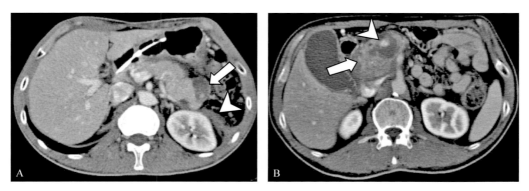

图 1 - 3 - 11 慢性胰腺炎并发症影像表现

A 为横断面胰腺实质期 CT 增强图，可见胰尾部假性囊肿呈囊性低密度影（白箭）和左肾前筋膜增厚（白箭头）；B 为横断面胰腺实质期 CT 增强图像，可见胰头部炎症（白箭）累及肠系膜上静脉（白箭头）。

2. 胰管改变

主胰管和分支胰管弥漫或局灶扩张,扩张的主胰管可表现为管状扩张,或者主胰管扩张和狭窄交替,形成串珠样改变。

3. 胰管结石和胰腺实质钙化

结石和钙化最多出现于乙醇性 CP。表现为扩张胰管或胰腺实质内结石影,CT 诊断胰腺结石非常敏感,表现为高密度影,T_2WI 或 MRCP 表现为充盈缺损影。

4. 炎性肿块

慢性肿块型胰腺炎是慢性胰腺炎的一种特殊类型,肿块好发于胰头部,亦可位于胰尾部。最早是 Sarles 等于 1961 年提出,又称为假肿瘤性慢性胰腺炎,占 CP 的 15%~30%。由于肿块内含有较多纤维成分,肿块 CT 平扫表现为低密度,MRI 表现为 T_1WI 和 T_2WI 均呈低信号,增强后延迟强化。位于胰头部的肿块常引起主胰管、胆总管梗阻,极易误诊为胰腺癌。

5. 并发症表现

(1)胰腺假性囊肿(较常见):单房或多房囊性病变,中央密度近似于水,囊壁较厚,常有钙化。由于囊内含有坏死物和蛋白成分,部分囊腔密度或信号不均匀。

(2)假性动脉瘤(脾动脉或胃十二指肠动脉)。

(3)静脉阻塞/血栓形成(脾静脉、肠系膜上静脉或门静脉)。

(4)胆道梗阻(纤维化)。

(5)胰源性腹水。

三、特殊类型胰腺炎

(一)自身免疫性胰腺炎

自身免疫性胰腺炎(AIP)是一种自身免疫介导的,以胰腺肿大、主胰管不规则狭窄、血清 IgG 或 IgG4 水平升高或自身抗体阳性、显著淋巴细胞与浆细胞浸润及胰腺纤维化、对类固醇激素疗效好为特征的特殊类型的慢性胰腺炎。AIP 是 IgG4 相关硬化性疾病在胰腺的局部表现,除胰腺受累外,还可累及胆管、涎腺、泪腺、后腹膜、肾脏、肺、淋巴结等,受累器官可见到大量淋巴、浆细胞浸润及 IgG4 阳性细胞。AIP 常见于中老年男性,多以梗阻性黄疸为首发症状,腹痛不明显,类固醇激素有效。由于 AIP 常被误诊为胰腺癌,因此正确的术前诊断至关重要。

2006 年日本胰腺病学会(JPS)提出了 JPS 诊断标准,见表 1-3-1;同年韩国也提出了 Kim 诊断标准,见表 1-3-2;2006 年美国 Mayo Clinic 推出了 HISORt(history, imaging, serology, other organ involvement, and response to steroid therapy)标准,该标准更强调组织学的重要性,见表 1-3-3;直到 2008 年日韩专家共同推出 AIP 的亚洲诊断标准,见表 1-3-4。HISORt 诊断标准和亚洲诊断标准是目前临床上最常用的诊断标准,这些 AIP 诊断标准大部分源于临床、血清学、病理学和影像学的组合诊断,影像学诊断为 AIP 确诊的必要条件。

表 1-3-1 2006 年日本胰腺病学会 AIP 诊断标准

Ⅰ. 主胰管弥漫性或局限性狭窄伴有管壁不规则,胰腺弥漫性或局限性增大

Ⅱ. 血清 r 球蛋白、IgG 或 IgG4 升高,或自身抗体如抗核抗体、类风湿因子等阳性

Ⅲ. 小叶间纤维化和导管周围明显的淋巴细胞和浆细胞浸润。胰腺中偶可见淋巴滤泡

其中Ⅰ为必备条件,Ⅱ和Ⅲ仅需其一,但仍需排除胰腺和胆道等恶性肿瘤

表 1 - 3 - 2　2006 年韩国 Kim 诊断标准

　　Ⅰ. 影像学：胰腺弥漫性增大，胰管弥漫性或局限性狭窄
　　Ⅱ. 实验室检查：血清 IgG4 升高，或其他抗体阳性
　　Ⅲ. 组织学：纤维化或淋巴浆细胞浸润
　　Ⅳ. 激素治疗有反应
　　其中Ⅰ为必备条件，Ⅱ～Ⅳ至少有一条符合

表 1 - 3 - 3　HISORt 诊断标准

(H)组织学 (必须符合至少一个标准)	① 手术标本或针芯活检显示淋巴浆细胞硬化性胰腺炎(LPSP)改变，仅有淋巴浆细胞浸润而无 LPSP 其他表现者，不能诊断 AIP。② 对淋巴浆细胞浸润的胰腺组织进行免疫染色，显示 IgG4 阳性细胞数≥10 个/高倍视野
(I)影像学	① 典型表现：CT 或 MRI 显示胰弥漫性肿大、延迟强化、主胰管弥漫性不规则变细；② 不典型表现：局灶性胰腺肿大或增大；局限性胰管狭窄；胰腺萎缩；胰腺钙化或胰腺炎
(S)血清学检查	血清 IgG4 水平升高(>140 mg/dL)
(O)累及其他器官	胆管狭窄、腮腺/泪腺受累，纵隔淋巴结肿大，腹膜后纤维化
(Rt)对激素治疗的反应	激素治疗后胰腺及胰腺外的症状无缓解或显著改善

表 1 - 3 - 4　2008 年 AIP 亚洲诊断标准

1. 影像学(以下两条必备)：① 胰腺实质影像学：胰体弥漫性/局限性/局灶性增大，有时伴有包块和(或)低密度边缘。② 胰胆管影像学：弥漫性/局限性/局灶性胰管狭窄，常伴有胆管狭窄
2. 血清学(可仅具备一条)：① 血清 IgG 或 IgG4 升高。② 其他抗体阳性
3. 组织学：胰腺病变部位活检示淋巴浆细胞浸润伴纤维化，有大量 IgG4 阳性细胞浸润
4. 可选择的标准激素治疗有反应
其中影像学两条为必备条件，血清学和组织学可仅具备其一；手术切除的胰腺标本组织学表现为淋巴浆细胞硬化性胰腺炎时，也可作出 AIP 的诊断。在患者仅满足影像学两条必备条件，并且胰胆肿瘤检查指标均为阴性的情况下，激素试验箱治疗可在胰腺专家的密切注视之下进行

　　1. AIP 影像学表现(图 1 - 3 - 12，图 1 - 3 - 13)

　　AIP 首选影像检查为 CT 或 MRI，最常见影像学表现可分为弥漫型和局灶型。

　　(1)弥漫型

　　① 胰腺实质呈弥漫性肿大或萎缩，表面光滑，胰腺沟裂消失，呈"腊肠样"；

　　② 胰腺实质周围组织纤维化，CT 影像呈低密度，T_2WI 呈低信号；

　　③ 胰腺实质 CT 影像密度降低，T_1WI 呈弥漫性低信号改变，T_2WI 呈稍高信号；

　　④ 增强扫描呈延迟强化；

　　⑤ 胰管不规则狭窄，为弥漫性或节段性；

　　⑥ 胆总管的局灶性或弥漫性狭窄，节段性或全程肝内胆管狭窄，增强后周围管壁呈环形强化。

　　(2)局灶型

　　① 胰腺局限性肿大或区域性 CT 影像呈等、低密度，T_1WI 等、低信号(与胆囊相比)，T_2WI 不均匀信号，增强扫描呈延迟强化；

　　② 胰管穿透征(胰管通过肿块)。

　　(3)胰外表现

　　① 胆囊和胆道系统。

　　胆囊：局灶性或弥漫性增厚；

　　胆总管：常节段性受累，胆管狭窄呈局灶性或弥漫性，管壁环形增厚伴强化；

　　肝内胆管：节段性狭窄或长段狭窄伴上游胆管扩张，管壁呈环形增厚伴强化。

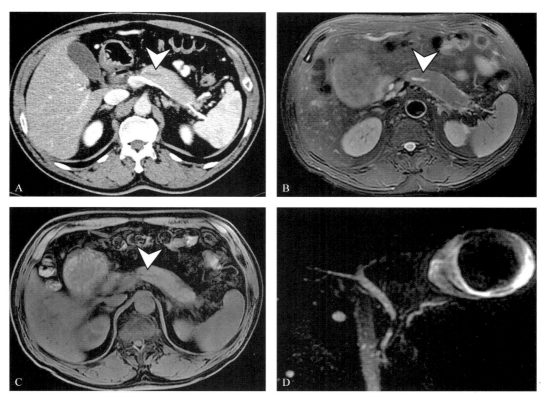

图 1-3-12　自身免疫性胰腺炎影像表现

A～C 为横断面胰腺实质期 CT 图像、胰腺横断面脂肪抑制 T_1WI 和 T_2WI 图像,可见胰腺呈腊肠样改变,胰体部主胰管扩张并且粗细不均;D 为二维磁共振胰胆管造影图像,可见主胰管粗细不均,并可见大量分支胰管显示。

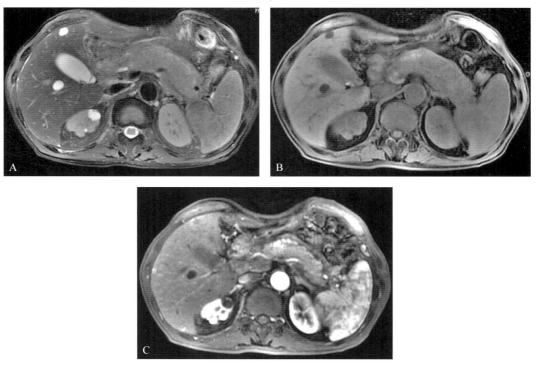

图 1-3-13　自身免疫性胰腺炎影像表现

A～C 分别为胰腺横断面脂肪抑制 T_2WI、脂肪抑制 T_1WI 和胰腺实质期增强图像,胰腺肿大呈腊肠样改变,胰腺实质 T_2WI 呈稍高信号、T_1WI 呈稍低信号,并可见环绕胰周的低信号包膜,实质期胰腺轻度强化,包膜无明显强化。

② 胰周纤维化。均匀或不均匀低密度,浸润周围软组织并可侵及肾、脾、肝、胃、十二指肠、小肠及大肠的浆膜。

③ 淋巴结(大量 IgG4 阳性的浆细胞浸润)。胰周、腹膜后、肝门、肠系膜、肺、肺门和纵隔淋巴结肿大(大小不同)。

④ 肾脏疾病。

皮质:低密度结节,多发,双边圆形或楔形,肿块样病变;

肾窦:浸润性尿路上皮增厚。

⑤ 腹膜后纤维化。典型位于腹主动脉和其分支血管周围,若累及输尿管会引起输尿管积水。

⑥ 硬化性肠系膜炎(与 IgG4 阳性浆细胞浸润相关)。软组织肿块包绕肠系膜血管。

⑦ 炎症性肠病。病因不明,结肠受累(溃疡性结肠炎),较少与 Crohn 病相关。

⑧ 涎腺炎(与 IgG4 阳性的淋巴浆细胞浸润有关)。累及颌下腺、腮腺或舌下腺,腺体弥漫性肿大并呈均匀强化。

⑨ 泪腺。双侧弥漫性增大,唾液腺肿胀相关(Mikulicz 病)。

⑩ 甲状腺。甲状腺肿大,可导致气管或食管的包裹性压迫。

⑪ 肺。单发结节、肿块样病变、支气管血管模式、类圆形或弥漫性毛玻璃密度影、间质性改变。

⑫ 血管炎(弥漫性 IgG4 阳性浆细胞浸润)。胰动脉或静脉的不规则狭窄、门静脉狭窄或阻塞;其他血管受累见于主动脉、肝、肠系膜下动脉和锁骨下动脉;受累血管周围的软组织受侵犯。

2. 鉴别诊断

AIP 主要与胰腺癌鉴别,鉴别要点有:

① 初期体重下降>2 kg/月,常见于胰腺癌,而波动性黄疸与唾液腺累及常见于 AIP;

② 血清 IgG4 升高较常见于 AIP;

③ 除了 CA19-9 在胰腺癌患者中显著升高外,其余肿瘤标志物的升高水平与自身抗体在两者无显著差异;

④ 更常见于 AIP 的 CT 影像表现:胰腺肿大、延迟强化、低密度的胶囊样边缘,无胰体尾萎缩;

⑤ 更常见于 AIP 的 ERCP 影像表现:长型或节段型主胰管狭窄,不伴上游胰管扩张;

⑥ AIP 常造成胰外损害如肝内胆管狭窄、涎腺炎等;

⑦ AIP 激素治疗有效。

(二) 沟槽状胰腺炎

沟槽状胰腺炎(groove pancreatitis)是一种慢性节段性胰腺炎,炎症波及胰头、十二指肠、胆总管之间的潜在空隙。多隐逆起病,因持续的慢性炎症存在,导致胰头部局限性肿大,亦称为胰头肿块型胰腺炎、局灶性胰腺炎或假肿瘤胰腺炎,占慢性胰腺炎 10%～36%。其发病机制一直都有争议,主要包括:

① 十二指肠小乳头处的解剖变异,使其特别容易被乙醇损伤;

② 十二指肠小乳头水平处流出道梗阻;

③ 背侧胰腺退化不完全。

该病最早由 Becker 于 1973 年首次描述。有两种形式的沟槽状胰腺炎,一种是单纯型沟槽状胰腺炎,只影响沟槽部;另一种是节段型沟槽状胰腺炎,沟槽部和胰腺实质均受影响。

1. 单纯型(图 1-3-14)

(1) 胰头部与十二指肠近小乳头之间片状影,CT 影像呈低密度,T_1WI 低信号,T_2WI 稍高信号。

(2) 动态增强上呈延迟及渐进性不均匀强化(纤维组织增生)。

(3) 十二指肠壁增厚(狭窄)。

(4) 十二指肠壁或沟槽区囊性病变,囊肿大小不一,偶可见多囊腔性肿。

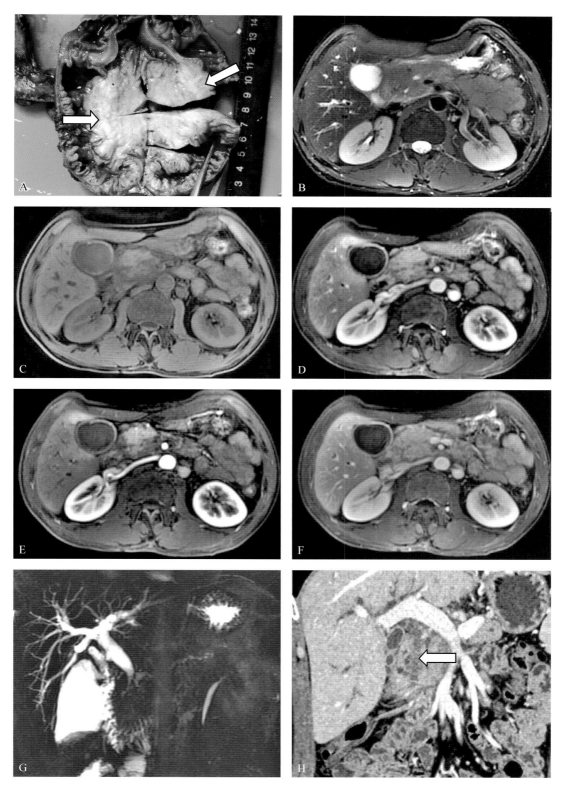

图 1-3-14　沟槽状胰腺炎的大体形态及影像表现

A 为大体图,胰头与十二指肠沟槽部见灰白色物质(白箭),胰头部肿大,部分区域呈苍白色;B 为胰腺横断面脂肪抑制 T_2WI 示胰头部肿大,信号稍高,主胰管扭曲变窄;C~F 为横断面脂肪抑制 T_1WI 平扫和三期动态增强,胰头和十二指肠间沟槽区可见条片状低信号影,胰头肿大,信号不均匀减低,增强后沟槽部低信号区和胰头渐进性强化;G 为二维磁共振胰胆管造影,见胆总管下段和胰头部主胰管狭窄,伴肝内外胆管明显扩张,主胰管和分支胰管粗细不均并扩张;H 为冠状面实质期增强图像,胰头和十二指肠间沟槽区可见条片状低密度影(白箭),十二指肠壁多发小囊肿。

2. 节段型

（1）邻近十二指肠壁旁的胰头部局灶性低密度影。

（2）主胰管轻度扩张。

（3）肝内外胆管扩张（胆总管下段狭窄）。

四、胰腺导管腺癌

胰腺导管腺癌（pancreatic ductal adenocarcinoma，PDAC）是一种恶性上皮性肿瘤，伴腺性（导管）分化，无其他类型癌所占优势成分。肿瘤内大量的间质反应为其主要特点。该病占胰腺恶性肿瘤 8%，占外分泌胰腺肿瘤 80%～90%。

（一）肿块的形态、边界和大小

PDAC 肉眼观为灰白色、实性、质硬的类圆形肿块。肿块无包膜，向周围浸润、与周围组织分界欠清。当肿块导致周围阻塞性炎性反应时，使得无论肉眼还是影像都很难辨别出肿瘤实际的边界。胰头部肿块因为空间狭窄，很容易造成梗阻性黄疸，所以发现时体积一般不大，而胰体尾部肿块发现时通常较胰头部肿块更大。影像上肿瘤表现为无包膜、边界欠清楚的类圆形肿块，胰周脂肪层不规则或消失（图 1-3-15）。

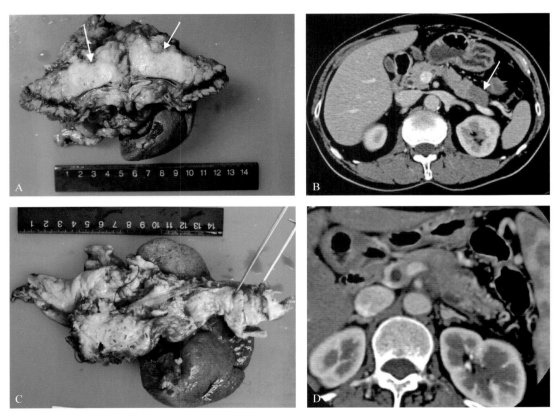

图 1-3-15　胰腺导管腺癌的大体形态及影像表现

A 为胰腺肿块切除大体图，胰尾部可见一枚肿块，肿块无包膜、灰白色、实性、边界欠清（白箭）；B 为图 A 对应胰腺实质期横断面 CT 图，可见胰尾部边界欠清的低密度肿块（白箭）；C 为胰腺肿块切除大体图，胰尾部呈灰白色，周围炎性反应致肿块边界模糊，无法分辨；D 为图 C 对应胰腺实质期横断面 CT 图，可见胰尾部边界模糊的低密度肿块，周围可见低密度炎性渗出区。

（二）肿块内部特征

PDAC 主要由三大成分组成：一是肿瘤细胞，二是纤维结缔组织，三是残留的少许正常胰腺组织。PDAC 的影像学表现取决于三者的比例。通常肿块在 MRI 上整体表现为 T_1WI 信号低于正常胰腺组织，T_2WI 信号与正常胰腺组织接近或略高，在 CT 上表现为低或等密度。PDAC 显著的促结缔组织增生和间质纤维化的生物学行为导致即便肿块体积较大，其内部也极少出现出血坏死和囊变，但可见局部黏液分泌，使得部分肿块 T_2WI 呈较高信号，或者在 CT 上表现为更低密度区。

由于胰腺完全由动脉供血，因此增强扫描后，造影剂通过毛细血管的充盈遍布整个胰腺，正常胰腺显著强化，而 PDAC 相对正常胰腺组织为乏血供区域，增强后动脉期（尤其是动脉晚期）表现为相对低信号或低密度，而肿块内部或边缘由于炎性反应，导致血管通透性增加，促结缔组织增生，间质纤维化，所以随着增强时间的延迟（静脉期或延迟期）造影剂跨毛细血管壁弥散到肿瘤的组织间隙，出现逐渐强化，病灶周边会表现更加明显，有时甚至超过周围正常的胰腺（图 1 - 3 - 16）。

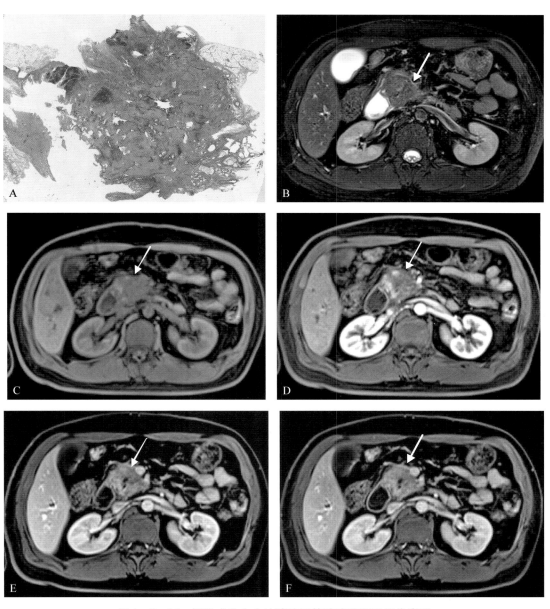

图 1 - 3 - 16 纤维成分为主的胰腺导管腺癌病理及影像表现

A 为胰头部肿块 HE 染色图，可见实体肿瘤内含有大量纤维成分（HE×1）；B～F 为图 A 对应的影像图，图 B 胰腺横断面 T_2WI 可见胰头部一枚类圆形、边界欠清的稍高信号影（白箭）；C～F 为胰腺横断面 T_1WI 及三期增强图，可见胰头部肿块 T_1WI 呈低信号，增强后动脉期内部稍有强化，随着时间推移造影剂逐渐充盈，至延迟期肿块强化明显（白箭）。

（三）间接征象

间接征象（图1-3-17）包括：胰腺轮廓的改变，瘤体上游胰腺实质的萎缩，上游胰管和（或）胆总管的扩张，肿瘤导致的局部潴留囊肿或假性囊肿。这些间接征象十分重要，有时在影像上尚无明确占位时即可出现，甚至是诊断PDAC的重要线索。

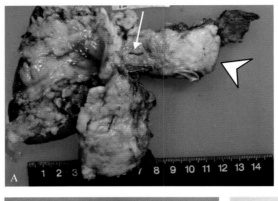
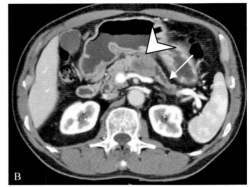
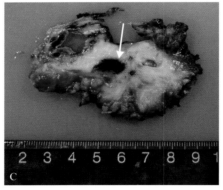
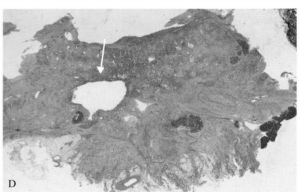
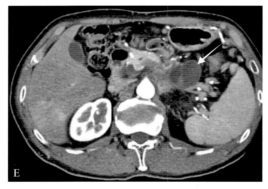
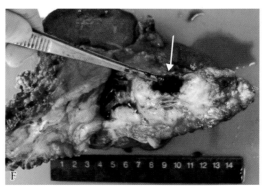
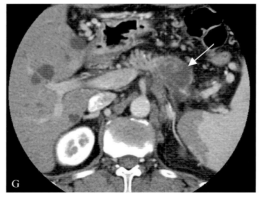

图1-3-17 胰腺导管腺癌间接征象大体形态、病理及影像表现

A、B为胰体部肿块大体图和其对应的胰腺实质期横断面CT图像，可见胰体部肿块（白箭头）突出于胰腺轮廓，同时导致胰体尾部萎缩，肿块上游胰管明显扩张（白箭）；C～E为胰体部肿块大体、镜下和对应的CT图像，可见胰体部一枚肿块导致局部潴留囊肿形成（白箭），镜下可见囊肿内衬上皮细胞（白箭），胰腺实质期横断面图像可见胰体部低密度肿块及其附近液体密度潴留囊肿影（白箭）；F、G为胰体部肿块大体和其对应的CT图像，可见胰体灰白色肿块和附近充满血液的厚壁假性囊肿（白箭），胰腺实质期横断面图像可见胰体部低密度肿块和附近更低密度假性囊肿影（白箭）。

（1）胰腺轮廓的改变：胰腺为后腹膜脏器,位置深在且<2 cm 的小胰癌较难发现,肿块发现时大部分已突出于胰腺轮廓外,表现为胰腺局部的隆起。

（2）瘤体上游胰腺实质的萎缩：胰头、颈、体部胰腺癌,由于肿瘤导致胰管阻塞,胰管内压力增高,胰腺血供和排泄受阻,导致胰体尾部梗阻性慢性胰腺炎,进而胰腺实质萎缩。

（3）胰管和(或)胆总管的扩张：PDAC 不可避免地浸润到胆总管和(或)胰管,引起两者梗阻扩张。位于胰头部的肿块,常引起两者同时扩张,出现典型"双管征";位于胰体尾部肿块常常引起上游胰管的扩张;位于钩突较下方肿块或胰尾脾门附近的肿块可以无胰胆管扩张的表现。扩张的主胰管可表现为均匀扩张、串珠样扩张和不规则扩张。胆总管扩张表现为"软藤"样扩张。MDCT 和MRCP 都可以非常好地显示胰胆管改变的特征。

（4）肿瘤导致的局部潴留囊肿或假性囊肿：若肿块并发渗出性胰腺炎时可导致假性囊肿,胰管阻塞、胰液潴留时可导致潴留性囊肿,这些囊肿表现有时会令临床医师忽视小肿块的存在,导致混淆或误诊。

（四）胰周血管改变及可切除性评价

近年来,胰腺肿瘤外科迅速发展,手术治疗成为 PC 唯一有效的治疗手段。肿瘤与血管之间的关系直接决定手术是否可以切除,术前可切除性评价尤为重要。我们需结合 CT 横断面平扫和多种三维后处理方法来评价血管与肿块之间的关系。美国腹部放射学会及美国胰腺协会制定的 PDAC 放射学结构化报告共识,评价的血管包括腹腔动脉干(celiac axis，CA)、肠系膜上动脉(superior mesenteric artery，SMA)、肝总动脉(common hepatic artery，CHA)、门静脉(portal vein，PV)、肠系膜上静脉(superior mesenteric vein，SMV)、腹主动脉(aortaventralis)和下腔静脉(postcava)。将每支血管与肿瘤的关系按照血管的种类和肿块的位置分别进行评价,并均划分为五个等级：

1 级未接触;2 级接触范围≤180°且轮廓规则;3 级接触范围≤180°且轮廓不规则;4 级接触范围>180°且轮廓规则;5 级接触范围>180°且轮廓不规则。

此外,还需要评价 SMA 第一分支、SMV 第一引流支是否累及,CHA 是否有变异以及其和肿瘤间的关系,SMV 内是否有栓塞和典型泪滴样改变,胰头周围、肝门部、肠系膜根部或左上腹是否有侧支循环形成。肿块与胰周血管关系需要通过多种三维后处理技术进行全面展示,MSCT 主要的重建技术有：多平面重组(multi-planar reconstruction，MPR)、最大密度投影(maximum intensity projection，MIP)、曲面重建(curved planar reconstruction，CPR)、容积再现(volume rendering，VR)。根据 2015 年美国国立综合癌症网络(NCCN)PC 临床实践指南(V2 版)可切除性判断标准,肿块是否可切除分为三个等级：可切除、可能切除和不可切除(图 1-3-18)。

（五）胰周其他结构评价

肝脏为 PDAC 最常转移的脏器,影像常表现为动脉期无明显强化,门脉期和延迟期呈环形强化。MDCT 的全容积扫描使得转移灶检出率大大提高,动脉期及门脉双期扫描对直径为 8～10 mm 的肝转移灶检出率为 75%,延迟扫描可以进一步提高<5 mm 转移灶的检出率。值得注意的是,有时小的囊性转移灶与肝脏小囊肿非常相似,易造成漏诊或误诊,此时 DWI 检查较为有意义。PC 的网膜转移一般表现为网膜和系膜粟粒样结节,腹膜不均匀增厚以及少量腹水均可提示此类转移。

PC 预后差,根治性手术切除是唯一可能治愈肿瘤的方法,无法行根治手术的患者也无法从手术中获益。因此,及时诊断以及准确的术前评价确定合适手术患者是目前 PC 诊断的两大目标。然而,目前的影像学检查手段仍较难诊断早期胰腺癌和小胰癌,对于 PC 发生的淋巴转移和神经浸润的评价也较为有限,局灶性慢性胰腺炎对 PC 的诊断产生一定的干扰,影像医师对 PDAC 的罕见变异类型的影像学特征认识不足,这些均导致临床工作中仍有大量病例漏诊和误诊,以上仍是我们今后努力研究的方向。

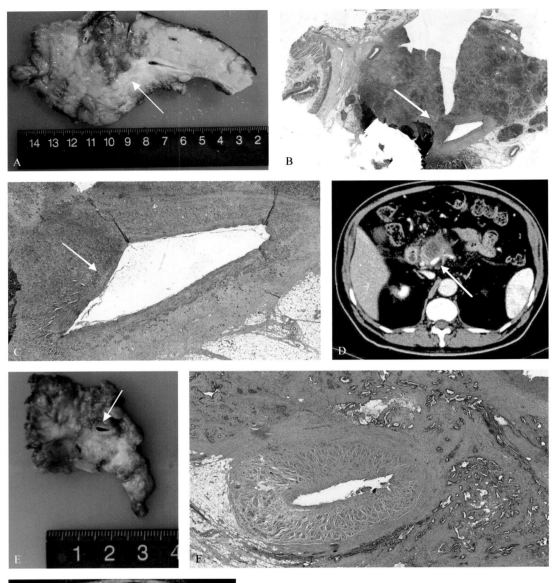

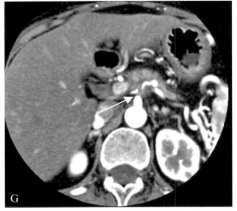

图 1-3-18　胰腺导管腺癌病理表现及影像学可切除评价

A、B 分别为胰头部肿块侵犯门静脉大体图和 HE 染色图,可见胰头部一枚肿块侵犯门静脉右侧壁(白箭)(HE×1,HE×2);C 为其对应的胰腺实质期横断面 CT 图像,可见胰头部肿块与门静脉接触<180°,影像判断为可切除;D 可见腹腔不受侵犯;E、F 为胰颈部肿块大体和 HE 染色图,可见胰颈部一枚肿块侵犯腹腔动脉干(白箭),镜下可见腹腔动脉干旁大量肿瘤细胞(HE×1);G 为其对应的胰腺实质期横断面 CT 图像,可见胰颈部肿块与腹腔动脉干接触<180°,影像判断为可能切除(白箭)。

五、胰腺导管腺癌变异类型

PDAC 的变异类型主要包括胰腺腺鳞癌、胶样癌(胰腺黏液性非囊性癌)、肝样腺癌、髓样癌、印戒细胞癌、未分化癌、低分化癌和伴有破骨细胞样巨细胞的未分化癌。这类胰腺癌虽然属于 PDAC 的范畴,但因含有其他成分,而使得肿瘤的影像学表现为非典型的各种特征,增加了 PDAC 诊断难度。

根据世界卫生组织(WHO)2010 年的腺鳞癌定义,胰腺外分泌部的鳞状细胞占肿瘤 30% 以上即可诊断胰腺腺鳞癌,其中鳞癌成分越多,术后越易复发转移,预后越差。腺鳞癌因含有鳞状上皮成分,鳞癌倍增时间为腺癌一半,此外,鳞癌细胞多呈实性巢状排列,中央乏血供,易发生退行性变而出现坏死、囊变。典型腺鳞癌 CT 表现为低密度肿块,其内可见低密度囊变区域,无分隔,MRI 表现为 T_1WI 呈低信号肿块,T_2WI 呈稍高信号,其内囊变区呈液体信号;增强后中心囊变区域不强化,周围实性区域强化,出现"印戒样"改变,被视为该病的影像学特征(图 1-3-19)。

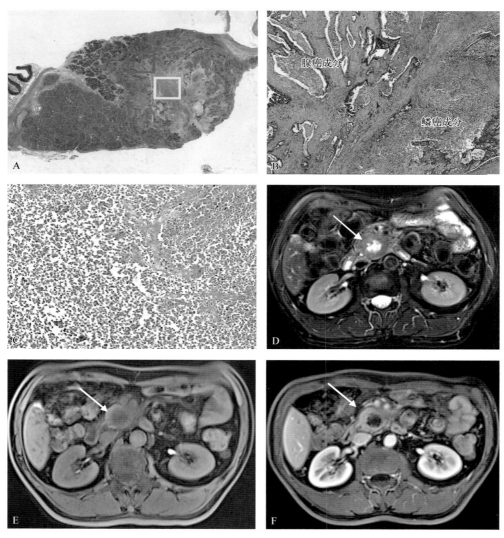

图 1-3-19　胰腺腺鳞癌病理及影像表现

A~C 为胰腺腺鳞癌 HE 染色图片,图 A 可见胰头部一枚肿块(HE×1),B 为图 A 红框放大,可见肿块由鳞癌和腺癌两种成分组成(HE×20),图 C 为图 A 黄框放大,可见肿块中心坏死区(HE×20);D~F 为图 A~C 对应的影像图,D 为胰腺横断面 T_2WI 影像图,可见胰头部一枚类圆形、边界欠清的较高信号影,肿块中心可见高信号液体信号,为肿块内部坏死区(白箭),E、F 为胰腺横断面 T_1WI 平扫和实质期增强图,可见肿块平扫呈低信号,中心坏死区呈更低信号,增强后实性成分强化,使整个肿块呈环形强化(白箭)。

　　胰腺黏液性非囊性癌,又称为"胶样癌",为 PDAC 的一种罕见变异类型,预后较 PDAC 好。单纯胰腺黏液性非囊性癌大体可见肿瘤呈乳白色"奶酪"样改变,其间散在钙化;镜下可见界限较清楚的黏液池呈结节样分布,大部分黏液池结节内呈分隔状,结节周围有纤维间质包裹,黏液池内可见异形上皮细胞或腺样结构,细胞呈立方体或印戒样细胞,呈簇状或散在分布于黏液池中。因此,胰腺黏液性非囊性癌表现为囊性为主的肿块,囊壁不规则增厚,囊腔内可见粗细不均的实性成分和分隔,增厚的囊壁、囊腔内分隔和实性成分 T_1WI 呈等信号,T_2WI 呈稍高信号,增强后明显强化,弥散加权明显受限,见图 1 - 3 - 20。值得注意的是,胰腺黏液性非囊性癌几乎总与肠型 IPMN 并存,长海医院确诊的 10 例黏液性非囊性癌中,8 例与肠型 IPMN 并存。

　　胰腺未分化癌为 PDAC 罕见变异类型,占胰腺肿瘤的 2%～7%,生长速度快,预后差;一般肿瘤体积较大,质软,坏死、囊变为该病的主要特征,巨细胞集中区域易发生出血;镜下可由多种分化不良的细胞组成,如单核多型大细胞、梭形细胞和巨细胞,偶可见单核巨细胞。当未分化癌组织中出现非肿瘤性破骨样巨细胞则称为破骨细胞样巨细胞未分化癌,较单纯未分化癌预后好。在 CT影像常表现为囊实性肿块,边界尚清,包膜完整,内可见分隔;MRI 影像则表现为边界清楚的混杂信号影,若瘤内发生出血,则 T_1WI 呈高信号;动脉期和胰腺实质期肿块实性部分强化,囊性部分无明显强化(图 1 - 3 - 21)。

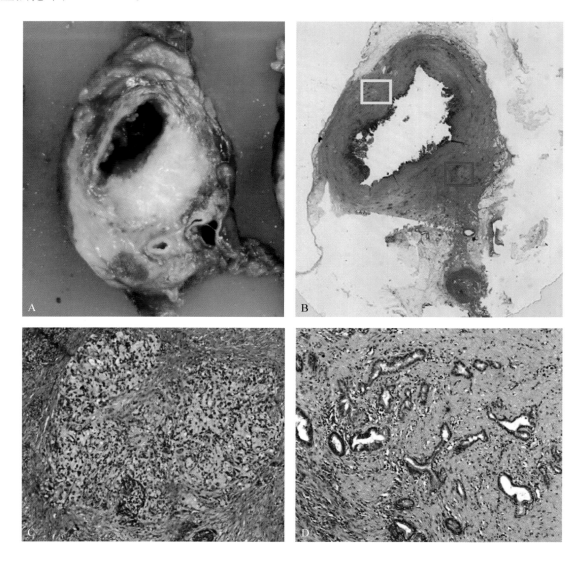

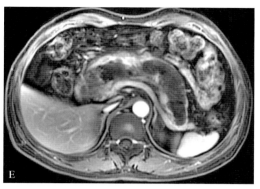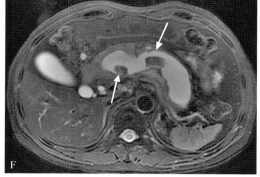

图 1-3-20　胰腺黏液性非囊性癌病理及影像表现

A~D 为胰腺黏液性非囊性癌大体和 HE 染色图片,A 为位于胰尾部沿着主胰管垂直平面切下的大体标本,可见主胰管明显扩张,管壁不规则增厚,局部呈灰白色肿块,管腔内可见胶冻状黏液,图 B 为与图 A 对应的 HE 染色切片(HE×1),图 C 为图 B 红框放大,可见肿块内侵袭的黏液成分(HE×20),图 D 为图 B 黄框放大,可见肿块内导管腺癌成分(HE×20);E、F 为胰腺横断面 T_1WI 实质期增强图和 T_2WI 图,可见整个胰腺主胰管显著扩张,胰腺实质萎缩,管壁不规则增厚并强化,T_2WI 可见在显著扩张的主胰管内有两枚充盈缺损的结石影(白箭)。

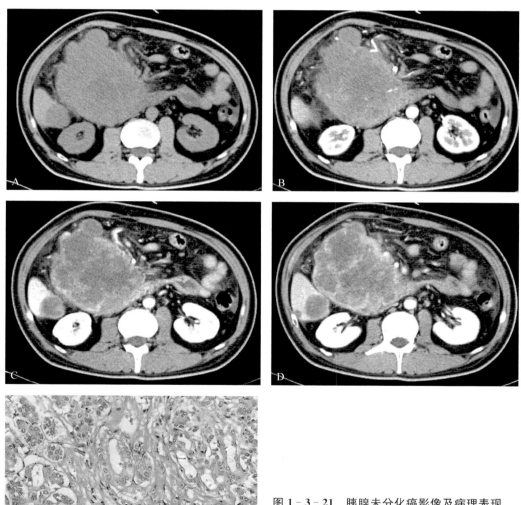

图 1-3-21　胰腺未分化癌影像及病理表现

A~D 为胰腺未分化癌横断面 CT 平扫和三期增强图像,可见胰头部一枚呈分叶状、体积巨大的低密度肿块,肿块与周围组织分界欠清,增强后肿块内部呈条片状渐进强化;E 为该肿块的 HE 染色图片,可见肿块内由大量巨细胞组成(HE×20)。

　　髓样癌是 2010 版 WHO 胰腺肿瘤分类中新增加的 PDAC 变异类型,较 PDAC 有癌家族史,主要特征为浸润性生长和合胞样增殖,预后较 PDAC 好。该型影像学表现与 PDAC 非常相似,只有镜下才可确诊,见图 1-3-22。

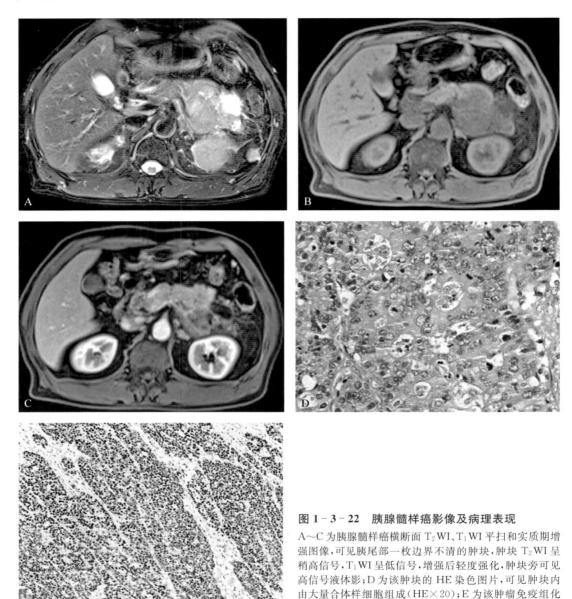

图 1-3-22　胰腺髓样癌影像及病理表现

A~C 为胰腺髓样癌横断面 T_2WI、T_1WI 平扫和实质期增强图像,可见胰尾部一枚边界不清的肿块,肿块 T_2WI 呈稍高信号,T_1WI 呈低信号,增强后轻度强化,肿块旁可见高信号液体影;D 为该肿块的 HE 染色图片,可见肿块内由大量合体样细胞组成(HE×20);E 为该肿瘤免疫组化图示 MSH6 阳性表达(HE×20)。

六、胰腺腺泡细胞癌

　　胰腺腺泡细胞癌(acinar cell carcinoma of pancreas,ACCP)占胰腺癌的 10%,占所有胰腺肿瘤的 1%~2%,极为罕见。由腺泡化的肿瘤细胞组成,偶可见内分泌细胞。该病好发于中老年人,发病高峰年龄在 70 岁左右,男性较多于女性。其 5 年总生存率为 42%,手术可切除率 64%,预后远较胰腺导管上皮细胞癌好。而且,ACCP 对化疗药物较 PDAC 敏感,对于部分不能手术的患者,可以采用先行化疗,待病灶缩小后再行手术。所以提高对该病的影像诊断水平,对正确选择治疗方案和术前评估意义重大。

(一)胰腺轮廓和体积改变

肿瘤可以发生于胰腺各部分,因为肿瘤侵袭性不强并且有假包膜结构,所以与周围正常胰腺组织和其他器官分界较为清晰。胰头部肿瘤较小,而体尾部肿瘤体积较大,平均直径在 7.6～10.0 cm,常致胰腺轮廓的改变。

(二)胰腺及胰周改变

体积较小的肿瘤多为实性,CT 影像呈低密度,T_1WI 呈低至稍高信号、T_2WI 呈高信号。体积较大者中央多发生大片囊变坏死,囊变区域甚至可达 50% 以上,使肿瘤显示为囊实性肿瘤,T_2WI 上表现为液体信号(图 1-3-23)。肿瘤大都有假包膜,这与肿瘤具有膜包绕的丝状包涵体有关,但包膜往往不完整,这是由于肿瘤向各个方向生长速度的不均衡所造成的,提示肿瘤的潜在侵袭性。国外文献报道,胰腺腺泡细胞癌与正常胰腺组织的边界在 MRI T_1WI 显示较 CT 平扫图像更为清晰,这与 MRI 对软组织内部结构差别更为敏感有关。

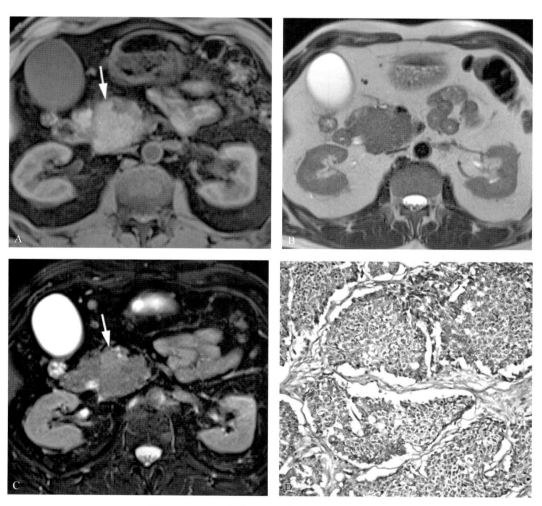

图 1-3-23　胰腺腺泡细胞癌影像及病理表现

A 为脂肪抑制 T_1WI 图,示胰头部可见一边界清楚的较高信号肿块;B、C 为普通和脂肪抑制 T_2WI 图,可见胰头部肿块呈较高信号,D 为 HE 染色,可见腺泡样排列的肿瘤细胞(HE×200)。

(三)强化反应

该肿瘤属于乏血供肿瘤,因其内含有纤维组织,所以增强后强化程度低于正常胰腺组织,高于导管腺癌,特别在动脉期和门脉期尤为显著。部分肿瘤血供丰富,特别是位于胰头部的肿瘤,动脉晚期出现明显强化。包膜结构的成分为受压迫萎缩的周边组织以及反应性增生的纤维胶原,本身血供丰富,所以在增强后显著强化。坏死囊变部分无强化。

(四) 胰胆管改变

胰腺腺泡细胞癌起源于胰腺腺泡细胞和终末分支胰管,与起源于主胰管或一、二级分支胰管的导管上皮癌不同,很少浸润主胰管较大分支胰管,所以对这些胰管的影响主要是外压性的,而非腔内阻塞,故胰(胆)管扩张程度较轻,引发阻塞性胰腺炎的机率也远小于导管上皮癌。Kitagami 等对日本 115 例胰腺腺泡细胞癌研究表明,腺泡细胞癌引发主胰管扩张的病例占所有病例的 29.2%,小于导管上皮癌的 65.7%。

(五) 鉴别诊断

1. 胰腺导管上皮癌

体积一般较小,无包膜,平均直径 2～3 cm,易引起胰(胆)管扩张,肿块边界不清晰,呈浸润性生长,易侵犯血管,淋巴结转移常见,增强后轻度强化。同时导管上皮癌患者 CA19-9 升高几率较大,如引发阻塞性胰腺炎,血淀粉酶也会升高。

2. 胰腺实性假乳头状瘤和胰腺神经内分泌肿瘤

当胰腺腺泡细胞癌体积过大,发生坏死、囊变时,需要与两者鉴别。胰腺实性假乳头状瘤好发于青年女性,大多为囊实性病灶,其囊性部分内出血显著。胰腺神经内分泌肿瘤体积较大时也可在中央区域发生大片囊变、坏死,但其实性成分血供丰富,在动脉期就可以显著强化,通常高于正常胰腺组织。

七、胰腺实性假乳头状瘤

胰腺实性假乳头状瘤(solid pseudopapillary neoplasms,SPNs)是一种低度恶性肿瘤,常见于年轻女性。肿瘤由疏松的单型上皮细胞形成实性和假乳头状结构,且伴有出血性囊性退化性改变。该病占所有胰腺肿瘤的 0.9%～2.7%,占所有胰腺囊性肿瘤的 5%,病因不明。以女性儿童或年轻女性易发(90%)。发病年龄 7～79 岁,平均年龄 28 岁。可发生于胰腺任何部位。直径 2～25 cm,平均直径 6 cm。高达 15% 的肿块表现出侵袭性,可以看到周围组织侵犯,很少发生转移(肝脏、腹膜),淋巴结转移很少见。影像学表现(图 1-3-24—图 1-3-27)如下。

(一) 胰腺轮廓和体积表现

肿块表现为与周围正常胰腺组织分界清楚的单个、独立、边界清楚的肿块,纤维包膜 CT 的影像表现为低密度,MRI 表现为 T_1WI 呈低信号,T_2WI 呈稍高信号,增强晚期包膜强化,但比肿瘤显示更早,强化更明显。注意:当肿瘤包膜不完整、体积＞6 cm 时常提示恶性。

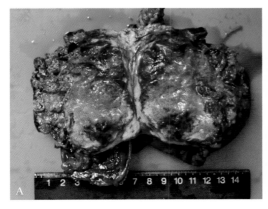
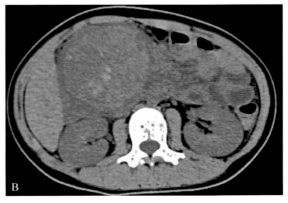

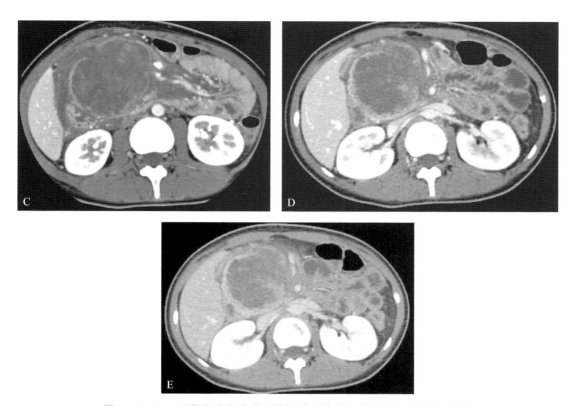

图 1 - 3 - 24　以囊变为主胰腺实性假乳头状瘤大体形态及 CT 影像表现

A 为大体图,胰头部可见一枚包膜不完整,内部大量出血坏死的肿块;B～E 为同一患者的胰腺横断面 CT 平扫和三期动态增强图像,可见胰头部一枚包膜不完整的低密度肿块。肿块内部出血表现为斑点状高密度影,动态增强后肿块包膜渐进性强化,肿块内部少许实性成分呈斑片状强化,囊性成分无强化。

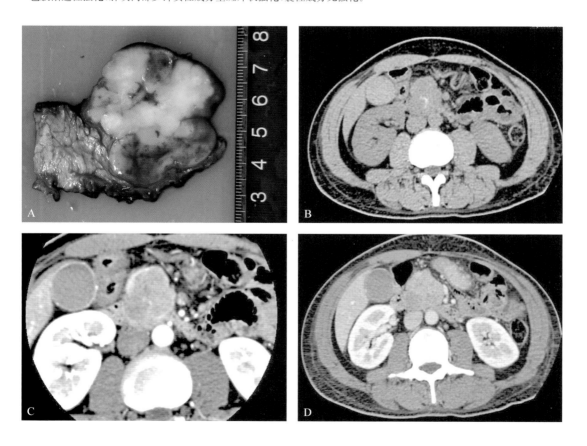

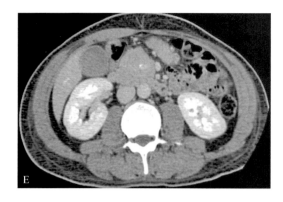

图 1 - 3 - 25　以实性成分为主胰腺实性假乳头状瘤大体形态及 CT 影像表现

A 为大体图,胰头部可见一枚包膜完整完全实性改变的灰白色肿块;B～E 为同一患者的胰腺横断面 CT 平扫和三期动态增强图像,可见胰头部一枚包膜完整的低密度肿块,动态增强后包膜明显强化,肿块内部不均匀强度强化。

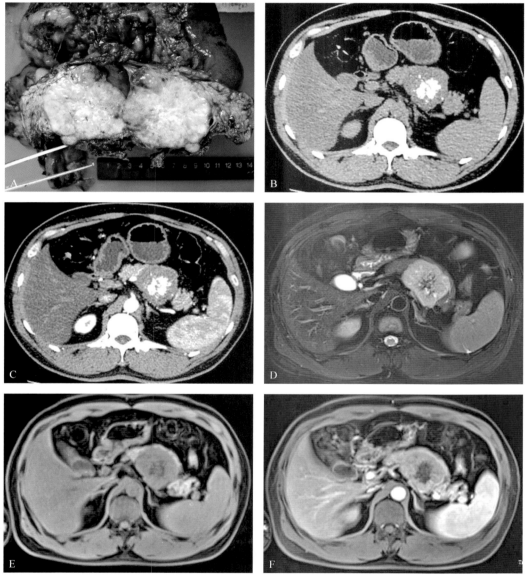

图 1 - 3 - 26　以钙化为主胰腺实性假乳头状瘤大体形态及影像表现

A 为大体图,胰体尾部可见一枚包膜完整、实性、灰白色肿块,肿块中心可见大量钙化;B～F 为同一患者的影像学图像,B、C 为胰腺横断面 CT 平扫和实质期增强图像,可见胰腺体尾部一枚包膜完整的低密度肿块,肿块中心大量高密度钙化影,胰腺实质期肿块包膜和实性成分明显强化,D 为胰腺横断面脂肪抑制 T_2WI 图像,E、F 为胰腺横断面脂肪抑制 T_1WI 平扫和实质期图像,体尾部肿块 T_2WI 呈较高信号,T_1WI 呈低信号,中心钙化在 T_1WI 和 T_2WI 呈更低信号,增强后肿块包膜和实性成分明显强化,钙化无强化。

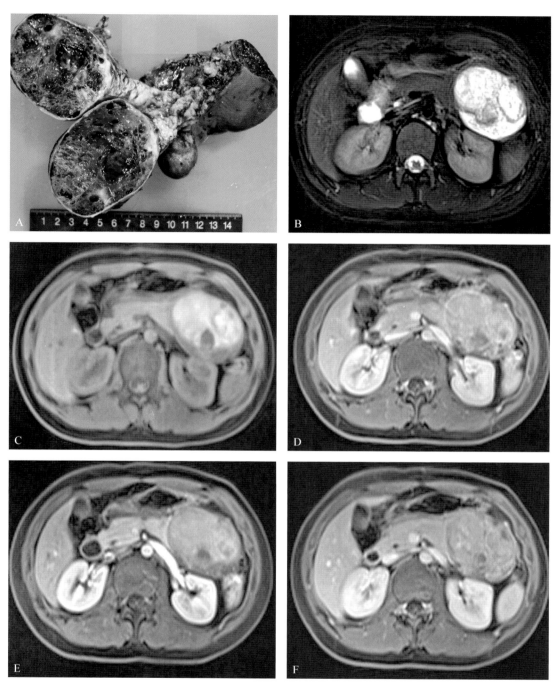

图 1 - 3 - 27　以出血为主胰腺实性假乳头状瘤大体形态及影像表现

A 为大体图，胰体尾部可见一枚包膜完整、囊实混合、灰红色肿块，肿块内部可见大量出血；B～F 为同一患者的影像学图像，B 为胰腺横断面脂肪抑制 T_2WI 图像，C～F 为胰腺横断面脂肪抑制 T_1WI 平扫和三期动态增强图像，胰腺体尾部可见一枚类圆形肿块，T_2WI、T_1WI 呈以高信号为主的高低混杂信号影，增强后 T_1WI 原本部分低信号实性成分强化。

(二)肿块内部表现

典型的 SPNs 多呈囊实混合性肿块，其内囊性和实性成分所占比例不确定，囊腔内常常充满血性液体和坏死组织残渣，出血区域存在实性和囊性成分。肿块也可呈全实性或全囊性外观。影像上肿块表现为边界清楚、类圆形囊实混杂或呈全囊性、全实性肿块。肿块内部的密度或信号完全取决于囊实成分比例、分布，以及肿块内部有无出血和钙化。

1. 实性成分

CT 呈低密度，T_1WI 呈低信号，T_2WI 呈稍高信号。增强后肿瘤是否强化，强化程度和方式取决于肿瘤内实性成分，当肿瘤内实性成分和血管丰富，肿块主要表现为动脉期轻度强化，延迟后渐进性充填趋势，强化程度低于周围正常胰腺实质。

2. 囊性成分

CT 影像表现为更低密度，MRI 影像表现为液体信号，增强后不强化。

3. 出血

因含有大量脆弱、薄壁的血管，缺乏有力的支架结构，肿瘤内易发生出血。肿瘤内部出血可以存在于实性部分，也可以存在于囊性部分。此时 MRI 对诊断出血具有优势，表现为 T_1WI 高信号，T_2WI 呈均匀或不均匀的低信号。

4. 钙化

SPNs 内部或包膜常常有钙化，表现为斑点状、弥散性或包膜弧形钙化，此时 CT 对诊断钙化具有优势。

5. 恶性改变

少数病例存在恶性侵袭性表现（5%～15%），影像表现为肿块与邻近血管和周围脏器分界不清。

（三）胰胆管改变

肿块与胰管不相通，也很少引起胰胆管扩张，当胰头部肿瘤直径＞5.4 cm 时，约 4% 的患者发生胆管扩张。

（四）鉴别诊断

1. 实性为主型 SPNs 需要与胰腺癌、神经内分泌癌鉴别

两者发病年龄均较 SPNs 大，性别差异不明显。前者显示侵袭性强，与周围组织分界不清，常阻塞胰管引起胰腺炎或胰管扩张，增强后显示为乏血供肿瘤，而且临床症状较为显著；后者虽然与周围组织分界清晰，一般不阻塞胰管，但出现转移灶较早，无论在 CT 还是在 MRI 增强时均出现渐进性"同心圆"样强化，其出血、坏死区域多在肿瘤中央，而实性为主型 SPNs 的囊性区域则多在周边包膜下。

2. 囊实型 SPNs 需要与胰腺的其他囊实性病变加以鉴别

胰母细胞瘤、囊性胰腺癌。胰母细胞瘤主要发生在 10 岁以下儿童，肿瘤生长迅速，转移较早，一般发现时体积已经很大。囊性胰腺癌为引起潴留性囊肿的导管上皮癌或中央发生坏死的腺泡上皮癌，患者年龄较大，肿瘤发展迅速，对周围器官多有侵犯，当侵犯主胰管时常导致阻塞性胰腺炎和主胰管扩张。

3. 囊性为主型 SPNs 需要与胰腺其他的巨囊型病变鉴别

如黏液性囊腺癌、导管内乳头状黏液瘤、潴留性囊肿及假性囊肿等加以鉴别。黏液性囊腺癌多为单囊型病灶，囊壁可有壁结节或较为光整，发病者多为老年人。导管内乳头状黏液瘤累及胰管，常导致胰管扩张或阻塞性胰腺炎。潴留性囊肿和假性囊肿为囊性病灶，内部可有出血，但发生者多有胰腺炎病史，囊肿周边多有渗出，胰腺在影像上也会有相应表现。

八、胰腺浆液性囊腺瘤

浆液性囊腺瘤（serous cystic neoplasma of pancreas，SCN）是一类由产生浆液的导管上皮构成的囊性肿瘤，此类肿瘤占胰腺囊性肿瘤的 11% 左右，女性高发。主要发生于胰腺体尾部，绝大部分

为良性，很少一部分为恶性。浆液性囊腺瘤在影像学表现上分为微囊型（microsystic type）、巨囊型（macrosystic type）、实性（solid）、von Hippel-Lindau 相关型（VHL-associasted type）、混合型浆液-神经内分泌肿瘤（mixed serous neuroendocrine neplasm）、浆液性囊腺癌（serous cystadenocarcinoma）。

（一）微囊型 SCN 影像表现（图 1-3-28，图 1-3-29）

1. 外观

肿块表现为单个、独立、边界清楚的肿块，纤维包膜 CT 影像表现为低密度，MRI 影像表现为 T_1WI 呈低信号，T_2WI 呈稍高信号，增强后有强化。

2. 囊肿

典型的 SCN 呈"海绵"样外观，其内由无数个微小囊组成；这些微小囊均具有薄而细的囊壁，囊腔内充满清亮的液体或血性液体。由于这些微小囊的囊壁细而薄，因此 CT 平扫很难显示，MRI 上囊壁 T_2WI 呈低信号，T_1WI 呈等或稍高信号，增强后明显强化。清亮的囊液在 CT 上呈低密度，MRI 上 T_1WI 呈低信号，T_2WI 呈高信号；若囊内出血，则 T_1WI 呈高信号。注意，由于囊腔内液体在 T_2WI 和磁共振胰胆管造影（MRCP）上呈高信号，这两个序列对诊断该病尤为有帮助。

3. 肿块内间质成分

囊肿与囊肿之间有纤维分隔，这些纤维分隔通常会向中央聚集形成纤维瘢痕，部分病灶中央纤维瘢痕可钙化，此为 SCN 特征性表现。影像上灰白色纤维瘢痕和囊肿间的纤维分隔 CT 呈低密度，T_1WI 呈低信号，T_2WI 呈稍高信号，增强后明显强化。注意，由于微囊型 SCN 间质血管丰富，所以增强后明显强化，非常易与胰腺神经内分泌肿瘤混淆。

4. 胰胆管改变

肿块与胰管不相通，也很少引起胰胆管扩张，但在极少部分病例中我们仍发现肿块压迫邻近主胰管，导致胰管扩张。

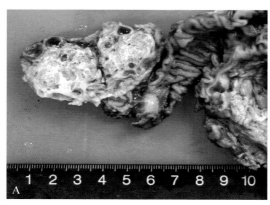
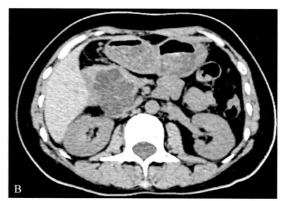
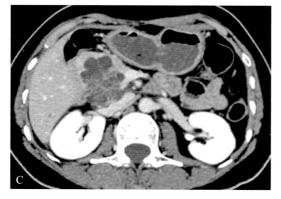

图 1-3-28 微囊型胰腺浆液性囊大体形态及 CT 表现

A 为大体图，示胰头部一分叶状肿块，肿块呈"海绵"状外观，边界清楚，无包膜，肿块内部由无数个小囊组成，肿块周围胰腺肉眼观正常；B 为胰腺横断面 CT 平扫，胰头部可见一枚边界清楚，分叶状，多囊型低密灶，其内似可见稍高密度分隔；C 为胰腺横断面胰腺实质期 CT 增强图，可见胰头部肿块内部分隔明显强化。

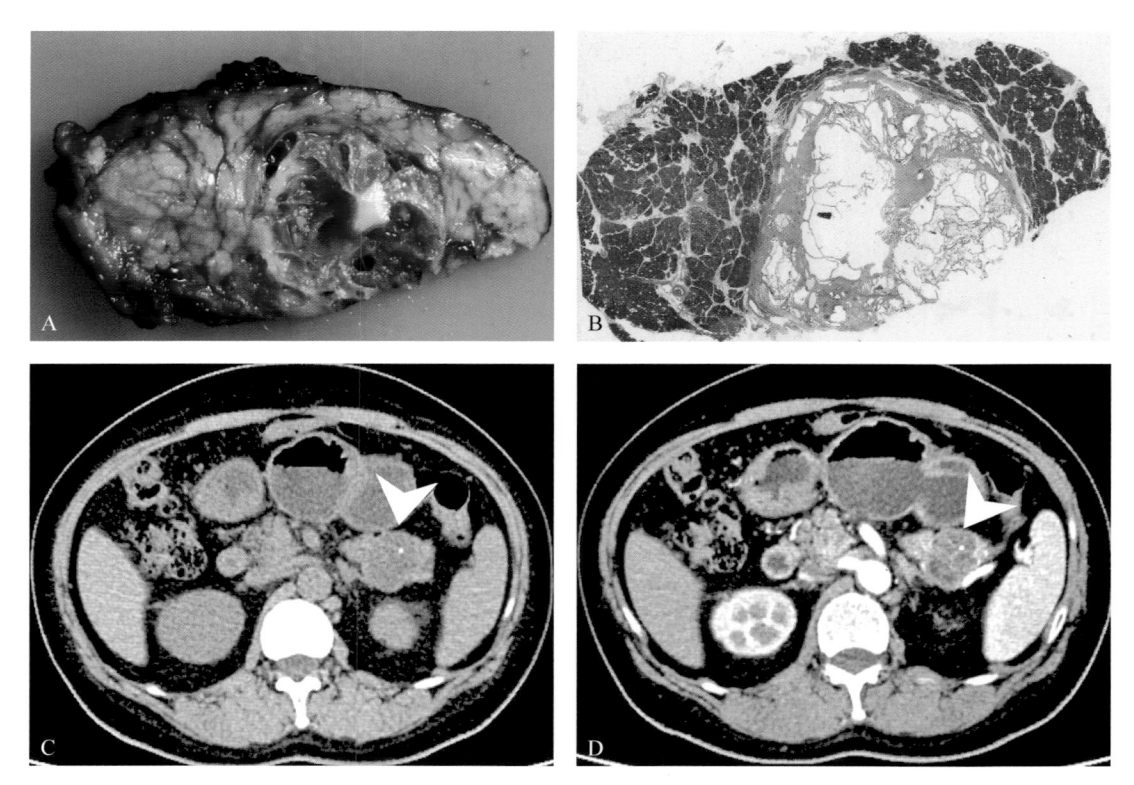

图 1 - 3 - 29　微囊型胰腺浆液性囊腺瘤大体形态、病理及 CT 影像表现

A 为大体图,示胰尾部一边界清楚、包膜完整的囊性肿块,肿块由多个微小囊组成,囊与囊之间的纤维间隔向中央聚集形成中央区纤维疤痕并且钙化,肿块周围胰腺正常;B 为与大体标本 A 完全对应的镜下图,可见肿块边界清楚,纤维囊壁完整,肿块由多个微小囊组成,囊与囊间的纤维间隔向中央聚集成中央疤痕,病灶周围胰腺实质正常(HE×1);C、D 分别为胰腺横断面 CT 平扫和胰腺实质期增强图像,胰尾部可见边界清楚、呈分叶状低密度肿块影,肿块中心可见高密度点状钙化影(白箭头),平扫肿块内部分隔显示欠清,增强后可见向中央聚集的分隔明显强化。

(二) SCN 变异类型

1. 实性

该类型由 Perez-Ordonez B 等首次报道。影像上表现为类似胰腺实性肿块,CT 平扫呈低密度,T_1WI 呈低信号,T_2WI 呈稍高信号,增强后明显强化。

2. 巨囊型

影像表现为边界清楚、类圆形、分叶或不分叶,CT 上呈低密度,MRI 上 T_1WI 呈低信号,T_2WI 呈高信号,囊腔内若为血性液体则 T_1WI 呈稍高或高信号。

3. von Hippel-Lindau 相关型

该型囊肿的特征是多个、混合型、SCN 可部分或广泛波及整个胰腺,其上皮浆液性细胞与散在零发的 SCN 内皮细胞难以区别。

4. 混合型浆液-神经内分泌肿瘤

非常罕见,神经内分泌肿瘤可以与 SCN 分别独立存在,也可混合于同一个肿块中。10%~17%的 VHL 患者合并神经内分泌肿瘤,其中 70%的患者表现为神经内分泌-微囊腺瘤。

5. 浆液性囊腺癌

非常罕见,Compagno J 等于 1978 年首次报道,目前全球报道不足 30 例。2010 年 WHO 将此类型定义为同时发生肝脏、腹膜或淋巴结转移。而该型本身与典型的 SCN 在病理和影像表现上并无差别。

(三) 鉴别诊断

单囊或寡囊的 SCN 需要与胰腺其他囊性病变鉴别,尤其是黏液性囊腺瘤、分支胰管型胰腺导管内乳头状黏液性肿瘤和胰腺潴留性囊肿。有文献认为囊壁突出胰腺外部分的厚度,寡囊的 SCN 多≤1 mm,黏液性囊腺瘤在 2.5～10 mm 之间,可作为鉴别两者的方法。分支胰管型胰腺导管内乳头状瘤与胰管相通可作为鉴别。

九、胰腺黏液性囊腺瘤

黏液性囊腺瘤(mucinous cystic neoplasma of pancreas,MCN)由柱状产黏液的上皮细胞和类似卵巢间质的结缔组织构成。根据细胞的异型性可分为 MCN 伴低/中度异型增生,MCN 伴高级别异型增生,MCN 伴浸润性癌。此类肿瘤占胰腺外分泌肿瘤的 2%～5%,女性高发,主要发生于胰腺体尾部,头部少见,且常为黏液性囊腺癌。影像表现见图 1 - 3 - 30,图 1 - 3 - 31。

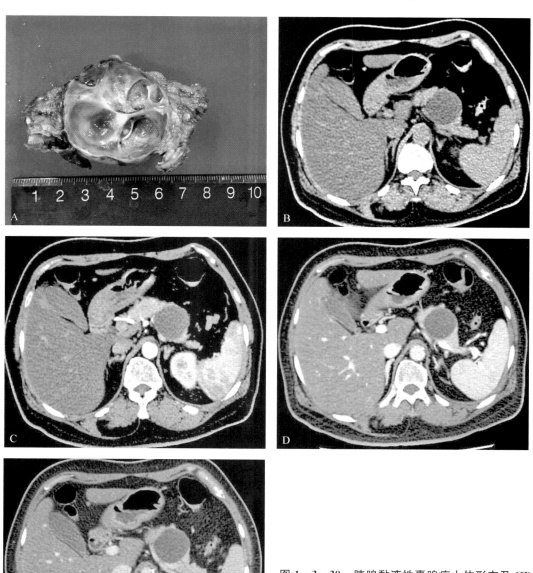

图 1 - 3 - 30 胰腺黏液性囊腺瘤大体形态及 CT 影像表现

A 为大体图,胰尾部见一枚包膜完整的单囊型肿块,囊壁光滑,周围胰腺正常;B～E 分别为胰腺横断面 CT 平扫和三期动态增强图像,胰尾部可见边界清楚,包膜完整的低密度肿块影,肿块内部密度均匀,肿块周围胰腺实质显示良好,增强后肿块包膜有强化,内部无明显强化。

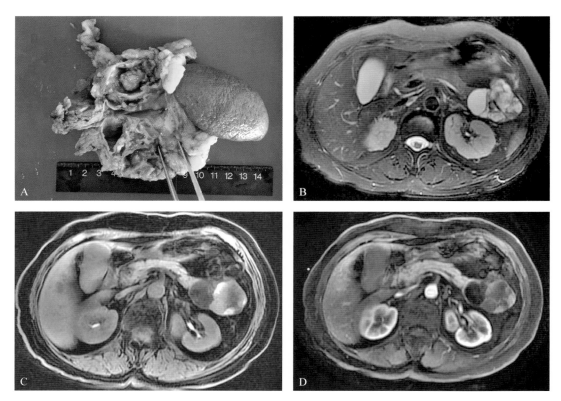

图 1-3-31　胰腺黏液性囊腺瘤伴浸润癌大体形态及 MRI 影像表现

A 为大体图,胰尾部见一枚包膜不完整囊实混合型肿块,囊壁不光整,囊腔内可见乳头样凸起的实性成分;B 为胰腺横断面脂肪抑制 T_2WI 图像;C、D 分别为胰腺横断面脂肪抑制 T_1WI 平扫和实质期增强图像,胰尾部可见一枚分叶状、信号混杂肿块,增强后肿块内部实性成分有强化。

(一)胰腺轮廓和体积的改变

多见于胰体尾部,单发或多发,因为肿瘤一般体积均较大,常常突出于胰腺轮廓之外。

(二)胰腺及胰周改变

由数目较少或单个较大的囊组成,囊的直径>2 cm,肿瘤内含黏液,故在 CT 影像上呈低密度,MRI 上 T_1WI 呈混杂的高低信号,T_2WI 均为高信号,囊内分隔为多个小囊,呈"橘子样"切面,分隔在 T_2WI 上可清晰显示,一般内壁不规则、外壁规则。

一般认为,直径≥4 cm、囊壁不规则增厚、实性壁结节、周边钙化、局部浸润以及远处转移则提示为恶性。典型黏液性囊腺癌的表现为胰腺囊性病灶内壁出现菜花样壁结节,多数为单个壁结节,也有一些无壁结节,仅表现为不完整的分隔且分隔厚度不均匀。

(三)强化反应

增强后囊壁、分隔和实体肿瘤部分均较明显强化。

(四)胰胆管改变

病变与主胰管不相通,不伴有主胰管的扩张。

(五)鉴别诊断

MCN 除了需要与上述提到的单囊型或巨囊型 SCN 相鉴别外,还需要与胰腺假性囊肿鉴别。此时急性胰腺炎病史对诊断至关重要,另外 MCN 由于缺乏黏蛋白和出血,其内部较假性囊肿更加均质。

十、胰腺导管内乳头状瘤

胰腺导管内乳头状黏液瘤(intraductal papillary mucious neoplasms,IPMNs)是胰腺导管上皮

来源的肿瘤,其肿瘤细胞为高柱状的富含黏液的上皮细胞,可伴有或不伴有乳头状突起,广泛侵犯主胰管和分支胰管,造成囊性扩张。该病约占所有胰腺外分泌肿瘤的 3%,约占所有胰腺囊性肿瘤的 20%。男性多于女性;发病年龄 30～94 岁,平均年龄 66 岁;可发生于胰腺任何部位,分支胰管型 IPMN 好发于钩突,主胰管型 IPMN 累及全程或局段主胰管。直径 2～25 cm,平均直径 6 cm,为癌前病变,非浸润型 IPMN 较相关浸润癌年轻 3～5 年,说明从非浸润型 IPMN 发展到相关浸润癌需要较长的一段时间,所以早期正确诊断意义重大。

(一) 分类

1. 按照累及部位分类

主胰管型(main-duct)、分支胰管型(branch-duct)和混合型(mixed-duct)。

2. 按照上皮发育程度分类

IPMN 伴轻度非典型性增生(IPMN with low-grade dysplasia)、IPMN 伴中度非典型性增生(IPMN with intermediate-grade dysplasia)、IPMN 伴重度非典型性增生(IPMN with high-grade dysplasia)、IPMN 伴相关浸润癌(IPMN with an associated invasive carcinoma)。

3. 按被覆上皮的形态分类

肠型、胰胆管型、胃型和嗜酸细胞型。

(二) 影像学表现(图 1‐3‐32—图 1‐3‐35)

1. 胰腺轮廓和体积的改变

单纯主胰管型 IPMN 很少引起胰腺轮廓改变,仅表现为主胰管局段性或弥漫性的扩张。分支胰管型 IPMN 和混合型 IPMN,当病变较小时可以位于胰腺轮廓内,但当分支胰管显著囊状扩张时,病变可如"小叶状"或"葡萄串状"突出于胰腺轮廓之外。

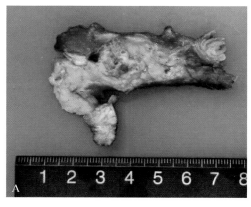

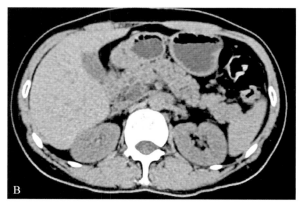

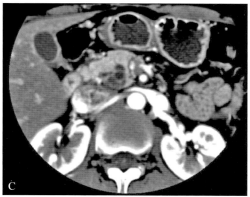

图 1‐3‐32　分支胰管型胰腺导管内乳头状黏液瘤大体形态及 CT 影像表现

A 为大体图,胰头钩突部可见一枚多囊型肿块,肿块边界清楚,肿块周围胰腺正常;B、C 分别为胰腺横断面平扫和实质期增强图像,可见胰头钩突部一枚多囊型肿块,增强后肿块内的多囊分隔强化。

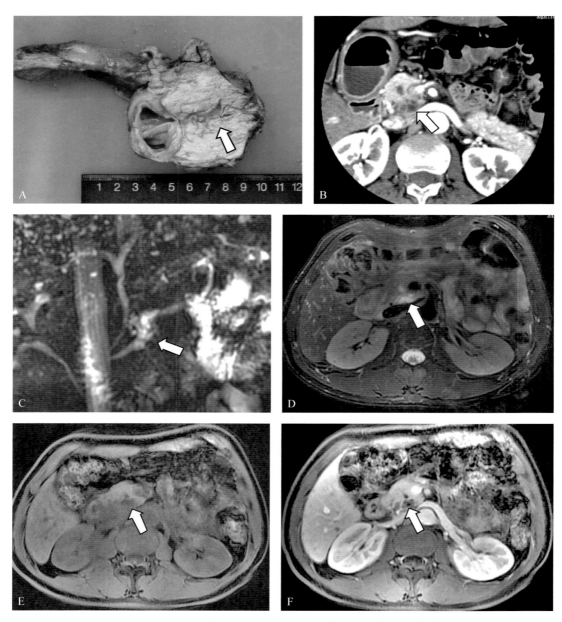

图 1-3-33　分支胰管型胰腺导管内乳头状黏液瘤大体形态及影像表现

A 为大体图,胰头钩突部可见一枚多囊型肿块(白箭),肿块边界清楚,肿块周围胰腺正常;B 为胰腺横断面 CT 增强胰腺实质期图像,胰头钩突部可见一枚多囊型低密度肿块(白箭);C 为二维磁共振胰胆管造影图像,可见胰头钩突部分支胰管扩张(白箭);D 为胰腺横断面脂肪抑制 T_2WI 图像;E、F 分别为胰腺横断面脂肪抑制 T_1WI 平扫和实质期增强图像,胰头钩突部肿块呈葡萄串样,T_2WI 呈高信号,T_1WI 呈低信号,增强后囊壁强化,囊腔无强化(白箭)。

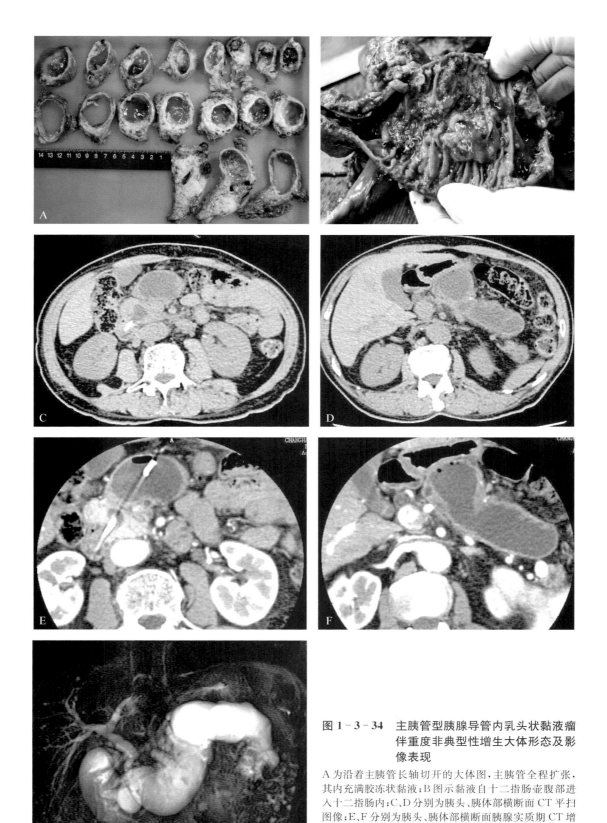

图 1－3－34　主胰管型胰腺导管内乳头状黏液瘤伴重度非典型性增生大体形态及影像表现

A 为沿着主胰管长轴切开的大体图，主胰管全程扩张，其内充满胶冻状黏液；B 图示黏液自十二指肠壶腹部进入十二指肠内；C、D 分别为胰头、胰体部横断面 CT 平扫图像；E、F 分别为胰头、胰体部横断面胰腺实质期 CT 增强图像；G 为二维磁共振胰胆管造影图像，可见主胰管全程极度扩张，主胰管内壁可见较多壁结节，胰腺实质明显萎缩。

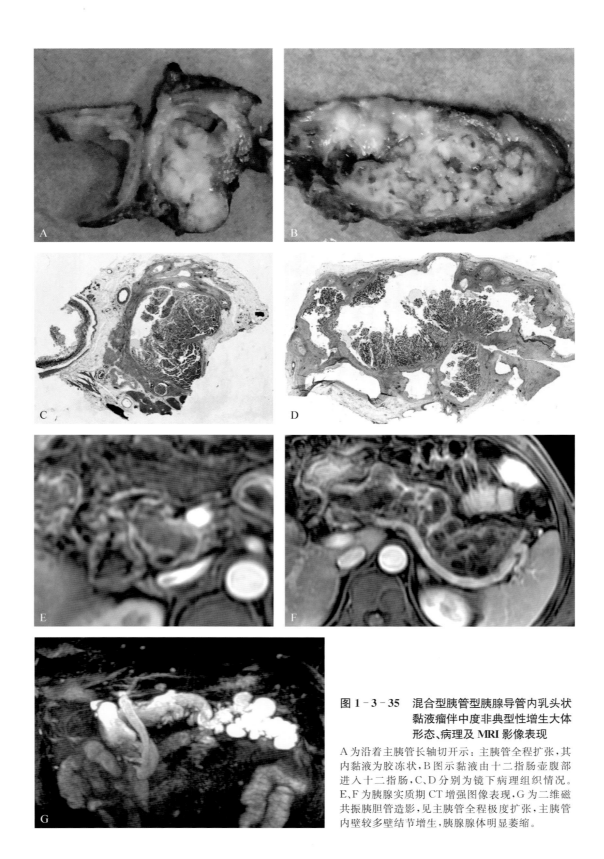

图 1 - 3 - 35　混合型胰管型胰腺导管内乳头状
　　　　　 黏液瘤伴中度非典型性增生大体
　　　　　 形态、病理及 MRI 影像表现

A 为沿着主胰管长轴切开示：主胰管全程扩张，其
内黏液为胶冻状，B 图示黏液由十二指肠壶腹部
进入十二指肠，C、D 分别为镜下病理组织情况。
E、F 为胰腺实质期 CT 增强图像表现，G 为二维磁
共振胰胆管造影，见主胰管全程极度扩张，主胰管
内壁较多壁结节增生，胰腺腺体明显萎缩。

2. 胰腺及胰周改变

主胰管型：肿瘤组织位于主胰管内，分泌大量黏液，造成主胰管阻塞、扩张，周围胰腺实质明显萎缩。如果黏液较为黏稠，可以导致主胰管彻底梗阻，以至于扩张呈巨囊状。有时肿瘤位于胰腺体尾部的主胰管内，但可造成胰腺主胰管全程扩张，这就是黏液流至胰头部胰管所致。如黏液进入壶腹部形成黏液栓，甚至可以导致胆道梗阻。肿瘤往往位于主胰管扩张最为显著区域，有时可见到沿主胰管分布的多个壁结节样结构，CT 呈低密度，T_1WI 呈低信号，T_2WI 呈高信号，主胰管病变区可因这些壁结节形成"冰糖葫芦"样表现。有研究表明，发生胰腺炎、主胰管扩张＞15 mm、有壁结节及钙化提示主胰管型 IPMN 有恶变倾向。

分支胰管型：常位于胰头或钩突的分支胰管的扩张，局部有多个相互交通的囊腔形成"小叶状"或"葡萄串状"。主胰管直径＜6 mm、无壁结节及囊腔＜3 cm 的无症状 IPMN 恶变率极低；囊腔≥3 cm、囊壁增厚、有壁结节及胰管扩张≥10 mm 提示分支胰管型 IPMN 有恶变倾向。

混合型：影像学表现具有上述两型的共同表现。

3. 强化反应

无论是主胰管型还是分支胰管型，周围的囊壁和其内的壁结节都可以强化。

4. 胰胆管改变

因为病变位于胰管内，分泌大量的黏液，导致主胰管受阻、扩张，胰腺可出现阻塞性胰腺炎和胰腺实质的萎缩。

（三）鉴别诊断

（1）主胰管型 IPMN 需与慢性胰腺炎引起的主胰管扩张鉴别。胰管结石或胰腺钙化少见，有助于与慢性胰腺炎鉴别。

（2）分支胰管型中的单囊病灶，即使能确定与主胰管相通，也很难与潴留型小囊肿和假性囊肿鉴别；部分小病灶和体积较大的多囊病变在无法判断其是否与主胰管相通时，易和浆液性囊腺瘤相混淆。

（3）恶性 IPMN 很难与黏液性囊腺瘤或囊变的内分泌肿瘤、实性假乳头状瘤相鉴别。而位于胰头部的分支胰管型 IPMN 部分会引起胰管和胆总管下段梗阻，极易诊断为壶腹癌或胰头癌。

影像科医师诊断时，应结合患者的临床特征和病史，则有助于正确判断。胰腺囊性病变的鉴别仍是影像诊断的难点，有时需要通过超声内镜引导下细针穿刺细胞学检查抽取囊液进行分析来明确诊断。

十一、胰腺神经内分泌肿瘤

胰腺神经内分泌肿瘤（pancreatic neuroendocrine neoplasms，pNENs）是胰腺胰岛细胞起源的一类肿瘤总称，占原发性胰腺肿瘤的 3%。依据激素的分泌状态和患者的临床表现，分为功能性和无功能性 pNENs。无功能性 pNENs 占 75%～85%，指的是无活性、临床静止或无综合征的，但血清中或免疫组化仍显示激素水平升高。功能性 pNENs 占 20%，指的是伴有异常激素分泌引起的临床综合征。功能性 pNENs 包括胰岛素瘤、胰高血糖素瘤、胃泌素瘤、生长抑制多肽瘤（vasoactive intestinal peptide tumor，VIPoma）等。少部分 pNENs 是遗传性神经内分泌肿瘤综合征表现之一，包括多发性内分泌肿瘤 I 型（MEN-1）、4 型（MEN-4）、Von Hippel-Lindau 综合征、神经纤维瘤病 I 型和结节性硬化。

影像学对 pNENs 诊断有重要的参考价值。根据美国国立综合癌症中心 2016 年第二版指南指出对于无功能性 pNENs 推荐多期 CT 或 MRI 为首选检查方法，生长抑素受体闪烁扫描术（somatostatin receptors scintigraphy，SRS）可适当选择；对于胃泌素瘤推荐血清胃泌素水平检测和多期 CT 和 MRI 为首选检查方法，SRS 可适当选择；对于胰岛素瘤推荐多期 CT 和 MRI 为首选检查方法；对于胰高血糖素瘤推荐血胰高血糖素、血糖水平检测和多期 CT 和 MRI 为首选检查方法，SRS 可适当选择，对于 VIP 瘤推荐血电解质、血管活性肠肽素水平检测和多期 CT 和 MRI 为首选检查方法，SRS 可适当选择。由此可见多期 CT 和 MRI 为 pNENs 首选的影像学检查方法。由于神经内分泌肿瘤的分类需要依靠临床症状、实验室检查和病理检查，常规影像如 B 超、CT、MRI，并不能将其划分种类，本节将所有神经内分泌肿瘤的影像表现放在一起描述（图 1-3-36，图 1-3-37）。

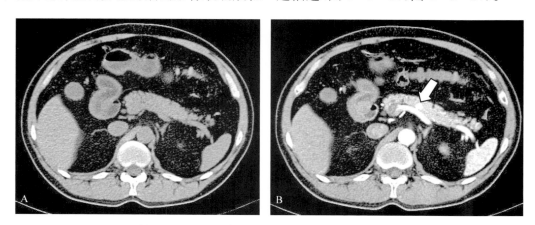

图 1-3-36 无功能胰腺神经内分泌肿瘤 CT 表现

A、B 分别为胰腺横断面平扫和实质 CT 增强图像，CT 平扫胰腺未见明显异常密度影，增强扫描后动脉期于胰体部见一类圆形明显强化灶（白箭）。

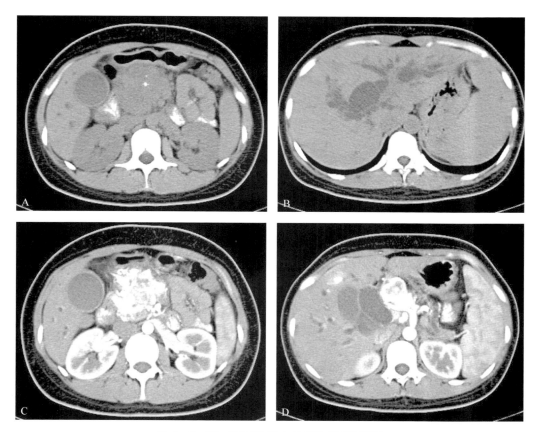

图 1-3-37 胰腺神经内分泌肿瘤 CT 表现

A、B 均为胰腺横断面 CT 平扫图像，胰头腺可见一枚边界较清的低密度肿块，肿块内部可见点状高密度钙化影，肝内胆管明显扩张；C、D 均为胰腺横断面动脉期 CT 增强图像，可见肿块明显不均匀强化，胰体尾部萎缩伴胰管均匀扩张。

（一）神经内分泌瘤

1. 胰腺轮廓和体积改变

神经内分泌瘤可发生于胰腺任何部位。它的体积常常取决于其是否具有功能以及是否为恶性。有功能的内分泌瘤体积一般不会太大，直径多数在 2 cm 以下。这是因为此类肿瘤分泌大量激素，导致患者内分泌紊乱，较早引起注意而就医，故而发现时体积较小。而无功能肿瘤因较晚引起症状（几乎全部为挤压周围器官引发），因此发现时肿瘤往往体积较大，直径多数在 5 cm 以上。体积较大的肿瘤可致胰腺轮廓的改变，表现为边缘隆凸，对周围组织以挤压为主，但也有相当一部分（近半数）不改变胰腺的轮廓和形状。

2. 胰腺及胰周改变

2 cm 以下肿瘤内部成分排列密集且均匀，不发生钙化或坏死、囊变。CT 图像呈低密度，MRI 图像表现为 T_1WI 低信号、T_2WI 等或等高信号，一般说来 T_1WI 较为敏感。直径较大者（大于 5 cm）则较多出现囊变、坏死和钙化，MRI 图像信号较为混杂，有时可见到 T_1WI 高信号、T_2WI 低信号出血。囊变坏死区域较大，可使得肿瘤呈现囊实性外观。部分体积较小的肿瘤也可呈囊实混合外观，有研究认为囊变是肿瘤本身固有的特征，囊性 pNENs 是一种罕见变异类型。

3. 强化反应

神经内分泌肿瘤多数为富血供肿瘤，增强后强化显著，特别是在动脉期，多数肿瘤强化与动脉血管相仿。对于体积较小的内分泌瘤，MRI 的动脉期是最易发现肿瘤的时相。体积较大的肿瘤可因中央区域坏死、囊变或退变、玻璃样变性而呈现周边花环样显著强化、中央无强化的表现，有学者将这一显著的环形称为"富血管环"，并认为这是与其他呈现囊实性外观肿瘤的重要鉴别点。

4. 胰胆管改变

神经内分泌瘤并非起源于主胰管或较大的分支胰管，生长方式又以膨胀为主，所以对胰管的影响为外压而非腔内阻塞，所以一般不引起胰管扩张。当某些体积较大的肿瘤发生于胰头区域，由于该空间狭小且肿瘤体积大，可造成上游胰管和胆总管外压性扩张，但扩张程度均较轻，一般不会引起阻塞性胰腺炎和肝内胆管扩张。

5. 鉴别诊断

直径小于 2 cm 的内分泌瘤由于边界清晰且强化显著，几乎不需要和其他肿瘤相鉴别。而直径较大、出现坏死囊变的内分泌瘤则需要与实性-假乳头状瘤鉴别。鉴别点如前文所述，内分泌瘤在增强后动脉期时可出现远较胰腺实性-假乳头状瘤显著的强化，即"富血管环"，内分泌肿瘤的转移瘤也远较后者转移瘤强化显著。

（二）神经内分泌癌

多数患者无明显特异性症状，部分可因肿瘤分泌 5-羟色胺而出现腹泻、脸色潮红等症状。神经内分泌癌好发于中老年人，其恶性程度较一般神经内分泌肿瘤高。肿瘤膨胀式生长，生长速度较快。其组织特点与内分泌瘤不同在于较为致密，部分肿瘤排列致密，部分肿瘤细胞虽然不致密，但细胞间含有大量胶原纤维，类似于胰腺导管上皮癌。

神经内分泌癌的发病部位、边界、与胰胆管关系和内分泌类肿瘤没有区别。但由于神经内分泌癌生长较快，通常发现时体积较大。部分肿瘤为富血供，增强后出现显著强化。但也有部分肿瘤内因富含纤维组织，故而在 T_1WI 呈现等低信号（与胰腺相比）、T_2WI 等或等高信号。增强后显示为渐进性强化，动脉期和静脉期强化程度均弱于胰腺，延迟期则因为胰腺的持续性衰减而相近。这是因为肿瘤内细胞排列密集，并夹杂大量纤维胶原，造影剂逐渐填充细胞间隙的缘故。同时，肿瘤内还可见多个瘤样结节膨胀性生长的表现。由于神经内分泌癌具有侵袭性，所以部分肿瘤与周边边界不清晰,有时阻塞胰胆管。神经内分泌癌转移一般发生血行转移,转移器官多数为肝脏。淋巴转移也不罕见。转移瘤最具有特点的是往往和原发肿瘤一样呈现富血供、动脉期强化显著的特点。这也是与其他胰腺恶性肿瘤转移灶的鉴别点(图 1-3-38)。

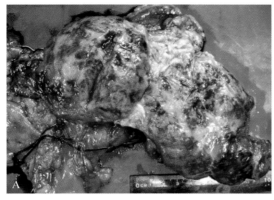
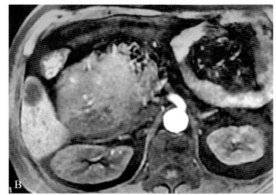
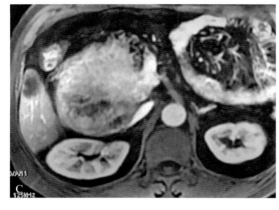

图 1-3-38　胰腺神经内分泌癌大体形态及 MRI 表现

A 为大体标本,胰头可见一枚边界清晰暗红色肿块;B 为胰腺横断面脂肪抑制 T_1WI 增强动脉期,胰头可见一边界清晰、轻度强化的肿块;C 为胰腺横断面脂肪抑制 T_1WI 增强门脉期,肿瘤较动脉期强化显著。

(边　云　郝　强)

第三节　胰腺疾病的超声诊断学

超声检查是胰腺疾病最主要的辅助检查方法之一。胰腺超声检查与其他辅助检查相比,具有快速、无创、无辐射、价廉、实时动态等优势。超声能广泛应用于各种胰腺疾病的诊断和治疗,包括:胰腺炎症性疾病、胰腺肿瘤性疾病的诊断,以及超声引导下胰腺病变组织学穿刺活检和介入治疗。目前胰腺疾病的超声检查主要以灰阶超声和彩色多普勒超声为基础。近年来发展起来的超声造影新技术已广泛应用于临床,是胰腺疾病普通超声诊断的有力补充。

一、胰腺普通超声检查

(一)胰腺超声检查相关解剖与病理生理

胰腺是腹膜后器官,形态呈长棱柱状。长 12~25 cm,位于上腹部左季肋区腹膜后间隙,紧贴腹后壁,第一、二腰椎体的前方。仰卧位时体表投影位于脐上 5~10 cm。胰腺可分为头部、颈部、体部和尾部。胰头埋于十二指肠弯内,上方是门静脉和肝动脉,右前方是胆囊,后方是下腔静脉,末段胆总管穿行于胰头后部;胰颈部前方是胃幽门,后方是肠系膜上静脉;胰体前方是胃、小网膜囊,后方是腹主动脉;胰尾位于脾静脉前方。胰管位于实质内,其中主胰管起自胰尾,横贯胰体,与胆总管汇合于十二指肠降部的乳头处。内径 2～3 mm,或单独开口于十二指肠降部的乳头。副胰管短小且细,仅局限于胰头,单独开口于十二指肠乳头附近的乳头。

胰腺分为外分泌腺和内分泌腺两部分。外分泌腺分泌胰液,含有消化酶,起消化蛋白质、脂肪和糖的作用。内分泌腺由胰岛细胞所组成,分泌胰高血糖素、胰岛素等,有调节血糖的作用。

胰腺血液主要由胰十二指肠上、下动脉和脾动脉的分支供应。

(二) 仪器与方法

1. 仪器

胰腺超声检查一般选取低频探头(2.0～5.0 MHz)。目前胰腺超声检查时应用最多的是二维灰阶模式、彩色多普勒模式以及脉冲多普勒模式。在不同的模式下,应对仪器进行适当的调节,以获得清晰图像,方便做出正确的诊断。由于胰腺位置较深,在普通灰阶超声模式下,应适当放大图像、移动聚焦点位置、调整焦点数量,并相应调整深度增益补偿、增益等,必要时应用局部放大(zoom)、组织谐波成像(tissue harmonic imaging,THI)等成像方式。在彩色多普勒模式下,需要对取样框大小及位置、速度标尺、壁滤波、彩色增益等进行调节。在脉冲多普勒模式下,需要对取样门、声束血流夹角、脉冲波重复频率、基线位置、脉冲多普勒增益等进行调节。

2. 方法

(1) 检查前准备:检查前一天晚餐应清淡少渣饮食,饭后禁食(8～12 h),对腹部胀气或便秘者,可服缓泻剂或灌肠,于检查前当日排便后进行检查。检查前可饮水 500～1 000 ml 或碳酸饮料,使胃充满作为透声窗,以便更好地显示胰腺。

(2) 体位:一般采取仰卧位,也可根据情况采取侧卧位、坐位及立位。

(3) 扫查方法:主要以中上腹横切扫查为主,以观察胰腺长轴,纵切及斜切扫查为补充。

(三) 胰腺超声检查适应证及禁忌证

(1) 适应证

① 急性或慢性的中上腹部疼痛;

② 中、上腹部肿块;

③ 急性与慢性胰腺炎;

④ 胰腺肿瘤;

⑤ 胰腺囊肿;

⑥ 阻塞性黄疸;

⑦ 超声引导下对胰腺的介入诊断与治疗;

⑧ 术中超声。

(2) 禁忌证:无。

(四) 正常胰腺普通超声检查表现

正常胰腺普通超声表现如下:

(1) 外形:横向扫查时,胰腺外形通常表现为蝌蚪形、腊肠形及哑铃形。

(2) 大小:正常胰腺各部分前后径均在正常范围以内,胰头≤2.5 cm,胰体及胰尾≤1.5 cm。

(3) 回声:正常胰腺表现为略高于肝脏回声的高回声,回声均匀。

(4) 边界:整齐光滑。

(5) 血供:胰腺周边毗邻血管较多,但胰腺实质内血流显示稀少(图 1-3-39)。

(6) 胰管:正常主胰管一般不显示,内径<2 mm,起自胰尾,经过胰体和大部分胰头,开口于十二指肠乳头。如果主胰管增宽,可能提示有梗阻性病变存在(图 1-3-40)。

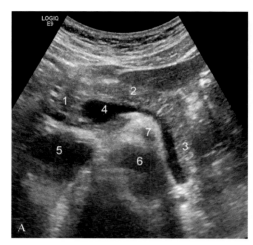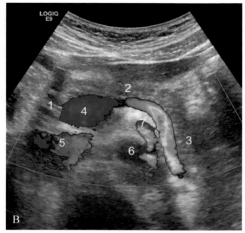

图 1 - 3 - 39　正常胰腺及周围灰阶及彩色多普勒超声图像

A、B分别为正常胰腺及周围灰阶及彩色多普勒超声图像,1-胰头,2-胰体,3-胰尾,4-脾静脉,5-下腔静脉,6-腹主动脉,7-肠系膜上动脉。

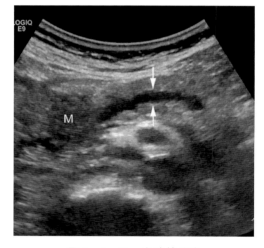

图 1 - 3 - 40　主胰管扩张

胰头胰腺癌导致主胰管扩张,M-肿瘤,箭头示扩张的胰管,宽约6 mm。

二、胰腺超声造影检查

由于胰腺位于腹膜后、位置较深,普通超声检查容易受到前方组织器官及胃肠道气体的影响,加之胰腺周围大血管丰富,使得胰腺内部病灶彩色多普勒血流信号显示困难,而超声造影能实时、准确反映病灶及胰腺实质的血流灌注情况、提高了病灶显示对比度,在胰腺病灶囊实性鉴别、良恶性鉴别、弥漫性病变与局灶性病变鉴别、胰腺介入术后疗效评估以及胰腺移植术后血供情况监测等方面有着不可比拟的优势。

(一) 仪器和方法

选用带有造影功能的超声仪器,一般采用低频凸阵探头,频率范围一般为 2.0～5.0 MHz。常规超声检查确定感兴趣区域后,固定探头不动,将成像条件切换至低机械指数造影成像模式,调节聚焦点置于靶病灶底部水平,机械指数范围一般小于0.2。调节增益并于后场隐约显示系统噪声。采用双幅同步模式,同时显示灰阶图像和造影图像。

患者准备同胰腺普通超声,排除造影检查的禁忌证,签署知情同意书。

造影剂的配制:以声诺维(SonoVue,意大利 Bracco 公司)为例,使用前向瓶内注入0.9%氯化钠5 ml,用力振摇直至冻干粉末完全分散成乳白色混悬液体。由于不同品牌的仪器性能、不同的造影成像软件及图像风格的差异,造影剂注射的推荐剂量可能各不相同,一般注射剂量在1.0～2.4 ml。正式检查之前可咨询相关仪器设备的技术支持人员。

建立外周静脉通道,一般选择上肢的外周静脉如肘静脉、手背部静脉。造影剂注射前需再次振荡,并用适量生理盐水冲管(图 1 - 3 - 41)。

实施造影:扫查切面置于感兴趣区,目标病灶尽可能位于图像中部。经肘前静脉推注推荐剂量的造影剂,推注造影剂的同时启动计时器,以控制推注时间。观察病灶和周围胰腺组织的增强情况及其动态变化过程至少3 min。延迟期扫查肝脏,注意观察肝脏有无异常增强区。造影过程中存储动态图像。

（二）胰腺超声造影适应证

1. 胰腺局灶性病变定性诊断

（1）日常超声检查或体检偶然发现的胰腺病变。

（2）其他影像检查发现的胰腺局灶性病变。

（3）有恶性肿瘤病史，随访检查中发现的胰腺病变。

（4）慢性胰腺炎胰腺不规则肿大。

2. 灰阶超声上无法显示或显示不清的胰腺病变。

3. 临床疑似胰腺肿瘤或相关肿瘤标记物升高，影像检查未能明确诊断。

4. 不明原因的胰管扩张。

5. 闭合性腹部外伤，疑似存在胰腺损伤者。

6. 胰腺移植，评估供体血管通畅性和灌注情况，以及随访中出现异常病变。

7. 胰腺癌局部治疗后的评价疗效。

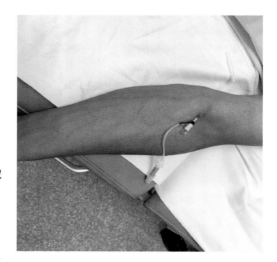

图 1 - 3 - 41　胰腺超声造影静脉通道的建立

（三）胰腺造影观察内容

1. 超声造影时相

（1）增强早期（动脉期）：从注射造影剂开始至其后的 30 s，增强主要来源于胰腺动脉血流内部出现的微泡。

（2）增强晚期（静脉期）：造影剂注射后 31～120 s，经静脉流出胰腺。

2. 超声造影增强表现

（1）增强开始时间：分别指病灶和胰腺组织开始出现增强的时间。

（2）增强程度：以邻近的胰腺组织增强程度作为参照，病灶的增强程度可定为无、低、等和高 4 个级别。同一病灶如兼有不同的增强程度，则记录最高增强程度，其他增强程度可予以描述。

（3）增强速度：是指胰腺病灶与正常胰腺实质开始增强时间的比较，分为快于、等于、或慢于胰腺实质。

（4）增强形态：指增强的形状特征，包括：① 均匀增强：增强水平均质一致。② 不均匀增强：病灶内增强水平不一，形状无规律。③ 特殊增强征象：a. 包膜增强；b. 病灶内肿瘤血管，指病灶实质增强前病灶内的血管构筑形态；c. 病灶内分隔增强，即在低或无增强病灶内，见线状增强把病灶分隔成若干小房。

（5）增强模式：是指病变在增强早期呈现某种类型的增强水平、增强速度和增强形态后，在进入增强晚期的过程中，增强水平和增强形态所发生的变化。胰腺病变最常见的增强模式有：① 早期低增强，晚期持续低增强；② 早期高增强，晚期增强消退；③ 早期和晚期均为等增强。

（四）正常胰腺超声造影表现

超声造影剂 10～20 s 到达胰腺实质，开始出现增强，并迅速均匀弥散到全胰腺。增强早期开始，增强水平迅速达到峰值（图 1 - 3 - 42 A,B）；30～40 s 后进入增强晚期，增强水平不再提高；60 s 后增强水平慢慢减低（图 1 - 3 - 42 C）；120 s 后造影剂几乎都流出胰腺实质，只能检测到微弱的造影剂增强回声。

三、胰腺疾病普通超声及造影表现

（一）胰腺炎症性病变

1. 急性胰腺炎

【普通超声】

（1）胰腺大小：常表现为弥漫性体积肿大，以前后径（厚度）为明显，个别表现为局部肿大。急

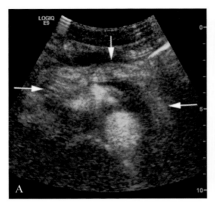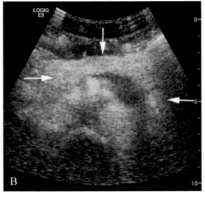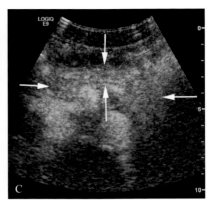

图 1-3-42 正常胰腺超声造影表现

A、B 示增强早期,增强水平迅速达到峰值;C 图示 60 s 后增强水平缓慢减低。

性出血性胰腺炎时,胰腺肿大更明显,前后径可达 5 cm 左右。

(2)胰腺形态、边缘:表现为不同程度的肿胀和饱满,由于肿大胰腺的压迫,有时下腔静脉形成压迹,肠系膜上静脉和脾静脉不易显示。水肿型大多数边缘光滑,出血坏死型大多数边缘不规则,与周围组织分界不清。

(3)内部回声:水肿型因水肿和充血呈典型的低回声型。出血坏死型因有出血、坏死等各种混杂的病理改变,大多数呈分布不均匀的回声型,或混合回声型。

(4)主胰管扩张:主胰管轻度扩张或不扩张,随着炎症消退逐渐恢复正常。若胰管明显扩张或呈不规则串珠状等,应考虑合并存在胰腺癌或慢性复发性胰腺炎。

(5)其他:可有包裹性积液、假性囊肿、胰腺脓肿,继发肝外胆道梗阻、腹水、胸水和肠麻痹等超声表现。

(6)彩色多普勒超声:急性胰腺炎时,充血期血流显示较丰富,水肿期胰腺的血流显示减少,出现微循环障碍。脓肿坏死区血流完全消失(图 1-3-43)。

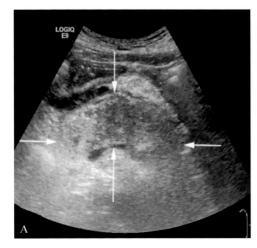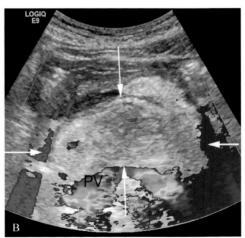

图 1-3-43 急性胰腺炎超声表现

A 图示急性胰腺炎灰阶超声表现,示体积弥漫性增大,以前后径为主,回声减低,分布不均,主胰管未扩张;
B 图示急性胰腺炎水肿期胰腺内部血流信号减少,PV-脾静脉。

【超声造影】

由于胰腺水肿、坏死、与周围组织分解不清等因素影响,急性期普通超声及造影表现均受到影响。急性水肿型胰腺炎超声造影可见胰腺均匀增强,边界清晰,形态规则。急性坏死型胰腺炎超声造影表现胰腺不均匀增强,边界不清,形态不规则,可见无增强区(坏死区)。部分病例可合并包裹性积液或假性囊肿,超声造影表现为无增强区(图1-3-44)。

【临床价值】

由于胰腺水肿、坏死、与周围组织分界不清、胃肠道胀气等因素影响,普通超声在急性胰腺炎的诊断中有一定的局限性。虽然目前增强CT仍是公认的对急性胰腺炎进行评估分级的金标准,但相对于增强CT,胰腺超声造影具有实时性、无放射性、无肾毒性等特点,同时可反映胰腺组织的血供状态和坏死范围,有助于轻型胰腺炎及重型胰腺炎的鉴别诊断,在急性胰腺炎的诊疗过程中观察病情变化也有较高的价值。

2. 慢性胰腺炎

【普通超声】

慢性胰腺炎胰腺体积变化不一,在早期或急性发作期可表现为胰腺体积轻度增大,病情发展至后期胰腺萎缩,体积常常缩小较难显示,轮廓欠清,边缘不规整,与周围组织器官界限不清。胰腺实质回声增强,粗糙、不均匀,可见点、条状高回声带,胰腺实质内有钙化或小结石形成时,表现为点状、簇状或斑片状的高回声区,后方伴声影。常伴胰管扩张,管径粗细不均,呈囊带状、串珠状走行。主胰管内有结石形成时,可见管腔内强回声团块伴后方声影。有假性囊肿形成时可在胰腺炎症局部或周围出现边界清楚的无回声区,囊壁呈不规则增厚,囊内有时可见弱回声。彩色多普勒超声检查显示胰腺内血流信号减少(图1-3-45)。

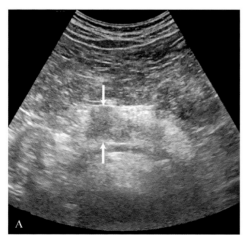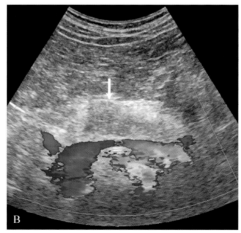

图1-3-45　慢性局限性胰腺炎超声表现

A为慢性局限性胰腺炎灰阶超声表现,可见胰腺体部一个低回声区;B为慢性局限性胰腺炎彩色多普勒超声表现,整个胰腺内部血流信号减少。

【超声造影】

慢性胰腺炎增强早期和晚期均表现为胰腺回声呈等增强,形态不规则,包膜不光整。胰腺弥漫纤维化严重时,血流减少,可表现为全胰腺回声增强减低。

图1-3-44　急性胰腺炎超声造影表现

急性胰腺炎超声造影表现为大部分为均匀增强,胰体部分呈不均匀低增强(黑箭头所示),考虑为坏死区域。

慢性局限性胰腺炎多见于胰头,大多数(90%)与胰腺实质同时增强,增强早期及晚期均呈等增强。如病程较长,病灶内纤维成分较多,病灶增强早期及晚期亦可呈低增强。此时与胰腺癌很难鉴别,需结合肿瘤标志物、CT 或 MRI 等其他检查综合判断(图 1-3-46)。

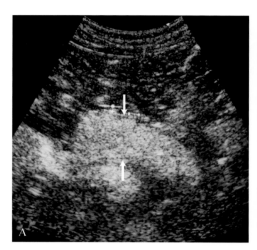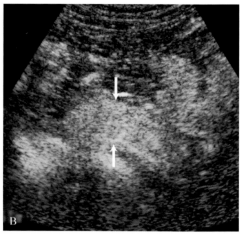

图 1-3-46　慢性局限性胰腺炎超声造影表现

A 为超声造影早期 27 s 表现,可见整个胰腺均匀增强;B 为超声造影晚期 61 s 表现,可见整个胰腺仍呈均匀增强。

【临床价值】

普通超声可用于慢性胰腺炎的随访,观察胰腺大小、形态、回声、胰管、胰周积液等变化情况,以及有无假性囊肿等并发症发生。超声造影可反映胰腺血流灌注情况,可清楚直观地显示慢性胰腺炎胰腺的大小、形态、包膜等情况,有助于慢性局限性胰腺炎与胰腺癌、胰腺假性囊肿与胰腺囊性肿瘤的鉴别诊断。

(二)胰腺囊性病变

1. 胰腺囊肿

【普通超声】

真性囊肿病因不同超声表现也有所不同。先天性囊肿表现为胰腺实质内圆形或椭圆形无回声区,单发或多发,边界清晰,后方回声增强。常合并肝、肾、脾等脏器囊性病变。潴留性囊肿表现为胰腺实质内无回声区,多为单发,体积不大,有时可见与扩张的胰管相通。寄生虫性囊肿多为胰腺包虫囊肿,超声表现为囊肿呈圆形,壁厚,回声增强,透声尚可,可有囊中囊表现,有时在囊壁上有高回声突起,此为其重要特点。肿瘤性囊肿可见于囊腺瘤、囊腺癌、畸胎瘤等。

假性囊肿表现为胰腺局部或胰腺周围可见无回声区,单发或多发,边界光滑整齐,形态呈类圆形或不规则形,囊壁较厚,内透声良好,后方回声增强。继发感染时,囊肿内部可见点片状中低实性回声或全囊为实性回声,较难与肿瘤性病变相鉴别。囊肿巨大时,可挤压周围器官,胰腺也失去正常形态。

彩色多普勒超声检查时囊肿内无明显血流信号(图 1-3-47)。

【超声造影】

胰腺真性囊肿一般较小,超声造影表现为圆形或椭圆形的无增强区,增强早期及增强晚期均呈无增强,囊壁菲薄。

胰腺假性囊肿一般较大,囊壁较厚,常伴有囊内纤维分隔,造影表现为类圆形或不规则形的无增强区,囊内混合回声部分及实性部分均全期呈无增强(图 1-3-48)。

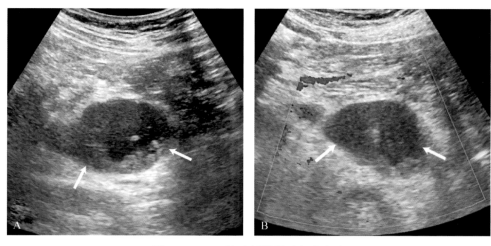

图 1 - 3 - 47 胰腺假性囊肿超声表现

A 为胰腺假性囊肿灰阶超声表现,为无回声区,壁较厚,见附壁中等回声;B 为胰腺假性囊肿彩色多普勒表现,囊肿内无血流信号。

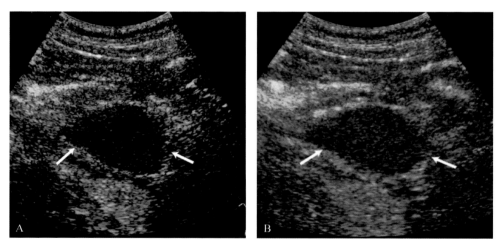

图 1 - 3 - 48 假性囊肿超声造影表现

A 为早期,注入造影剂后 20 s,呈无增强,内部附壁中等回声呈无增强;B 为后期,注入造影剂后 70 s,囊肿内部仍为无增强。

【临床价值】

胰腺囊肿常在常规体检时偶然发现,普通超声能较清楚地显示胰腺囊肿的位置、大小、形态、内部回声等情况,可用于胰腺囊肿的诊断及随访。对于新发现的囊性占位及大小、回声、血供等有变化的囊性占位,有必要行超声造影进一步检查。关于胰腺真性囊肿,超声造影有助于其与胰管囊性扩张的鉴别,以及囊肿的边界、包膜、与胰管是否相通。超声造影对胰腺假性囊肿的诊断及鉴别诊断具有较大的价值。超声造影同时也有助于判断胰腺假性囊肿的边界、有无分隔、血流情况,以及与胰腺其他囊性病变鉴别。

2. 胰腺囊腺瘤和囊腺癌

【普通超声】

浆液性囊腺瘤表现为胰腺内探及由无数大小不等无回声区组成的圆形肿块,境界清晰,边缘平滑,呈蜂窝状,后方回声增强。黏液性囊腺瘤表现为胰腺内多房囊性结构,呈圆形或分叶状,包膜完整,轮廓清晰,囊内分隔较厚,内壁欠光整,可有乳头状结构突向腔内。囊腺癌与囊腺瘤在影像学上较难鉴别,超声检查显示肿块囊壁有较多实性成分,形状不规则,囊壁有模糊残缺的浸润征象,周围淋巴结可有增大,另外也可见肝转移征象。

彩色多普勒超声检查时囊腺瘤内可检出血流信号,频谱多普勒多为动脉血流信号。囊腺癌内更易检出血流信号,血供丰富,侵犯周围血管时亦可有相应表现。

【超声造影】

大部分胰腺囊腺瘤在超声造影上表现为实质部分与周围胰腺组织同时均匀增强,内部可见囊性无增强区,呈多房小囊样或单个大囊。增强早期与周围胰腺组织相比多数呈等增强,少数呈高增强或稍高增强;增强晚期呈等增强或稍低增强。肿瘤边界清晰,囊壁增厚,有分隔。

黏液性囊腺癌表现为与周围胰腺实质同时增强,增强早期等于或高于周围胰腺实质,消退较快,增强晚期低于胰腺实质。肿瘤边界欠规则,囊内间隔较厚,囊壁乳头状突起不均匀增强,亦可见囊性无增强区。

【临床价值】

胰腺囊腺瘤与囊腺癌少见,临床表现也无特殊性,诊断较困难。胰腺囊腺瘤乳头状增生结节较小或与周围组织回声接近时,普通超声较难鉴别。普通超声发现病灶后,推荐行超声造影进一步明确诊断。超声造影可清楚地显示肿瘤的大小、形状、边界、有无侵犯、血流灌注情况,有利于明确结节的性质,为术前评估提供帮助。同时,超声造影有助于胰腺囊腺瘤或囊腺癌与其他疾病如假性囊肿、胰管内沉积物等鉴别。

(三)胰腺实质性占位病变

1. 胰腺导管内乳头状黏液性肿瘤

【普通超声】

胰腺导管内乳头状黏液性瘤在超声影像学上,依据胰管是否扩张,可分为主胰管型、分支型或混合型。病变可在主胰管内,亦可在分支胰管内,伴有局部分支胰管的扩张。

胰腺大小正常或缩小,胰腺内囊性肿物和导管扩张是最主要的表现。病变较小时可表现为单纯囊肿,边界清晰,囊壁光滑,仔细观察可见与胰腺导管相连通。随着病变增大,囊内可出现囊壁结节或分隔。病变明显时导管内径常大于 1 cm,胰管内壁可有低回声壁结节形成。瘤体一般较小,呈乳头状或不规则形,需沿着胰管追踪扫描可检出。彩色多普勒超声可检出血流信号(图 1 - 3 - 49)。

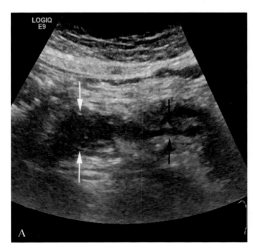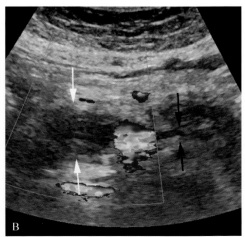

图 1 - 3 - 49　胰腺胰管内乳头状黏液瘤普通超声表现

A 为普通超声,提示胰头区一混合回声区(白箭),形态欠规则,边界不清晰,内部大部分呈无回声,透声差,后方回声增强。黑色箭头示胰管扩张,内径 6 mm;B 为彩色多普勒超声,提示内部未见明显血流信号。

【超声造影】

胰腺胰管内乳头状黏液性瘤增强早期实性部分呈高增强或等增强,后增强逐渐消退,增强晚期呈低增强(图1-3-50)。

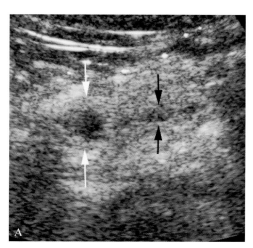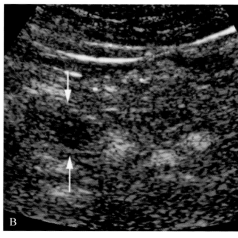

图1-3-50　胰管内乳头状黏液瘤超声造影

A为早期(39 s)图像,呈环状等增强,内部无增强。B为晚期(107 s)图像,呈不均匀低增强,呈环状等增强,内部无增强,无增强区与扩张胰管相通。

【临床价值】

常规超声可清楚显示胰管扩张,若病灶较小,普通超声诊断胰腺胰管内乳头状黏液性瘤较为困难,超声造影有助于胰腺胰管内乳头状黏液性瘤的检出,还有助于辨别肿瘤的大小、范围,与其他囊性肿瘤鉴别,可作为术前评估手段。

2. 胰腺神经内分泌肿瘤

【普通超声】

胰腺体积多无变化,实质回声正常。胰腺实质内可见低回声肿块,一般呈圆形,边界清晰,内回声均匀。肿瘤尾侧胰管可有扩张。恶性肿瘤体积较大,边界不清晰,呈浸润性生长,并常伴有周围淋巴结肿大和远处器官转移。彩色多普勒超声显示肿瘤内部可见少量血流信号(图1-3-51)。

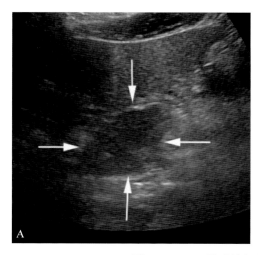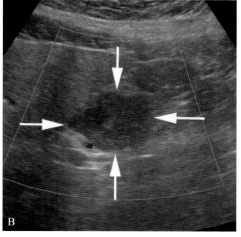

图1-3-51　胰腺神经内分泌瘤普通超声表现

A为灰阶超声表现,示形态规则,边界清,低回声;B为彩色多普勒超声表现,示肿块内部血流稀少。

【超声造影】

超声造影表现为肿块早于周围胰腺实质开始增强,呈高增强,增强晚期与胰腺实质相比,呈等增强或稍低增强。内分泌肿瘤为富血供肿瘤,与正常胰腺实质相比增强时间早,增强水平较高,这一特点可与胰腺癌的乏血供表现相鉴别(图 1-3-52)。

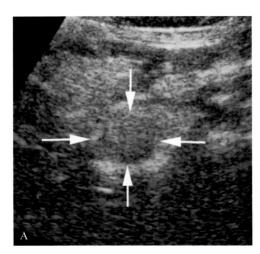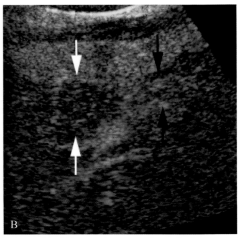

图 1-3-52 胰腺神经内分泌瘤超声造影

A 为造影早期(20 s),与胰腺组织相比肿块呈略高增强;B 为后期(2 min),与胰腺组织相比,肿块呈低增强。黑色箭头所示为正常胰腺组织。

【临床价值】

普通超声及超声造影在胰腺神经内分泌肿瘤的诊断上有较大的价值。通常是普通超声发现肿瘤,再行超声造影进一步明确诊断。胰腺神经内分泌肿瘤为血供丰富的肿瘤,超声造影常表现为增强早期快速高增强,增强晚期消退为等增强或低增强,有助于与胰腺癌鉴别。同时,如果肿瘤为等回声,普通超声常常难以发现,超声造影有助于检出胰腺内等回声肿瘤。

3. 胰腺癌

【普通超声】

(1)病灶:大部分为导管腺癌,表现为局限性实性肿块,呈均匀低回声,形态不规则,呈分叶状,无包膜,边界欠清楚,可向周边浸润。部分可因瘤体内出血、坏死、液化或合并胰腺炎(结石)等病理改变,其内出现不均匀的斑点状高回声、强回声,或表现为混合回声等,后方可出现回声衰减(图 1-3-53)。

(2)大小:局限性胰腺癌显示胰腺局限性肿大,呈结节状或不规则状。极少数弥漫性胰腺癌(全胰癌)表现胰腺弥漫性肿大、形态失常。较小胰腺癌可不引起胰腺大小与形态变化。

(3)胰管:胰管扩张是主要表现之一,对于肿块显示不佳、较小的胰腺癌,胰管扩张常常是超声首先发现征象。发生于胰头及胰体的胰腺癌压迫阻塞主胰管,引起主胰管均匀性或串珠状扩张、迂曲。胰尾部癌肿或小的胰腺癌不累及胰管时,则无胰管扩张。若癌肿浸润胰管,可使胰管闭塞而不能显示。

(4)其他征象:大多数胰头癌可压迫和(或)浸润胆总管,引起肝外胆道梗阻扩张、胆囊肿大;胰周围血管和脏器受压、转移、浸润和转移;胰腺癌常较早发生淋巴结转移,可引起胰周、肝门、脾门、腹腔动脉旁的淋巴系统转移。

(5)彩色多普勒超声表现:多血供稀少。

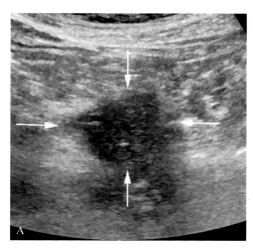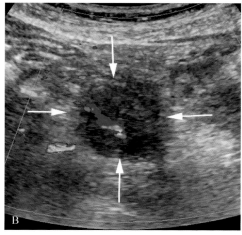

图 1 - 3 - 53 胰腺癌普通超声表现

A 为灰阶超声表现,示形态不规则、边界不清的低回声区;B 为彩色多普勒表现,示病灶内部可见较稀少血流信号。

【超声造影】

胰腺癌为乏血供肿瘤,典型胰腺癌在超声造影增强早期表现为低增强,增强开始较胰腺组织晚,增强晚期消退早于胰腺组织,肿瘤轮廓更加清晰,表现为"慢进快出"。伴有液化坏死时肿瘤内出现无增强区(图 1 - 3 - 54)。

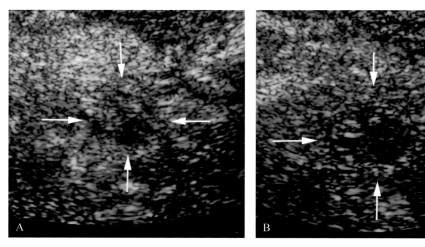

图 1 - 3 - 54 胰腺癌超声造影表现

A 为增强早期(36 s),与胰腺组织相比,肿块呈不均匀低增强;B 为增强晚期,注入造影剂 3 min 后,与胰腺组织相比,肿块低增强更明显。

【超声弹性成像】

在弹性成像模式下,胰腺癌显示相对于正常组织为弹性小、硬度大的区域,如图 1 - 3 - 55 所示。

【临床价值】

胰腺癌是胰腺最常见的恶性肿瘤,早期症状常不明显。大部分胰腺癌患者发现时已属晚期。与其他影像学检查类似,超声发现早期胰腺癌也较困难。除了胰腺癌病灶本身,超声还能较敏感地显示胰腺癌其他征象,如胆囊及胆道扩张、胰管扩张、胰周淋巴结肿大、周围组织器官转移、肝转移等,有助于胰腺癌的诊断。

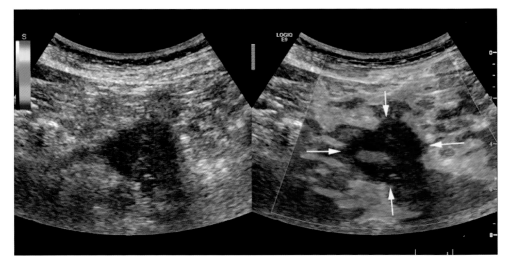

图 1-3-55 胰腺癌弹性成像图

该肿块弹性成像表现为形态较规则的蓝色区域,说明该肿块弹性小、硬度大,符合恶性肿瘤特点。

超声造影诊断胰腺癌具有较高的准确度,明显高于普通超声。近年来研究显示,超声造影诊断胰腺癌与增强 CT 具有相似的准确性。

与普通超声相比较,超声造影对于胰腺癌能提供更多的信息。

(1) 与其他胰腺疾病鉴别诊断:胰腺癌多表现为全程低增强,局限性胰腺炎呈等增强,神经内分泌肿瘤增强早期常呈高增强。

(2) 癌肿的范围、侵犯情况:超声造影有助于判断胰腺癌的范围以及对周围组织、血管的侵犯浸润情况。

(3) 转移:了解有无肝脏、脾脏等处转移。

(4) 评估疗效:通过显示血流灌注情况,超声造影可用于评估胰腺癌化疗、介入治疗、高强度聚焦超声(HIFU)治疗等的疗效情况。

四、胰腺超声内镜

超声内镜(endoscopic ultrasonography,EUS)是将内镜和超声相结合的消化道检查技术,通过将超声探头安置在内镜顶端,当内镜插入体腔后,在内镜直接观察消化道黏膜病变的同时,可利用内镜下的超声行实时扫描,可以获得胃肠道的层次结构的组织学特征及周围邻近脏器的超声图像,从而进一步提高了内镜和超声的诊断水平。该技术充分发挥了内镜及常规体外超声的优势,与普通内镜相比,EUS 能了解病变深度及腔外情况;与体外超声相比,EUS 完全避免了声波的腹壁衰减及胃肠道气体影响,而且探头紧贴病灶、频率较高、图像分辨率高。胰腺超声内镜,可完整清晰地显示整个胰腺并检出常规影像手段无法诊断的微小病变,尤其对于直径<1 cm 的胰腺癌非常敏感,甚至最小可检出直径仅 5 mm、其他影像方法无法检出的胰腺肿块。

在超声内镜下发现病灶后,可进一步行超声内镜引导下细针抽吸术(endoscopic ultrasound guided fine needle aspiration,EUS-FNA)以获得胰腺病灶的细胞和或组织样本,做出定性诊断。

五、胰腺超声弹性成像

当软组织发生病变时,其组织的弹性特征也会随之改变。弹性成像就是对生物组织的弹性参数或硬度进行成像和量化,是对普通超声的一个有用的补充。弹性成像的原理是对组织施加一个内部或者外部的,动态、静态或准静态的激励,按照弹性力学、生物力学等物理规律,组织将产生一个响应,通过探测并描述正常组织和病变组织产生的响应的不同,可以反映组织内部弹性属性的不同,并以图像或数值表示。目前弹性成像已广泛应用于乳腺、甲状腺、体表肿块、前列腺、肝脏及胰腺等器官的疾病的诊断。

胰腺弹性成像有两种途径:其一是经腹弹性成像,其二是超声内镜弹性成像。经腹胰腺弹性成像依据引起组织形变的方法可分为:应变弹性成像和基于声辐射力脉冲(acoustic radiation force impulse,ARFI)的剪切波弹性成像。应变弹性成像是利用人工压迫(不同于浅表器官一般采用手动压迫的方法,胰腺位置较深,一般采用心血管搏动的方式产生压迫作用),使组织产生形变,再将组织产生的不同的形变以图像的形式反映出来,应用于临床的有 Real-time Tissue Elastography™(RTE)、eSieTouch™ Elasticity Imaging(EI)(图 1-3-56)、Virtual Touch™ Imaging(VTI)等方法;剪切波弹性成像是利用声辐射力脉冲使组织产生形变,以弹性图或具体杨氏模量数值(或剪切波速度)来反映不同的弹性属性。剪切波弹性成像主要有 Virtual Touch™ Quantification(VTQ)、ElastPQ™、Virtual Touch™ IQ(VTIQ)、Shear Wave™ Elastography(SWE)(图 1-3-57)等方法。

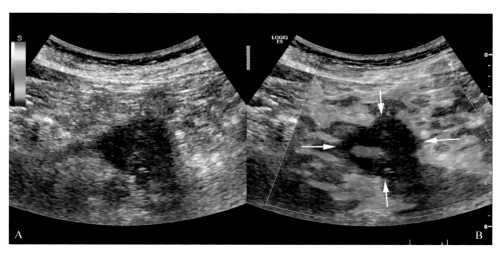

图 1-3-56　胰腺癌的助力式弹性成像

A 图为胰腺癌灰阶超声图,B 图为该病灶的助力式弹性成像图,箭头所示病灶大部分呈蓝色,而周边组织多为红色及绿色,说明与胰腺周边组织对比,病灶区域硬度大、弹性小。

胰腺由于位于腹膜后,位置较深,前方含气胃肠道、呼吸运动及血管波动均可能对弹性成像产生影响,故胰腺病变的弹性成像研究相对较少,但弹性成像在胰腺疾病的诊断中也有独到之处。由于在液体中,组织形变产生的横向剪切波无法传播,所以胰腺弹性成像能较敏感地鉴别胰腺囊实性肿物。在慢性胰腺炎的诊断中,胰腺如果没有钙化或囊肿等表现,普通超声很难发现慢性胰腺炎的慢性炎症损害和间质纤维化改变,而弹性成像能反映组织纤维化所带来的硬度的变化,Yashima 等研究发现,以剪切波速度 1.40 m/s 为截断值诊断慢性胰腺炎的敏感性、特异性、阳性预测值、阴性预测值分别为 75%、72%、69% 和 78%。在胰腺癌的诊断中,弹性成像不仅能够用于已发现的良恶性占位的鉴别诊断,Yashima 等还发现有胰腺癌的患者的病灶周边胰腺组织硬度要高于没有胰腺癌患者的胰腺组织,所以如果发现胰腺组织硬度增高,可能会提示患胰腺癌的风险会增高。不仅如此,弹性成像还能预测术后胰液瘘的发生率。

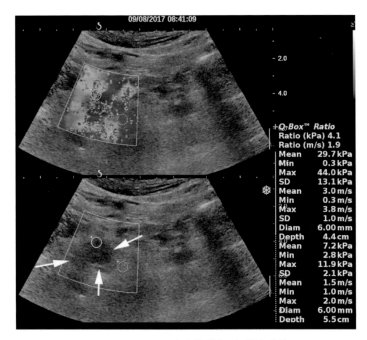

图 1 - 3 - 57 胰腺癌的剪切波弹性成像

该胰腺癌病灶位于胰头(白箭),剪切波弹性成像模式下,病灶区域杨氏模量与正常区
域比值为 4.1,说明病灶区域组织硬度是正常区域的 4.1 倍,明显高于正常组织。

六、胰腺的介入性超声

胰腺的介入性超声主要包括介入诊断及介入治疗,目前应用较多的胰腺的超声引导下介入诊断包括肿块细针抽吸活检及粗针活检术,介入治疗主要有胰腺假性囊肿穿刺引流、胰腺囊肿穿刺抽液以及胰腺癌射频消融(radio freqency ablation,RFA)及高强度聚焦超声(high intensity focused ultrasound,HIFU)治疗等。

超声引导下胰腺肿块活检术开始于 20 世纪 70 年代,早期主要采用经皮抽吸活检术,诊断敏感性较低,随着穿刺技术水平的提高及穿刺针的更新,粗针活检术(18 G)的应用显著提高了诊断的敏感性。经皮胰腺穿刺活检术的适应证:① 上腹部肿块怀疑来自胰腺;② 胰腺占位性病变的诊断及鉴别诊断;③ 胰腺囊性肿块。禁忌证主要有:① 凝血功能障碍或出血性疾病;② 患者极度衰竭;③ 急性胰腺炎。胰腺为腹膜后器官,周围重要器官及大血管众多,相对于腹部其他部位穿刺,胰腺穿刺风险较高,穿刺时应特别小心。穿刺针应选择 18 G 或更细的针,根据肿块大小、部分选择合适的进针路径、穿刺长度等,避免损伤胃肠道及大血管。对于普通超声不能准确定位的病灶,可在超声造影引导下穿刺,有助于提高阳性率、减少并发症的发生。

胰腺假性囊肿是急慢性胰腺炎常见的并发症,除了少数较小囊肿可以自行消退外,约 85% 的假性囊肿都需要手术或介入治疗。胰腺假性囊肿的传统手术方式是外引流术、内引流术和囊肿切除术,近年来超声引导下经皮囊肿穿刺引流术越来越多地用于假性囊肿的治疗,超声引导下经皮囊肿穿刺引流术的优点为:① 安全、简便、价廉、损伤小,无需开腹;② 可重复性;③ 可用于合并其他疾病不能耐受外科手术者;④ 术后可拔管,不必带管生活,提高了患者生活质量;⑤ 穿刺引流后,可引起囊壁弹性回缩并刺激囊壁增厚、纤维化,对一些最终需行内引流术治疗的患者也可缩短观察时间。

射频消融(RFA)是局部热损毁疗法的一种,其原理是由射频电极释放高频电流引起组织内离子高速震动,离子间震动相互摩擦及碰撞产生热量,引起局部组织温度升高,进而导致肿瘤细胞的不可逆性热损伤,达到杀灭肿瘤细胞的目的。目前射频消融已广泛应用于肝脏、肾脏、肺、甲状腺、子宫等器官肿瘤的治疗,并取得了理想的疗效。对于一般情况较差、有远处转移、无外科手术指征的胰腺癌患者,可采取射频消融治疗,对延长患者生存时间、缓解临床症状、改善生活质量均有积极的意义。但由于胰腺毗邻大血管及较多组织器官,在消融治疗过程中,应注意 RFA 电极的温度不宜超过 90℃,而且消融边界必须与周围重要的组织结构保持适当的安全距离,以减少术后并发症的发生。

高强度聚焦超声(HIFU)主要利用超声发生器发射出高能超声波,并将超声波能量聚焦在肿瘤组织内,作用 0.5～1.0 s 后即可使肿瘤组织产生瞬态高温、空化及机械效应,达到杀死肿瘤细胞的目的,相当于进行"无创手术",是近年来用于治疗胰腺癌的一种新技术。与其他热消融治疗手段相比,HIFU 主要优点是不需要经皮穿刺,创伤小,定位精准,且可重复进行,因此患者的耐受性和依从性均较好。目前在胰腺疾病中,HIFU 主要用于无法手术治疗的胰腺癌及晚期胰腺癌患者的姑息性治疗,主要以减小瘤体、缓解压迫症状、减轻疼痛等为主要目的(图 1 - 3 - 58)。

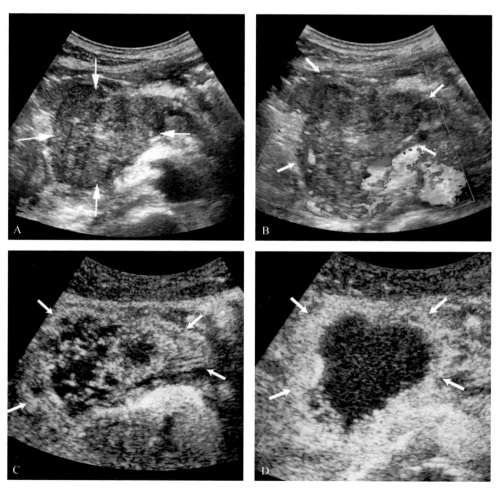

图 1 - 3 - 58　胰腺癌 HIFU 前后对比

A 为普通超声图像提示胰腺头颈部见一低回声区,大小 68 mm×54 mm,形态不规则,边界尚清晰,内部回声尚均匀;B 为彩色多普勒图像提示内部血流信号;C 为超声造影图像提示病灶增强早期 26 s 呈不均匀低增强,内见无增强区,诊断为胰腺癌伴局部坏死;D 为 HIFU 术后 1 天超声造影图像提示病灶增强早期 26 s 呈不均匀低增强,内部大部分呈无增强,范围 50 mm×52 mm。坏死面积 70%～80%。

（张一峰　徐辉雄）

第四节　胰腺疾病的 PET 及分子影像诊断学

一、概述

PET 通过标记特定分子直接显示疾病的分子机制,结合 CT 的解剖学信息在肿瘤临床诊治中的作用也从单纯的诊断,向预测性、特征化和个体化诊断发展。近几年来,应用 PET/CT 显像对胰腺肿瘤的诊断获得了较好的结果。胰腺恶性肿瘤组织摄取[18]F‐FDG 主要与肿瘤组织 Glut‐1 的高表达和肿瘤细胞的数量有关,在临床应用中主要归纳为以下的几个方面:

(1) 胰腺肿瘤的临床分期及治疗后再分期。

(2) 胰腺肿瘤治疗过程中的疗效监测和治疗后的疗效评估。

(3) 胰腺肿瘤的良恶性鉴别诊断。

(4) 胰腺肿瘤患者随访过程中监测肿瘤复发和转移。

(5) 肿瘤治疗后残余与治疗后纤维化或坏死的鉴别。

(6) 指导治疗计划,选择活检部位或介入治疗定位。

(7) 胰腺肿瘤的预后评价及生物学特征评价等。

二、检查技术

检查技术:检查前禁食 4～6 h,禁含糖饮料和含葡萄糖的静脉输液等;建议非糖尿病患者血糖控制在 6.1 mmol/L 以下,糖尿病患者控制在 11.1 mmol/L 以下。注射显像剂前后避免肌肉过度运动,保持环境温度在 24℃～26℃。根据体重一般给予 0.1～0.15 mCi/kg 的显像剂剂量。注射后 60～90 min 显像,根据需要进行 2～4 h 延迟显像。

1. PET‐CT 的扫描技术及详细参数以及质量控制

PET‐CT 扫描分为两个部分,第一步为 CT 扫描,管电流:60～100 mAs,管电压:120 kV,螺距:≥1.0,矩阵:512×512,扫描方式:螺旋;第二步为 PET 采集,每床位采集时间:1.5～3 min,矩阵:128×128 或 256×256,床位重叠 25%～30%,采集模式:3D。质量控制控制包括:① 空白均匀性扫描,除了提供每日均匀性状况外,还可以进行均匀性校正的计算和衰减校正的计算;② 标准化设定,消除图像重建出现的斑马线样伪影;③ 活性度和 SUV 值校正。

2. PET 的图像重建和标准化摄取值

PET 图像重建的数学方法有两种:滤波反投影法(filtered back-projection,FBP)和有序子集最大期望值法(ordered subsets expectation maximization,OSEM)。FEB 的优点是计算过程简单,重建速度快,其缺点是存在固有星状伪影,分辨率较差。OSEM 的优点是具有较好的分辨率和抗噪声能力,但运算时间较长。

标准化摄取值(standard uptake value,SUV)是描述病灶摄取放射性多少的指标,它是一个相对值,是病灶对放射性药物的摄取与全身平均摄取之比。其稳定性容易受到病灶大小、血糖浓度、采集时间等影响。

三、正常和异常的影像学表现

1. 正常影像学表现

[18]F‐FDG PET/CT 显像主要反映胰腺组织的葡萄糖代谢情况,正常情况下胰腺仅少许摄取

FDG，表现为轻度显影或不显影，且明显低于肝脏的
$^{18}F-FDG$ 分布。

2．异常影像学表现

（1）局灶性异常浓聚：大部分胰腺恶性肿瘤均表现为局灶性、较高的显像剂分布（图1-3-59），部分肿块性胰腺炎、炎性肉芽肿、活动性结核等也可表现为局灶性显像剂浓聚。

（2）弥漫性异常浓聚：表现为胰腺弥漫性显像剂浓聚，常见于急性胰腺炎症（图1-3-60），部分胰腺头颈部肿瘤导致的梗阻性胰腺炎也会表现为远端胰腺弥漫性浓聚。

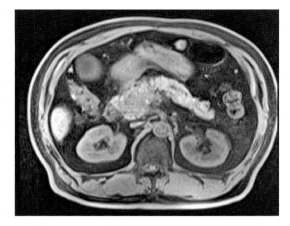

图1-3-59　局灶性异常浓聚的影像学表现
可见胰头部局限性增生，局部造影剂浓聚。

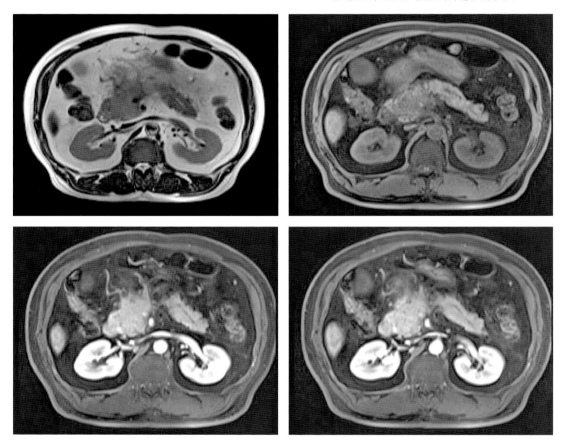

图1-3-60　弥漫性异常浓聚的影像学表现
可见胰管扩张，形态不规则，表现为弥漫性浓聚。

四、鉴别诊断

1．胰腺炎

急性胰腺炎诊断并不困难，通常不需要 PET-CT 检查，主要是慢性胰腺炎需要与胰腺癌鉴别。大多数慢性胰腺炎，尤其是弥漫性萎缩型胰腺炎，一般不摄取或仅轻微摄取$^{18}F-FDG$，但自身免疫相关的慢性胰腺炎可出现弥漫性$^{18}F-FDG$浓聚，胰腺的炎性假瘤可表现为不同程度的局灶

性[18]F - FDG 浓聚,有时与胰腺癌鉴别困难,诊断有赖于活检。

2. 胰腺良性肿瘤

胰腺良性肿瘤通常表现为无明显的标准化摄取值摄取或轻度摄取,如出现[18]F - FDG 摄取增加往往提示恶变的可能。对于内分泌肿瘤通常还需要结合临床和其他实验室检查予以鉴别。

五、临床价值及限度

1. 胰腺肿瘤的诊断价值

[18]F - FDG PET/CT 显像发现胰腺区域任何局灶性显像剂浓聚均有诊断价值,特别是发现高于肝脏水平的局灶性显像剂浓聚病灶有较大诊断价值。基于恶性肿瘤大部分具有糖酵解水平增加的特征,PET 具有较高的恶性肿瘤鉴别诊断价值;而良性或低度恶性肿瘤通常表现为未见低水平的FDG(图 1 - 3 - 61)。

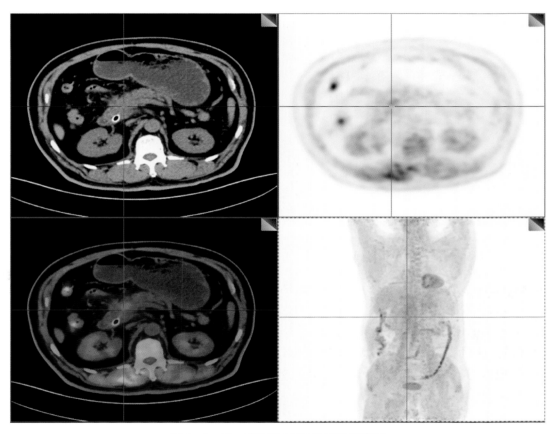

图 1 - 3 - 61　胰头癌 MRI 及 PET 的表现

MRI 示胰头部占位,PET 未见明显 FDG 异常代谢,病理诊断为 Ig4 相关自身免疫性胰腺炎。

[18]F - FDG PET/CT 显像对于较小的或等密度胰腺癌病灶、腹膜和网膜等处的微小种植转移灶敏感性高,PET 显像对胰腺原发灶和淋巴结转移的诊断更准确,特别是当 CT 或 MRI 检查结果不典型时(图 1 - 3 - 62)。

虽然[18]F - FDG PET/CT 显像可以提高胰腺癌的诊断效率,但仍有部分肿块性胰腺炎难以鉴别,炎性反应、感染或其他良性病变也可以造成[18]F - FDG 高摄取,延迟显像可以改进良恶性鉴别的准确性。其他可能导致假阳性的原因包括胰腺假性囊肿、脂肪坏死、炎性肉芽肿、活动性结核、腹膜后纤维化、淋巴样组织增生等。而假阴性见于合并非胰岛素依赖型糖尿病的胰腺癌、黏液或浆液性囊腺癌等。

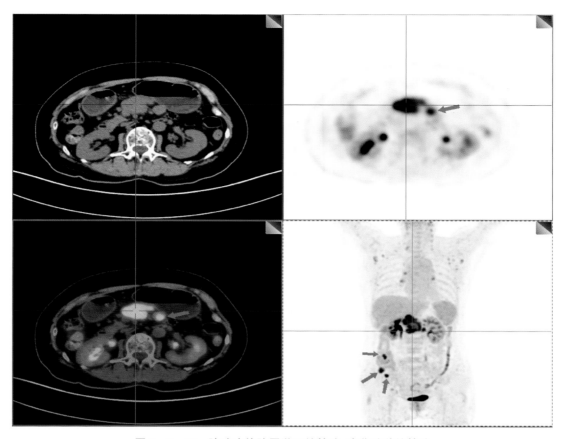

图 1-3-62 胰腺癌伴胰周淋巴结转移、腹盆腔种植转移

图示胰体部病灶活性较高,同时可见胰腺周围淋巴结、腹壁及盆腔活性转移灶。

2. 胰腺恶性肿瘤的 PET 分期

1）胰腺恶性肿瘤的评估范围

（1）胰腺恶性肿瘤局部侵犯范围评估：根据[18]F - FDG PET/CT 显像局部显像剂异常浓聚范围,评估肿瘤局部侵犯范围是目前胰腺恶性肿瘤影像学 T 分期的常用方法。特别对于胰腺癌合并胰腺炎,CT 和 MRI 通常不能准确判断局部肿瘤的范围,PET 显像可以直接显示肿瘤是否侵犯胰周脏器和血管,这将直接影响治疗方案的选择。对失去手术机会而选择放疗的胰腺癌,[18]F - FDG PET/CT 显像能够清楚显示恶性肿瘤病灶具体范围,并避开胰腺炎部分的胰腺组织,为临床定向放射治疗的靶区确定或其他靶向介入治疗提供科学依据。

（2）局部淋巴结转移评估：淋巴结转移的分期是胰腺恶性肿瘤选择治疗方法的基础,CT 和 MRI 仅能根据形态学的改变来判断淋巴结有无转移,因此存在局限性。事实上正常大小的淋巴结也可以有肿瘤的转移,而一些增大的淋巴结却可能是炎性改变或反应性增生。

（3）远处脏器或组织转移评估：应用全身[18]F - FDG PET/CT 显像能更好地显示胰腺恶性肿瘤全身脏器远处转移的基本情况。对胰腺恶性肿瘤而言,接受根治性外科手术后的 5 年存活率仍然较低,其主要的原因之一是术前不能及时、准确发现远处转移病变,从而低估了肿瘤的临床分期。全身[18]F - FDG PET/CT 显像可以准确发现一些其他检查未能发现的转移病灶,相对于 CT 或 MRI,[18]F - FDG PET/CT 能提高胰腺恶性肿瘤全身转移的检出率。

2）胰腺恶性肿瘤的 PET 分期

胰腺癌为高 FDG 代谢病变,其转移灶也为高代谢病变,因此 PET 能灵敏地显示胰腺恶性肿瘤的转移灶,可以发现腹部以外的远处转移,对胰腺癌的分期诊断有着十分重要的价值,最大优势是可以发现 CT、内窥镜所不能发现的体积较小或位置较为隐匿的淋巴结和小的转移灶。胰腺癌发生淋巴结转移几率非常高,MSCT 可以发现肿大淋巴结,但定性较为困难,因为大淋巴结也可能为增生,小淋巴结也可能有转移。

3)胰腺恶性肿瘤的疗效监测

(1)胰腺恶性肿瘤治疗后的响应与疗效评估:治疗前后肿瘤局部^{18}F-FDG 代谢水平的变化趋势与走向,可以用于治疗响应与疗效的评估,如^{18}F-FDG 代谢水平较治疗前明显下降是治疗显效的一个标志;若局部病变^{18}F-FDG 代谢未见减低甚至增加,则反映疗效差,肿瘤有进展。需要注意的是^{18}F-FDG PET/CT 显像可能漏诊小的病变和显微镜下可见的肿瘤病变,^{18}F-FDG PET/CT 显像阴性结果也不能完全排除有肿瘤残留的存在,但肿瘤组织持续存在的^{18}F-FDG 高摄取现象肯定是治疗失败的标志。

(2)胰腺恶性肿瘤复发和再分期:对于治疗后残留、纤维化或者肿瘤灭活组织的鉴别,^{18}F-FDG PET/CT 显像具有较高的优势。尽管 CT 显示原位有软组织肿块的存在,若^{18}F-FDG PET/CT 显像显示局部病灶显像剂分布缺损,提示病灶没有肿瘤活性;如软组织肿块内仍有显像剂浓聚则提示仍有肿瘤活性存在或复发。同样鉴于^{18}F-FDG PET/CT 显像的较高的灵敏度,在治疗后再分期评估方面较其他影像学检查具有明显的优势。

(蔡海东　吕中伟)

参考文献

[1] Ren Z, Jiang J, Xie H, et al. Gut microbial profile analysis by MiSeq sequencing of pancreatic carcinoma patients in China[J]. Oncotarget, 2017, 8(56): 95176-95191.

[2] Torba M, Gjata A, Rulli F, et al. Delayed diagnosis and treatment of high grade blunt pancreatic trauma. Case report and review of literature[J]. Ann Ital Chir, 2017, 88(6): 539-545.

[3] Wang C, Xie H, Lu D, et al. The MTHFR polymorphism affect the susceptibility of HCC and the prognosis of HCC liver transplantation[J]. Clin Transl Oncol, 2017, 20(2): 1-9.

[4] Krug S, Michl P. Metabolic disorders as paraneoplastic syndromes[J]. Internist (Berl), 2017, 59(2): 114-124.

[5] Shen CQ, Yan TT, Liu W, et al. High expression of FAM83B predicts poor prognosis in patients with pancreatic ductal adenocarcinoma and correlates with cell cycle and cell proliferation[J]. J Cancer, 2017, 8(16): 3154-3165.

[6] Patil AR, Nandikoor S, Mallarajapatna G, et al. Case 248: cystic duodenal dystrophy with groove pancreatitis[J]. Radiology, 2017, 285(3): 1045-1051.

[7] Qian Y, Feng L, Wu W, et al. MicroRNA expression profiling of pancreatic cancer cell line L3. 6p1 following B7-H4 knockdown[J]. Cell Physiol Biochem, 2017, 44(2): 494-504.

[8] Fan J, Wang Y, Liu L, et al. cTAGE5 deletion in pancreatic β cells impairs proinsulin trafficking and insulin biogenesis in mice[J]. J Cell Biol, 2017, 216(12): 4153-4164.

[9] An MX, Li S, Yao HB, et al. BAG3 directly stabilizes Hexokinase 2 mRNA and promotes aerobic glycolysis in pancreatic cancer cells[J]. J Cell Biol, 2017, 216(12): 4091-4105.

[10] Dooley J, Pasciuto E, Lagou V, et al. NOD mice, susceptible to pancreatic autoimmunity, demonstrate delayed growth of pancreatic cancer[J]. Oncotarget, 2017, 8(46): 80167-80174.

[11] Majidi S, Golembioski A, Wilson SL, et al. Acute pancreatitis: etiology, pathology, diagnosis, and

treatment[J]. South Med J，2017，110(11)：727－732.

[12]　Ling S，Shan Q，Liu P，et al. Metformin ameliorates arsenic trioxide hepatotoxicity via inhibiting mitochondrial complex I[J]. Cell Death Dis，2017，8(11)：e3159.

[13]　Parker-McGill K，Rosenberg M，Farrell P. Access to primary care and subspecialty care after positive cystic fibrosis newborn screening[J]. WMJ，2016，115(6)：295－9.

[14]　Mandelker D，Zhang L，Hyman DM，et al. Mutation detection in patients with advanced cancer by universal sequencing of cancer-related genes in tumor and normal DNA vs guideline-based germline testing[J]. JAMA，2017，318(9)：825－835.

[15]　陆建平,边云.基于多学科协作的胰腺肿块影像诊断思路[J].放射学实践,2017,32(9)：909－918.

[16]　陆建平,边云.胰腺导管腺癌典型及变异影像与病理对照[J].放射学实践,2017,32(9)：897－905.

[17]　SB E，DR B，JE G，et al. AJCC cancer staging manual：8 ed[M]. New York：Springer，2017.

[18]　Kim SW，Yamaue H. Pancreatic cancer：with special focus on topical issues and surgical techniques [M]. Berlin：Springer，2017.

[19]　Javier Casillas，Alexander O，et al. Multidisciplinary teaching atlas of the pancreas：radiological，surgical，and pathological correlations[M]. New York：Springer，2016.

[20]　Wagh MS，Draganov PV. Pancreatic masses：advances in diagnosis and therapy[M]. New York：Springer，2016.

[21]　Reid MD，Stallworth CR，Lewis MM，et al. Cytopathologic diagnosis of oncocytic type intraductal papillary mucinous neoplasm：Criteria and clinical implications of accurate diagnosis[J]. Cancer Cytopathol，2016，124(2)：122－134.

[22]　Chang ST，Jeffrey RB，Patel BN，et al. Preoperative multidetector CT diagnosis of extrapancreatic perineural or duodenal invasion Is associated with reduced postoperative survival after pancreaticoduodenectomy for pancreatic adenocarcinoma：preliminary experience and implications for patient care[J]. Radiology，2016，281(3)：816－825.

[23]　陈汝福,李志花,刘宜敏.胰腺癌基础与临床：前言与争论[M].广州：广东科技出版社,2016.

[24]　李兆申,陈汝福,胡先贵.整合胰腺肿瘤学[M].上海：上海科技出版社,2015.

[25]　缪飞.胰腺影像学[M].北京：人民卫生出版社,2015.

[26]　Mirko D'Onofrio PC，Paolo Pederzoli. Imaging and pathology of pancreatic neoplasms-A pictorial atlas [M]. Italia：Springer，2015.

[27]　Lin F，Prichard J. Handbook of practical immunohistochemistry：frequently asked questions[M]. New York：Springer，2015.

[28]　George H. Sakorafas VS，Michael G. Pancreatic cystic neoplasms-from imaging to differential diagnosis and management [M]. Mailand：Springer，2015.

[29]　张太平,曹喆,赵玉沛.《2015 年美国国立综合癌症网络胰腺癌临床实践指南(V2 版)》外科相关部分解读[J].临床肝胆病杂志,2015,(5)：654－656.

[30]　李晓青,钱家鸣.《2015 年美国国立综合癌症网络胰腺癌临床实践指南(V2 版)》更新要点及临床路径[J].临床肝胆病杂志,2015,(5)：649－653.

[31]　Tanaka M. Intraductal papillary mucinous neoplasm of the pancreas[M]. Japan：Springer，2014.

[32]　Pisegna JR. Management of pancreatic neuroendocrine tumors[M]. New York：Springer，2015.

[33]　Dumlu EG，Karakoc D，Ozdemir A. Intraductal papillary mucinous neoplasm of the pancreas：current perspectives[J]. Int Surg，2015，100(6)：1060－1068.

[34]　Vege SS，Ziring B，Jain R，et al. American gastroenterological association institute guideline on the

diagnosis and management of asymptomatic neoplastic pancreatic cysts[J]. Gastroenterology，2015，148(4)：812－813，819－822.

[35] Wang X，Zhang H，Wang T，et al. The concept and controversy of retroperitoneal nerve dissection in pancreatic head carcinoma (Review)[J]. Int J Oncol，2015，47(6)：2017－2027.

[36] Al-Hawary MM，Francis IR，Chari ST，et al. Pancreatic ductal adenocarcinoma radiology reporting template：consensus statement of the society of abdominal radiology and the american pancreatic association[J]. Gastroenterology，2014，146(1)：291－304. e291.

[37] 蒋奎荣,蔡宝宝,毅苗.胰腺全系膜切除在胰头癌行胰十二指肠切除术中的应用及意义[J].肝胆外科杂志,2014,22(1)：12－15.

[38] Al-Hawary MM，Francis IR，Chari ST，et al. Pancreatic ductal adenocarcinoma radiology reporting template：consensus statement of the Society of Abdominal Radiology and the American Pancreatic Association[J]. Radiology，2014，270(1)：248－260.

[39] Liu C，Karam R，Zhou Y，Su F，et al. The UPF1 RNA surveillance gene is commonly mutated in pancreatic adenosquamous carcinoma[J]. Nat Med，2014，20(6)：596－598.

[40] Ding Y，Zhou J，Sun H，et al. Contrast-enhanced multiphasic CT and MRI findings of adenosquamous carcinoma of the pancreas[J]. Clin Imaging，2013，37(6)：1054－1060.

[41] 陈杰.关注胰腺肿瘤概念的变化[J].中华病理学杂志,2013,42(6)：361－362.

[42] Hayano K，Miura F，Amano H，et al. Correlation of apparent diffusion coefficient measured by diffusion-weighted MRI and clinicopathologic features in pancreatic cancer patients[J]. J Hepatobiliary Pancreat Sci，2013，20(2)：243－248.

[43] Zuo HD，Tang W，Zhang XM，et al. CT and MR imaging patterns for pancreatic carcinoma invading the extrapancreatic neural plexus (Part II)：Imaging of pancreatic carcinoma nerve invasion[J]. World J Radiol，2012，4(1)：13－20.

[44] Campbell F，Verbeke，Caroline S. Pathology of the pancreas：a practical approach[M]. London：Springer-Verlag London，2013.

[45] 李兆申,廖专.慢性胰腺炎基础和临床[M].上海：上海科学技术出版社,2013.

[46] Pederzoli P，Bassi C. Uncommon pancreatic neoplasms[M]. Milan：Springer，2013.

[47] Tanaka M，Fernandez-del Castillo C，Adsay V，et al. International consensus guidelines 2012 for the management of IPMN and MCN of the pancreas[J]. Pancreatology，2012，12(3)：183－197.

[48] 龚彪,王伟.慢性胰腺炎理论与实践[M].北京：人民卫生出版,2012.

[49] Rau BM，Moritz K，Schuschan S，et al. R1 resection in pancreatic cancer has significant impact on long-term outcome in standardized pathology modified for routine use[J]. Surgery，2012，152(3 Suppl 1)：S103－111.

[50] 国家标准化委员会.胰腺癌诊断[M].北京：中国质监出版社,2011.

[51] Yoon SH，Lee JM，Cho JY，et al. Small (</＝20 mm) pancreatic adenocarcinomas：analysis of enhancement patterns and secondary signs with multiphasic multidetector CT[J]. Radiology，2011，259(2)：442－452.

[52] Neoptolemos J，Urrutia R，Abbruzzese JL，et al. Pancreatic cancer[M]. Heidelberg：Springer，2010.

[53] Bosman FT，Carneiro F，Hruban R. H，et al. World health organization classification of tumours：pathology and genetics of tumours of the digestive system[M]. 4 ed. Lyon：IARC Press，2010.

[54] 焦新元,任建林,陈汝福.胰腺癌—新理论　新技术　新观点[M].北京：人民军医出版社,2010.

[55] Harisinghani MG. Atlas of lymph node anatomy[M]. New York：Springer，2013：59－63.

[56] Liebig C，Ayala G，Wilks JA，et al. Perineural invasion in cancer：a review of the literature[J]. Cancer，2009，115(15)：3379 - 3391.

[57] 胡先贵，金钢.胰腺癌神经侵犯的机制、特点及手术方法[J].外科理论与实践,2009,14(5)：485 - 487.

[58] 程鹏,金钢,胡先贵,等.胰腺癌神经丛微转移的双重免疫组化研究[J].中国普外基础与临床杂志, 2010,17(10)：1067 - 1070.

[59] Deshmukh SD，Willmann JK，Jeffrey RB. Pathways of extrapancreatic perineural invasion by pancreatic adenocarcinoma：evaluation with 3D volume-rendered MDCT imaging[J]. AJR Am J Roentgenol，2010，194(3)：668 - 674.

[60] Mochizuki K，Gabata T，Kozaka K，et al. MDCT findings of extrapancreatic nerve plexus invasion by pancreas head carcinoma：correlation with en bloc pathological specimens and diagnostic accuracy[J]. Eur Radiol，2010，20(7)：1757 - 1767.

[61] Kalaitzakis E，Braden B，Trivedi P，et al. Intraductal papillary mucinous neoplasm in chronic calcifying pancreatitis：egg or hen？[J]. World J Gastroenterol，2009，15(10)：1273 - 1275.

[62] Talamini G，Zamboni G，Salvia R，et al. Intraductal papillary mucinous neoplasms and chronic pancreatiti[J]. Pancreatology，2006，6(6)：626 - 634.

[63] Isaji S，Kawarada Y，Uemoto S. Classification of pancreatic cancer：comparison of Japanese and UICC classifications[J]. Pancreas，2004，28(3)：231 - 234.

[64] Hirooka Y，Kuwahara T，Irisawa A，et al. JSUM ultrasound elastography practice guidelines：pancreas[J]. J Med Ultrason，2015，42：151 - 174.

[65] D'Onofrio M，Crosara S，De Robertis R，et al. Elastography of the pancreas[J]. Eur J Radiol，2014，83：415 - 419.

[66] D'Onofrio M，Gallotti A，Martone E，et al. Solid appearance of pancreatic serous cystadenoma diagnosed as cystic at ultrasound acoustic radiation force impulse imaging[J]. JOP，2009，10：543 - 546.

[67] Yashima Y，Sasahira N，Isayama H，et al. Acoustic radiation force impulse elastography for noninvasive assessment of chronic pancreatitis[J]. J Gastroenterol，2012，47：427 - 432.

[68] Park MK，Jo J，Kwon H，et al. Usefulness of acoustic radiation force impulse elastography in the differential diagnosis of benign and malignant solid pancreatic lesions[J]. Ultrasonography，2014，33：26 - 33.

[69] Harada N，Ishizawa T，Inoue Y，et al. Acoustic radiation force impulse imaging of the pancreas for estimation of pathologic fibrosis and risk of postoperative pancreatic fistula[J]. J Am Coll Surg，2014，219：887 - 894.

[70] Fegrachi S，Besselink MG，Van Santvoort HC，et al. Radiofrequency ablation for unresectable locally advanced pancreatic cancer：a systematic review[J]. HPB(Oxford)，2014，16：119 - 123.

[71] Samira Fegrachi，Quintus Molenaar，John H Klaessens. Radiofrequency ablation of the pancreas with and without intraluminal duodenal cooling in a porcine mode[J]. Journal of Surgical Research，2013，184：867 - 872.

[72] Girelli R，Frigerio I，Salvia R，et al. Feasibility and safety of radiofrequency ablation for locally advanced pancreatic cancer[J]. Br J Surg，2010，97：220.

[73] Date RS，McMahon RF，Siriwardena AK. Radiofrequency ablation of the pancreas：definition of optimal thermal kinetic parameters and the effect of simulated portal venous circulation in an ex-vivo porcine model[J]. JOP，2005，6：58 - 71.

[74] 潘春华,罗荣城.高强度聚焦超声治疗肿瘤原理及应用原则[J].中国肿瘤,2003,12：530 - 533.

［75］ 张轶群,李全林,姚礼庆,等.胰腺疾病中影响超声内镜引导下细针抽吸活检(EUS-FNA)诊断能力的潜在因素[J].复旦学报(医学版),2012,39：365－369.

［76］ 黄平,张筱凤,吕文,等.术前超声内镜引导下细针穿刺对可切除胰腺癌诊断之安全性和准确性的探讨[J].中国内镜杂志,2016,22：5－9.

［77］ Lee，ES Lee JM. Imaging diagnosis of pancreatic cancer：a state-of-the-art review[J]. World J Gastroenterol. 2014，20(24)：7864－77.

［78］ Wamsteker EJ. Endoscopic approach to the diagnosis and treatment of pancreatic disease[J]. Curr Opin Gastroenterol. 2014，30(5)：524－30.

［79］ Chamokova B，Bastati-Huber N，Poetter-Lang S，et al. The clinical value of secretin-enhanced MRCP in the functional and morphological assessment of pancreatic diseases[J]. Br J Radiol，2017，PMID：29206061.

［80］ Muraki T，Kim GE，Reid MD，et al. Paraduodenal pancreatitis：imaging and pathologic correlation of 47 cases elucidates distinct subtypes and the factors involved in its etiopathogenesis[J]. Am J Surg Pathol. 2017，41(10)：1347－1363.

［81］ Jadvar H，Fischman A J. Evaluation of pancreatic carcinoma with 18F－FDG PET[J]. Abdom Imaging，2001，26：254－259.

［82］ Sperti C，Pasquali C，Decet G，et al. 18F-FDG PET in differentiating malignant from benign pancreatic cycts：a prospective study[J]. J Gastrointest Surg，2005，9：22－28.

［83］ Pasquali C，Sperti C，Lunardi C，et al. 18F-FDG PET in gastroentero-pancreatic tumor：diagnostic role and prognostic implications[J]. Suppl Tumor，2005，4：68－71.

［84］ Yokoyama Y，Nagino M，Hiromastsu T，et al. Intense PET signal in the degenerative necrosis superimposed chronic pancreatitis[J]. Pancreas. 2005，31：192－194.

［85］ 李方.核医学诊疗常规[M].北京：人民卫生出版社,2012.

［86］ 潘中允,屈婉莹,周诚,等.PET/CT 诊断学[M].北京：人民卫生出版社,2009.

第四章 胰腺疾病的内科治疗

第一节 胰腺炎的内科治疗

一、急性胰腺炎

急性胰腺炎(acute pancreatitis,AP)是多种病因导致胰酶在胰腺内被激活后引起胰腺组织自身消化、水肿、出血甚至坏死的炎性反应。临床多见轻症急性胰腺炎,病情常呈自限性,预后良好。重症急性胰腺炎常继发感染、腹膜炎和休克等多种并发症,治疗困难、预后差,病死率可高达30%。急性胰腺炎的治疗原则已由过去的早期积极手术治疗发展到现在的早期非手术个体化治疗。一旦炎症启动,就没有可用的方式来逆转炎症的发展。因此急性胰腺炎的治疗是以支持治疗为基础的,主要包括液体复苏、早期肠内营养、预防性应用抗生素、特效药物和我国的传统医学治疗等。

(一)液体复苏

急性胰腺炎患者通常由于频繁的呕吐、血管渗漏增加、第三间隙丢失水分及不能进食而产生严重的体液流失。血容量不足和循环休克将导致体内血液的重分配,通过增加心脏输出量来确保重要脏器的血液灌注。尽管肠黏膜能增加血液中的氧气摄取,但是长时间的低灌注会导致肠道黏膜缺血。这会反过来导致肠黏膜通透性增加、肠道菌群易位到循环中,诱发感染并导致全身性炎性反应综合征(SIRS);胰腺灌注异常和微循环障碍,可造成胰腺局部血管壁损伤、血管渗漏和缺血,胰腺缺血程度与坏死范围成正比,与病死率明显相关。液体复苏后,内脏灌注是最后才恢复的,因此尽管患者经过一定液体复苏后表现出良好的水分补充,但肠缺血仍可能持续存在。此外,急性胰腺炎的炎症状态增加了代谢需求,因此对氧的需求高于正常灌注状态时的需求。因此在急性胰腺炎的干预措施中早期积极的液体复苏是最有效的治疗手段。液体复苏可以维持患者血管内的有效血容量,保证包括胰腺本身在内的组织器官的灌注,从而减轻由于灌注不足所导致的胰腺坏死、炎性反应综合征、多器官功能衰竭等局部和系统性并发症。而液体复苏主要需要探讨的是补液时机、液体量、液体类型、输液速度和复苏终点。

多项研究表明,早期液体复苏较晚期更为有效。关于液体治疗的最佳时机争议不多,一般认为,急性胰腺炎液体复苏的"窗口期"是指入院后最初的12～24 h,超过这一时间后加强补液则获益不多。早期积极液体复苏的含义为:在入院后的第一个24 h内输入超过前72 h液体总量的1/3,反之则为延迟复苏。早期液体复苏可以降低SIRS评分、减少多器官功能衰竭的发生、缩短住院时间和住ICU时间。

到目前为止,尚未见临床规范和指南对液体复苏所需要的液体种类、输液速度和复苏终点给出基于循证医学的推荐意见。有研究表明:在最初24 h内给予>4 L的液体复苏可增加肺并发症的发生率,包括肺不张,肺炎和积液。因此建议在评价患者年龄、体质量、体征等因素的前提下最初

24 h 内液体复苏的总量控制在 2.5～4.0 L。而 2013 年美国消化协会颁布的指南建议,在对急性胰腺炎治疗的最初 12～24 h 输入晶体液的速度为 250～500 ml/h,在此期间每 6 h 对患者进行一次评估,将血尿素氮的降低作为治疗的目标,尿素氮下降后补液速度可减半。在液体复苏中应用何种液体尚缺乏有力研究证明。但一项随机对照实验研究显示,乳酸林格液可以降低 SIRS 的发生和 C 反应蛋白的水平。大量输入 0.9%氯化钠溶液可造成高氯性代谢性酸中毒,而酸中毒可加重胰腺腺泡细胞损伤,这也是乳酸林格液相对于 0.9%氯化钠溶液的主要优势。需要指出的是,由于乳酸林格液中含有钙离子,因此禁用于高钙血症性胰腺炎。高渗盐水可抑制急性胰腺炎的炎症反应,但是因其中枢脑桥脱髓鞘病变和肾功能衰竭风险,导致其不能在临床上被广泛应用于急性胰腺炎的液体复苏。液体复苏的终点在于评价体内各器官脏器是否得到充分灌注,金标准是氧债的消失。临床用于评估循环容量的指标分为两类:无创检测和有创监测。无创检测可在床铺进行,包括心率、血压、皮温、尿液量等。其优点是简单方便,但受影响因素较多,缺少特异性,不能随时反应容量状态。有创监测尽管有一定的创伤性,但可以实时发现血流动力学异常,从而精确指导液体治疗。传统上用于有创监测的指标如中心静脉压和肺动脉楔压,均可通过压力替代容积的方法来反映心脏前负荷,有明显局限性。PICCO 是近年来较受关注的血流动力学微创检测方法。PICCO 通过经肺温度稀释技术测量单次心排出量,并通过分析动脉压力波形曲线下面积来获得连续心排出量。综合分析,我们可以把维持患者尿量在 0.5 ml/(kg·h)以上、血细胞比容和(或)尿素氮的下降和血流动力学参数作为液体复苏的终点。

（二）早期肠内营养

传统观点认为,患者摄入食物,可刺激胰腺分泌,加重胰腺炎,而为了减少胰酶分泌,对于急性胰腺炎患者应采用全静脉营养治疗直到腹痛消失为止。近年来,早期给予患者肠内营养可以改善患者临床结局的观点正逐渐被接受。这种观点的理论认为,长时间的禁食会导致肠壁肌肉的萎缩,从而加重肠道细菌的移位,增加感染性并发症的风险。肠内营养较静脉营养可以更好地维持肠道正常菌群的功能,更适宜该类患者。

轻型的胰腺炎患者通常在发病 1 周内均可以恢复经口进食低脂易消化的食物,并不需要特殊的评价和干预。如果发病 1 周后仍未恢复经口进食,那么只要患者不再有恶心、呕吐症状就建议给予患者肠内营养,不再必须要求患者腹痛明显减轻和肠鸣音基本恢复。

对于重症胰腺炎患者,推荐在住院治疗的最初 72 h 内通过经口或胃(空肠)管给予肠内营养。

目前各种肠内营养制剂均在急性胰腺炎中得以应用,但是还没有制定出公认的标准制剂。要素制剂和非要素制剂(也称多聚体制剂)是最常用的营养制剂。要素制剂一般以氨基酸为氮源,以葡萄糖、蔗糖或糊精为碳水化合物来源,以植物油、MCT 为脂肪来源并含有多种维生素和矿物质。非要素制剂则以未加工蛋白或水解蛋白为氮源。理论上,要素制剂被认为是最合适用于急性胰腺炎患者肠内营养的,因为这类制剂营养全面,是不需消化或稍加消化即可被吸收的少渣流质饮食,且对胰腺刺激性小,但其主要缺点为口感较差,较非要素制剂贵。

肠内营养的最常用途径是内镜引导或 X 线引导下放置鼻腔肠管,如能量不足,可辅以肠外营养,并观察患者的反应,如能耐受,则逐渐加大剂量。

（三）预防性应用抗生素

急性胰腺炎本质上是一种无菌性炎性反应。但急性胰腺炎的早期菌群易位并定植于胰腺组织是引起胰腺坏死最常见的原因。有大约 1/3 的患者可发展成坏死型胰腺炎,其病死率高达 50%。在死亡的急性胰腺炎病例中约 70%的患者发生了胰腺坏死。

尽管到目前为止尚无指南和临床规范推荐对所有的急性胰腺炎患者使用抗生素,但对于重症急性胰腺炎患者应常规使用抗生素。建议有持续性器官衰竭或胰腺坏死面积＞30％的患者临床上应考虑预防性应用抗生素。

胰腺感染的致病菌主要为革兰阴性菌和厌氧菌等肠道常驻菌。抗生素应选择抗菌谱针对革兰阴性菌和厌氧菌为主、脂溶性强、可有效通过血胰屏障的药物。经验性使用抗生素推荐方案：碳青霉烯类；青霉素＋β-内酰胺酶抑制剂；第三代头孢菌素＋抗厌氧菌；喹诺酮＋抗厌氧菌。疗程为7～14 d,特殊情况下可延长应用实践。治疗性使用抗生素方案应基于药物敏感性实验,根据药敏结果选择对该细菌敏感的抗生素,疗程应取决于临床用药反应和培养结果。

在急性胰腺炎患者中长时间使用抗生素药物,应密切注意真菌感染和抗生素耐药问题,临床上出现无法用细菌感染来解释的发热等表现时,应考虑到真菌感染的可能,必要时可行抗真菌治疗,并进行血液及体液标本真菌培养。

（四）新兴靶向药物

为了寻找治疗急性胰腺炎的靶向治疗药物,学者们进行了大量的探索工作并进行了很多有意义的研究。该类药物最早的成果是抑制胰腺分泌的药物,包括生长抑素、奥曲肽、胰高血糖素、西咪替丁、阿托品。抑制胰腺外分泌和胰酶抑制剂应用生长抑素及其类似物（奥曲肽）可通过直接抑制胰腺外分泌而发挥作用。H_2受体拮抗剂或质子泵抑制剂可通过抑制胃酸分泌而间接抑制胰腺分泌,还可以预防应激性溃疡的发生。但遗憾的是,目前尚无任何一种药物的疗效得到一致支持。

由于急性胰腺炎具有蛋白酶自身消化作用,因此在理论上,蛋白酶抑制剂是有益的。但遗憾的是到目前为止,对抗蛋白酶的研究,如加贝酯、萘莫司他和抑肽酶尚未得出一致的结论。部分研究显示该类药物对患者疾病结局无改善,但可抑制与急性胰腺炎发展有关的蛋白酶、弹性蛋白酶、磷脂酶 A 等的释放和活性,还可稳定溶酶体膜,改善胰腺微循环,减少急性胰腺炎并发症。

血小板活化因子的受体拮抗剂,如来昔帕泛、抗氧化剂、激素、硝酸甘油、白细胞介素－10 和抗肿瘤坏死因子 α 抗体,已被证实对急性胰腺炎均无治疗价值。

综上所述,目前没有足够证据表明现有的靶向治疗药物能为急性胰腺炎治疗提供益处。

（五）急性胆源性胰腺炎的治疗

我国急性胰腺炎的主要病因为胆源性胰腺炎,即指胆结石向胆总管远端移动时,结石嵌顿在壶腹部引起梗阻或在通过壶腹部时,造成暂时或一过性梗阻引起十二指肠乳头水肿或 Oddi 括约肌痉挛,继而造成胆汁向胰管逆流或胰管高压,从而引发的急性胰腺炎。对于急性胆源性胰腺炎合并胆道梗阻或胆道感染者应早期（24～48 h 内）行经内镜逆行性胰胆管造影（endoscopic retrograde cholangio pancreatography,ERCP）。随着技术进步以及治疗理念的不断推陈出新,ERCP 的治疗范围不断扩大,如鼻胆管引流术、乳头括约肌切开术、塑料支架引流术等,能够以最小的创伤达到最好的引流效果,且能有效降低胰管内压力,缓解病情。尤其是在急性反应期,因为急性胆源性胰腺炎在 24 h 内主要表现为胰腺水肿,而超过 24 h 则可能出现胰腺出血以及脂肪坏死,超过 48 h 后病情进展更为显著。因此在早期行 ERCP 能提高手术成功率,尽早缓解其临床病程进展,有效降低患者的炎性反应,减少并发症发生率。

（六）传统医学治疗

传统中医认为急性胰腺炎的病机是肝邪气滞、脾胃积热,对应的治疗原则是通里攻下、清热解毒,对急性胰腺炎患者也有一定治疗作用。较为常用的方剂有清胰汤、大承气汤、通腑清胰方以及单用大黄等,这些方法均取得了令人鼓舞的临床疗效。研究结果显示,它们对急性胰腺炎患者器官微循环障碍均有明显的改善作用。另外芒硝外敷能有效缓解急性胰腺炎患者的腹胀,改善和消除肠麻痹。大黄与芒硝联合用药更具有排菌作用,还能清除肠道内氧自由基、炎症因子等有害物质,可促进肠道蠕动、增加肠黏膜血流量、防止肠内致病菌过度繁殖,有利于胰腺炎和胰周组织早期恢复,改善预后。

二、慢性胰腺炎

慢性胰腺炎(chronic pancreatitis,CP)是由各种原因引起的胰腺局部、节段性或弥漫性的慢性进展性炎症,导致胰腺组织结构和(或)功能持续进行性和不可逆损害。慢性胰腺炎病因复杂,包括胆管疾病、乙醇中毒、胰管梗阻、吸烟、遗传、自身免疫因素、营养不良、高钙血症、高脂血症、急性胰腺炎等。近年来,慢性胰腺炎的发病率在逐年上升,尤其是乙醇性慢性胰腺炎逐渐上升为我国慢性胰腺炎发病的主要因素之一,而胆道疾病的长期存在仍为主要危险因素,严重影响患者的身心健康。其临床主要表现为反复发作性或持续性腹痛、腹泻或脂肪泻、消瘦、黄疸、腹部包块及糖尿病等,可伴有胰腺实质钙化,胰管结石和胰腺假性囊肿形成。各种病因引起的慢性胰腺炎的发病机制和治疗方法不同,应根据不同病因进行针对性的病因治疗。其整体治疗目标是减轻疼痛,改善胰腺脂肪泻、营养不良、胰管狭窄、胰管结石、胰腺假性囊肿、胰腺脓肿、胰瘘等并发症,早期发现胰腺癌,保持改善生活质量等。

(一)药物治疗

1. 胰酶制剂

口服胰酶制剂可使近段小肠分泌的胆囊收缩素释放因子(CCK-releasing factor)被降解和灭活,达到减少胰腺分泌刺激、降低胰管压力、缓解腹痛的目的。对有明显消化吸收障碍者,胰酶制剂尚可起到替代作用。胰酶制剂应具备能耐受胃酸灭活、高酶含量、在十二指肠内释放活性酶迅速的优点。

脂肪酶是慢性胰腺炎患者减少最多的消化酶。补充脂肪酶可以明显改善脂肪泻。多项随机对照临床试验证明了部分非乙醇性慢性胰腺炎患者补充胰酶后,腹泻症状得以缓解。

酶制剂宜在进餐时服用,以确保酶的活性和酶制剂与食糜充分混合发挥最大作用。服用消化酶的最佳方法是:进餐刚开始服用制剂的 1/4,餐中服用 1/2,餐末服用剩余的 1/4。配合使用 H_2 受体拮抗剂或质子泵抑制剂以抑制胃酸分泌,可以防止胰酶制剂在胃内被胃酸分解,增强效应。

胰酶制剂的不良反应非常罕见,包括过敏、突然调整剂量导致餐后的高甘油三酯血症。

2. 镇痛药物

腹痛是慢性胰腺炎最为常见的临床症状。初次就诊原因中,有 70% 左右的患者主诉腹痛。慢性胰腺炎腹痛的机制包括压力增加、氧化应激、周围神经损伤、中枢敏感性增加和痛觉高敏等。慢性胰腺炎一旦被确诊,首先患者需要严格控制烟酒摄入,并且需要镇痛药物的长期维持治疗。

理论上,补充胰酶可以诱导缓解疼痛。由于其易于管理并且无明显不良反应,2003 年亚太共识会上仍将胰酶制剂作为慢性胰腺炎镇痛的一线治疗药物。只有当胰酶补充、饮食调整等治疗无效时,才按需使用镇痛药物。

对于慢性胰腺炎患者镇痛药物的使用原则遵循世界卫生组织(WHO)提出的镇痛三阶梯原则。目前在许多西方国家,长期使用阿片类镇痛药治疗慢性胰腺炎患者的疼痛非常普遍,尽管吗啡及其类似物的镇痛效果更好,但应避免将其作为一线药物使用。严重慢性胰腺炎疼痛病人可以选用吗啡等强效镇痛药,剂量一般需根据个体情况进行调整,以最小有效剂量为宜。应用阿片类镇痛药需注意其不良反应,尤其是其能诱发或加重胃轻瘫、成瘾、痛觉过敏。鉴于我国对麻醉药物的严格控制,我国 CP 病人应用阿片类药物例数明显低于国外。曲马多是低效的选择性阿片受体激动剂,但因其止痛效果显著,并且其引起的胃肠道不良反应较小,发生药物依赖的可能性也较小,故在临床上可普遍用于治疗慢性胰腺炎患者的疼痛。

除此之外,一些非选择性药物如 5 -羟色胺再摄取抑制剂也越来越受欢迎,它们已成功用于缓解慢性胰腺炎及其他慢性疼痛的疾病。对于一部分持续性剧痛的慢性胰腺炎患者,硬膜外丁丙诺啡和经皮芬太尼也是较好的选择。

如果病人需要长期使用镇痛药物,应该考虑通过内镜或手术治疗以更有效地缓解疼痛、改善生活质量,降低镇痛药物的不良反应。

3. 奥曲肽、维生素、胰岛素

奥曲肽是一种人工合成的生长抑素类似物,通过降低胆囊收缩素(CCK)的释放达到镇痛和抑制胰腺分泌的作用,可有效缓解部分经充分止痛、抑酸、补充胰酶无效的慢性胰腺炎患者的腹痛。对于胰酶制剂无效的患者,可以采用奥曲肽来缓解疼痛。对于脂溶性维生素缺乏,长期脂肪泻的患者,需要补充维生素 D、K、E 等,同时补充维生素 B12、叶酸、钙、铁。合并糖尿病者可给予胰岛素治疗,另外改善胰腺外分泌功能衰退的症状有利于控制同时合并的糖尿病。有效控制外分泌功能不全后,应用胰岛素可明显改善患者的营养状态。但慢性胰腺炎患者缺乏内源性胰高血糖素更容易发生低血糖,应警惕。

4. 抗氧化剂

氧化应激是慢性胰腺炎的发病机制的一种重要假说。研究表明慢性胰腺炎患者的抗氧化能力受损,这可能是导致患者机体氧化状态升高的一个重要原因。正常人群可通过日常饮食补充人体所需的抗氧化剂,并且还可摄入多种用以合成细胞内抗氧化酶的辅助因子。然而慢性胰腺炎患者因餐后腹痛加重而导致进食量明显不足,加之胰腺内外分泌功能受损造成摄入的食物不能充分地被消化和吸收,从而导致机体所需的营养物质缺乏。因此补充抗氧化剂治疗有望缓解慢性胰腺炎患者的氧化负担和临床症状。有研究表明:接受抗氧化剂补充治疗的患者机体内抗氧化水平得到显著的改善,疼痛明显减轻,约 1/3 的患者疼痛甚至得以消除。抗氧化治疗慢性胰腺炎的主要目的是为转硫作用途径提供甲基和硫醇,这可有助于抑制活性氧(ROS)的激活,对减轻患者的疼痛有非常大的意义。虽然许多研究显示抗氧化治疗具有潜在益处,但其有效性仍存在争议,确切效果有待观察。

5. 抗酸药

胃肠道的 pH 将影响消化酶的疗效。慢性胰腺炎患者因胰腺的碳酸氢盐分泌减少,胃分泌液不能有效中和胃酸。而胃或十二指肠 pH<4 将使胰酶丧失活性。因此,对于胃酸过高或胰酶替代治疗效果不佳的患者,应予口服 H_2 受体阻滞剂或质子泵抑制剂,每日 1 次即可起到抑制胃酸的作用,提高胰酶制剂疗效。

(二) 中医学

慢性胰腺炎属于中医"胃脘痛""腹痛""泄泻""痞证""癥瘕积聚"等范畴,由于在中医学的五脏六腑理论中对"胰"的概念没有明确的记载,所以在中医文献中没有慢性胰腺炎的中医病名及专门论述。古今医家普遍认为湿与热为本病之主要病因,而湿与热之生多归结于饮食不节,恣食肥甘,酗酒,伤及脾胃,蕴久而成。而此病反复发作,患者多脾胃虚弱,肝气横逆而致气血凝滞,故治疗上多选用清热化湿、健脾和胃、疏肝理气、活血化瘀的药物治疗。四逆散、柴胡桂枝汤、六君子汤、当归汤、参苓白术散、舒肝汤、龙胆泻肝汤等均为慢性胰腺炎的有效方剂。

(三) 内镜治疗

近年来,随着微创科治疗观念的普及,胰腺疾病的内镜治疗也已广泛开展,与外科治疗相比,内镜治疗检查和治疗具有可一次进行、安全性高、操作成功率高、治疗痛苦小、术后症状缓解率高、具有较低的病死率等优势,内镜治疗的主要目的是减轻患者疼痛及治疗局部并发症。

在我国,慢性胰腺炎主要危险因素仍是胆道疾病。在慢性胰腺炎患者中大约有50%的患者存在主胰管炎性狭窄或胰管结石,其部位通常位于胰头部,胰管狭窄或结石可导致胰液排出受阻、胰管及胰腺实质高压、胰腺腺体结构和功能受损,与慢性胰腺炎患者疼痛症状的发生密切相关。

常规术式包括:

(1)经内镜胰管括约肌切开术;

(2)胰管扩张术;

(3)胰管支架术;

(4)内镜下胰管取石术;

(5)内镜下胰腺假性囊肿引流术;

(6)内镜下鼻胰管引流术。

经内镜胰管括约肌切开术一般用于内支架或其他介入治疗术前,但狭窄仅局限于乳头部时,经内镜胰管括约肌切开术可作为独立治疗手段;胰管扩张术主要适应证为胰管开口部狭窄或主胰管狭窄、内镜切开不充分或作为取胰石及胰管支架引流等治疗前的预处理。胰管扩张术治疗短期疗效较好,远期疗效欠佳,易复发,较少单独使用;胰管支架术被广泛用于慢性胰腺炎及其并发症的临床治疗。对主胰管周围炎性坏死所致胰管良性狭窄的患者,支架置入可迅速、有效地解除胰管梗阻,降低胰管内压力,缓解症状(图1-4-1)。

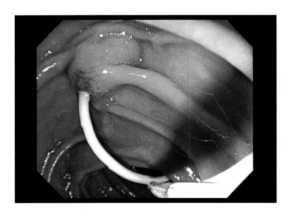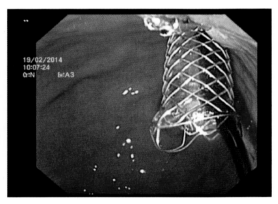

图1-4-1　胰管支架的释放过程

胰管支架就位,半张开的胰管支架

对于胰管狭窄伴发结石者,可行ERCP胰管取石、胰管扩张及支架置入等,可有效解除梗阻;内镜下胰腺假性囊肿引流术包括经胃肠道黏膜穿刺和经乳头插管囊肿支架引流(图1-4-2)。假性囊肿内镜治疗指征:

① 有临床症状;

② 囊肿逐渐增大;

③ 出现并发症(感染、出血、胆管或消化道梗阻等);

④ 可疑恶性。

内镜下胰腺假性囊肿引流术的可行性很大程度上依赖于囊肿的解剖和位置,其成功率为80%～95%,术后复发率为10%～20%,并发症发生率约为10%;鼻胰管引流术主要适用于胰管多发结石需多次取石治疗和与主胰管相通的假性囊肿发生感染的情况。它优于经皮穿刺引流术,可避免胰瘘。鼻胰管引流术是胰液引流的有效方法。

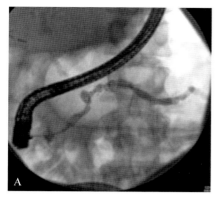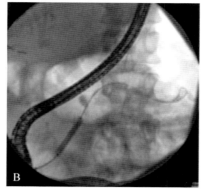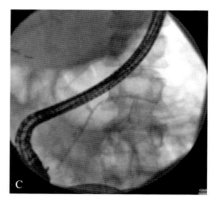

图 1 - 4 - 2　胰管良性狭窄的治疗：球囊扩张和支架置入术

A. 慢性胰腺炎患者胰管不规则狭窄；B. 远端胰腺胰管狭窄扩张；C. 放置胰管内支架。

　　内镜治疗慢性胰腺炎创伤小，对慢性胰腺炎并发胰管结石、狭窄、胰腺假性囊肿及继发胆道梗阻安全有效，能有效缓解患者疼痛。但内镜治疗需要患者长期多次住院，且所需治疗费用较高，因此在治疗时应对患者进行适当的筛选，术前对患者进行充分的评估，针对患者自身情况进行合理有效的治疗。

（赵　严　刘占举）

第二节　胰腺神经内分泌疾病的内科治疗

一、胰腺神经内分泌肿瘤概述

　　神经内分泌肿瘤是一组异质性肿瘤疾病，其肿瘤细胞来源于不同部位的具有胺前体摄取和脱羧功能的多功能内分泌细胞，呈现不同的临床表现，具有不同程度的恶性潜能，预后差异较大。胰腺神经内分泌肿瘤（pancreatic neuroendocrine neoplasms，pNENs）来源于胰腺导管和腺泡细胞的多能干细胞。

　　（一）胰腺神经内分泌肿瘤流行病学

　　pNENs 易发生在白种人群（84%），男性较多（55%），其发病率随着年龄增加而升高，在 50~60 岁达到发病高峰，功能性 pNENs 和无功能性 pNENs 的平均发病年龄分别为 55 岁和 59 岁。美国监测、流行病学与最终结果数据库（sEER）的数据显示，pNENs 的发病率和患病率明显上升。据日本资料统计，pNENs 的发病率为 2.23/10 万，大多数 pNENs 是散发的，10%~30% 的 pNENs 是遗传性 NENs 综合征的表现之一，pNENs 占胰腺肿瘤的 1%~2%。

　　（二）胰腺神经内分泌肿瘤分类

　　对于 pNENs 的分类存在争议。现在主要是依据分子突变、激素功能和组织病理学三个方面进行分类。

　　1. 从分子突变方面分类

　　可分为散发性和遗传性，其特性取决于不同基因突变和临床表现。例如在 MEN1 中，存在染色体 11q13 编码 MENIN 蛋白的突变。

　　2. 从激素功能方面分类

　　可分为功能性和无功能性 pNENs。

　　（1）功能性

　　约占 pNENs 的 10%，表现为激素分泌相关的临床症状。这一类肿瘤中以胰岛素瘤为主（30%~40%），其次是胃泌素瘤（16%~30%）、胰高血糖素瘤（<10%）、血管活性肠肽瘤（<10%）、生长抑素

瘤（<5％）。还包括其他罕见类型，如分泌促肾上腺皮质激素和导致库欣综合征的 NETs（AcTHomas）、导致类癌综合征的 NETs、导致血钙过多的 NETs，以及非常罕见的异常分泌黄体类激素、凝乳酶或促红细胞生成素的 NETs 等。

（2）无功能性

约占 pNENs 的 90％。无临床表现，当肿瘤增大到一定程度时，可能出现肿瘤压迫的相关症状，如消化道梗阻和黄疸，也可能出现转移相关症状，因此大部分患者在肿瘤晚期才能被发现，诊断时约 60％已发生转移，21％有局部晚期症状。

3. 从组织病理学方面分类

WHO（2010）的分级系统应用最为广泛。它采用核分裂象数和 Ki－67 阳性指数两项指标将 pNENs 分为三个级别：G1、G2 和 G3。

（1）G1：Ki－67 标记率≤2％和（或）核分裂象数为 1/10 高倍视野（HPF）；

（2）G2：2％<Ki－67 标记率≤20％和（或）2<核分裂象数≤20/10 HPF；

（3）G3：Ki－67 标记率>20％和（或）核分裂象数>20/10 HPF。

G1 和 G2 分化较好，占 pNENs 的 90％；G3 占 pNENs 的 10％，其分化度较差。NETs（neuroendocrine tumors）是指高、中分化的神经内分泌瘤；而 NEC（neuroendocrine carcinoma）则是指低分化的神经内分泌癌。

二、胰腺神经内分泌肿瘤的内科治疗

由于 pNENs 的高度异质性以及临床表现的复杂性，患者的个体化治疗依赖于多学科的共同协作。现有的治疗方式包括内科药物治疗、外科手术治疗、放射介入治疗、肽受体介导的放射性核素治疗（peptide receptor radionuclide therapy，PRRT）等。

目前，胰腺神经内分泌肿瘤首选的方法仍是手术治疗，也是唯一可能治愈的方法，接受根治性切除手术的患者具有良好的预后。不同的 pNENs 可根据肿瘤性质、部位、大小、数量及肿瘤与主胰管的关系来确定手术方式。其主要手术方式包括肿瘤切除术、胰体尾切除联合脾脏切除术、保留脾脏的胰体尾切除术、胰十二指肠切除术及胰腺节段切除术等。

内科治疗主要包括：抗增殖治疗和控制症状的治疗，其中药物包括生物药物、细胞毒类化疗药物和分子靶向药物。根据治疗目的可分为控制功能性 pNENs 激素相关症状的药物和控制肿瘤生长的药物。需结合肿瘤功能状态、生长抑素受体表达情况、病理分级、肿瘤分期和药物毒性谱进行具体的药物选择。

（一）抗增殖治疗

1. 生物药物

治疗药物主要包括：干扰素 α（IFN－α）和生长抑素类似物（somatostatin analogues，SSA）。

超过 70％的 pNENs 在其细胞表面上表达不同水平的生长抑素受体（somatostatin receptor，SSTR）。SSTR 亚型具有抗增殖作用，从而可发挥间接调控肿瘤生长的作用。SSTR 亚型分为 SSTR1～5 型，其中 SSTR1、SSTR2、SSTR4 和 SSTR5 主要参与细胞周期进展，SSTR2 和 SSTR3 也可能发挥激发促凋亡途径和抗血管生成信号的作用。SSA 与 SSTR 相结合，可抑制腺苷环化酶，随之激活 Ca^{2+}、K^+ 通道并降低细胞内 cAMP 水平，导致细胞内 Ca^{2+} 浓度降低，最终抑制激素的分泌。因此 SSA 不仅可以通过与 SSTR 的结合抑制激素释放，从而改善激素过度分泌所引起的临床症状，同时还能调控肿瘤细胞增殖、凋亡和血管生成相关信号通路而发挥抑瘤作用。

临床常用 SSA 主要包括长效奥曲肽和长效兰瑞肽。这两种药物均通过与 SSTR2 或 SSTR5

结合而发挥作用。需要注意的是,在治疗胰岛素瘤时,SSA 在抑制胰岛素分泌的同时也会抑制胰高血糖素分泌,在胰高血糖素被过度抑制的情况下,患者的低血糖症状可能无法缓解甚至加重,因此在使用 SSA 类药物治疗胰岛素瘤时需密切监测血糖。

SSTR 介导的放射性核素治疗对于表达 SSTR 但手术无法切除或并发肝转移的 pNENs 患者来说是一种新型治疗措施。放射性核素 In - 111、Y - 90、Lu - 177 标记的生长抑素类似物均可使 pNENs 患者的症状得到明显改善。

IFN - α 与胰腺神经内分泌肿瘤细胞表面特定受体结合抑制激素分泌,从而控制临床症状和肿瘤生长。其可能的作用机制包括对肿瘤细胞周期的阻滞、抑制肿瘤血管生成、激活细胞免疫等。有研究表明,IFN - α 联合奥曲肽对进展期 pNENs 具有一定疗效,但干扰素在临床使用中较少能使肿瘤缩小,且患者耐受性差,通常用于二线治疗。但 IFN - α 是否能改善患者病情,延长生存期目前临床证据不足,仍需大样本量临床试验证实。

2. 细胞毒类化疗药物

细胞毒类化疗药物对不同分化程度的 pNENs 均有一定的疗效,但主要针对恶性程度高且快速增殖的 pNENs,特别是生长抑素受体表达阴性的患者。临床上最常用的细胞毒性药物有链脲霉素(streptozocin,STZ)、卡培他滨、5-氟尿嘧啶(5 - fluorouracil,5 - FU)、阿霉素和替莫唑胺等。根据肿瘤的分化程度,可选择不同的化疗方案。

中高分化的 pNENs 可采用链脲霉素联合 5-氟尿嘧啶或阿霉素方案治疗,其中链脲霉素联合阿霉素方案较链脲霉素联合 5-氟尿嘧啶方案更佳,但不良反应更严重。近年来,一系列以替莫唑胺为基础的化疗方案用于治疗晚期 pNENs 患者的研究显示,替莫唑胺联合卡培他滨方案的客观缓解率(ORR)为 $20\%\sim70\%$,替莫唑胺联合抗血管生成药物如贝伐单抗或沙利度胺的 ORR 在 $33\%\sim45\%$ 之间。由于替莫唑胺的临床疗效较好,目前推荐其单药、联合化疗或者靶向药物治疗转移性 pNENs 或 pNEC。

pNEC(即低分化的 pNENs)的金标准方案是以铂类为基础的化疗方案,如顺铂或卡铂联合依托泊苷(EP)、顺铂或卡铂联合伊立替康,缓解率为 $42\%\sim67\%$。Ki - 67<55% 的患者,对铂类为基础的化疗有效率显著低于 Ki - 67>55% 的患者,但生存时间可显著延长。所以建议对于 Ki - 67>55% 的患者首选顺铂或卡铂联合依托泊苷方案,而对于 Ki - 67<55% 的 pNEC 一线可考虑替莫唑胺为主的方案,同时结合分化程度进行选择。

迄今为止,尚无公认的二线治疗方案。一线化疗进展后的病人可选用 FOLFOX(奥沙利铂联合 5-氟尿嘧啶/亚叶酸钙)或 FOLFIRI(伊立替康联合 5-氟尿嘧啶/亚叶酸钙)作为其二线化疗方案。对于一线治疗缓解时间超过 3 个月的患者,在二线治疗失败后,也可考虑重新采用 EP 方案治疗。

3. 分子靶向治疗药物

目前肿瘤分子靶向治疗技术逐渐成熟并取得显著疗效,胰腺神经内分泌肿瘤的分子靶向治疗主要包括抗表皮生长因子受体(epithelial growth factor receptor,EGFR)药物(如舒尼替尼、索拉非尼)、抗血管内皮生长因子(vascular endothelial growth factor,VEGF)药物(如贝伐珠单抗)及哺乳动物雷帕霉素靶蛋白(mammalian target of rapamycin,mTOR)抑制剂(如依维莫司)等。

(1)舒尼替尼

舒尼替尼是一种多靶点酪氨酸激酶抑制剂,可抑制包括血管生长因子受体与血小板源性生长因子受体在内的至少 9 种受体酪氨酸激酶。2011 年发表在《新英格兰医学杂志》上的一项随机对照Ⅲ期临床实验,比较了舒尼替尼和安慰剂用于治疗晚期 pNENs 患者的疗效,研究结果显示舒尼替尼较之安慰剂能显著延长患者的中位无进展生存期(11.4 个月对 5.5 个月),根据交叉校正,提示舒尼替尼可产生 6.3～16.7 个月的生存获益。因此,舒尼替尼可用于无法切除的局部晚期或转移性 pNENs。

（2）依维莫司

依维莫司是一种口服的 mTOR 抑制剂。2011 年发表在《新英格兰医学杂志》上的 RADIANT－3 研究纳入了 410 例晚期中高分化的 pNENs 患者,结果证实依维莫司较之安慰剂能明显延长患者的中位无进展生存期（11.0 个月对 4.6 个月）,并且研究显示依维莫司治疗无论是对于高分化还是中等分化患者均可有无进展生存期获益。因此,依维莫司也可用于无法切除的局部晚期或转移性 pNENs,并成为第一个被 FDA 批准用于治疗不可切除的局部晚期或转移性 pNENs 的药物。

4. 肽受体放射性核素治疗

对于进展期胰腺神经内分泌肿瘤目前缺乏有效的治疗方法,肽受体放射性核素治疗（peptide receptor radionuclide therapy,PPRT）是针对不能手术和转移病灶的一种新方法。放射性核素 ^{111}In、^{99}Tc^m、^{90}Y 和 ^{177}Lu 标记的奥曲肽与 SSTR2 有较强的亲和力。^{111}In 或 ^{99}Tc^m 标记的生长抑素类似物可以用来定位诊断神经内分泌肿瘤,而 ^{90}Y 和 ^{177}Lu 标记的生长抑素类似物则可以治疗神经内分泌肿瘤。国外学者积极倡导 PPRT 作为转移和不能手术神经内分泌肿瘤的首选方法。

国外 PPRT 已有 30 年的历史。最初用大剂量 ^{111}In－DTPA^0－octreotide 治疗转移的神经内分泌肿瘤,累积剂量高达 20～100 GBq。虽然取得了一定的疗效,但是出现了一定的并发症如白血病和骨髓增生异常综合征,因此总结出 ^{111}In 物理性质不适合用于治疗。目前在治疗中运用较多的是 ^{90}Y 标记的生长抑素类似物 ^{90}Y－DOTA^0－Tyr^3－octreotide,其主要不良反应是肾毒性和血液毒性。与 ^{90}Y 相比,^{177}Lu 更适合较小的病变,组织内射程为 2 mm。荷兰 Erasmus 医学中心使用 ^{177}Lu－DOTA^0－Tyr^3－octreotide 治疗了 504 例神经内分泌肿瘤患者,对其中 131 例进行了疗效评价,完全缓解（complete response,CR）3 例（2%）,部分缓解（partial response,PR）32 例（26%）,好转（minimal response,MR）24 例（19%）,稳定（stable disease,SD）44 例（35%）,进展（progressive disease,PD）22 例（18%）,常见不良反应仍然是血液毒性,少数病人可发生可逆性的肝毒性。但是 PPRT 在国内的应用较晚,在整个神经内分泌肿瘤的治疗中,病例数较少。如果该方法能得到广泛应用,将成为治疗不能手术和转移的胰腺神经内分泌肿瘤患者的首选方法。主要限制放射性剂量的重要脏器是骨髓和肾脏。目前仍需大样本、多中心临床试验加以证实疗效。

（二）控制症状的治疗

1. 胰岛素瘤

胰岛素瘤又称胰岛 β－细胞瘤,以分泌大量胰岛素而引起发作性低血糖症候群为特性,为器质性低血糖症中较常见的原因。本病约 90% 以上为胰岛 B 细胞的良性肿瘤,且 90% 为单个,也可多发。90% 左右的肿瘤位于胰腺内,发生在胰头、体和尾部的各占 1/3。患者可通过少食多餐、静脉输注葡萄糖来调节血糖。目前控制胰岛素瘤患者低血糖症状最有效的药物是二氮嗪（氯甲苯噻嗪）,其可通过直接作用于 β 细胞,抑制胰岛素的分泌,调节患者的血糖水平,但是会引起水钠潴留,需要辅以利尿剂治疗。长效 SSA（奥曲肽、兰瑞肽）可控制 SSTR2 阳性的胰岛素瘤患者的症状,但在某些患者中可能会加重低血糖,需谨慎使用和严密监测血糖情况。有研究提示,mTOR 抑制剂（雷帕霉素、依维莫司）对转移性胰岛素瘤的低血糖症状具有一定的疗效。糖皮质激素、IFN－α 和肽受体放射性同位素治疗对控制低血糖也有一定的效果。此外还可以采取传统的链脲霉素化疗,对于不能耐受链脲霉素毒副作用的患者也可以采用 5－FU、表阿霉素、丝裂霉素、IL－2 联合用药行动脉灌注化疗和栓塞。目前针对不能完全手术切除及不能耐受手术的胰岛素瘤患者可在超声引导下行针刺注射无水乙醇治疗,也可取得良好的治疗效果。

2. 胃泌素瘤

胃泌素瘤因过度分泌胃泌素、进而作用于胃黏膜壁细胞导致胃酸分泌增多,最终引起 Zollinger-Ellison 综合征(zollinger-ellison syndrome,ZES)。多位于十二指肠或胰腺,包括散发性 ZES 和遗传性 ZES。遗传性 ZES,即多发性内分泌腺瘤病Ⅰ型(MEN1),是一种常染色体显性综合征,占到 ZES 的 20%~30%。ZES 主要因胃酸分泌过多产生一系列临床表现,包括单发性和多发性十二指肠溃疡、消化道症状、胃食管反流(gastroesophageal reflux disease,GERD)和腹泻。多数患者是因为长期难治的消化道溃疡和(或)胃食管反流最终才得以确诊。H_2 受体抑制剂(如西咪替丁、雷尼替丁以及法莫替丁等)和 PPI(如奥美拉唑、兰索拉唑、泮托拉唑和雷贝拉唑等),能够控制胃酸过量分泌所引起的 Zollinger-Ellison 综合征。其中 PPI 每次给药后作用时间较长,且长期使用安全性良好,是抑制胃酸分泌的首选药物。H_2 受体抑制剂同样有效,但所需剂量较大。对于部分已手术切除病灶的患者,由于胃底、胃体肠嗜铬样细胞增多,进而分泌过多组胺刺激壁细胞分泌胃酸而使其继续遭受 Zollinger-Ellison 综合征的困扰,这部分患者需继续使用 PPI 抑制胃酸分泌。长期使用 PPI 的患者,应警惕萎缩性胃炎的发生,需每年检测维生素 B12 的水平。

3. 其他功能性 pNENs

SSA 对于罕见的功能性 pNENs(rare functional p-NETs,RFTs)的症状控制显著,尤其是对于胰高血糖素瘤、生长激素瘤和血管活性肽瘤(vasoaetive intestinal peptide tumor,VIP 瘤)患者。对于 SSA 疗效不佳的功能性 pNENs 患者中,IFN - α 单药或与 SSA 联合治疗可用于控制症状。对于有库欣综合征的患者,应首选肾上腺皮质激素酶抑制剂(如美替拉酮),如效果不佳可考虑肾上腺切除。对于晚期难治性的异位分泌促肾上腺皮质激素释放激素或 ACTH 的 NETs,可使用糖皮质激素受体阻滞剂(如米非司酮)。对于 ACTH 瘤患者,多巴胺激动剂卡麦角林对抑制异位 ACTH 分泌也可能有一定疗效。

综上所述,控制症状应首选 SSA(酌情联合或不联合 IFN),针对不同激素可使用相应的拮抗剂抑制其分泌。对转移性胰岛素瘤,可采用依维莫司以及肽受体放射性同位素治疗作为控制症状的二线治疗。

三、预后评估

pNENs 均具有恶性潜能,影响肿瘤预后的因素包括肿瘤大小、发病部位、病理类型、分化程度及转移情况等。pNENs 病程缓慢,应长期随访,建议至少随访 7 年。

(赵　严　刘占举)

第三节　胰腺良性肿瘤的内科治疗

胰腺肿瘤是消化系统常见的肿瘤之一,近年来发病率呈升高趋势。胰腺肿瘤包括胰腺良性肿瘤、癌前病变和恶性肿瘤。胰腺位于腹膜后,因而早期肿块较小时不易被发现。大部分胰腺良性肿瘤发病隐匿并呈非侵袭性生长,临床主要采取手术治疗,手术切除率高。相对胰腺恶性肿瘤而言,胰腺良性肿瘤的手术操作简单、预后好、无复发。然而,由于大部分胰腺良性肿瘤的临床症状不典型或无明显症状,因而易漏诊、误诊,导致不恰当的治疗。由于胰腺良性肿瘤有恶变倾向,或病变本身合并恶变,手术切除是胰腺良性及低度恶性肿瘤的根治性治疗手段,目前多数文献主张此类肿瘤应切除。因此在术前作出及时准确的诊断并采取恰当的治疗非常重要。本节将重点讲述胰腺良性肿瘤的分型、临床表现和治疗进展,部分胰腺内分泌肿瘤的内科学治疗方案可见本章第二节具体概述。

一、胰腺良性肿瘤的分类及概述

胰腺是具有内分泌和外分泌功能的器官,2010 年前胰腺良性肿瘤分为浆液性囊腺瘤、黏液性囊腺瘤、实性假乳头状瘤、导管内乳头状黏液瘤等(表 1-4-1,表 1-4-2)。2010 年 WHO 将胰腺良性肿瘤分为以下两种。

表 1-4-1 胰腺囊性疾病的分类

疾病类别	疾 病 名 称	疾病类别	疾 病 名 称
上皮源性肿瘤	导管内乳头状黏液瘤 黏液性囊腺瘤 浆液性囊腺瘤 VHL 综合征相关的浆液性囊腺瘤 浆液性囊腺瘤 囊性神经内分泌肿瘤(G1、G2) 腺细胞囊腺癌 囊性腺细胞癌 实性假乳头状瘤 副脾上皮样囊肿 囊性错构瘤 囊性畸胎瘤(上皮样囊肿) 囊性导管腺癌 囊性胰母细胞瘤 囊性转移性上皮肿瘤 其他	非上皮源性肿瘤 上皮源性非肿瘤性疾病 非上皮源性、非肿瘤性疾病	良性非上皮性肿瘤 恶性非上皮性肿瘤 淋巴上皮囊肿 黏液性非肿瘤性囊肿 肠源性囊肿 壶腹旁十二指肠壁囊肿 潴留性囊肿 子宫内膜异位性囊肿 先天性囊肿 胰腺炎相关的假性囊肿 寄生虫性囊肿

表 1-4-2 胰腺囊性肿瘤的主要特点

肿瘤类型	年龄段	发病情况	好 发 部 位	囊 液 特 征	影像学特征	恶变倾向
浆液性囊腺瘤	老年	女性>男性	约 50% 在胰体尾部	清亮、稀薄,癌胚抗原和淀粉酶水平低	多微囊,蜂窝状,囊壁较薄,中心可见星状瘢痕及钙化	很低
黏液性囊腺瘤	中年	女性>男性	80%～90%在胰体尾部	黏液、常黏稠,癌胚抗原水平高,淀粉酶水平低	多单发,囊壁较厚,可见壁结节、蛋壳样钙化及分隔	中等至高等
导管内乳头状黏液性瘤	老年	男女相当	胰头、钩突	黏液、常黏稠,癌胚抗原水平中等或高等,淀粉酶水平高	胰管扩张,囊实性混合,边界清晰	主胰管受累则为高等,分支胰管受累则为中等
实性假乳头状瘤	青年	女性>男性	胰头、体、尾部比例相当	血性,癌胚抗原水平低	囊实性占位	低度恶性,常局部侵犯

1. 上皮源性肿瘤

包括浆液性囊腺瘤、腺细胞囊腺癌等;同时把黏液性囊腺瘤、导管内乳头状黏液瘤划分为癌前病变,把实性假乳头状瘤定性为低级别恶性肿瘤。而这些具有恶变潜能的肿瘤是从良性到恶性的发展过程,鉴别其良恶性对手术方式及范围的选择十分重要。

2. 神经内分泌性肿瘤

包括功能性胰岛细胞瘤和非功能性胰岛细胞瘤,前者根据分泌的活性物质不同,又分为胰岛素瘤、胃泌素瘤、血管活性肠肽瘤(VIP 瘤)、胰高血糖素瘤等。

　　胰腺良性肿瘤很少向病变周围组织或血管侵犯,患者早期多无明显症状,多在查体时偶然发现。常见症状有上腹部疼痛、不适,当肿块体积较大时上腹可触及活动性肿块,并出现相应压迫症状,如餐后上腹部饱胀、恶心、呕吐等。部分胰腺良性肿瘤生长迅速,肿块体积迅速增加,进而导致胰腺体积增大、包膜张力增加,刺激感觉神经纤维或肿块直接刺激周围神经引起腹痛。此外,肿块与毗邻的重要血管或器官粘连,产生压迫症状。当肿块压迫脾静脉时,可造成脾大,进而出现门静脉高压,引起腹水和食管-胃底静脉曲张。位于胰腺头部的肿瘤可压迫胆总管,引起梗阻性黄疸。功能性胰岛素瘤可表现为典型的 Wipple 三联征。胰腺良性外分泌肿瘤多见于女性患者,部分胰腺导管内乳头状黏液瘤患者可合并急性胰腺炎或假性囊肿形成。

二、胰腺良性肿瘤的诊断

　　有功能的胰岛细胞肿瘤因较早出现相应症状,其定性和定位诊断均有其特点。由于胰腺良性及低度恶性肿瘤治疗效果较好,因此了解其临床诊断方法,特别是影像学特征,对提高术前诊断准确率,确定合理的治疗方案具有重要意义。由于此类肿瘤早期临床症状较少或不典型,多数病人是在查体或在其他疾病的检查和随诊中发现。

　　1. 实验室检查

　　与胰腺恶性肿瘤不同,胰腺良性肿瘤血清肿瘤标志物的水平往往在正常范围内。当肿块位于胰头和钩突部位时,可压迫胆总管引起梗阻性黄疸;小部分胰腺导管内乳头状黏液瘤患者可出现血清淀粉酶轻度升高;大部分胰岛素瘤患者出现血浆胰岛素水平升高,这也是诊断胰岛素瘤的金标准,但也有少部分患者血浆胰岛素水平正常,这给临床诊断带来了困难。对于上述病例,传统诊断方法不能作出胰岛素瘤的诊断,容易漏诊,因此临床需结合典型的 Whipple 三联征,同时检测患者空腹血糖水平、免疫反应性胰岛素水平、胰岛素(血糖比值)、血清 C 肽和胰岛素原水平才能对胰岛素瘤作出定性诊断。

　　2. 影像学检查

　　影像学检查主要包括定性诊断和定位诊断两方面。目前,对于功能性胰腺良性内分泌肿瘤的定性诊断已较为成熟,主要是依靠典型的临床表现、血清激素水平测定以及激发试验;定位诊断主要采用彩色多普勒超声、CT、MRI、内镜超声等。然而,目前大部分影像学检查尚不能对胰腺良性外分泌肿瘤作出定性诊断。

　　(1) 超声

　　超声具有无创、操作简便快捷等优点,是腹部最常用和首选的检查方法。超声主要通过胰腺实质内的低回声占位和胰管、胆管扩张间接提示占位性病变,但其受胃肠道内气体的干扰较大。随着超声技术的发展,超声内镜逐渐应用到胰腺肿瘤诊断中,其结合了超声和内镜的优点,大大提高了胰腺肿瘤的检出率和定位诊断的准确率。孙思予等的研究证实,超声内镜结合细针穿刺能够安全、有效地诊断胰腺占位性病变,弥补了单纯超声诊断胰腺肿瘤的缺陷。此外,超声引导下细针穿刺活检不仅能对胰腺肿瘤进行定位诊断,而且能抽取囊性肿物内的液体进行肿瘤标志物测定,也可对实性或囊实性肿物进行病理学检查,进而对肿瘤作出定性诊断。

　　(2) CT

　　具有良好的密度分辨率和空间分辨率,能较好地鉴别诊断胰腺少囊多室型浆液性囊腺瘤和黏液性囊腺瘤、胰腺少囊多室型浆液性囊腺瘤(图 1-4-3)。螺旋 CT 薄层动态增强扫描能够清晰显示较小的胰腺肿瘤及其周围血管关系,并能显示病灶局部和远处转移情况。CT 三维重建可以显示整个胰管概况,对于胰管内肿瘤的诊断有重要价值。如果要进一步鉴别一些微小肿瘤的良恶性及判断是否发生远处转移则需行正电子发射型计算机断层扫描(PET-CT)检查。

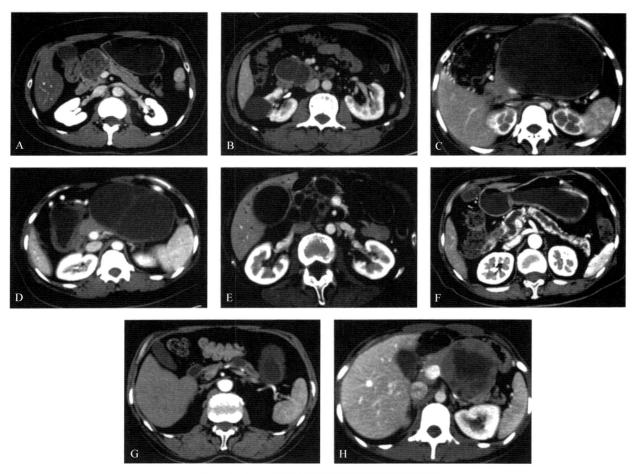

图 1-4-3　四种常见胰腺囊性肿瘤影像学表现

A. 示浆液性囊性肿瘤（微囊型）；B. 示浆液性囊性肿瘤（寡囊型）；C. 示黏液性囊性肿瘤（恶性）；D. 示黏液性囊性肿瘤（良性）；E. 示导管内乳头状黏液性肿瘤（恶性）；F. 示导管内乳头状黏液性肿瘤（主胰管型）；G. 示导管内乳头状黏液性肿瘤（分支胰管型）；H. 示实性假乳头状肿瘤。

（3）MRI

可用来判断胰腺周围肿瘤的组织扩散，能更好地显示胰腺囊实性肿瘤的囊灶、囊壁、间隔以及实性部分各期的动态变化，可对术前部分肿瘤进行定性诊断，但 MRI 对病灶钙化的显示程度较差。

（4）经内镜逆行性胰胆管造影术（endoscopicretrograde cholangio pancreatography，ERCP）

ERCP 能直接显示壶腹部病变以及胰管狭窄、梗阻或充盈缺损，其在显示胰腺尾部病变方面具有明显优势。由于胰腺良性肿瘤很少堵塞胰管，因此 ERCP 的成功率较高，造影显示清晰，有狭窄无扩张是胰腺良性肿瘤 ERCP 的特征性表现。ERCP 是一项有创性检查，当胰腺发生病变时，向胰管内注入大量造影剂会影响胰腺的正常功能。当胰管发生完全性或不完全性梗阻时，行 ERCP 检查可引起继发性胰腺炎，因此除需行经内镜胰胆管支架置入引流减压外，通常 ERCP 不作为诊断胰腺肿瘤的首选方法。近年来，随着影像诊断技术的发展和提高，磁共振胰胆管造影、磁共振血管造影、数字减影血管造影等方法也逐渐应用到胰腺良性肿瘤的术前诊断，但其诊断效能尚需进一步验证。

3. 胰腺良性肿瘤的治疗

由于胰腺良性肿瘤有恶变倾向，或病变本身合并恶变，手术切除是胰腺良性及低度恶性肿瘤的根治性治疗手段，目前多数研究主张此类肿瘤应切除。选择合适的手术时机，根据肿瘤部位、术中对病灶良恶性的判断等选择恰当的手术方式，以完整地切除肿瘤，并最大程度地保护胰腺的内分泌和外分泌功能,使得胰腺良性肿瘤的治愈率逐渐上升。其主要手术方式包括肿瘤切除术、胰体尾切除联合脾脏切除术、保留脾脏的胰体尾切除术、胰十二指肠切除术及胰腺节段切除术等。但外科并发症发生率很高。所以,对于胰腺良性肿瘤是选择手术治疗还是非手术治疗仍然存在争议。

至此,目前胰腺内分泌肿瘤如胰岛素瘤的治疗也主要是手术切除肿瘤,若手术探查未发现肿瘤或肿瘤已转移,则可行药物治疗,如甲氰咪胍治疗胃泌素瘤,氯苯甲噻二嗪治疗胰岛素瘤,生长抑素(SMS-201,SMS-995)治疗胰高血糖素瘤,阿霉素治疗生长抑素瘤等。5-氟尿嘧啶、氮烯唑胺或链脲霉素也可以用于胰岛细胞瘤的药物治疗。具体可见胰腺内分泌肿瘤内科学治疗方案。

随着对胰腺良性肿瘤认识的不断提高,对其的早期诊断和治疗已引起高度重视,应根据肿瘤的部位、类型和患者的全身状况制订恰当的治疗方案。在完整切除肿瘤的同时,最大程度地保留患者的胰腺内分泌和外分泌功能,减少术后并发症的发生,提高患者的术后生活质量,并使患者获得长期生存。因此,临床医师需在术前对胰腺肿瘤的性质做出准确评估,并采取正确的外科手术治疗方法,对于某些具有恶变可能的胰腺良性肿瘤需提高警惕,手术切除方法与手术疗效密切相关。

(赵　严　刘占举)

第四节　胰腺癌的内科治疗

一、胰腺癌概述

胰腺癌是一种恶性程度很高,诊断和治疗都很困难的消化道恶性肿瘤,约90%为起源于腺管上皮的导管腺癌。胰腺癌的发病率和死亡率近年来明显上升。国内外的研究表明,大约60%的胰腺癌患者在确定诊断时已发生远处转移,25%患者为局部晚期,不能行根治性切除术,中位生存期仅为6～9月;能够手术切除的仅15%,中位生存期15个月,5年生存率5%左右。

目前,越来越多证据显示,胰腺癌为系统性疾病,单纯依赖手术并不能改善病人生存时间,基于循证医学的多学科综合诊治渐渐成为胰腺癌诊治的核心。肿瘤内科、肿瘤外科、放疗科、影像科和病理科等学科专家共同参与,根据肿瘤的分子生物学特征、病理类型和临床分期等,结合患者的体能状况等进行全面的评估,制定科学、合理的诊疗计划,积极应用手术、放疗、化疗、介入以及分子靶向药物等手段综合治疗,以期达到治愈或控制肿瘤发展、改善患者生活质量、延长生存时间的目的。

二、胰腺癌的诊断

(一)胰腺癌的危险因素
(1)包括

吸烟、肥胖、酗酒、慢性胰腺炎等,接触萘胺及苯类化合物者罹患胰腺癌的风险显著增加。

(2)关于糖尿病与胰腺癌的关系

2015年NCCN胰腺癌指南中明确地指出无论短期或长期(8年以内)糖尿病是胰腺癌的独立危险因素,且指出同时患有胰腺癌及糖尿病的患者生存率明显低于非糖尿病的胰腺癌患者,并且家族性胰腺炎相关基因 PRSS1、SPINK1、C1WR,和乳腺—卵巢癌相关基因 BRCA1、BRCA2 及其通路相关基因 PALB2、FANCC、FANGG 对胰腺癌有促进作用。

同时,约80%的胰腺癌患者虽有家族史,目前的研究未能发现其相关遗传基因。一级亲属中患有胰腺癌的人数越多,胰腺癌的患病几率越大。因此,我们要收集患者的家族史,尤其是家族性胰腺炎、黑素瘤、胰腺癌、结直肠癌、乳腺癌、卵巢癌等。

(二) 胰腺癌临床表现

胰腺癌的临床表现取决于肿瘤的部位、病程、胰腺破坏的程度、有无转移以及邻近器官累及情况。其临床特点是整个病程短、病情发展快和迅速恶化。多数胰腺癌起病隐匿,早期症状不典型,可以表现为上腹部不适、隐痛、消化不良或腹泻,常易与其他消化系统疾病混淆。

(1) 疼痛

常表现为不同程度、不同方式的上腹部或腰背部疼痛,有时以夜间为甚,可以呈束带状分布。

(2) 黄疸

不明原因的梗阻性黄疸,进行性加重,多见于胰头部肿瘤。

(3) 体重下降

多数患者可以出现不明原因的消瘦、体重下降,往往是短期内体重较快地下降。

(4) 厌食、消化不良和腹泻等症状

近期出现不能解释的消化不良症状。

(三) 诊断方法的选择

胰腺癌的主要症状均无特异性,对临床上怀疑胰腺癌的患者和胰腺癌的高危人群,应首选无创性检查手段进行筛查,如血清肿瘤标志物、超声、CT 或 MRI 等。肿瘤标志物联合检测结果与影像学检查结果相结合,可提高阳性率,有助于胰腺癌的诊断和鉴别诊断。

1. 肿瘤相关抗原

CA19-9 可异常表达于多种肝胆胰疾病及恶性肿瘤患者,虽非肿瘤特异性,但血清 CA19-9 的上升水平仍有助于胰腺癌与其他良性疾病的鉴别。作为肿瘤标志物,CA19-9 诊断胰腺癌的灵敏度为 79%~81%,特异度为 82%~90%。CA19-9 水平的监测亦是判断术后肿瘤复发、评估放化疗效果的重要手段。

3%~7% 的患者为 Lewis 抗原阴性血型结构,不表达 CA19-9,故此类胰腺癌患者检测不到 CA19-9 水平的异常。某些良性疾病所致的胆道梗阻或胆管炎患者,亦可导致 CA19-9 水平的升高,故在黄疸缓解后对 CA19-9 的检测更有意义,以其作为基线值也更为准确。

2. 其他肿瘤标志物

癌胚抗原、CA50 及 CA242 等联合应用有助于提高诊断率。

3. 腹部超声

作为筛查手段,可对梗阻部位、病变性质等做出初步评估。由于受胃肠道气体的干扰和操作者技术及经验水平的影响,灵敏度及特异度不高,诊断价值有限。超声造影技术可用于胰腺癌的早期诊断。详见本书有关章节。

4. 胰腺 CT

对疑有胰腺肿瘤患者是首选影像学检查方法。针对胰腺肿瘤应设置特别扫描参数,对全腹部行对比剂增强扫描,包括薄层(<3 mm)、平扫、动脉期、实质期、门静脉期及三维重建等,以准确描述肿瘤大小、部位、有无淋巴结转移特别是与周围血管的结构关系等。详见本书有关章节。

5. 胰腺 MRI

与 CT 同等重要,参数要求同上。在排除及检测肝转移病灶方面,灵敏度及特异度优于 CT。详见本书有关章节。

6. 内镜超声(EUS)

可以判断胰腺病变与周围组织结构的关系,引导对病变采取穿刺活检、引流等诊治操作。一个来自两个中心,纳入了 317 例患者的回顾性研究发现,EUS-FNA 的敏感度达到 97%。对不能手术切除，也没有姑息手术指征的胰腺癌或壶腹周围癌患者，拟行化疗和放疗时，行细针穿刺获取细胞学检查是必要的。对有手术切除可能的患者一般不行此检查。因为细针穿刺有可能导致癌细胞在腹腔内的播散。

7. PET - CT

不可替代胰腺 CT 或 MRI，作为补充，主要价值在于辨别"胰腺占位"的代谢活性，在排除及检测远处转移方面具有优势。对于原发病灶较大、疑有区域淋巴结转移及 CA19 - 9 显著升高的患者，推荐应用。详见本书有关章节。

8. 腹腔镜探查

不建议常规应用。对于瘤体较大、疑有腹腔种植或远处转移的患者，可行腹腔镜探查，以避免不必要的开腹探查。

三、胰腺癌的治疗

目前根本的治疗原则仍然是以外科手术治疗为主（具体参见第五章相关部分），结合内科治疗、放化疗等综合治疗。

内科治疗原则根据综合诊治的原则，应进行多学科讨论评估，包括患者全面体能状况、肿瘤分期及肿瘤标志物，制定合理的内科治疗计划。

（一）术后辅助治疗

与单纯手术相比，术后辅助化疗具有明确的疗效，可以防止或延缓肿瘤复发，提高术后长期生存率，因此，积极推荐术后实施辅助化疗。术后辅助化疗方案推荐氟尿嘧啶类药物（包括替吉奥胶囊以及 5 - FU/LV）或吉西他滨（GEM）单药治疗；对于体能状态良好的患者，可以考虑联合化疗。

推荐：

（1）替吉奥胶囊（S - 1）单药，每周期第 1 天至第 28 天，口服 80～120 mg/d，每 6 周重复，给药至 6 个月（Grade A）。

（2）吉西他滨单药，每周期第 1、8、15 天，静脉输注 1 000 mg/m²，每 4 周重复，给药至 6 个月（Grade A）。

（3）5 - FU/LV，每周期第 1～5 天，每日静脉输注亚叶酸钙 20 mg/m²，5 - FU 425 mg/m²，每 4 周重复，给药至 6 个月（Grade A）。

（4）部分体力状态较好的患者，可采用含吉西他滨和（或）替吉奥胶囊的联合化疗方案（Grade C）。

（5）参加临床研究。

（二）新辅助治疗

对于可能切除的胰腺癌患者，如体能状况良好，可以采用联合化疗方案或单药进行术前治疗，降期后再行手术切除。通过新辅助治疗不能手术切除者，即采用晚期胰腺癌的一线化疗方案。

推荐：体能状况较好（ECOG 评分 0～1 分）的患者，可采用联合化疗方案（Grade C）。

（三）不可切除的局部晚期或转移性胰腺癌的治疗

对于不可切除的局部晚期或转移性胰腺癌，积极的化学治疗有利于减轻症状、延长生存期和提高生活质量。

1. 对体能状况良好者一线治疗推荐的治疗方案

（1）化疗方案

① 吉西他滨＋白蛋白结合型紫杉醇：每周期第 1、8、15 天给予白蛋白结合型紫杉醇 125 mg/m²，GEM 1 000 mg/m²，每 4 周重复 1 次（Grade A）。

② FOLFIRINOX 方案：每周期第 1 天，静脉注射奥沙利铂 85 mg/m²，伊立替康 180 mg/m²，亚叶酸钙 400 mg/m²，5-FU400 mg/m²，之后 46 h 持续静脉输注 5-FU 2 400 mg/m²，每 2 周重复（Grade A）。

③ 吉西他滨单药：GEM 1 000 mg/m²，每周 1 次，连续给药 7 周，休息 1 周，之后连续 3 周，休息 1 周，每 4 周重复（Grade A）。

④ 吉西他滨＋替吉奥胶囊：每周期第 1 天和第 8 天，静脉注射 GEM 1 000 mg/m²；第 1～14 天，口服 S-1 60～100 mg/d，每日 2 次，每 3 周重复（Grade A）。

⑤ 替吉奥胶囊单药：每周期第 1～28 天，口服 S-1 80～120 mg/d，每日 2 次，每 6 周重复（Grade A）。

⑥ 其他方案：吉西他滨＋卡培他滨（GradeB）；吉西他滨＋顺铂（特别是对于可能为遗传性肿瘤的患者）（Grade B）；固定剂量率吉西他滨、多西他赛、卡培他滨（GTX 方案）；氟尿嘧啶＋奥沙利铂（例如：5-FU/LV/奥沙利铂或 CapeOx）。

（2）化疗联合分子靶向药物治疗

① 吉西他滨＋厄洛替尼：第 1、8、15、22、29、36、43 天静脉给予 GEM 1 000 mg/m²，休息 1 周，为第 1 周期；第 2 周期开始，第 1、8、15 天给药，每 4 周重复。厄洛替尼每日口服 100 mg/d（Grade A）。

② 尼妥珠单抗＋GEM：GEM 1 000 mg/m²，静脉滴注 30 min，每周 1 次（第 1、8、15 天，每 3 周重复）和尼妥珠单抗（固定剂量为 400 mg，每周 1 次，静脉滴注 30 min）。

（3）推荐参加临床研究。

2. 对体能状况较差者一线治疗推荐的治疗方案

（1）吉西他滨单药：给药方法同上。

（2）氟尿嘧啶类单药：替吉奥胶囊（Grade A）、卡培他滨（Grade B）或持续灌注 5-FU（Grade B），给药方法同上。

3. 对体能状况良好者二线治疗推荐的治疗方案

（1）首选参加临床研究。

（2）既往未接受吉西他滨化疗的患者首选吉西他滨为基础的化疗。

（3）对于一线接受以吉西他滨为基础化疗的患者，二线治疗可选择以氟尿嘧啶类药物为基础的化疗方案，包括替吉奥胶囊单药、卡培他滨单药、5-FU/LV/奥沙利铂、替吉奥胶囊/奥沙利铂或卡培他滨/奥沙利铂；对于术后发生远处转移者，若距离辅助治疗结束时间＞6 个月，除选择原方案全身化疗外，也可选择替代性化疗方案。

4. 对体能状况较差、不能耐受及不适合化疗者二线治疗推荐的治疗方案

（1）欧美学者开展的随机对照研究表明，二线化疗比最佳支持治疗（BSC）更有效，因此推荐进行二线化疗（Grade B）。

（2）可选择吉西他滨或氟尿嘧啶类为基础的单药化疗。

（3）最佳支持治疗（BSC）。

（四）综合治疗

胰腺癌由于恶性程度高，手术切除率低，预后不良。尽管手术仍然是首要的治疗方法，但由于胰腺癌常常发现较晚，已丧失根治的机会，因此需要对胰腺癌进行综合治疗。胰腺癌同大多数肿瘤一样，还没有一种高效和可完全应用的综合治疗方案。现在的综合治疗仍然是以外科治疗为主，放疗、化疗为辅，并在探讨结合免疫和分子等生物治疗的新方法。详见本书相关章节。

1. 放射治疗

胰腺癌是对放疗敏感性较低的肿瘤。

2. 介入治疗

由于胰腺癌的供血多为乏血供和多支细小动脉供血等特征,介入治疗效果有限,推荐证据不足,可以采取超选择性供血动脉灌注化疗或栓塞做特殊治疗;对肝转移性病变可根据供血特征分别行供血动脉灌注化疗或化疗栓塞;但尚缺乏高级别的循证医学证据,需要进行大样本多中心临床研究以明确介入治疗的指征和意义。

3. 生物治疗

当前胰腺癌治疗有一定的难度,基因与免疫治疗可能成为其治疗的新方向。

① 基因治疗:多数仍然停留在临床前期,少有进入临床Ⅰ期或Ⅱ期试验。② 免疫治疗:应用免疫制剂,增强机体的免疫功能,是综合治疗的一部分。

4. 其他疗法

胰腺癌属于对放化疗敏感性低的低氧性肿瘤,但对热敏感性较高。近年来由于技术上的改进,使得温热疗法得到了应用。常用的温度是 44℃,但还需对加温和测温方法加以改进。

(五) 姑息治疗与营养支持

提高胰腺癌患者的生活质量是姑息治疗的重要目标。对于胰腺癌终末期患者应给予姑息治疗,其目的是减轻临床症状和提高患者生活质量。终末期肿瘤患者的症状可以大致归为两类:一类是疼痛,包括肿瘤引起的癌痛和器官累及引起的其他疼痛,如消化道中胆道梗阻引起的痉挛痛等;另一类是乏力相关症状,主要是由于营养摄入不足或代谢异常引起的营养不良。疼痛是胰腺癌最常见的症状之一,疼痛控制良好也是患者体能状况较好的标志之一。在明确疼痛的原因和排除外科急症疾病后,要明确是否为癌痛。如考虑是癌痛者,根据 WHO 三阶梯镇痛的五大原则予以足量镇痛。

营养不良甚至恶液质在胰腺癌终末期患者中极为多见。应首先对患者进行恶液质的诊断与分期:恶液质前期,即体重下降≤5%并存在厌食或糖耐量下降等;恶液质期,即 6 个月内体重下降>5%,或基础 BMI<20 者体重下降>2%,或有肌肉减少症者体重下降>2%;难治期,即预计生存<3 个月,PS 评分低,对抗肿瘤治疗无反应的终末状态。在判定全身营养状况和患者胃肠道功能状况基础上制订营养治疗计划。生命体征平稳而自主进食障碍者,如患者有意愿时应予营养治疗,其中有胃肠道功能者以肠内营养为主。无胃肠道功能者可选择胃肠外营养,一旦肠道功能恢复,或肠内营养治疗能满足患者能量及营养素需要量,即停止胃肠外营养治疗。营养治疗同时应监测 24 h 出入量、血电解质、有无水肿或脱水等。生命体征不稳和多脏器衰竭者原则上不考虑系统性的营养治疗。

四、胰腺癌预后

迄今,胰腺癌的预后仍然很差,被国际医学界列为"21 世纪的顽固壁垒"。有报道 5 000 例胰腺癌患者确诊后的平均存活时间仅为 6 个月。其中手术时见胰腺癌肿仍限于胰腺内者仅约占 10%,但全部在 26 个月内死亡。对直径小于 2 cm 的小胰腺癌行根治性切除后,其 5 年生存率为 19%~41%。但由于临床确诊者大多数属于肿瘤的中晚期,手术切除率只有 10%~20%,术后 5 年生存率为 5%~20%。国内报道术后平均生存 17.6 个月。因此,如何早诊断、早治疗,提高治愈率,仍然是十分迫切的课题。

(赵　严　刘占举)

参考文献

［1］　Forsmark CE，Vege SS，Wilcox CM. Acute pancreatitis[J]. The New England journal of medicine,

2016，375：1972-1981.

［2］ Janisch NH，Gardner TB. Advances in management of acute pancreatitis[J]. Gastroenterology clinics of North America，2016，45：1.

［3］ Janisch N，Gardner T. Recent advances in managing acute pancreatitis[J]. F1000 Research，2015，4.

［4］ 王旭东.重度急性胰腺炎治疗进展[J].中国临床医生杂志,2015,43：1-9.

［5］ 吴东，钱家鸣.急性胰腺炎的液体治疗：复苏时机、液体种类及监测方法[J].临床肝胆杂志,2017,33：12.

［6］ 赖雅敏.慢性胰腺炎的内科治疗[J].中国实用外科杂志,2011,31：784.

［7］ 牛豫洁.中医药在慢性胰腺炎治疗中的应用[J].甘肃中医,2010,23：7.

［8］ 王勇军，刘江鸿.芒硝外敷联合生长抑素在治疗急性胰腺炎中的应用效果[J].医学信息,2015,28：274-275.

［9］ 张华虹，李晓霞，李冬英.生大黄联合芒硝外敷治疗重症急性胰腺炎腹胀效果观察及护理[J].护士进修杂志,2012,27：532-533.

［10］ 谭学明，张银，马丽梅，等.慢性胰腺炎内镜治疗的研究进展[J].中国微创外科杂志,2015,15：455.

［11］ 王助衡，张静，周冠华.急性胰腺炎的治疗进展[J].医学综述,2017,23：91.

［12］ 中国临床肿瘤学会神经内分泌肿瘤专家委员会.中国胃肠胰神经内分泌肿瘤专家共识（2016年版）[J].临床肿瘤学杂志,2016,21：927.

［13］ Metz DC，Jensen RT. Gastrointestinal neuroendocrine tumors：pancreatic endocrine tumors[J]. Gastroenterology，2008，135：1469.

［14］ 蔺武军，毕玉田，陈东风.胰腺神经内分泌肿瘤的诊治进展[J].胃肠病学和肝病学杂志,2017,26：234.

［15］ Raymond E，Dahan L，Raoul JL，et al. Sunitinib malate for the treatment of pancreatic neuroendocrine tumors[J]. The New England journal of medicine，2011，364：501.

［16］ Yao JC，Phan AT，Jehl V，et al. Everolimus in advanced pancreatic neuroendocrine tumors：the clinical experience[J]. Cancer research，2013，73：1449.

［17］ Ramirez RA，Beyer DT，Chauhan A，et al. The role of capecitabine/temozolomide in metastatic neuroendocrine tumors[J]. The oncologist，2016，21：671.

［18］ Kwekkeboom DJ，De Herder WW，Kam BL，et al. Treatment with the radiolabeled somatostatin analog［177Lu-DOTA0，Tyr3］octreotate：toxicity，efficacy and survival[J]. Journal of Clinical Oncology，2008，26(13)：2124-2130.

［19］ Kwekkeboom DJ，Teunissen JJ，Bakker WH，et al. Radiolabeled somatostatin analog［177Lu-DOTA0，Tyr3］octreotate in patients with endocrine gastroenteropancreatic tumors[J]. Journal of clinical oncology，2005，23：2754.

［20］ 张雨，陈旻湖，陈洁.胰腺神经内分泌肿瘤的内科治疗进展[J].胃肠病学和肝病学杂志,2017,22：65.

［21］ 张宇，孟兴凯，张俊晶.胰腺神经内分泌肿瘤的诊断和治疗进展[J].肝胆胰外科杂志,2017,29：345.

［22］ Bosman FT，CarneiroF，Hruban RH，et al. WHO classification of tumors of thedigestive system[M]. 4thed. Lyon：International Agency for Researchon Cancer，2010：225-227.

［23］ Sigel CS，Edelweissm，Tong LC，et al. Low interobserver agreement in cytology grading of mucinous pancreatic neoplasma[J]. Cancer Cytopathol，2015，123(1)：40-50.

［24］ Busquets J，Fabregat J，Borobia FG，et al. Organ-preserving surgery forbenign lesions and low-gradema ligancies of the pancreatichead：a matchedcase-control study[J]. SurgToday，2010，40(2)：125-131.

［25］ 王君，田孝东，高红桥，等.胰腺囊性肿瘤的诊断与治疗[J].中华普通外科杂志,2014,29(9)：661-665.

［26］ Leelasinjaroen P，Manatsathit W，Berri R，et al. Role of preoperative endoscopicul trasoundguidedifine-needletattooing of a pancreatic head insulinoma[J]. Word Gastrointest Endosc，2014，6(10)：506－509.

[27] 段世刚,李颖,陈平.36例青年胰腺癌临床分析[J].中华肝胆外科杂志,2005,11(10)：656－658.

[28] 党同科,陈曦,周光文.胰岛素瘤的诊断与治疗(附130例报告)[J].中华内分泌外科杂志,2014,8(3)：193－196.

[29] 吴文铭,廖泉,赵玉沛.胰腺外分泌肿瘤诊断和治疗[J].中国实用外科杂志,2008,28(5)：385－388.

[30] Hwang BY，Appelboom G，Ayer A，et al. Advances in neuroprotective strategies potential therapies for intracerebral hem[J]. Cerebrovasc Dis，2011，31(3)：21－222.

[31] Thiex R，Tsirka SE. Brainedema after intracerebral hemorrhage：mechanisms，treatment options，management strategies，and operative indications[J]. Neurosurg Focus，2007，22(5)：E6.

[32] Taylor RA，Sansing LH. Microglial responses after ischemic stroke and intracerebral hemorrhage[J]. ClinDevImmunol，2013，2013：74－6068.

[33] Jensen CJ，Massie A，DeKeyser J. Immune players in the CNS：theastrocyte[J]. J Neuro immune pharmacol，2013，8(4)：824－839.

[34] Ferlay J，Shin HR，Bray F，et al. Estimates of worldwide burdenof cancer in 2008：GLOBOCAN 2008 [J]. Int J Cancer，2010，127：2893－2917.

[35] Siegel R，Naishadham D，Jemal A. Cancer statistics[J]. CA Cancer J Clin，2013，63(1)：11－30.

[36] Jemal A，Bray F，Center MM，et al. Global cancer statistics[J]. CA Cancer J Clin，2011，61(2)：69－90.

[37] Witkowski ER，Smith JK，Tseng JF. Outcomes following resection of pancreatic cancer[J]. J Surg Oncol，2013，107(1)：97－103.

[38] Elena JW，Steplowski E，Yu K，et al. Diabetes and risk ofpancreatic cancer：a pooled analysis from the pancreatic cancer cohort consortium[J]. Cancer Causes Control，2013，24(1)：13－25.

[39] Raghavan SR，Ballehaninna UK，Chamberlain R S. The impact of perioperative blood slueose levels on pancreatic cancer prognosis and sursical outcomes：all evidence — based review[J]. Pancreas，2013，42(8)：1210－1217.

[40] Larusch J，Solomon S，Whitcomb DC. Pancreatitis Overview[J]. GeneReviews，2014.

[41] Couch FJ，Johnson MR，Rabe K，et al. Germ line Fanconi anemia complementation group C mutations and pancreatic cancer[J]. Cancer Res，2005，65(2)：383－386.

[42] O'Brien DP，Sandanayake NS，Jenkinson C，et al. Serum CAl9－9 is significantly upregulated up to 2 years before diagnosis with pancreatic cancer：implications for early disease detection[J]. Clin Cancer Res，2015，21(3)：622－631.

[43] Lfield LJ，Dodd L，Factor R，et al. Malignancy risk associated with diagnostic categories defined by the papanicolaou society of cytopathology pancreatieobiliary guidelines[J]. Cancer Cytopathol，2014，122 (6)：420－427.

[44] Frell JJ，Elsaleh H，Garcia M，et al. Human equilibrative nucleoside transporter 1 levels predict response to gemeitabine in patients with pancreatic cancer[J]. Gastroenterology，2009，136(1)：187－195.

[45] Greenhalf W，Ghaneh P，Neoptolemos JP，et al. Pancreatic cancer hENT1 expression and survival from gemcitabine in patients from the ESPAC－3 trial[J]. JNCI Journal of the National Cancer Institute，2014，106(1)：djt347-djt347.

[46] Konstantinidis IT，Warshaw AL，Allen JN，et al. Pancreatic ductal adenocarcinoma is there a survival difference for R1 resections versus locally advanced unresectable tumors? What is a "true" R0 resection? [J]. Ann Surg，2013，257(4)：731－736.

［47］ Iqbal N, Lovegrove RE, Tilney HS, et al. A comparison of pancreaticoduodenectomy with extended pancreaticoduodenectomy: a meta-analysis of 1909 patient[J]. EJSO, 2009, 35(1): 79 – 86.

［48］ Baker MS, Bentrem DJ, Ujiki MB, et al. A prospective single institution comparison of peri-operative outcomes for laparoscopic and open distal pancreatectomy[J]. Surgery, 2009, 146(4) : 635 – 643.

［49］ Nigri GR, Rosman AS, Petrucciani N, et al. Metaanalysis of trials comparing minimally invasive and open distal pancreatectomies[J]. Surg Endosc, 2011, 25(5): 1642 – 1651.

［50］ Gillen S, Schuster T, Meyer Zum Büschenfelde C, et al. Preoperative/neoadjuvant therapy in pancreatic cancer: a systematic review and meta-analysis of response and resection percentages[J]. PLoS Medicine, 2010, 7(4): e1000267.

［51］ Mollberg N, Rahbari NN, Koch M, et al. Arterial resection during pancreatectomy for pancreatic cancer a systematic review and meta-analysis[J]. Ann Surg, 2011, 254(6): 882 – 893

［52］ Neoptolemos JP, Stocken DD, Friess H, et al. A randomized trial of chemoradiotherapy and chemotherapy after resection of pancreatic cancer[J]. N Engl J Med, 2004, 350(12): 1200 – 1210.

［53］ Fukutomi A, Uesaka K, Boku N, et al. Randomized phase III trial of adjuvant chemotherapy with gemcitabine versus S – 1 for resected pancreatic cancer patients[J]. J Clin Oncol, 2013, 13(Suppl): a4008.

［54］ Neoptolemos JP, Moore MJ, Cox TF, et al. Effect of adjuvant chemotherapy with fluorouracil plus folinic acid or gemcitabine vs observation on survival in patients with resected periampullary adenocarcinoma: the ESPAC – 3 periampullary cancer randomized trial[J]. JAMA, 2012, 308(2): 147 – 156.

［55］ von Hoff DD, Ervin TJ, Arena FP, et al. Randomized phase III study of weekly nab-paclitaxel plus gemcitabine versus gemcitabine alone in patients with metastatic adenocarcinoma of the pancreas (MAPACT)[J]. ASCO Meeting Abstracts, 2013: LBA148.

［56］ Conroy T, Desseigne F, Ychou M, et al. FOLFIRINOX versus gemcitabine for metastatic pancreatic cancer[J]. N Engl J Med, 2011, 364: 1817 – 1825.

［57］ Ueno H, Ioka T, Ikeda M, et al. Randomized phase III study of gemcitabine plus S – 1, S – 1 alone, or gemcitabine alone in patients with locally advanced and metastatic pancreatic cancer in japan and taiwan: GEST study[J]. J Clin Oncol, 2013, 31(13): 1640 – 1648.

［58］ Nakai Y, Isayama H, Sasaki T, et al. A multicentre randomised phase II trial of gemcitabine alone vs gemcitabine and S – 1 combination therapy in advanced pancreatic cancer: GEMSAP study[J]. Br J Cancer, 2012, 106(12): 1934 – 1939.

［59］ Cunningham D, Chau I, Stocken DD, et al. Phase III randomized comparison of gemcitabine versus gemcitabine plus capecitabine in patients with advanced pancreatic cancer[J]. J Clin Oncol, 2009, 27(33): 5513 – 5518.

［60］ Hassan MM, Bondy ML, Wolff RA, et al. Risk factors for pancreatic cancer: case-controlstudy[J]. Am J Gastroenterol, 2007, 102(12): 2696 – 2707.

［61］ Lynch SM, Vrieling A, Lubin JH, et al. Cigarette smoking and pancreatic cancer: a pooled analysis from the pancreatic cancer cohort consortium[J]. Am J Epidemiol, 2009, 170(4): 403 – 413.

［62］ Berk V, Ozdemir N, Ozkan M, et al. XELOX vs FOLFOX4 as second line chemotherapy in advanced pancreatic cancer[J]. Hepatogastroenterology, 2012, 59(120): 2635 – 2639.

［63］ Moore MJ, Goldstein D, Hamm J, et al. Erlotinib plus gemcitabine compared with gemcitabine alone in patients with advanced pancreatic cancer: a phase III trial of the National Cancer Institute of Canada Clinical Trials Group[J]. J Clin Oncol, 2007, 25(15): 1960 – 1966.

［64］ Strumberg D，Schultheis B，Ebert MP，et al. Phase Ⅱ，randomized，double-blind placebo-controlled trial of nimotuzumab plus gemcitabine compared with gemcitabine alone in patients（pts）with advanced pancreatic cancer（PC）［C］. ASCO Annual Meeting，2013：a4009.

［65］ Sudo K，Yamaguchi T，Nakamura K，et al. Phase Ⅱ study of S－1 in patients with gemcitabine-resistant advanced pancreatic cancer［J］. Cancer Chemother Pharmacol，2011，67（2）：249－254.

［66］ Morizane C，Okusaka T，Furuse J，et al. A phase Ⅱ study of S－1 in gemcitabine-refractory metastatic pancreatic cancer［J］. Cancer Chemother Pharmacol，2009，63（2）：313－319.

［67］ Takahara N，Isayama H，Nakai Y，et al. A retrospective study of S－1 and oxaliplatin combination chemotherapy in patients with refractory pancreatic cancer［J］. Cancer Chemother Pharmacol，2013，72（5）：985－990.

［68］ Fearon K，Strasser F，Anker SD，et al. Definition and classification of cancer cachexia：an international consensus［J］. Lancet Oncol，2011，12（5）：489－495.

［69］ Lundholm K，Daneryd P，Bosaeus I，et al. Palliative nutritional intervention in addition to cyclooxygenase and erythropoietin treatment for patients with malignant disease：effects on survival，metabolism，and function［J］. Cancer，2004，100（9）：1966－1977.

第五章

第五章

胰腺疾病的外科治疗

・胰・腺・整・合・介・入・治・疗・学・

第一节　概　　述

胰腺外科发展至今已有百余年历史，已经形成了一套较为完整的外科学理论体系与手术方案。外科治疗的胰腺病变包括先天性疾病、胰腺肿瘤、胰腺炎症和外伤等。

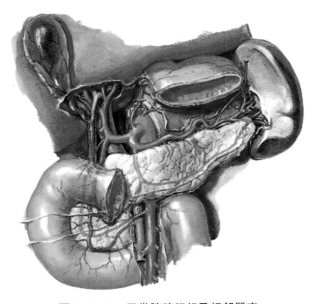

图 1-5-1　正常胰腺组织及相邻器官

公元前 300 年，Herophilus 首先描述胰腺器官；公元 100 年，Rufus 在古希腊文献中首次命名胰腺为 pancreas，其含义源于古希腊文字 pan（全部）与 kreas（血肉或筋肉），因胰腺呈一致性黄褐色，质地均匀，其内没有骨骼和肌肉；1540 年，Vasalies 提出胰腺是腺体器官；1642 年，Wirsung 最早描述人类胰腺的主胰管；1685 年，Bidleo 提出胰管与胆总管以"共同通路"汇入十二指肠乳头；1720 年，Vater 描述十二指肠壶腹部；1742 年，Santorini 证实了副胰管的结构；1856 年，Langerhans 首先发现胰液可乳化脂肪，使淀粉转变为糖苷并能溶解蛋白质；1902 年，Baylis 与 Starling 证实小肠内分泌素参与胰腺的外分泌；1922 年胰岛素被发现，从而证实了胰腺的内分泌机制。

Morgagni 首先提出胰腺癌名称。1882 年，Trendelenberg 首次进行胰腺实体肿瘤切除术，病理为胰体和胰尾的梭形细胞癌。1887 年，Kappeler 首先采用胆囊空肠吻合术作为治疗胰腺癌的姑息手术，使患者症状明显缓解并存活 14 个月以上。1898 年，Weir 经十二指肠切除肠乳头肿瘤，但术后患者复发并于 9 个月后死亡。1898 年，意大利 Codivilla 医生首先实施胰腺癌胰十二指肠切除术。1935 年，Whipple 医生为壶腹癌成功实施分期手术切除，即一期胆总管切断结扎，胆囊空肠吻合术减黄及胃空肠吻合；30 d 后，二期胰头十二指肠切除、胰管结扎、十二指肠断端及胰腺断端缝合闭锁；25 个月后，患者死于肝转移。1940 年，Whipple 改进了术式，以胆管空肠吻合代替胆囊胃吻合，并与结肠前行胃空肠吻合。1941 年，他描述了消化道重建顺序为：胆管、胰、胃分别与空肠吻合。这种术式，人们称为经典的胰十二指肠切除术（Whipple 术）。1944 年，Child 对重建胃肠道的三个吻合进行改进，提出将空肠断端上提先与胰腺断端吻合，继而在其下方约 10 cm 处行胆总管或肝总管空肠吻合，最后做胃空肠端侧吻合。Child 法重建消化道较为合理，目前广泛应用于临床。现阶段，较为流行的手术方式还包括：保留幽门的胰十二指肠切除、扩大胰十二指肠切除、区域性扩大切除和全胰切除术。

（孙　伟　宋振顺）

第二节　急性胰腺炎的外科治疗

1889 年,美国病理学家 Fitzl 首先对急性胰腺炎(AP)做全面的描述。1963 年,Watts 等首次行胰腺全切除成功治疗 AP。当时由于对 AP 分类、病理进展机制的认识有限,主要采用早期手术引流、胰腺坏死清除、胰腺切除,因而手术死亡率极高。

单纯胰腺炎以内科保守治疗为主。重症急性胰腺炎(SAP)是一种特殊类型的外科急腹症,20 世纪 70 年代总体病死率达 40％以上,目前 SAP 手术的病死率已下降至 10％～15％。外科治疗逐渐被确立为 SAP 的主要治疗方式。手术主要包括:早期手术引流术、胰腺坏死感染清除术和特殊病例早期切除术。

1984 年,法国马赛第二届国际胰腺研讨会,将 AP 分为水肿型和出血坏死型,前者保守治疗,后者前期外科治疗。1991 年,Beger 通过 1099 例 AP 病例系统研究,首先明确了 AP 的病理过程及与细菌感染的关系,将 AP 分为间质水肿型、坏死型、脓肿型及假性囊肿型,坏死型分为无菌性与感染性两个亚型。

1992 年,美国亚特兰大第四届国际胰腺炎专题研讨会,提出《以临床为基础的关于急性胰腺炎的分类方法》,推荐 Ranson's 标准和 APACHE Ⅱ评分对整体情况作出评估,将伴有脏器功能衰竭和(或)局部并发感染性坏死、脓肿伴全身性感染,Ranson's 标准≥3 项或 APACHE Ⅱ评分≥8 分者定义为 SAP。

一、外科手术

1984 年,全国胰腺外科会议在我国首次研讨有关 SAP 相关问题。1992 年,中华医学会外科学分会胰腺外科学组,在第四届全国胰腺外科学术会议上提出了最初的《重症急性胰腺炎临床诊断及分级标准》。1996 年,第六届全国胰腺外科学术会议上,提出我国 AP 的第二次方案,参考了亚特兰大分类,结合我国具体经验,较为一致的观点是对 SAP 采用以坏死感染为主要外科手术指征的综合治疗。

2000 年,第八届全国胰腺外科学术会议,胰腺外科学组制订《重症胰腺炎诊疗草案》。关于 SAP 诊断标准包括:

(1) AP 伴脏器功能障碍。

(2) 出现坏死、脓肿或假性囊肿等局部并发症。

(3) 可发生一个或多个脏器功能障碍及严重代谢紊乱。

(4) APACHE Ⅱ评分≥8。

(5) Balthazar CT 分级≥2。

(6) 其中无脏器功能障碍者为严重度Ⅰ级。

(7) 有脏器功能障碍者为Ⅱ级。

关于 SAP 手术标准为:

(1) 胆源性 SAP 有胆道梗阻者,急诊手术解除梗阻。

(2) 无梗阻者保守治疗。

(3) 非胆源性 SAP 坏死未感染时保守治疗。

（4）感染者在 ICU 观察 24 h,若病情加重则手术。

2004 年,第十届全国胰腺外科学术会议,胰腺外科学组在 2000 年草案的基础上,制订了《重症急性胰腺炎诊治指南》,列出了爆发性胰腺炎（FAP）、早发性重症急性胰腺炎（ESAP）、SAP 合并 ACS 以及高脂性 SAP 等特殊亚型的诊治原则。具体包括：早期液体复苏；机体脏器支持保护性治疗；遵循微创的原则；及时开腹减压,行腹腔、腹膜后引流；以外科治疗为主的多元化综合治疗模式等。

二、急性胰腺炎微创治疗

合并局部并发症的部分 SAP 需要外科干预,手术时机及指征的把握是治疗的难点及热点。SAP 手术指征见上文所述。

对合并无菌性坏死的处理仍有争议,多数患者经过非手术治疗可治愈,有少数患者需要接受外科手术或穿刺引流等。手术时机选择需强调个体化原则,在保障安全的前提下,除腹腔间隔室综合征、腹腔大出血等,尽可能推迟手术干预的时间至发病后 3～4 周,不推荐早期手术。

SAP 治疗理念经历了"早期手术-保守治疗-扩大手术-缩小手术-以微创治疗为先导的综合治疗"的转变。目前提倡创伤递进式的综合治疗策略,即早期采用内科强化治疗,适时微创引流,后期行内镜或腹腔镜坏死组织清除,必要时行开腹清创。

（一）经皮穿刺引流术

1998 年,Freeny 等首先报道 CT 引导下经皮穿刺置管引流术（percutaneous catheter drainage, PCD）治疗 SAP 并发症。其适应证为胰腺坏死合并胰周积液,而不论感染是否存在。

1. 操作方法

在 CT 或超声引导下,经腹腔或腹膜后路径,一般从肾前筋膜前方、结肠和（或）十二指肠后方进针；穿刺进入积液区后,采用扩张器扩张穿刺路径,送入导丝,置入引流大口径引流管（12F）以上,连接引流袋即可。

2. 临床疗效

（1）适应证扩大

由于操作简便、不需全身麻醉,适用于不能或不需行外科手术或内镜治疗者,尤其适用于引流胰腺周围积液,如急性液体积聚或胰腺假性囊肿合并感染等。对病情危重患者,可明显缓解临床症状,从而延缓手术甚至避免手术；即使后期仍需行坏死组织清除术,也可待病情稳定后进行,将窦道扩张并经窦道行延期确定性手术治疗。

（2）创伤递进式治疗策略的第一步

用于缓解症状并通过引流等待坏死组织的包裹局限,为 SAP 患者创伤递进式治疗策略的第一步。缺点是常需反复多点穿刺、引流管易发生堵塞、增加胰瘘风险、对坏死组织引流效果差等。

3. 常见并发症

包括结肠穿孔、腹腔出血和消化道内外瘘等。

2013 年国际胰腺协会/美国胰腺协会（IAP/APA）推荐 PCD 为已证实或高度可疑有感染性坏死的 SAP 首选方法,对 SAP 后期包裹性坏死（walled-off necrosis）的治疗也同样有价值。

对于早期急性胰周液体积聚,PCD 应用有争议。一般认为发病 2 周内以内科治疗为主,胰周积液可能自行吸收。当胰周液体积聚出现腹腔间隔室综合征时,应尽早引流以迅速减低腹力,减少多器官功能不全。Ke 等提出 SAP 肾旁间隙存在大范围的液体积聚时,PCD 干预应更积极,不必受限于 4 周以上的时间界限和病原学感染证据。长期留置引流管需预防逆行性感染、肠瘘、腹腔出血等并发症。

（二）内镜治疗

1982年，Bahari与Abdullah首先报道内镜下经胃穿刺引流治疗胰腺假性囊肿。近年来内镜在SAP治疗中的应用日益广泛，既可经胃或十二指肠直接穿刺引流胰周包裹性积液，也可直接进行胰腺坏死组织清除及灌洗（NOTE手术）。

1. 内镜下置管引流

内镜超声（EUS）能准确定位胰腺及胰周感染灶，评估与胃肠壁和周围血管的解剖结构关系。EUS引导下，经胃或十二指肠后壁穿刺胰腺脓肿，置入导丝并扩张通道后，置入经鼻脓肿引流管。术后可持续引流和冲洗，也可置入支架内引流。4周后，采用取石网篮或圈套器清除坏死组织。内镜下置管引流具有侵袭性小、避免腹腔感染和出血、可重复操作的优点。

在降低病死率及并发症发生率上，内镜引流较开腹手术优势明显，同时可避免发生胰外瘘。但内镜下穿刺引流，胰周感染灶应充分液化，脓肿壁良好，适用于病灶与胃或十二指肠距离较近者，且内镜介入操作技术要求较高，可能需反复引流，出血或穿孔风险较高，因此临床上应用范围有限。

2. 内镜下胰腺坏死组织清除术

胰腺感染灶内的坏死组织过于黏稠往往导致引流不畅，彻底清除残余坏死组织十分必要，内镜下坏死组织清除术需要在置管内引流的基础上进行，采用专门的扩张器扩张胃壁与胰腺脓肿壁之间的窦道，将内镜置入脓腔，通过各种器械（网篮、套圈、吸引器、抓钳等）对残留在脓腔内的坏死组织进行清除。Bakker等通过临床随机对照研究证实，与开腹手术相比，创伤递进理念下的内镜坏死组织清除术可显著降低病死率及严重并发症发生率。内镜下经胃或十二指肠后壁行腹膜后坏死灶清创虽然具有良好的应用前景，但只能用来清除比邻胃壁的胰头部感染性病灶，不能同时清除肾旁间隙的病灶，因此适应证的选择较为有限，常需反复操作，存在胃瘘、腹膜后坏死灶继发感染等风险，对操作者技术及器械设备要求较高，限制了其广泛应用。

3. 经皮肾镜胰腺坏死组织清除术

2003年，Connor等首先报道应用肾镜治疗SAP局部并发症的经验，可以达到与腹腔镜手术相同的治疗效果。利用术前放置的PCD导管或开腹手术留置的腹腔引流管，定期逐级扩张窦道直至可放置30F引流管为止。手术需在全身麻醉下进行，置入肾镜后可在直视下以无损伤钳清除胰周坏死组织和脓液，术后经窦道置入多根引流管以持续冲洗。与内镜（胆道镜、胃镜等）清创术比较，经皮肾镜清创的操作空间大，利用抓钳抓取坏死组织更加迅速有效。与传统开腹手术比较，经皮肾镜清创具有创伤小、不干扰腹腔、易重复实施等优点，是目前国内外微创治疗SAP局部并发症的主要手段之一。其局限性为视野有限，冲水易影响视野清晰度，而不冲水则存在坏死感染腔隙塌陷问题，影响操作，可尝试通过充气解决这一问题。此外，由于受肾镜视野角度和器械限制，一旦继发出血，处理往往非常困难。

4. 腹腔镜手术

与传统开腹手术比较，上述PCD、内镜或经皮肾镜清创均存在坏死组织难以彻底清除、引流不畅等不足，而开腹手术则存在创伤大、病死率和并发症发生率高等缺陷。腹腔镜手术同时避免了上述缺点，又具有和开腹手术同样的彻底清除病灶、充分引流的优势。腹腔镜手术包括经腹腔和经腹膜后路径两种方式。

（1）经腹腹腔镜清创术

腹腔镜清创是微创治疗的主要方式，能达到同开腹手术清创引流同样疗效。建立气腹后，根据坏死感染组织位置，经胃结肠和肝胃韧带、横结肠系膜或结肠旁沟进入脓腔，在清除坏死组织后，放置多根引流管,术后灌洗方法同开放手术。

优点是视野开阔、创伤小,并发症少等,缺点是患者需耐受气腹,存在与开腹手术一样,后腹膜感染组织进入腹腔的风险。腹腔镜经腹清创优于内镜治疗。

(2)经腹膜后路径腹腔镜坏死组织清除术

为改良的腹腔镜技术,该技术利用 PCD 形成的窦道,扩张后置入套管充气建立操作空间,也可以经后腹腔镜肾上腺手术方式建立。直视下吸净脓液,用无创钳彻底清除胰腺周围坏死组织并冲洗,术后留置引流管。与经腹入路比较,腹膜后入路更为直接,无需离断胰腺周围韧带,对腹腔干预较小,不会造成腹膜后感染向腹腔的扩散,保留了腹膜完整性,操作也更为简单安全,引流也更通畅。

与其他微创方式相比,腹腔镜视野更为开阔,多孔操作安全性高,清创更彻底,易于处理出血,引流管位置调整简便。其不足之处在于操作空间相对有限,手术视野小和操作不方便。此外合并双侧广泛的腹膜后感染坏死时,难以彻底清创。

5. 视频辅助腹膜后坏死组织清除术(videoscopic assisted retroperitoneal debridement,VARD)

2001 年,Horvath 等首次报道 6 例 VARD 治疗 SAP 继发感染坏死。在 PCD 基础上,于左季肋区或肋缘下,行 5 cm 左右小切口进入腹膜后坏死感染腔隙,先直视下清除坏死组织,然后在视频辅助下进一步清除坏死组织。VARD 是融合了开放、微创的半开放手术,在治疗继发腹膜后坏死感染方面优势显著,表现为:

① 手术创伤小,局麻下即可手术;

② 不进入腹腔,无腹腔污染和粘连并发症,对胃肠道功能影响小;

③ 与其他微创相比,清创更为彻底。

经皮肾镜技术和腹膜后入路腹腔镜清创是 VARD 改良术式。肾镜技术创伤更小,清创及对出血控制不及 VARD。后腹腔镜技术创伤较大,容易控制出血,开腹率低于 VARD。

(孙 伟 宋振顺)

第三节 慢性胰腺炎的外科治疗

1878 年,Friedreich 报告尸检发现酗酒者胰腺细胞减少,同时出现间质结缔组织增加等慢性间质炎症,首先提出酗酒是发病病因之一。1902 年,Opie 发现胰管胆管共同开口,在理论上阐述了胰腺炎的发病机制。1963 年,第一次胰腺炎分类国际研讨会,确立了慢性胰腺炎的诊断标准。将胰腺炎分为四种类型,即急性胰腺炎、复发性急性胰腺炎、慢性胰腺炎以及慢性复发性胰腺炎。

有关诊断标准方面,1984 年第二次胰腺炎分类国际研讨会,对第一次会议提出的分类进行了修订。1988 年,制定以病理形态学改变为主要依据的马赛分类法。1996 年,苏黎世国际胰腺炎会议,制定以临床表现为主要依据的苏黎世分类法。至今仍是诊断慢性胰腺炎的金标准。

CP 特征性病理改变为胰腺组织进行性纤维化,而目前尚无控制和逆转纤维化的有效方法。CP 临床治疗的目标主要包括:① 降低腹痛发作频率和程度;② 延缓胰腺内外分泌功能减退。

一、外科手术

1944 年,Waugh 首次对慢性胰腺炎患者实施全胰切除术;1954 年,Daval 报告切除胰体尾部,再行胰腺残端-空肠吻合术;1960 年,Partington 提出胰管纵形切开及胰管空肠侧侧吻合术;1965 年,Frey 和 Child 报告了行胰头切除术或胰体尾切除治疗慢性胰腺炎。

保留十二指肠的胰头切除术(DPRHP)是目前提倡的治疗慢性胰腺炎胰头肿块和(或)周围器官并发症的手术,首先于1972年提出,即在门静脉前方横断胰腺,作胰体空肠的端端吻合,胰头残余部分与空肠侧侧吻合(Beger术式)。1985年,对Beger术式进行了改良,即不切断胰腺,纵形切开胰管联合胰头残余部分与空肠的侧侧吻合(Frey术式)。

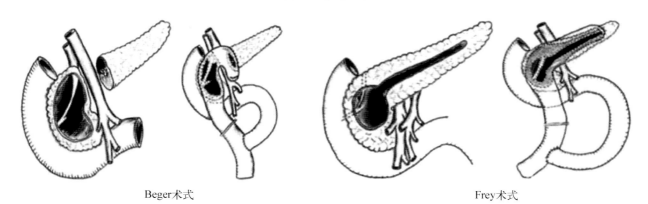

Beger术式　　　　　　　　　　　Frey术式

图1-5-2　Beger术式和Frey术式线图

两种DPRHP切除术共同点:胰头次全切除术,保留十二指肠降部的血供和胰周的器官。慢性胰腺炎5年随访疼痛缓解率在85%～95%,手术死亡率低于1.8%。最大优点是保留十二指肠,术后胆汁、胰液与食糜仍在十二指肠内混合,从而保证了食物的生理性消化,严格保留了肠-胰轴的激素分泌,提高患者术后的生活质量。

二、微创治疗

慢性胰腺炎的微创治疗主要包括体外冲击波碎石术(ESWL)和经内镜逆行性胰胆管造影术(ERCP)。

(一) 体外冲击波碎石术

ESWL已经成为治疗慢性胰腺炎结石,缓解疼痛的有效手段,因其无创性及良好的疗效日益受到医师和患者的重视。

1. 原理

体外碎石是应用电磁脉冲发生器的工作原理,通过X线或超声对结石进行定位,将较高能量和压力的冲击波(shock wave)指向体内结石,冲击波是声波的一种,当它通过不同密度或声阻抗介质时,可以释放能量,使结石在数小时左右受到上千次的冲击波作用而被击碎。

2. 治疗次数

碎石次数,根据患者的结石数量、大小、软硬程度来综合判断。一般大多数患者只需要2～3次,即可以完成结石震碎,但当结石数量很多,体积较大或结石很坚硬时,碎石次数就必须要增加。海军军官大学附属长海医院报告碎石次数最多可达7～8次,也有少数患者的结石不多,只需要一次碎石。

(二) 经内镜逆行性胰胆管造影术

胆源性胰腺炎是慢性胰腺炎的常见类型,ERCP在诊治过程中发挥着重要的作用,随着技术的不断进步,该技术的临床应用日益广泛。

1. 适应证

(1) 24～48 h内急性发病,伴胆管炎症状或体征(如发热、黄疸、败血症等)或伴持续胆道梗阻[结合胆红素>5 mg/dL(86 μmol/L)]。

（2）病情恶化（疼痛加重、白细胞下降、生命征改变）或伴肝病酶学改变。

（3）影像学检查（超声、CT）提示存在胆总管结石。

2. 禁忌证

绝对禁忌证：

（1）生命体征不稳定导致不能使用镇静剂或进行全麻。

（2）患者不同意进行 ERCP。

（3）内镜操作者经验不足。

相对禁忌证：

（1）胃十二指肠病变或手术引起解剖学改变，无法到达十二指肠大乳头。

（2）存在严重凝血功能障碍。

3. 围手术期处理

（1）纠正患者的凝血功能，胆管炎和胆道梗阻多伴有维生素 K 吸收障碍。

（2）适当补液纠正电解质紊乱，入院后第一个 24 h 内需保证至少 250 ml/h 的静脉液体输入。

（3）禁食，肠内营养应在 ERCP 术前 6～8 h 停止。

（4）合并胆道梗阻，术前给予预防性抗生素治疗。建议使用喹诺酮类和头孢菌素类药物。

4. 操作方法

（1）患者取俯卧位，有时（如极度肥胖、伴大量腹水、腹部损失或引流的患者）也取左侧卧位甚至仰卧位。

（2）利用十二指肠侧视镜进行操作，内镜器械通道插入导丝、导管；如行十二指肠乳头括约肌切开术（EST）通常需在导丝引导下进行。

（3）插管成功后，注射造影剂，如发现结石，需切开括约肌，切开时主要依赖于导丝取出结石。

其他技术还包括碎石术和球囊扩张术等。操作完成后，患者被送到恢复区并对其监测，观察心肺功能状况及有无操作相关并发症产生。术后 1～2 h 将患者送入病房继续护理。急性胆源性胰腺炎不适宜马上行胆囊切除术，同时对年龄过大、身体状况较差或怀孕不宜行手术者，EST 能防止胆源性胰腺炎的复发及相关并发症发生。

第四节　胰腺囊性疾病的外科治疗

一、概述

胰腺囊性疾病主要包括胰腺真性囊肿、胰腺假性囊肿和胰腺囊性肿瘤。

（一）胰腺真性囊肿

较少见，由胰腺组织发生，即囊肿至少在初期是在胰腺以内，囊壁内层有胰腺上皮细胞衬里。但如囊肿逐渐增大，囊壁衬里的上皮细胞因囊内压力过大或胰酶消化作用，也可逐步消失，致临床上不易和假性囊肿鉴别。

真性囊肿可分为：

（1）先天性囊肿：如胰腺先天性纤维囊性病、皮样囊肿。

（2）滞留性囊肿：因胰管受外压、管内阻塞或本身狭窄而致梗阻不通时，远端部分即可形成滞留性囊肿。

（3）退行性囊肿：因胰腺内坏死或出血而继发囊肿。

（4）赘生性囊肿：如囊性腺瘤、囊性腺癌等。

（5）寄生虫囊肿：如棘球绦虫囊肿、猪囊虫等。

（二）胰腺假性囊肿

多继发于胰腺外伤或急慢性胰腺炎后，如有血液或胰液外溢而不发生感染化脓，引起周围组织纤维增生，将体液围成囊肿。这类囊肿并非胰腺长出，仅囊肿的部分后壁与胰腺相连，囊壁的其他部分可为后腹膜、肝胃韧带、胃后壁、胃横结肠韧带、横结肠系膜等组织，囊壁内并无胰腺上皮细胞衬里。多发生在发病后 2 周，囊壁成熟需要 4～6 周，有时可达 3 个月以上，囊液中淀粉酶含量很高。胰腺假性囊肿常位于胰腺体尾部，压迫胃肠道，使其移位。

（三）胰腺囊性肿瘤

可分为浆液性囊腺瘤、黏液性囊腺瘤（癌）、导管内乳头状黏液瘤和实性假乳头状瘤。

（1）浆液性囊腺瘤

好发于女性，由多个小囊组成，不含黏液，不含乳头样结构。在外科手术患者中，浆液性囊腺瘤约占 0.1%，发生率较低。临床中终生无症状的浆液性囊腺瘤少见，中年期出现肿瘤后，以后任何时间都有出现症状的可能。KUB 常常发现钙化灶，典型 CT 表现为旭日征（sunburst pattern）：肿瘤中心呈旭日状钙化，整个肿瘤最大直径要比囊肿最大直径大很多。目前研究表明浆液性囊腺瘤也可出现同时性或异时性转移、胰周脏器浸润及神经浸润，于是出现浆液性囊腺癌这一新概念，这些浆液性囊腺癌多是最大直径大于 6 cm 的大囊肿且部分囊壁内肿瘤乳头样增生。

（2）黏液性囊腺瘤（癌）

黏液性囊腺瘤好发于中老年女性的胰腺体尾部，囊大，呈不规则圆形或分叶状，表面光滑，与周围胰腺分界清楚，一般呈多发性，内壁可呈乳头状，囊液为乳白色胶状黏稠液体，可发生癌变，其良性区及恶性区可共存在同一囊内，CT 影像显示，肿瘤的最大囊肿直径与肿瘤最大直径一致，外形呈球形，这点可用于与浆液性囊腺瘤区别。

（3）胰管内乳头状黏液瘤

起源于胰管上皮细胞，好发于老年男性胰头部，可分为分支胰管型胰管内乳头状黏液瘤与主胰管型胰管内乳头状黏液瘤。分支胰管型胰管内乳头状黏液瘤由扩张的胰管分支聚集在一起形成，影像学整体上不呈现球状，表面凹凸不平，如一串葡萄样改变，这和黏液性囊腺瘤（癌）不同。多数黏液性囊腺瘤（癌）不与胰管相通，而分支胰管型胰管内乳头状黏液瘤则常与胰管相通。

（4）实性假乳头状瘤

95% 以上为女性，尤其 3/4 为 40 岁以下年轻人，有潜在恶性，老年患者中可见肝脏、淋巴结及腹膜种植转移。肿瘤有包膜，边界清楚，内部结构为实性成分和囊性成分混杂在一起，可合并出血、坏死。CT 影像可呈现蛋壳状钙化及水平面征（如合并出血）。

二、外科治疗

（一）胰腺真/假性囊肿

1. 手术指征

（1）胰腺真性囊肿较大并有临床表现，或囊肿合并感染、出血、癌变等。

（2）胰腺假性囊肿无法吸收，或进行性增大并有临床表现，或囊肿合并感染、出血等。

2. 手术方式

（1）囊肿切除术

切除可仅限于囊肿本身，有需要时可将部分胰腺一并切除，对一些赘生性囊肿或多变性囊肿则不必要,但临床实际中除少数较小的真性囊肿外,一般的假性囊肿很少有完全切除可能,因囊肿位置深藏,囊壁血运丰富,囊肿周围粘连致密,很难有清晰的剥离面,手术操作困难。

(2)外引流术

适用于胰腺假性囊肿继发感染,或患者全身情况衰竭等情况,手术简单,但可引起胰瘘或假性囊肿复发。假性囊肿内大出血和假性囊肿破裂也可采用外引流术。袋形引流术,在直视下抽空囊肿,切开囊壁5~6 cm,将囊壁切缘缝合在腹壁切口的腹膜和皮肤上,囊内放置纱条引流,定期换药,囊肿可逐渐缩小,终至痊愈。

(3)内引流术

手术不能切除的胰腺囊肿,可将囊壁与胃、十二指肠或空肠吻合,胰液向内引流入肠道。根据囊肿部位与具体解剖情况决定内引流方式,具体包括:① 囊肿与胃后壁紧密粘连者不必强行分离,可施行囊肿胃吻合术;② 囊肿位于胰头与十二指肠第2、第3段紧密粘连者,可施行囊肿十二指肠吻合术;③ 大多数胰腺囊肿均可选择施行囊肿-空肠襻式或Roux-en-Y式吻合术;④ 少数的胰尾部囊肿可考虑施行连同脾脏的胰尾囊肿切除术。尤其按Roux-en-Y式囊肿空肠引流效果较佳,对囊壁较厚的假性囊肿或单腔囊肿最为合适,但赘生性或多腔性囊肿则更适合行囊肿切除术。Roux-en-Y式囊肿空肠引流可避免囊肿发生继发感染,特别是空肠襻间的端侧吻合口距囊肿空肠间吻合在30 cm以上者,感染机会更少。

内引流术三个原则:

① 囊肿空肠吻合口应在囊肿最低位,直径应在4 cm以上,以免吻合口狭窄而引流不畅,囊肿再发。

② 囊壁要达到足够厚度(6 mm以上),需等待6周甚至更长时间,待囊肿壁成熟后行手术治疗。

③ 术前应明确囊肿性质,必要时术中冷冻病理组织检查,避免对恶性肿瘤性胰腺囊肿行内引流术。

(4)胰腺体尾部切除术

胰腺尾部囊肿或多发性囊肿适合胰腺体尾部切除术。此外,胰腺体尾部单发囊肿不适合摘除术且易于切除者,也可行该手术。

(二)胰腺囊性及肿瘤性囊性病变

1. 手术指征

(1)胰腺囊性病变

① 发生于中年女性胰体尾部的囊肿;② 直径40 mm以上,有典型影像表现的浆液性囊肿;③ 直径在25 mm以上的分支胰管型黏液生成性胰腺肿瘤;④ 原因不明的胰腺假性囊肿。

(2)胰腺肿瘤性囊性病变

① 主要根据综合影像学诊断结果来判断有无手术指征和选择手术方式。黏液性胰管内乳头状肿瘤和黏液性肿瘤的恶性程度与有无结节状隆起、囊肿直径和主胰管直径有关。影像诊断为肿瘤包括:囊肿内腔有高3 mm以上隆起成分的隆起型;囊肿直径30 mm以上的平坦型。② 浆液性囊性肿瘤或实性假乳头状瘤亦有恶变的病例,原则上予以切除。

(3)导管内乳头状黏液瘤

① 主胰管型黏液生成性胰腺肿瘤基本上均需手术治疗。② 分支胰管型黏液生成性胰腺肿瘤中,扩张的胰管内可见乳头样隆起者(通过EUS或IDUS等检查)和囊肿直径超过25~30 mm者。③ 黏液生成性胰腺肿瘤虽然是癌,但其进展缓慢,应根据患者年龄,全身状态等慎重处理。

2. 手术方式

（1）肿瘤切除术

浆液性囊腺瘤及实性假乳头状瘤多数为良性的，原则上选择保留胰腺功能的肿瘤切除术。

（2）胰腺体尾部切除术

位于胰腺体尾部肿瘤，如肿瘤为恶性则可行联合脾脏的胰腺体尾部切除术；如肿瘤为良性或良恶性交界性肿瘤、低度恶性肿瘤则可行保留脾脏的胰腺体尾部切除术。

（3）胰腺节段切除术

对于胰腺颈、体部的良性或低度恶性肿瘤可施行胰腺中段切除术，但对于胰腺节段性切除术及胰腺尾端胰肠吻合术应慎重决定，因可增加胰瘘发生率，增加患者术后风险、痛苦及经济负担。

（4）胰十二指肠切除术

位于胰腺头部肿瘤，可行胰十二指肠切除术；如胰头肿瘤为良性或胰腺钩突肿瘤也可行保留十二指肠的胰头切除术。

（5）全胰腺切除术

全胰的多发性肿瘤行全胰切除术要十分慎重，因为此类患者术后生存质量很差，应谨慎把握。

3. 术后处理

（1）术后严密监测患者生命体征及进出入量，监测血糖。

（2）有效镇痛，早期活动。

（3）保持胃肠减压，确保腹腔引流管、空肠营养管在位通畅。密切关注引流液量、色及性状。引流主要目的：① 引流腹腔及手术区域内积液及渗液；② 便于早期发现腹腔内活动性出血或胆肠、胃肠、胰肠/胰胃吻合口瘘发生；③ 动态监测引流液淀粉酶，可早期确诊胰瘘，早治疗；④ 引流液进行细菌学和真菌培养，指导抗生素应用。拔管指征：每日引流液小于 30 ml，且引流液淀粉酶小于同期血淀粉酶 1/3，进食 2 d 后，引流液量及性状无变化。

（4）保持水电解质、酸碱平衡，监测血常规、出凝血时间、CRP、肝肾功能、血糖及血淀粉酶、脂肪酶等。

（5）保护脏器功能，纠正低蛋白血症及贫血。术前有黄疸患者，继续应用维生素 K。术后输注血浆、红细胞悬液、人血白蛋白等，如患者循环稳定，可使用呋塞米 10～20 mg。

（6）营养支持。由于肿瘤，糖尿病，手术巨大创伤及应激反应，术后应重视营养支持。① 肠外营养：术后 3 d 内可应用肠外营养，同时应避免长时间应用肠外营养导致患者糖代谢紊乱、肝功能损害、导管感染、菌群移位等；② 肠内营养：术后 24 h 后可开始应用，并逐步增加肠内营养量，停止肠外营养。

（7）有效控制血糖，必要时可使用胰岛素泵协助控制血糖，围手术期血糖控制在 6.1～8.3 mmol/L 为佳。

（8）术后止血及抗凝治疗。凝血功能正常可不用常规止血治疗，注意检查凝血全套、D-D 二聚体等。对于处于高凝状态、门静脉切除重建、长期卧床者，术后需要抗凝治疗，如克赛 4 000 U 皮下注射，预防静脉血栓及肺栓塞等形成。

（9）保护胃黏膜，预防应激性溃疡，可应用质子泵抑制剂等。

（10）预防性应用生长抑素或奥曲肽防止胰瘘发生，但目前常规运用还有争议，术后发现胰腺质地较软患者，术后先期应用可能获益。

（11）预防性应用广谱抗生素。

（12）术后 3 d 行胸腹部 CT、B 超、胸片检查，排除胸腔及腹腔积液。如有积液，应积极预防性穿刺引流或调整引流管位置,对伴有胰瘘者,需建立有效的持续灌洗及引流。

(13) 重视术后发生的腹胀或发热。术后 6～14 d 是手术部位感染好发时间,常见细菌为耐甲氧金黄色葡萄球菌、肠球菌、大肠埃希菌、铜绿假单胞菌等混合感染,术后长期应用广谱抗生素和禁食患者应警惕二重感染。一旦术后患者出现发热、腹胀、腹痛等腹部症状,应立即行胸腹部 CT、B 超,以及拔除中心静脉置管培养,引流液、痰液、血液及尿液等行细菌学培养。以经验性用药过渡到目标性治疗用药,一旦发现局部感染灶或脓肿形成,应积极 B 超或 CT 引导下穿刺引流或手术引流,并同时行引流液细菌学培养。

4. 常见并发症及防治

1) 胰瘘

胰十二指肠切除术后胰瘘发生率 8%～25%,因胰瘘引起的死亡率高达 20%～50%,多发生在术后 1 周内。定义为:术后 3 d 起从腹腔引流管引出淀粉酶大于正常血淀粉酶 3 倍的液体且液体量可计,根据胰瘘对患者影响情况分为 A 级,B 级及 C 级。胰瘘发生与低蛋白血症、黄疸指数、BMI 指数、吻合方式、胰腺质地、胰管直径等相关。

(1) 保守治疗:禁食,胃肠减压,维持水电解质及酸碱平衡,营养支持,生长抑素应用,腹腔引流管持续灌洗。

(2) 手术治疗:下列情况需外科手术治疗:① 胰瘘持续超过 3 个月以上,引流量无减少趋势;② 引流不畅,反复感染,穿刺引流无效;③ 腹腔内大出血;④ 胰管因疤痕狭窄或堵塞反复引起胰腺炎。

2) 胆瘘

胰十二指肠切除术后胆瘘发生率一般低于 10%。定义为:术后 3 d 或 3 d 后,腹腔引流液或腹腔积液穿刺液胆汁浓度超过同期血清胆汁浓度 3 倍。临床上发现腹腔引流管引出胆汁样液体即可诊断为胆瘘。

(1) 保守治疗:禁食,营养支持,腹腔引流管持续灌洗,B 超引导下穿刺引流,抗感染。

(2) 手术治疗:如胆瘘引起胆汁性腹膜炎,多脏器衰竭,则需要手术治疗。

(3) 手术目的:清洗并充分引流、转流、空肠造瘘等。

3) 术后出血

胰十二指肠切除术后需要再次急诊手术探查的首位并发症,其发生率 5%～16%,具有较高病死率。当血红蛋白下降超过 30 g/L 或出现明显低血容量表现时,需要输注浓缩红细胞超过 3 u 或需要有创治疗(动脉栓塞术、内镜治疗或再次手术探查)。

(1) 分类

按时间分类:① 早期出血:术后 24 h 以内出血,与手术技术有关(如大血管分支未可靠缝扎、缝合针距过宽、结扎线滑脱等);② 晚期出血:术后 24 h 出血,与胰肠吻合口瘘或胰腺残段切面被消化液腐蚀,胃十二指肠动脉残支假性动脉瘤破裂等。

按出血部位分类:① 消化道出血;② 腹腔出血。

(2) 治疗

① 早期出血:边诊断边治疗,止血,质子泵抑制剂防治应激性溃疡常,抗休克,积极完善术前准备,常常需要及时再次手术治疗;② 晚期出血:边诊断边治疗,处理重点为判定出血点部位及血流动力学是否稳定。通常优先选择血管造影及栓塞术。

4) 腹腔内感染

腹腔内感染是一个较严重的并发症,多由胰瘘、胆瘘或腹腔内渗血合并感染所致。患者可出现高热、腹痛、腹胀、肠鸣音减退、纳差、贫血及低蛋白血症等表现。治疗包括抗感染、营养支持、纠正低蛋白血症及贫血、充分有效引流。

（孙　伟　宋振顺）

第五节　胰腺内分泌肿瘤的外科治疗

　　胰腺神经内分泌肿瘤（pancreatic neuroendocrine neoplasms，pNENs），原称为胰岛细胞瘤,起源于胰腺导管上皮内的多能干细胞而不是胰岛。pNENs 的发病率占胰腺肿瘤的 1%～2%,每 10 万人中有 1～1.5 人发病。

　　pNENs 可出现在任何年龄人群,但发病的人群多在 40～60 岁,无性别差异。很少出现在儿童和青少年中,这类人群多有家族史或遗传基因突变。大多数 pNENs 是散发的,一部分发病可能是遗传性神经内分泌肿瘤综合征的表现之一,例如 30%～80% 的多发性神经内分泌肿瘤Ⅰ型（MEN-1）、20% 的 von Hippel - Lindau(VHL)综合征、10% 的神经纤维瘤和 1% 的结节性硬化症患者将会出现 pNENs。

　　依据激素的分泌性质和患者的临床表现,可分为功能性和无功能性。大部分 pNENs 是无功能性的,无功能性 pNENs 占 50%～75%,可分泌多种肽类物质,例如嗜铬粒蛋白 A、神经元特异性烯醇化酶、胰多肽、降钙素、生长素、神经降压素、胃动素或人绒毛膜促性腺激素（α 或 β 亚基）,但并不引起临床综合征,多因肿瘤局部压迫症状或体检时发现,部分因肝脏及其他部位的转移进一步检查发现原发 pNENs 病灶。功能性 pNENs 很少见,常表现为激素相关的临床综合征,如低血糖、多发性消化性溃疡、腹泻等。常见的功能性 pNENs 有胰岛素瘤和胃泌素瘤,胰岛素瘤一般位于胰腺,而胃泌素瘤多见于胃泌素瘤三角,其余的功能性 pNENs 均少见,统称为罕见功能性胰腺神经内分泌肿瘤（rare functional pancreatic neuro-endocrine tumors）,包括生长抑素瘤、胰高血糖素瘤、生长激素瘤等。

一、分级和分期

（一）pNENs 的分级

　　推荐采用 WHO2010 年发布的标准,即按组织分化程度和细胞增殖活性进行分级,增殖活性分级推荐采用高倍视野下核分裂象数和(或)Ki-67 阳性指数两项指标,分级标准见表 1-5-1。

表 1-5-1　胰腺神经内分泌肿瘤分级(WHO, 2010)

分　　级	核分裂象数(/10HPF)	Ki-67 指数(%)
G1,低度	<2	≤2
G2,中度	2～20	3～20
G3,高度	>20	>20

　　注：计数核分裂象数时要求至少 50 个高倍视野。计数 Ki-67 时要求 500～2 000 个细胞。如果两者数据不一致,以高级别为准。

（二）pNENs 的分期

　　推荐采用 AJCC 2010 年发布的第七版胰腺神经内分泌肿瘤的 TNM 分期和病理分期系统,见表 1-5-2 和表 1-5-3。

表 1-5-2　胰腺神经内分泌肿瘤的 TNM 分期(AJCC，2010)

Tx	原发灶无法评估
T0	无原发灶证据
Tis	原位肿瘤
T1	原位肿瘤位于胰腺内,最大径≤2 cm
T2	肿瘤位于胰腺内,最大径>2 cm
T3	肿瘤超出胰腺,但未侵犯腹腔干或肠系膜上动脉
T4	肿瘤侵犯腹腔干或肠系膜上动脉
Nx	区域淋巴结无法评估
N0	无区域淋巴结转移
N1	区域淋巴结转移
M0	无远处转移
M1	远处转移

表 1-5-3　胰腺神经内分泌肿瘤病理分期系统(AJCC,第7版)

分　期	T 分期	N 分期	M 分期
0 期	Tis	N0	M0
ⅠA 期	T1	N0	M0
ⅠB 期	T2	N0	M0
ⅡA 期	T3	N0	M0
ⅡB 期	T1、T2、T3	N1	M0
Ⅲ 期	T4	任何 N	M0
Ⅳ 期	任何 T	任何 N	M1

二、pNENs 的诊断

激素分泌过多引起的临床综合征以及压迫效应等详细的病史是诊断 pNENs 的基础。多功能实验室检查包括激素水平和肿瘤标志物有益于进一步确诊,例如嗜铬粒蛋白 A(CgA)、神经元特异性烯醇酶(NSE)等。影像学的检查有助于 pNENs 的分期和定位。

(一) 病史和临床表现

详细的病史采集和体格检查对 pNENs 的诊断很重要,然而大多数的 pNENs 是非功能性的,它的临床症状和体征并不明显。非功能性的 pNENs 症状和体征多由肿瘤的压迫和转移引起,包括肝转移后引起的黄疸、侵袭压迫主胰管后引起的急性胰腺炎症状、可触及的腹部包块和腹痛等。功能性的 pNENs 因释放激素或肽类物质有特定的症状和体征(表1-5-4),这些特异性的症状出现时,影像学检查及激素或肽类物质水平的评估应仔细进行。

表 1-5-4　功能性的 pNENs 的症状、体征和发病率

分　类	分泌的激素或肽	症 状 和 体 征	功能性 pNENs 比例(%)
胰岛素瘤	胰岛素	偶发的低血糖症	35~40
胃泌素瘤	胃泌素	顽固性胃、十二指肠溃疡,腹泻	16~30
胰高血糖素瘤	胰高血糖素	皮炎伴坏死性游走红斑,腹泻,DVT	<10
舒血管肠肽瘤	VIP	大量的水样腹泻,运动功能减退	<10
生长抑素瘤	生长抑素	糖尿病、胆道结石、脂肪泻、体重减轻	<5

注：pNENs:胰腺神经内分泌肿瘤;VIP:舒血管肠肽;DVT:深静脉血栓。

（二）实验室检查

通过检测血中的激素或肽类物质对 pNENs 进行筛查,包括胰岛素、胃泌素、胰高血糖素、VIP、生长抑素等,以及肿瘤标志物嗜铬粒蛋白 A(CgA)、神经元特异性烯醇酶(NSE)和胰多肽等。CgA 的灵敏度较高但特异性不高,可受质子泵抑制剂及肝肾功能的影响,NSE 的灵敏度 30%～40%,但特异性较高可达 100%,CgA 与 NSE 的结合可提高诊断 pNENs 的灵敏度。

（三）影像学检查

影像学的检查对 pNENs 诊断、定位和外科治疗至关重要,如 CT、MRI、生长抑素受体闪烁扫描术(somatostatin receptor scintigraphy, SRS)、PET - CT、超声内镜(EUS)、血管造影等。肠系膜动脉造影对 G1 pNENs 的诊断具有重要的价值,但随着对比增强多相技术的进步,对比增强 CT 和 MRI 已逐渐替代了血管造影术。此外,在过去的几十年中 EUS 的引入和发展开创了 pNENs 诊断和治疗的新纪元。

1. CT 扫描

CT 对于出现激素综合征的病人是首选,它可对肿瘤进行定位并评估肿瘤的大小。螺旋三相对比增强 CT 是诊断高度血管化和肝转移的 pNENs 的最佳选择,对于大于 2 cm 的 pNENs 精确度很高,敏感性为 63%～82%,特异性可达 100%,对于小于 2 cm 的病灶精确度不高。CT 扫描可确定肿瘤的可切除性和检测肝脏和腹腔转移的存在,多相对比增强 CT 被认为是 pNENs 诊断、分期的首选影像学检查。增强 CT 扫描可根据肿瘤的大小、有无转移及门静脉期有无强化预测 pNENs 的分级。低级别的 pNENs 比高级别的增强信号强,低信号病灶恶性程度较高。大于 2 cm 的 pNENs 且门静脉期没有强化可能,病理分级为 G2。门静脉期增强比率小于 1.1,肿瘤大于 3 cm 且边界不清,胆管扩张,血管侵犯,病理分级考虑为 G3。此外,等信号或低信号病灶有快速增强呈高信号表现的 pNENs,恶性程度较高。

2. MRI

磁共振成像可直观地观察 pNENs,在 T_1 加权像上表现为低信号,在 T_2 加权像上表现为高信号,对比增强 MRI 与 CT 相似,在早期动脉相能更好地检测到血管丰富的 pNENs 和转移灶,它可检查出小于 2 cm 的病灶。MRI 的敏感性超过 85%,特异性超过 75%。

3. 生长抑素受体闪烁扫描术

除胰岛素瘤之外的许多功能性和非功能性的 pNENs 可高表达生长抑素受体,放射性标记的生长抑素类似物奥曲肽,又称 OctreoScan,诱导 pNENs 吸收,可检测出阳性吸收的 pNENs。此外,使用放射性标记生长抑素类似物可靶向放射治疗分化良好的 pNENs。

4. PET

由于 pNENs 的高分化和低代谢活性的特性,大多数 pNENs 在 PET - FDG 扫描下不显示。然而,低分化肿瘤 FDG 代谢率增加可被 PET 检测到,PET 扫描 FDG 摄取多与肿瘤进展及死亡率增加有关。

5. 超声内镜

超声内镜(EUS)已成为评估胰腺病变的一种非常有用的影像学方法,利用高频换能器输出高分辨率的胰腺图像。与其他影像学检查相比,EUS 有这些优势：① EUS 可检测到直径在 2～3 cm 以下的病灶,而 CT 通常检测不出;② EUS 可观察到胰腺周围异常病变,如局部淋巴结肿大与血管侵犯,以及鉴定胃泌素瘤的位置等;③ 细针穿刺吸取组织或线阵超声内镜活检术用于术前的组织学鉴定;④ 通过 EUS 注射碳标记墨水标记病灶有利于术中识别病灶,此外 EUS 引导注入无水乙醇对局部治疗有很好的效果,并发症较低。EUS 的局限性在于它依赖于内镜医师,可能会产生不一致的结果,以及由于超声窗的不足可能采集不到胰尾的病变图像。

(四)病理学检查

病理学检查是确诊 pNENs 的金标准,可采用细针穿刺抽吸组织活检或 EUS 活检术。值得注意的是术前穿刺肝转移灶活检与手术标本病理分级结果基本相近,而术前穿刺胰腺病灶活检与术后标本病理的分级一致性不高。对于胰腺的囊性病灶,由于穿刺抽吸的组织标本有限,因此在评估病理分级时可能不是很准确,有时可能误将 G1 级以上的 pNENs 评估为 G1 级从而影响手术方案的选择。

三、pNENs 的治疗

所有的 pNENs 都有恶变的可能或者本身就是恶性肿瘤,手术是 pNENs 的主要治疗手段,也是目前唯一可能治愈 pNENs 的方法,手术的目的是争取 R0 切除,并尽可能保留胰腺实质。然而,只有三分之二的患者在技术上是可行的,并需要制定特定的手术方式。pNENs 手术除常规的术前准备外,还有不同于其他胰腺手术之处。对功能性 pNENs 患者,术前应检测血清激素水平,并控制激素过量分泌引起的症状:如采用葡萄糖滴注控制胰岛素瘤患者的低血糖;质子泵抑制剂控制胃泌素瘤患者的腹泻和溃疡出血;生长抑素控制血管活性肠肽瘤患者的腹泻和水电解质失衡;胰高血糖素瘤患者容易形成血栓,可采用小分子肝素抗凝;合并类癌综合征的患者在麻醉前,需静脉滴注短效生长抑素,防止出现类癌危象。

(一)pNENs 局部手术切除

10%～40% 的 pNENs 多显良性生物学行为,其中绝大多数是胰岛素瘤,对于良性、单发、易操作的 pNENs,局部切除术或摘除术是首选。胰岛素瘤和最大径≤2 cm 的无功能性 pNENs,可考虑行肿瘤摘除术或局部切除术。如果肿瘤位置较浅且直径＜2 cm 并距离主胰管相对较远(2～3 cm),以摘除术为首选。然而如果肿瘤直径较大或距离主胰管小于 2 cm,在进行摘除术时可能会对主胰管产生损伤,近期影响为胰瘘,远期影响为胰腺炎反复发作。最大径＞2 cm 或有恶性倾向的 pNENs,无论是否有功能,均建议根治性手术切除,必要时还可切除相邻器官,并清扫区域淋巴结,扩大根治手术在延长患者生存率和控制局部病灶和转移灶方面优于保守疗法。腹腔镜切除术是良性、小的、位于胰体尾部的胰岛素瘤的理想选择,然而术前必须充分评估肿瘤的大小和范围,否则很容易术中转为开腹。

此外,机器人辅助微创胰腺切除比腹腔镜手术和开腹手术有更明显的优势,其并发症和死亡率很低。胰头部的 pNENs 建议行胰十二指肠切除术,亦可根据病灶大小、局部浸润范围等行保留器官的各种胰头切除术;胰体尾部的 pNENs 应行远端胰腺切除术,可保留或联合脾切除;位于胰体的肿瘤可行节段性胰腺切除术。

对于可切除的局部复发病灶、孤立的远处转移灶或初始不可切除的 pNENs,经综合治疗转化为可切除的病灶后,若患者身体状况允许,应考虑手术切除。

偶发的最大径≤2 cm 的无任何症状的无功能性 pNENs,是否需手术切除尚有争议。超过2 cm 的 pNENs 恶性概率增高,但小于 1 cm 的 pNENs 也可能是恶性的。因此,应根据肿瘤的位置、手术创伤的程度、患者年龄、身体状况和患者获益,衡量利弊做出选择。

(二)pNENs 进展期和转移性的局部手术切除

局部不可切除 pNENs 的影像学评估和标准参照中华医学会外科学分会胰腺外科学组制定的《胰腺癌诊治指南(2014)》。现在还不清楚当出现转移时是否或者何时应切除原发性肿瘤,目前认为减瘤术或姑息性原发灶切除不能延长患者的生存时间,但在下列情况下可考虑施行:

（1）局部晚期或转移性 G1/G2 级无功能性 pNENs 患者，为预防或治疗出血、急性胰腺炎、黄疸、消化道梗阻等严重危及生命和生活质量的并发症，可行姑息性原发灶切除术。

（2）功能性 pNENs 的减瘤术：对于功能性 pNENs 患者，减瘤手术（切除＞90％的病灶，含转移灶）有助于控制激素分泌，缓解激素过量分泌的相关症状。

（3）无功能性 pNENs 的减瘤术：对无功能转移性 pNENs，如仅存在不可切除的肝转移灶，原发灶切除可能有利于对肝转移灶的处理，可考虑切除原发灶。

（三）家族性神经内分泌肿瘤综合征胰腺病灶处理

对于合并 MEN-1 和 VHL 综合征的患者，因其胰腺内常存在多个病灶，术前需仔细判断手术时机及手术方式。术中需结合超声检查，尽可能发现所有病灶。如果胰腺头部及体尾部均有病灶，推荐施行远端胰腺切除＋胰头部的病灶剜除术，以尽量保留一部分胰腺功能。

（四）胆囊切除术

进展期 pNENs 患者手术后，若需要长期接受长效生长抑素治疗，建议在手术同时切除胆囊，以减少患胆汁淤积和胆囊炎的风险，尤其是原来已经合并胆囊结石的患者。

（五）晚期 pNENs 的综合治疗

1. pNENs 肝转移的治疗

（1）外科手术治疗

肝脏是 pNENs 最容易远处转移的部位，约占 60％。如果手术能切除绝大部分转移灶（＞90％的病灶），可考虑原发灶和肝转移灶同期或分期切除。如肿瘤位于胰头部，建议先做肝转移灶切除，然后二次手术切除胰十二指肠。拟行肝转移灶切除时，应满足以下条件：① 分化好的 G1 级和 G2 级肿瘤；② 无远处淋巴结转移和肝外转移、无弥漫性腹膜转移；③ 无右心功能不全。肝转移灶切除患者的 5 年生存率为 47％～76％，高于未切除者的 30％～40％，但切除后的复发率可达 76％，且多于 2 年内复发。

（2）射频消融、动脉栓塞化疗、选择性内放射治疗

局部治疗手段可用于控制肝转移灶，有效减轻肿瘤负荷，减少激素分泌，从而改善患者生活质量，但对生存率的影响是不确定的。当患者具有外科手术的机会时应尽量实施手术治疗。当肿瘤大部分局限于肝内而肝脏手术或射频/微波消融不可行时，肝转移灶可以通过肝动脉或其分支的栓塞治疗，对控制激素诱导症状的有效率可达 50％～90％，持续时间为 14～17 个月，在 10～24 个月中 55％的肿瘤体积缩小，中位生存期或半数生存期为 50 个月。TAE/TACE 及 ^{90}Y 微球的选择性栓塞对肝脏多发转移灶具有一定控制作用，能有效减轻肿瘤负荷，改善患者生活质量。生长抑素受体（SSTR）高表达时，肽受体放射性核素治疗（PRRT）应作为二或三线治疗。PRRT 治疗的有效率在 10％～40％，它有明显的肾和骨髓毒性。

（3）肝移植

肝移植是治疗 pNENs 肝转移的手段之一，特别是对于无肝外疾病的年轻病人，但手术指征需严格掌握。肝移植的指征：① pNENs 伴不可切除的肝脏多发转移灶，无肝外转移和区域淋巴结转移；② 原发灶可完整切除，活检肿瘤 Ki-67＜10％（Ki-67＜5％预后更好），或原发灶切除后肝内复发的风险较大；③ 存在药物无法控制的、影响患者生活质量的症状；④ 无肝移植禁忌证。约 20％的患者肝移植术后五年无复发，五年生存率可能高达 90％。

2. 转移性 pNENs 的药物治疗

链脲霉素＋氟尿嘧啶或替莫唑胺＋卡培他滨化疗通常作为转移性或局部晚期疾病（Ki-67＜20％）的一线治疗。依维莫司和舒尼替尼通常作为二线治疗。

（1）生长抑素类药物

将近 80％的非功能性 pNENs 可表达生长抑素受体,也因此可为生长抑素药物治疗提供有效的靶点。它具有良好的安全性和控制症状的有效性,最近的证据表明可以改善肿瘤预后。生长抑素类药物治疗 pNENs 的客观有效率不足 10％,但疾病控制率可达 50％～60％。大量回顾性研究及前瞻性随机研究结果表明,生长抑素类药物可用于进展缓慢的 pNENs（G1 级和 G2 级）和生长抑素受体阳性的胰腺神经内分泌癌（G3 级）的治疗,且不良反应较小。

（2）分子靶向药物

前瞻性临床研究结果表明,舒尼替尼和依维莫司对晚期和转移性 pNENs 具有较好的疗效及耐受性。舒尼替尼是多靶点酪氨酸激酶抑制剂。依维莫司是口服的 mTOR 抑制剂,两药均可延长 pNENs 患者的无肿瘤进展生存期。以及抗 VEGF 治疗比传统的化疗有明显的优势。

（3）静脉化疗

链脲霉素联合氟尿嘧啶和（或）表柔比星治疗 G1 级和 G2 级 pNENs 的证据最为充分,客观有效率为 35％～40％。近期的小样本、回顾性研究结果提示,替莫唑胺单药或联合卡培他滨对转移性 pNENs 也有一定疗效。氟尿嘧啶或卡培他滨联合奥沙利铂或伊立替康等方案也可以作为 pNENs 二线治疗的选择。

（六）辅助治疗

目前尚无高质量的循证医学证据支持长效生长抑素、化疗或分子靶向药物等辅助治疗能使 R0 或 R1 切除术后的 pNENs 患者获益,故不推荐对根治术后的 G1 级和 G2 级患者常规给予辅助性药物治疗;对有肿瘤复发高危因素的患者,如淋巴结转移、血管内癌栓、切缘阳性,可考虑进行辅助治疗。对根治术后病理报告为 G3 级的患者,可按照导管腺癌的治疗原则给予全身辅助治疗和（或）局部治疗。所有 pNENs 均有恶性潜能,应进行长期随访。建议对根治性切除术后的 pNENs 患者每 6～12 个月复查生化指标和 CT/MRI 至少 10 年。

四、MDT 对治疗效果的价值

近年来,胰腺神经内分泌肿瘤的治疗方案有所增加,手术治疗仍然是治疗的主要手段,可延长生存率,但支持特定治疗方法的高质量数据有限。虽然只有极少部分转移性疾病能够治愈,但利用多学科综合治疗可延长生命,包括内科、定向的肝治疗和外科治疗。pNENs 治疗策略的制定和选择需考虑诸多因素,包括:

① 分期与分级:局部早期、进展期或转移晚期,仅有肝转移还是全身扩散,肿瘤负荷大或小,分化好或差,可切除或不可切除;

② 生物学行为:生长速度快或慢,稳定期还是进展期;

③ 激素状态:有无功能性;

④ 遗传性还是散发性:其他器官有无病变;

⑤ 治疗目的:延缓进展还是降低负荷;

⑥ 治疗副作用:患者能否耐受。

基于上述原因,多学科团队（multi-disciplinary team,MDT）诊疗模式显得至关重要。需要由胰腺外科、肿瘤内科、内分泌科、影像科、放疗科、病理科、核医学科组成 MDT 共同进行探讨,才能更加精确地把控治疗时机和方式,更加准确地进行疗效评估。

（马志龙　宋振顺）

第六节　胰腺癌的外科治疗

胰腺癌是一种恶性肿瘤,由于胰腺的解剖位置特殊,胰腺癌的早期症状不明显,不易引起足够注意。而且其生物学特性为早期胰外侵犯,具体表现为淋巴、神经及血液转移出现早,故胰腺癌起病隐匿、进展迅速、手术切除率较低,预后极差。近年来胰腺癌发病率有逐年上升趋势,且预后不良,在发达国家,胰腺癌在男性和女性的疾病死亡原因列表中分别列第五位和第四位,从患者疾病确诊起算,胰腺癌的 5 年生存率大约为 6%。

胰腺癌恶性程度极高,手术依然是目前最有效的治疗手段,也是缓解患者症状、提高生活质量最有效的姑息性手段。目前在所有的治疗措施中,唯有根治性手术治疗能使胰腺癌病人获得长期生存的机会,根治性切除者的平均生存时间显著长于姑息切除和无法切除者,但是由于胰腺癌早期转移及诊断之时便已存在的胰腺肿瘤对周边重要脏器浸润,只有 15%~20% 的患者能够实行手术治疗。如何对胰腺癌患者实施行之有效的治疗是一项严峻的挑战。当前,提高胰腺癌患者远期生存率已成为国内外胰腺肿瘤业界医师关心的重要课题。

对于胰腺癌而言,早期诊断、准确分期对胰腺癌患者的治疗及预后起到了至关重要的作用。一方面,可行多种肿瘤标志物联合检测,如 CA19-9、CA242、CA50、CEA 和一些循环肿瘤细胞标志物的检测,筛选发现早期胰腺癌;另一方面,通过现代影像学检查,如腹部多排薄层增强(MDCT)、MRI、经内镜逆行性胰胆管造影(ERCP)和超声内镜(EUS)及 PET-CT 等,可显著提高胰腺癌诊断的准确性,从而为胰腺癌的早期治疗干预提供可靠依据。

尽管胰腺癌手术难度大、创伤大、风险高、并发症多,但随着近年来外科手术技术及围手术期管理水平的不断提高,胰腺癌切除手术的安全性明显地增加了。除了传统术式有所改进之外,新的手术方式的摸索、肿瘤的切除及淋巴结清扫范围的探讨、吻合技术的创新改良等,不但提高了手术安全性,也进一步改善了胰腺癌患者的手术疗效和生存时间。目前对于胰腺癌的外科治疗还存在许多的分歧,主要集中在术前肿瘤可切除性判断、是否需要胰腺癌的扩大切除、微创胰腺手术是否获益等方面。

一、术前分期及预后评估

精确判断出患者肿瘤是否有可切除性是决定是否行胰腺癌根治性切除的关键。多种影像学手段可用于精确地判断胰腺癌患者分期,其中包括 CT、PET-CT、ERCP、超声内镜(EUS)、肠系膜血管造影(DSA)和 MRI/MRCP。CT 扫描是判断肿瘤可切除性的主要影像学方法。随着医学影像学的进步及分辨率的提升,诊断性腹腔镜检查在首次可切除性评估的应用中受限。

胰腺癌分期是根据肿瘤大小、部位、局部扩散(包括周围血管侵犯)和转移灶来判定的;胰腺癌术前分期的主要目的是根据肿瘤的分期选择合适的治疗方案,以避免不必要的手术。常用的分期系统来自美国癌症联合会(AJCC)、日本胰腺学会(JPS)和美国国立综合癌症网络(NCCN)。AJCC和 JPS 分期系统是基于 TNM 分期的,用于评估短期和长期的临床预后,并根据疾病分期产生患者的生存数据。T 分期是根据肿瘤大小、是否超出胰腺、是否与邻近血管接触来判定的。区域淋巴结N 分期和远处转移 M 分期是分别根据区域淋巴结或其他隔远部位是否出现转移来判定的。应该注意的是正常引流途径外的淋巴结转移或不常规包括在手术切除范围内的淋巴结转移判定为远处转移 M1。NCCN 根据美国肝胰胆协会共识报告定义可切除标准,当没有远处转移的情况下,胰腺癌主要分三种情况:明确可切除、交界可切除或局部进展和不可切除。

关于肿瘤与血管的关系定义:肿瘤接触血管周径≤180°为邻接(abutment),>180°为包绕

(encasement)。NCCN 指南指出 CT 为首选检查方法，MRI 在胰腺癌分期的敏感度和特异度方面与 MDCT 相当，可替换使用；但由于价格和普及性等因素，在多数医院 MDCT 仍是最为常用的方法，MRI 主要用于 CT 为等密度病灶或肝脏病灶不能定性时的进一步检查。

胰腺癌的术前诊断及鉴别诊断目前主要是在多学科综合治疗（MDT）模式下，结合患者年龄、一般情况、临床症状、合并症、影像学诊断结果综合分析得出。对于影像学诊断明确、手术指征明确的患者无需病理学诊断。而对于病灶不可切除拟行放化疗或拟行新辅助治疗的患者，治疗前需明确病理诊断。病理学诊断主要包括：超声或 CT 引导下经皮穿刺活检、经内镜逆行性胰胆管造影（ERCP）胰液细胞刷取、内镜超声引导细针穿刺活检（EUS-FNA）等。胰腺癌手术方案的制定同时需要明确患者的肿瘤可切除状态，常规可分为三类：可切除、交界性可切除和不可切除。

NCCN 指南对胰腺肿瘤可切除状态作出了如下定义。

1. 可切除肿瘤

（1）肿瘤不接触动脉（包括腹腔干、肠系膜上动脉、肝总动脉）。

（2）肿瘤不接触静脉（包括肠系膜上静脉、门静脉），或接触≤180°且静脉轮廓规则。

（3）没有远处脏器转移。

2. 交界性可切除肿瘤

（1）在胰头/钩突部，实体肿瘤虽接触肝总动脉，但不累及腹腔干或肝动脉分支，允许安全且完整切除并重建；实体肿瘤接触肠系膜上动脉但≤180°；若存在变异的动脉解剖（如右副肝动脉、替代肝右动脉、替代肝总动脉等），其与肿瘤接触及接触程度应予以指出，因其可能影响手术策略。

（2）在胰体/胰尾部，实体肿瘤接触腹腔干但≤180°；实体肿瘤接触腹腔干>180°，但不侵犯主动脉，且胃十二指肠动脉完整不受侵犯。

（3）实体肿瘤接触肠系膜上静脉或门静脉>180°，或肿瘤虽接触静脉≤180°但静脉轮廓不规则或有静脉血栓，在受累部位的近端和远端有合适的静脉以允许安全且完整地切除并重建。

（4）实体肿瘤接触下腔静脉。

3. 不可切除肿瘤

（1）存在远处转移（包括非区域内淋巴结转移）。

（2）在胰头/钩突部，实体肿瘤接触肠系膜上动脉>180°、接触腹腔干>180°、接触肠系膜上动脉第一空肠分支；由于肿瘤侵犯或栓塞（癌栓或血栓）不能重建肠系膜上静脉或门静脉；肿瘤侵犯大部肠系膜上静脉的空肠引流支。

（3）在胰体/胰尾部，肿瘤侵犯肠系膜上动脉或腹腔干>180°；侵犯腹腔干和主动脉；由于肿瘤侵犯或栓塞（癌栓或血栓）不能重建肠系膜上静脉或门静脉。

（4）超出手术切除范围的淋巴结转移。

对于可切除和不可切除的评估标准，学术界认同性好，没有明显的争议，而对于可能切除的评估标准目前还存在一些争议。诊断标准大体相同，均基于胰腺 CT 等影像学检查，核心标准是肿瘤是否合并血管浸润、侵犯的程度及受累血管是否可切除重建。术前检测与预后相关的肿瘤组织基因表达（如 SMAD4/DPC4、K-ras、EGFR、Sparc 等），统一可切除性诊断标准，有助于可切除性准确判断和治疗策略的制定以及相应疗效的评判比较。

二、术前准备

充分的术前准备和围手术期治疗对于胰腺癌手术十分重要。拟行手术治疗的患者术前可采用 APACHEⅡ和 POSSUM 评分系统进行危机评分，充分评估患者手术耐受性，以确保手术的成功和达到预期治疗目的。凡有贫血、低蛋白血症者,都应该在术前予以积极的纠正。胰腺癌患者大多有营养不良,术前可以接受肠内、外保护性营养支持治疗,以尽可能达到手术要求。

胰头癌所致的梗阻性黄疸患者,常伴有内毒素血症,后者可损害器官功能,增加术后并发症的发生率。梗阻性黄疸可引起肝肾功能障碍、凝血机制障碍、免疫功能减退,从而降低患者手术耐受性,为此,有主张在血胆红素浓度超过 342 μmol/L(20 mg/d)时应先作胆道引流,使黄疸程度减轻,然后再做根治性手术。

术前胆道引流方法包括:

(1) 经皮肝穿刺胆管引流术(PTCD);

(2) 内镜下放置鼻胆管引流(ENBD);

(3) 内镜下逆行置胆道支撑管内引流术(ERCP);

(4) 胆囊或胆总管造瘘术。

尽管半数以上的胰腺癌患者伴有胆道梗阻,临床上对胰腺癌术前是否需要行胆道引流一直存在争议。胆道引流带来的潜在危害也不应被忽略,有研究显示,术前胆道引流会增加穿孔、出血、胆管炎、胰腺炎等并发症的风险,同时,术前胆道引流,尤其是 ENBD,引起胆道局部炎症、水肿时会致使术中解剖分离困难,易导致出血;引起胰腺组织充血水肿甚至合并坏死时将大大增加手术风险。因此,应综合考虑患者术前肝功能的手术耐受能力,审慎对有梗阻性黄疸症状的患者行术前胆道引流。

三、根治性手术及进展

近年来,随着医学器械的发展及临床医师手术技巧的进步,尤其是在血管外科技术方面的进步,胰腺癌切除的可行性有所增加,胰腺癌手术治疗的实施建议应该在胰腺高容量医院或者专业胰腺诊治中心进行,尽量避免术后并发症的发生,减少对患者生存期的影响。胰腺癌的手术方式主要包括胰十二指肠切除术、胰体尾切除术和全胰腺切除术。对于可切除胰腺癌,建议直接手术切除,对于可能切除胰腺癌,可以考虑新辅助治疗。

(一)胰十二指肠切除术

胰十二指肠切除术(pancreatoduodenectomy)适用于可切除的胰头癌和壶腹部癌,切除范围见图 1-5-3。根据淋巴结清扫范围的不同,主要分为标准的胰十二指肠切除术(SPD)、根治性的胰十二指肠切除术(RPD)、扩大的胰十二指肠切除术(EPD)。

1935 年由 Whipple 首先报道,适用于Ⅰ、Ⅱ期胰头癌和壶腹部癌。胰十二指肠切除术的切除范围包括胰头(包括钩突部)、肝总管以下胆管(包括胆囊)、远端胃、十二指肠及部分空肠,同时清扫胰头周围、肠系膜血管根部、横结肠系膜根部以及肝总动脉周围和肝十二指肠韧带内淋巴结。针对胰头癌,应进行标准的胰

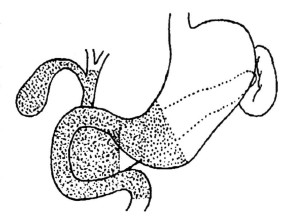

图 1-5-3　胰十二指肠切除术的切除范围

十二指肠切除术,完整切除钩突系膜,肠系膜上动脉右侧、后方和前方的淋巴脂肪组织,淋巴结清扫的数目至少达 15 枚以上。消化道的重建方法有 Whipple 法和 Child 法,Whipple 法重建顺序为胆肠、胰肠、胃肠,Child 法则先吻合胰肠,然后吻合胆肠和胃肠。胰肠吻合方式如下:

(1) 胰管对空肠黏膜吻合

连续缝合胰腺后缘与空肠浆肌层,根据胰管位置与直径,在空肠壁开一小孔打开黏膜层,连续

缝合胰管与空肠黏膜,或间断缝合胰管-胰腺全层与空肠,根据胰管直径置入支撑管,完成胰管-空肠黏膜吻合后连续缝合胰腺前缘与空肠浆肌层。

(2)胰腺对空肠端侧吻合

如术中无法确切显露主胰管,可选择该吻合法,胰腺残面分别与空肠黏膜及浆肌层缝合。

(3)胰腺空肠端端套入吻合

在胰腺残面和空肠断端一层间断缝合的基础上,再增加胰腺包膜和空肠浆膜间断缝合,使胰腺残端套入空肠吻合。距胰肠吻合 10 cm 处行胆肠吻合,吻合口自然、无弯曲、无张力。距离胆肠吻合口 40 cm 处行胃肠吻合,可选择手工或关闭器吻合。

术后主要并发症是胰瘘和消化道出血,其他并发症包括胃排空延迟、腹腔感染、伤口感染、肺炎。近年来报告胰十二指肠切除术的切除率为 15%～20%,手术死亡率已降至 5% 以下,5 年生存率为 7%～20%。尽管目前在胰十二指肠切除术的基础上发展了新的术式,但标准的胰十二指肠切除术仍是胰头癌及壶腹周围癌最常用的手术方式。

(二)保留幽门的胰十二指肠切除术

保留幽门的胰十二指肠切除术(PPPD 术)即保留了全胃、幽门和十二指肠球部,其他的切除范围与经典的胰十二指肠切除术相同的术式。最早于 1978 年由 Traverso 和 Longmire 实施,用于治疗胰头良性肿瘤,操作相对简单,可保护患者消化功能,后来逐步被用于治疗胰头癌。优点有:

(1)保留了胃的正常生理功能,肠胃反流受到部分阻止,改善了营养状况;

(2)不必行胃部分切除,十二指肠空肠吻合较简便,缩短了手术时间。但有学者认为该术式对幽门下及肝动脉周围淋巴结清扫不充分,可能影响术后效果,因此主张仅适用于较小的胰头癌或壶腹部癌、十二指肠球部和幽门部未受侵者。

(三)联合血管重建的胰十二指肠切除手术

胰腺癌多呈浸润性生长,极易侵犯周围的大血管和临近脏器,如肝动脉、腹腔干动脉、门静脉/肠系膜上动、静脉和脾动、静脉,甚至下腔静脉和腹主动脉,导致切除率偏低。随着近年来手术方法和技巧的改进以及围手术期处理的完善,对部分累及肠系膜上血管、门静脉者施行胰腺癌扩大切除手术,将肿瘤和被累及的脏器一并切除,用自体血管或人造血管重建血管通路。20 世纪 70 年代,Fortner 在传统胰腺癌手术的基础上提出区域性胰腺切除,扩大淋巴结廓清范围,联合切除受肿瘤侵犯的血管。自此,随着手术及围手术期治疗水平的不断提高,将肿瘤及累及脏器一并切除、同时重建血管通路的胰腺癌扩大切除手术在世界各地广泛开展。事实证明,联合血管切除重建的胰十二指肠切除术手术切除率已经提高到 50% 左右,患者 5 年生存率可超过 20%,且并发症和死亡率未因此上升。

目前认为,门静脉系统的受侵并不被认为是肿瘤生物学行为进展的指标,除非发现肿瘤已侵犯至血管的内膜。多因素 Meta 资料分析同样表明,联合门静脉血管切除的胰腺癌根治术,可以减少肿瘤残存和切缘 R1 的发生,明显提高手术 R0 切除率和患者的生存时间。

1. 门静脉血管切除术

也有业界人士认为,联合门静脉血管切除的胰腺癌根治术存在手术的风险,明显增加了手术并发症和死亡率,只有在能获得 R0 切除且无静脉壁侵犯的患者,临床获益才较好,而对于可能切除胰腺癌患者,由于采用新辅助治疗可能增加对门静脉壁侵犯判断的难度,甚至为提高肿瘤切除率,会明显增加同步门静脉切除重建的概率,应当选择可能有临床获益的患者进行联合血管的切除。联合静脉血管切除重建在并发症及围手术期死亡率等方面与没有血管侵犯的相比没有差别,但是如果侵犯门静脉的长度大于 2～3 cm,则预后相对较差。应骨骼化解剖肿瘤周围血管,尤其是胰腺钩突包绕的 SMA 和 PV/SMV,术中发现可疑局部累及的门静脉/肠系膜上静脉,建议做部分或节段切除重建,以达到 R0 切除。

联合血管重建的胰十二指肠切除手术步骤与经典胰十二指肠切除术基本相同,但在游离胰腺上下缘,暴露门静脉-肠系膜上静脉,试图打通胰颈后-肠系膜上静脉前方隧道时可能发现肿瘤与肠系膜上静脉-门静脉无法分离,即视为血管受侵;如隧道建立顺利,则继续于屈氏韧带下离断空肠,离断后将空肠及十二指肠推向右侧,离断胰头,于门静脉右侧分离胰腺钩突,此时若发现肿瘤与肠系膜上静脉-门静脉侧壁粘连,也视为血管受侵。

一般认为,对于局限性静脉壁侵犯,受累长度在 0.5～2.0 cm 以内的,可以行局部楔形切除,直接缝合;对于较长的血管受累,则应行节段性切除,再行端端吻合,切除段在 4 cm 以内,一般可直接吻合,切除端在 4 cm 以上,直接端端吻合可能导致张力过大,血管吻合困难时常需置入移植物。移植物首选自体血管,通常可采用颈内静脉、大隐静脉、髂外静脉或脾静脉等;选择人造血管行端端吻合时,应遵循口径相当的原则,口径过大会造成血流过缓而形成血栓,一般选择直径 0.8～1.2 cm 带有弹性环的人造血管进行重建。由于置入人造血管后患者需长期抗凝治疗,远期通畅率低于自体血管。血管吻合具体步骤如下:分别阻断门静脉、肠系膜上静脉及脾静脉,切除受侵袭的肠系膜上静脉;吻合血管后壁和前壁;吻合完成后开放血供。血管切除吻合前,应将除门静脉血管外的其他组织完全离断,再阻断血管。如仅累及门静脉或肠系膜上静脉而脾静脉汇合处未累及者,需在肠系膜上静脉、门静脉、脾静脉三静脉处阻断。如遇门静脉结合部受侵或同时累及脾静脉,需一并切除。值得注意的是,在重建门脉系统时,除恢复肠系膜上静脉回流外,应尽可能恢复脾静脉回流,避免左侧不可逆性门脉高压症的产生和不良临床后果,影响患者术后的生活质量。

2. 联合动脉切除术

目前大多数临床指南把胰腺癌侵犯腹腔干或肠系膜上动脉定为不可切除,联合动脉切除能否改善患者的预后,目前证据不足,只在高选择病人中施行。文献报道,联合动脉切除重建的胰腺癌手术技术上是安全可行的,没有明显增加手术并发症,在肿瘤负荷 CA19－9 低水平的患者中间获益较大,并可较好地减少肿瘤局部复发(动脉切除 20% vs 对照 47%;$P<0.007$),但在 1 年生存率(50% vs 87%;$P<0.002$)和中位生存时间上相差甚远(22±18 月 vs 49±7 月;$P<0.002$)。因此,对于动脉局限节段受侵犯者,为达到 R0 切除,可以考虑切除重建,同时可以开展相关的临床研究探索动脉切除的作用。

临床上进行胰腺癌手术时,根据肿瘤与周围血管的关系,可先采用"动脉先行"的方法,有助于判断动脉有无侵犯,也可提高肿瘤切除的根治性。动脉优先入路的方法可以在手术进入不可逆转步骤之前判断肿瘤是否可切除,以便及时终止手术,避免不必要的 R2 切除,同时早期辨识是否存在变异肝动脉,避免其损伤。目前主要的 PD 动脉优先入路包括:① 上方入路;② 右后入路;③ 钩突入路;④ 肠系膜入路;⑤ 左后方入路;⑥ 前方入路。各入路的目的均为先行显露肝动脉、SMA、腹腔干及其分支,判断其是否受累,但没有一种入路适用于所有情况,因而需要依照不同情况选择入路,或者多入路联合应用,这样才能体现出动脉优先入路的优势。

影像学检查是术前判断胰腺癌累及周围血管的主要手段,但时常与术中发现和术后病理结果不一致,由于影像学方面的局限性,目前尚没有一个非常明晰的可切除性判断标准,经验不同的外科医生可能作出不同的判断,需要进一步临床研究,确定可操作的影像学诊断标准。

(四) 胰体尾切除术

胰腺体尾部恶性肿瘤一般预后较差,一是由于胰体尾肿瘤缺乏早期症状,发现较晚;二是由于胰腺尾部组织较薄,肿瘤极易侵犯周围组织。文献报道胰体尾癌术后 5 年生存率为 10% 左右。胰体尾切除术是治疗胰腺体尾部肿瘤的常用术式,切除范围包括胰腺体尾部、脾及脾血管、淋巴结,可包括左侧 Gerota 筋膜。如已累及邻近器官如左侧肾上腺和结肠,需行扩大切除。NCCN 指南提出,胰体尾切除术的目标与 Whipple 术相同,应争取 R0 切除,如果可以完整切除肿瘤,应进行侧静脉缝合术、静脉切除和重建以及在腹腔干和肠系膜上动脉的水平分离。胰体尾切除术包括保留脾脏的胰体尾切除术和联合脾脏切除的胰体尾切除术。由于脾脏血供丰富,从胃短动脉及胃网膜动脉发出的分支均可对脾脏供血,因此结扎脾动、静脉后 90% 的患者仍可维持脾脏血供。基于此,保留脾脏的胰体尾切除术包括以下两种术式。

(1) kimura 法

将脾动、静脉发出到胰腺的分支结扎切断后切除远端胰腺,保留脾动、静脉主干和脾脏。此术式技术难度较高,风险较大。

(2) warshaw 法

结扎、离断脾动、静脉,保留胃短及胃网膜左血管对脾脏的血供。部分学者认为保留脾脏的胰体尾切除能改善患者总体治疗结果,应在能够达到根治切除的前提下保留脾脏。但 NCCN 指南指出胰腺癌手术治疗不主张保留脾脏。

(五) 改良 Appleby 手术

该手术最早于 1953 年由加拿大外科医生 Lyon H. Appleby 施行,用于治疗进展期胃癌,在完成胃癌根治术后,为了更彻底地切除肿瘤和清扫淋巴结而进一步施行了胰体尾联合腹腔干切除术。随着腹腔干结扎在创伤外科手术中的应用以及腹腔干切除在腹腔干动脉瘤外科治疗中的相继开展,根治性胰体尾切除术联合腹腔干切除也逐渐开展。

1976 年,Nimura 将 Appleby 术式首先用于胰体尾的扩大根治术,进行了彻底的后腹膜区域清扫,此为保留胃的改良 Appleby 手术,即胰体尾癌根治术联合腹腔干切除术。已有研究证实,改良 Appleby 手术可提高手术切除率,特别是 R0 切除率。侵犯腹腔干的胰腺肿瘤患者,如胰头无肿瘤侵袭,肝固有动脉及肠系膜上动脉也无累及,只有腹腔干根部肿瘤浸润者,可以进行改良 Appleby 手术,但要注意肝固有动脉和胃十二指肠动脉的完整性,以保障术后肝脏动脉血供。

改良 Appleby 手术切除范围包括:胰体尾、脾脏、腹腔干、肝总动脉、胃左动脉、腹腔神经丛、腹膜后脂肪组织及腹主动脉旁淋巴结。由于肿瘤侵犯的周围器官有所不同,因此,联合切除的其他器官也不同,必要时可联合近端胃切除、左肾上腺切除、左肾切除或部分结肠切除,以期望达到 R0 切除。与传统胰体尾癌根治术相比具有如下优势:

(1) 改良 Appleby 手术 R0 切除率高,理论上可以完整切除血管周围神经节及腹膜后组织。

(2) 改良 Appleby 术中无血管重建或消化道重建,可减少术后消化道水肿、吻合口瘘、顽固性腹泻等的发生率。

(3) 改良 Appleby 术可以更好地解决顽固性腹痛或腰背痛,提高患者近期和远期生活质量。此外该术式还能减少远端胰腺、脾脏、左肾上腺等周围器官术后发生功能紊乱的可能,仅引起轻度腹泻或营养不良。

(六) 全胰切除术

1. 全胰腺切除术的产生和发展

1944 年,Priestley 等在 1 例难以定位病灶的胰岛细胞瘤病人,实施第一例全胰腺切除(TP)手术。1954 年,Ross 为了避免 Whipple 术后消化道-胰腺吻合产生胰瘘,首先应用全胰切除术治疗胰腺癌,随后国内外行全胰切除治疗胰腺癌的报道不断增多,但仍存在一定的争议。主张全胰切除术的学者认为:

(1) 胰腺癌为多中心发生,胰腺癌细胞可沿胰管引起全胰腺内转移,为避免胰腺部分切除术后残端的复发,全胰腺切除被认为是一种根治性效果更好的手术方式,可获得理论上的更佳生存期限。

(2) 该术式不需作胰腺-空肠吻合,术后不会发生胰瘘。

(3) 全胰切除术后血糖管理不复杂。

(4) 彻底清扫淋巴结可提高预期生存率。

但由于当时的胰岛素、消化酶等相关药物及围手术期处理方法的落后,导致全胰腺切除无论是在术后并发症发生率、死亡率还是长期生存率方面较胰十二指肠切除术未有明显的改善。后来的基因突变检测也发现,多中心性胰腺癌并不如以往所认为的那样多,且由于全胰腺切除术后丧失内分泌和外分泌功能,导致病人出现严重的糖尿病、腹泻、体重减轻等并发症,1960 年的一篇文献指出,当时的全胰腺切除术死亡率为 37%。回顾性研究显示,在胰腺恶性肿瘤的治疗中,胰腺部分切除相对于全胰腺切除,前者的病人收益和并发症发生率优于后者,所以全胰腺切除逐渐成为一种被抛弃的术式。但近年,针对良性胰腺疾病和部分恶性胰腺肿瘤,全胰腺切除术逐渐被人们重新认识并应用,尤其随着胰腺导管内黏液性乳头状瘤(IPMN)在 1982 年第一次被定义,全胰腺切除的手术例数逐年增加。随着影像学的发展及对于 IPMN 生物学特性的研究不断进展,发现其呈多灶性和潜在恶变的生物学特征,施行肿瘤切除时切缘的阴性一般很难达到,尤其对于累及全胰的 IPMN 伴有浸润性导管癌时,IPMN 逐渐成为全胰腺切除术的重要指征。当手术切缘的冷冻病理结果显示阳性时,即使包括高级别瘤变,都应积极切除来获得 R0 切除。国内外有许多关于 IPMN 行全胰腺切除的报道,其术前影像学检查都存在全胰腺受累表现。

在 SEER(surveillance epidemiology and end results)数据库中,从 1998 年至 2004 年间,全胰腺切除术在胰腺癌手术中的应用率从 9.3% 增加到 14.3%。同时随着糖尿病控制药物的发展和胰酶完全替代药物的问世,全胰腺切除逐渐成为胰腺癌手术治疗一种可供选择的安全术式。

2. TP 术式和指征选择

肿瘤波及全胰,无肝转移及腹膜种植的患者为全胰切除的绝对适应证;当肿瘤累及全胰或胰腺内有多发病灶、胰颈肿瘤侵犯胰体时,为达 R0 切除,可以考虑全胰切除术。相比胰十二指肠切除术,全胰切除避免了胰肠吻合造成的并发症,同时也是更彻底的根治手术,但全胰切除最大的缺陷是代谢情况的恶化,糖类、脂类代谢的严重紊乱可能导致患者生活质量的下降。随着围手术期管理水平的增强,全胰切除术后内外分泌功能不足问题逐渐被克服,相比保留部分胰腺的手术,全胰切除术没有术后胰瘘、吻合口出血等风险,安全性更高,手术的难度大大降低。对于高度选择的胰腺肿瘤病人,脾门没有肿瘤侵犯者,可以考虑 Warshaw 法保留脾脏。

2014 年,中国的《胰腺癌诊治指南》中,明确规定标准的全胰腺切除范围:包括胰头部、颈部、体尾部,以及十二指肠及第一段空肠、胆囊、胆总管、脾及脾动静脉,淋巴结清扫包括胃窦及幽门、Gerota 筋膜、部分结肠系膜,但不包括结肠切除。扩大的全胰腺切除术是在标准的全胰腺切除术基础上,有以下任何一个器官的切除:胃切除范围超过胃窦或远侧 1/2,部分结肠系膜及结肠切除,第一段以上范围的空肠切除,部分门静脉、肠系膜上静脉和(或)肠系膜上动脉切除,部分下腔静脉切除,右和(或)左肾上腺切除,肾及其血管切除,肝部分切除,膈肌部分切除。对于有家族史的慢性胰腺炎、遗传性慢性胰腺炎以及弥漫性胰腺癌前病变来说,患胰腺癌风险较正常人高 50～70 倍,全胰腺切除对于此类病人是一项可考虑的预防性手术。

因此,随着胰腺肿瘤发生的增加以及胰腺手术后围手术期管理水平的提升。近年来全胰腺切除术的指征在扩大,其适应证包括:有胰腺癌家族史的胰腺肿瘤病人,多灶或病灶广泛的胰腺神经内分泌肿瘤,多灶性或病变广泛的 IPMN,需行全胰腺切除术达到肿瘤完全切除的局部进展胰头或体部腺癌,减少由于胰腺质软或质脆引起严重的吻合口漏的概率。国外有保留幽门或十二指肠的全胰腺切除术,但其主要针对慢性胰腺炎,Hartwig W 报道了 22 例对胰腺肿瘤的全胰腺切除病人,其中 11 例是保留幽门的全胰腺切除术,结果表明并发症发生率、死亡率以及远期生存率与标准全胰腺切除相当,但术后的营养功能及生活质量有明显改善。有文献报道全胰切除手术死亡率为 13.7%～57.1%。胰腺癌传统根治术和扩大根治术在手术并发症、手术死亡率和生存率方面,后者手术并发症和手术死亡率均高于前者。多数观点主张若患者年轻,体质尚可,而肿瘤在胰腺内超过一个解剖部位或多发分布,可考虑行全胰切除术。

全胰切除后,由于胰腺内外分泌功能丧失,导致糖代谢和消化功能障碍,可发生以脂肪性腹泻为主的营养不良,终生需要注射胰岛素和口服消化酶。因手术创伤大、术后并发症多,故应严格掌握适应证。

(七)胰腺癌淋巴结清扫术

限于对胰腺癌淋巴结转移特性的认识,迄今为止,胰周淋巴结分组分站标准还没有得到统一,较常用的有国际抗癌联盟(UICC)和日本胰腺学会(JPS)的分组标准。越来越多的循证医学证据显示,胰腺肿瘤大小、淋巴结转移数目和患者的生存关系更为密切。淋巴结阳性率(lymph node ratio,LNR)≥0.2 往往提示预后不良,从预测预后的角度来说,临床研究表明阳性淋巴结检出数(number of positive lymph node,PLN)优于淋巴结阳性率(LNR)。

如何合理清扫淋巴结,尚无统一共识,国际胰腺外科研究组(ISGPS)推荐:

行胰十二指肠切除术时,标准的淋巴结清扫范围包括:No.5、6、8a、12b$_1$、12b$_2$、12c、13a、13b、14a 右侧、14b 右侧、17a 和 17b 淋巴结。标准的远端胰腺切除术淋巴结清扫范围包括 No.10、11 和 18 淋巴结;当肿瘤局限在胰体部时,可考虑清扫 No.9 淋巴结。同时,为确保肿瘤切除及淋巴结清扫的彻底性,建议将脾脏一并切除。在实施手术时,宜行根治性顺行整体胰腺体尾脾切除术(radical antegrade modular pancreatosplanectomy,RAMPS),即采用自右至左的方法,首先切断胰腺颈部,根部结扎切断脾动静脉,清除腹腔干(No.9)和肠系膜上动脉左侧淋巴结(No.14),然后沿左肾静脉表面向左完整切除包含胰腺体尾部、脾脏和左侧肾前筋膜在内的整块组织,依据肿瘤根治切除的原则,力求切缘阴性并清除区域内淋巴结,希望能因此改善患者预后。Strasberg 等近期报道了 1999/2008 年 47 例 RAMPS 患者,R0 切除率达 81%,中位生存时间为 26 个月,5 年生存率达 35.5%。

目前对于胰头癌淋巴结清扫争议较大,对 8p 及 16b1 组淋巴结是否应包括在标准淋巴结清扫范围内存在争议,但是建议如果切除平面涉及此两组淋巴结或比较容易切除时,应同时予以切除。

已有的临床证据显示,胰腺癌淋巴清扫范围及获取淋巴结数量对改善预后具有重要的影响,鉴于目前对扩大清扫尚存争议,除临床研究外,建议行标准的胰头癌淋巴结清扫。如术中疑有 16 组淋巴结转移者,可先行淋巴结冰冻活组织检查,综合评价患者年龄、一般状况、肿瘤有无浸润、周围血管和区域内淋巴结能否清扫完全、以及手术者对扩大清扫手术的把控能力等,切除与姑息短路均为可行之选。同时,建议进行多中心前瞻性临床研究,客观评价扩大清扫 16 组淋巴结对改善预后的作用和手术治疗的临床获益,国内多家胰腺诊治中心讨论制定了胰十二指肠切除术联合标准淋巴结清扫术及 16 组淋巴结清扫专家共识。

胰腺癌早期时就可发生淋巴结转移,且转移范围可较为广泛,理论上在进行胰腺癌根治性手术中,应作扩大区域性淋巴结清扫(图 1-5-4)。即在经典胰十二指肠切除术基础上增加:

(1)清扫肝十二指肠韧带区域软组织和淋巴结(肝十二指肠韧带骨骼化)。

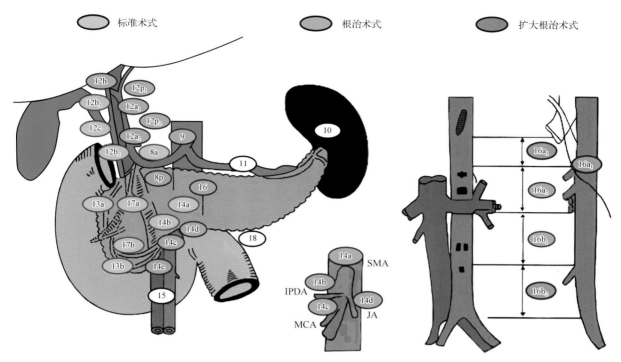

图 1－5－4　胰腺癌淋巴结清扫范围
红色：标准清扫；绿色：根治清扫；蓝色：扩大清扫。

（2）清扫腹腔动脉干周围淋巴结（No.7、8、9 淋巴结）。

（3）No.16 淋巴结及其胰头周围软组织清扫（包括自肝下至肾前腹膜及其软组织的清除，腹主动脉及下腔静脉血管鞘及周围软组织和淋巴结）。

（4）清扫肠系膜上动脉周围淋巴脂肪组织，动脉完全骨骼化。

在胰体尾手术时应该增加 No.8、14 和 No.$16a_2$，$16b_1$ 亚组淋巴结的清扫。限于既往有限的前瞻性临床研究表明，扩大淋巴结清扫虽未显著增加患者围手术期合并症发生率及病死率，但未能明显改善患者预后，因此不建议常规进行扩大的腹膜后淋巴结清扫，必须根据具体情况而定。

（八）胰腺癌微创手术治疗

随着微创外科理念的发展，腹腔镜手术（3D腹腔镜技术）和外科手术机器人技术已经逐步应用到胰腺疾病的诊治中。根据胰腺疾病的不同，选择一种合理的微创手术方式，在满足病灶根治性的前提下，尽可能保留患者脏器功能，最大限度地减少对患者的创伤，才能使微创技术在胰腺疾病外科治疗中的应用意义更大。随着腹腔镜和手术机器人技术的发展及临床医师对微创技术的熟练掌握，微创技术在胰腺外科手术中的应用逐渐增多，虽然在胰腺癌治疗中的应用有所争议，但微创治疗的优越性却是显而易见的。

相关 Meta 分析结果表明，腹腔镜胰十二指肠切除术（laparoscopic pancreaticoduodenectomy，LPD）目前已成为胰体尾良性或低度恶性疾病治疗的标准术式，多项回顾性研究显示，在手术安全性（如胰瘘率、术后出血等）方面，机器人和腹腔镜下胰体尾切除术差异无统计学意义，但机器人辅助的胰体尾切除术能够显著减少中转开腹的概率，并能降低术中大量出血的风险，进而缩短术后平均住院时间，而在手术有效性方面，机器人辅助的胰体尾切除术能够获得更高的切缘阴性率，并能进行更充分的淋巴结清扫。在腹腔镜保脾胰体尾切除术中，Dai 等人的回顾性分析指出，胰体尾肿瘤大小是联合脾脏切除的独立危险因素，其肿瘤直径界值为 3 cm。

由于微创技术自身的局限和胰腺的解剖特点,微创下胰十二指肠切除术的开展相对缓慢。胰十二指肠切除术即使开腹进行也是腹部外科中难度最大的手术,在腹腔镜下完成这种手术难度更大、技术水平要求更高,目前尚有争议。LPD操作全程可以严格遵循肿瘤根治原则,通过局部视野放大,探查胰腺及腹腔血管周围淋巴结,辅助术者清晰地骨骼化PV、SMV,但对胰腺钩突部的处理、消化道重建等的技术要求较高,手术者必须拥有丰富的微创手术及胰腺开腹手术经验。达芬奇机器人手术系统因其操作更灵活,可提供更清晰的立体手术视野等优点受到青睐,拓展了腔镜外科向实用、疑难、高危的大型手术延伸发展。

LPD是否达到根治和微创的要求目前尚无定论,但随着手术经验的积累,接受LPD治疗患者的平均手术时间和术后平均住院日在明显缩短。多项回顾性研究证实,在手术根治性方面,开腹和微创下胰十二指肠切除术基本相同。但是,由于腹腔镜下吻合的技术难度较大,腹腔镜胰十二指肠切除术更易发生术后C级胰瘘及出血。因此,在起始阶段,腹腔镜联合腹部小切口吻合可能是个折中的选择,但需要更多的临床证据证明。另外,美国国家癌症数据库的分析显示,在低通量胰腺中心中,腹腔镜下胰十二指肠切除术的术后死亡率是开腹手术的2倍;相反,在高通量胰腺中心中,腹腔镜下胰十二指肠切除术具有媲美开腹手术的安全性。综上所述,微创手术技术的应用需要扎实的开腹手术经验,更需要中心化在高通量胰腺中心中开展,以保证微创胰十二指肠切除术的临床获益,国内也逐步达成首部腹腔镜下胰十二指肠切除术实施专家共识。

在《2017年欧洲内镜外科学会临床共识声明:腹腔镜手术治疗胰腺肿瘤》中,总结比较了微创(包括腹腔镜、手辅助、腹腔镜辅助和机器人辅助技术)和开腹胰十二指肠切除术的结果,发现微创胰十二指肠切除术具有较少的术中出血量、较短的住院时间、术后输血率显著降低等优点,但手术时间较长。同时,综合分析发现,微创胰十二指肠切除术和开腹胰十二指肠切除术在术后胰瘘或具有临床意义胰瘘的总发病率方面没有差异,而微创胰十二指肠切除术后的胃排空延迟发生率明显降低。微创胰十二指肠切除术,尤其是腹腔镜胰十二指肠切除术的明显优点就是恢复迅速、住院时间缩短,这些优势为胰腺导管腺癌患者术后及时开始辅助治疗奠定了基础。

(九)切缘的判断标准

手术切缘是否有肿瘤细胞累及是决定胰腺癌手术治疗长期疗效的重要因素,无论是手术中,还是手术后,都要注意肿瘤距切缘的距离。由于胰腺癌手术切缘标准并未统一,导致各项研究的R0切除率参差不齐,不同的切除和辅助治疗之间的可比性就比较差,因此,目前建议统一切缘临床标准,距离肿瘤至少1 mm以上。来自德国海德堡大学的前瞻性研究证实,小于等于1 mm范围内有肿瘤残留是不良预后指标之一,"1 mm标准"能够更准确地反映肿瘤残余和预测预后。

胰腺癌术中应常规做切缘组织快速冰冻切片,包括胆道、胰腺和肠系膜上动脉以及门静脉周围切缘,力求达到无肿瘤累及。如有肿瘤累及,应再次手术切除累及组织,尽可能达到R0切除;同时,术后还需要做病理切片确定切缘有无肿瘤累及。既往文献以切缘表面有无肿瘤细胞作为判断R0或R1切除的标准,以此标准,R0与R1患者在预后方面差异无统计学意义,R0切除患者仍有较高的局部复发率。建议以距切缘1 mm内有无肿瘤浸润为判断R0或R1切除的标准,距切缘1 mm组织内如有肿瘤细胞浸润,为R1切除;如无肿瘤细胞浸润,为R0切除。以1 mm为判断原则,R0与R1患者预后之间差异存在统计学意义。

由于胰腺癌的解剖部位及与周围血管有特殊的比邻关系,大多数胰腺癌患者为R1切除。如肉眼判断切缘即为阳性,为R2切除。外科手术的目的是R0切除,但由于胰腺的解剖特点及肿瘤的生物学行为,难以避免以R1切除为手术结果,仍可改善患者预后。姑息性切除特指R2切除,与仅行姑息短路手术的患者比较,R2切除未能改善患者预后与生活质量,因此在特别开展的临床研究之外,不建议常规开展和应用。

胰头癌胰十二指肠切除标本标准化检测:在保障标本完整性的前提下,由外科及病理科医师合作完成,对标本下述切缘分别进行标记及描述,以客观准确地反映出切缘状态:胰腺前侧(腹侧)切缘、胰腺后侧(背侧)切缘;胰腺肠系膜上静脉沟槽切缘、胰腺肠系膜上动脉切缘;胰腺断端、胆管切缘、空肠切缘。如联合肠系膜上静脉或门静脉切除,应对静脉受累状况分别取材报告,并据浸润深度做下述分类:静脉壁外膜受累;累及静脉壁、但内膜未受累;累及静脉壁全层。

五、胰腺癌的姑息性手术

由于胰腺癌早期诊断困难,大多患者在确诊时已处于中晚期,肿瘤无法切除。姑息治疗的目的为缓解胆道及消化道梗阻,改善生活质量,延长生命时限。对不能切除的胰头癌或壶腹部癌伴有十二指肠和胆总管梗阻者,可行胃空肠吻合和胆总管或胆囊空肠吻合,以缓解梗阻症状、减轻黄疸,提高生活质量。对尚无十二指肠梗阻症状的患者是否需作预防性胃-空肠吻合尚存在争议,目前一般认为预防性胃-空肠吻合并不增加并发症发生率和手术死亡率。对于术中探查诊断为肿瘤不可切除的患者,可切除胆囊并行胆-空肠 Roux-en-Y 吻合,并视情况行预防性胃-空肠吻合。研究显示,姑息性 R2 切除与旁路手术相比,并发症发生率和病死率均显著增加,因此对于晚期胰腺癌患者,旁路手术是标准选择,不推荐行姑息性 R2 切除。对于预计生存期小于 3 个月,不可手术切除的梗阻性黄疸患者,首选内镜下经十二指肠乳头于胆道内置入支架减黄,包括金属支架和塑料支架。

近年开展的胰管空肠吻合术对于减轻疼痛症状具有明显疗效,尤其适用于胰管明显扩张者。为减轻疼痛,可在术中行内脏神经节周围注射无水乙醇或行内脏神经切断术、腹腔神经节切除术。

胰腺癌的手术治疗十分复杂,患者的长期生存时间依赖于根治性手术和术后的辅助治疗。虽然随着手术技术及围手术期治疗水平的不断提高,胰腺癌外科治疗已经取得了巨大的进步,但胰腺癌的预后尚未得到明显改善,75%的患者生存时间小于 1 年,5 年生存率仍在 5%左右徘徊,攻克这一顽固"壁垒"仍然任重道远。手术实施前要经过 MDT 讨论,明确肿瘤侵犯范围,尤其对血管的侵犯程度,还应考虑肿瘤的生物学特性、患者一般状况及医院技术条件和手术者经验,实现 MDT 模式下胰腺癌早期诊断和有效的手术治疗。总之,规范胰腺癌的根治性手术,并做到准确的分期,综合运用现有的手术技术和辅助治疗手段,才能进一步提高胰腺癌治疗的水平,造福众多胰腺癌患者。

(张佳杰 傅德良)

参考文献

[1] 中华医学会外科学分会胰腺外科学组.急性胰腺炎诊治指南(2014)[J].中华外科杂志,2015,53(1):50-53.

[2] Working Group IAP/APA Acute Pancreatitis Guidelines. IAP/APA evidence-based guidelines for the management of acute pancreatitis[J]. Pancreatology, 2013, 13: e1-15.

[3] 中国医师协会胰腺病学专业委员会.中国急性胰腺炎多学科(MDT)诊治共识意见(草案)[J].中华胰腺病杂志,2015,15(4):217-220.

[4] Forsmark CE, Vege SS, Wilcox CM. Acute pancreatitis[J]. N Engl J Med, 2016, 375: 1972-1981.

[5] Lankisch PG, Apte M, Banks PA. Acute pancreatitis[J]. Lancet, 2015, 386: 85-96.

[6] Niess H, Mayerle J, D'Anastasi M, et al. Cystic pancreatic tumors[J]. Onkologe, 2017, 23(2): 149-160.

［7］ Jablonska B，Braszczok L，Szczesny-Karczewska W，et al. Surgical treatment of pancreatic cystic tumors［J］. Polski Przeglad Chirurgiczny，2017，89(1)：1－8.

［8］ Berger A W，Seufferlein T，Kleger A. Cystic pancreatic tumors：diagnostics and new biomarkers［J］. Der Chirurg，2017，88(11)：905－912.

［9］ Cloyd J，Kopecky KE，Norton JA，et al. Pancreatic neuroendocrine tumors：degree of cystic component influences prognosis［J］. Annals of Surgical Oncology，2016，23：S162-S162.

［10］ Mitra V，Nayar MK，Leeds JS，et al. Diagnostic performance of endoscopic ultrasound（EUS)/ endoscopic ultrasound — fine needle aspiration（EUS-FNA）cytology in solid and cystic pancreatic neuroendocrine tumours［J］. Journal of Gastrointestinal and Liver Diseases，2015，24(1)：69－75.

［11］ Paklina OV，Setdikova GR，Chekmaryova IA. Morphological characteristic of pancreatic cystic tumors ［J］. Annaly Khirurgicheskoi Gepatologii，2012，17(1)：26－34.

［12］ Kubishkin VA，Krieger AG，Gorin DS，et al. Surgical management of pancreatic cystic tumors［J］. Annaly Khirurgicheskoi Gepatologii，2012，17(1)：17－24.

［13］ Terris B. Pancreatic cystic tumors of mucinous type［J］. Surgical Pathology Clinics，2011，4(2)：537－552.

［14］ Sun J，Jian Z，Ou Y，et al. Surgical approach of pancreatic cystic tumor［J］. Journal of Sun Yat-sen University Medical Sciences，2011，32(1)：71－75.

［15］ Smits FJ，van Santvoort HC，Besselink MG，et al. Management of severe pancreatic fistula after pancreatoduodenectomy［J］. Jama Surgery，2017，152(6)：540－548.

［16］ Staerkle RF，Gundara JS，Hugh TJ，et al. Management of recurrent bleeding after pancreatoduodenectomy ［J］. ANZ Journal of Surgery，2017.

［17］ McMillan MT，Malleo G，Bassi C，et al. Pancreatic fistula risk for pancreatoduodenectomy：an international survey of surgeon perception［J］. Hpb，2017，19(6)：515－524.

［18］ Kennedy GT，McMillan MT，Maggino L，et al. Surgical experience and the practice of pancreatoduodenectomy［J］. Surgery，2017，162(4)：812－822.

［19］ Zhou T，Sun J，Zhang Y，et al. Diagnosis and treatment of hemorrhage after pancreatoduodenectomy via digital subtraction angiography and transcatheter arterial embolization［J］. National Medical Journal of China，2015，95(5)：368－370.

［20］ Penumadu P，Barreto SG，Goel M，et al. Pancreatoduodenectomy — preventing complications［J］. Indian Journal of Surgical Oncology，2015，6(1)：6－15.

［21］ McMillan MT，Malleo G，Bassi C，et al. Fistula risk assessment for pancreatoduodenectomy：a call for consensus［J］. Gastroenterology，2015，148(4)：S1112－S1112.

［22］ Grozinskyglasberg S，Mazeh H，Gross D J. Clinical features of pancreatic neuroendocrine tumors［J］. Journal of Hepato-Biliary-Pancreatic Sciences，2015，22(8)：578－585.

［23］ Lee D W，Kim M K，Kim H G. Diagnosis of pancreatic neuroendocrine tumors［J］. Clinical Endoscopy，2017，50(6)：537.

［24］ Kim D W，Kim H J，Kim K W，et al. Neuroendocrine neoplasms of the pancreas at dynamic enhanced CT：comparison between grade 3 neuroendocrine carcinoma and grade 1/2 neuroendocrine tumour［J］. European Radiology，2015，25(5)：1375－1383.

［25］ Takumi K，Fukukura Y，Higashi M，et al. Pancreatic neuroendocrine tumors：correlation between the contrast-enhanced computed tomography features and the pathological tumor grade［J］. European Journal of Radiology，2015，84(8)：1436－1443.

［26］ Hyodo R，Suzuki K，Ogawa H，et al. Pancreatic neuroendocrine tumors containing areas of iso-or hypoattenuation in dynamic contrast-enhanced computed tomography：spectrum of imaging findings and pathological grading［J］. European Journal of Radiology，2015，84(11)：2103 - 9.

［27］ Rebours V，Cordova J，Couvelard A，et al. Can pancreatic neuroendocrine tumour biopsy accurately determine pathological characteristics？［J］. Digestive & Liver Disease，2015，47(11)：973 - 977.

［28］ 楼文晖,吴文铭,赵玉沛,等.胰腺神经内分泌肿瘤治疗指南(2014)[J].中华外科杂志,2014,13(12)：919 - 922.

［29］ Cloyd，George，Poultsides. Non-functional neuroendocrine tumors of the pancreas：advances in diagnosis and management［J］. World Journal of Gastroenterology，2015，21(32)：9512 - 9525.

［30］ D'Haese J G，Tosolini C，Ceyhan G O，et al. Update on surgical treatment of pancreatic neuroendocrine neoplasms［J］. World Journal of Gastroenterology，2014，20(38)：13893 - 13898.

［31］ Janson E T，Sorbye H，Welin S，et al. Nordic guidelines 2014 for diagnosis and treatment of gastroenteropancreatic neuroendocrine neoplasms［J］. Acta Oncologica，2014，53(10)：1284 - 97.

［32］ 杜渐,谭广.胰腺神经内分泌肿瘤的多学科诊疗——挑战与机遇并存[J].中华内分泌外科杂志,2017,11(3)：180 - 183.

［33］ 木村理,幕内雅敏.胰脾外科的要点与盲点[M].董家鸿,译.北京：人民卫生出版社,2010.

［34］ 洪德飞.胰十二指肠切除术[M].北京：人民卫生出版社,2014.

［35］ 中华医学会外科学分会胰腺外科学组.胰腺癌诊治指南(2014)[J].中国实用外科杂志,2014,34(11)：1011 - 1017.

［36］ Bockhorn M，Uzunoglu FG，Adham M，et al. Borderline resectable pancreatic cancer：a consensus statement by the International Study Group of Pancreatic Surgery (ISGPS)［J］. Surgery，2014，155(6)：977 - 988.

［37］ Halperin DM，Varadhachary GR. Resectable，borderline resectable，and locally advanced pancreatic cancer：what does it matter？［J］. Curr Oncol Rep，2014，16：366 - 375.

［38］ Tol JA，Gouma DJ，Bassi C，et al. Definition of a standard lymphadenectomy in surgery for pancreatic ductal adenocarcinoma：a consensus statement by the International Study Group on Pancreatic Surgery (ISGPS)［J］. Surgery，2014，156(3)：591 - 600.

［39］ Barreto SG，Windsor JA. Justifying vein resection with pancreatoduodenectomy［J］. The Lancet Oncology，2016，17(3)：e118-e124.

［40］ Mitchem JB，Hamilton N，Gao F，et al. Long-term results of resection of adenocarcinoma of the body and tail of the pancreas using radical antegrade modular pancreatosplenectomy procedure［J］. Journal of the American College of Surgeons，2012，214(1)：46 - 52.

［41］ Dasari BV，Pasquali S，Vohra RS，et al. Extended versus standard lymphadenectomy for pancreatic head cancer：meta-analysis of randomized controlled trials［J］. Journal of Gastrointestinal Surgery，2015，19(9)：1725 - 1732.

［42］ Liu C，Chen R，Chen Y，et al. Should a standard lymphadenectomy during pancreatoduodenectomy exclude para-aortic lymph nodes for all cases of resectable pancreatic head cancer？A consensus statement by the Chinese Study Group for Pancreatic Cancer (CSPAC)［J］. International Journal of Oncology，2015，47(4)：1512 - 1516.

［43］ Hartwig W，Gluth A，Hinz U，et al. Total pancreatectomy for primary pancreatic neoplasms：renaissance of an unpopular operation［J］. Annals of Surgery，2015，261(3)：537 - 546.

［44］ Johnston WC，Hoen HM，Cassera MA，et al. Total pancreatectomy for pancreatic ductal adenocarcinoma: review of the National Cancer Data Base[J]. HPB, 2016, 18(1): 21 - 28.

[45] Strobel O, Hank T, Hinz U, et al. Pancreatic cancer surgery: the new R-status counts[J]. Annals of Surgery, 2017, 265(3): 565 - 573.

[46] Nitschke P, Volk A, Welsch T, et al. Impact of intraoperative Re-resection to achieve R0 status on survival in patients with pancreatic cancer: a single-center experience with 483 patients[J]. Annals of Surgery, 2017, 265(6): 1219 - 1225.

[47] De Rooij T, Lu MZ, Steen MW, et al. Minimally invasive Versus open pancreatoduodenectomy: systematic review and meta-analysis of comparative cohort and registry studies[J]. Annals of Surgery, 2016, 264(2): 257 - 267.

[48] Zheng SL, Zhang TP. An excerpt of laparoscopic surgery for pancreatic neoplasms: the european association for endoscopic surgery clinical consensus conference[J]. J Clin Hepatol, 2017, 33(5): 816 - 819.

胰腺疾病的急症危重医学治疗

第一节　急性胰腺炎与胰腺炎急性发作的危重症治疗

轻症胰腺炎患者常在发病1周左右康复,不留后遗症。重症胰腺炎(severe acute pancreatitis, SAP)死亡率约15%,经积极抢救幸免于死的患者容易发生胰腺假性囊肿、脓肿和脾静脉栓塞等并发症,遗留不同程度胰腺功能不全。SAP指伴有以下四项临床表现之一的急性胰腺炎(acute pancreatitis,AP)。

(1)伴休克,肺功能障碍,肾功能障碍,消化道大出血等一个或一个以上器官功能障碍。

(2)伴坏死、胰腺假性囊肿或胰腺脓肿等局部并发症。

(3)Ranson评分至少3分。

(4)APACHE Ⅱ评分至少8分。

随着近10年有关SIRS/sepsis研究的深入,SAP加重的机制逐渐被揭示。SAP的诊治方法融入了重症医学和加强医疗措施。本节重点介绍SAP在ICU的处理。

一旦明确SAP诊断应立即将病人转入ICU监测与治疗。一直以来,SAP的治疗归属之争没有间断。SAP涉及呼吸、循环、肾脏、肝脏、胃肠道、神经、凝血等全身多个器官系统,同时兼有严重感染、大出血、肠瘘等严重并发症,技术上涉及机械通气、循环支持、肾脏替代治疗、营养支持、感染控制、手术引流、内镜治疗等复杂技术。荟萃分析表明,对于不同的危重症患者管理模式与患者的预后有关,特别是ICU医生的参与程度与患者的病死率和住院天数密切相关。国际胃肠病学会《急性胰腺炎治疗指南》和《危重SAP管理指南》明确建议,SAP患者初始复苏必须在ICU内进行。

一、急性胰腺炎的监测

(一) 一般监测

生命体征、血流动力学、呼吸功能、代谢与肾功能、酸碱和电解质平衡。

(二) 器官功能监测

1. 毛细血管渗漏综合征(CLS)

在大量液体复苏过程中,迅速出现低蛋白血症,进行性水肿和低容量性低血压是典型表现。还可表现为体液潴留、体液增加、血液浓缩、间质水肿。受CLS影响较大的器官有肺、脑、肠,常可发生间质肺水肿、脑水肿、肠功能障碍和腹腔间隔室综合征。

2. 腹内压增高和腹腔间隔室综合征(ACS)

当腹内压持续升高达10~20 mmHg(1.33~2.66 kPa)时,对腹腔内外脏器开始产生明显的影响,当腹内压持续大于18 mmHg,可导致机体多脏器功能出现衰竭,即腹腔间隔室综合征(abdominal compartment syndrome,ACS)。ACS是SAP的致命性并发症。临床分两种情况:大腹腔内压增高为主,较早出现呼吸功能障碍,主要由腹腔积液、肠管扩张等腹腔病变引起;后腹膜内压增高为主,肾功能障碍出现早,常由后腹膜坏死和积液引起。膀胱内压测定可反映大腹腔内压,下腔静脉内压测定可反映后腹膜内压。腹部 CT 对区分两种 ACS 有较好的临床价值。

(三)局部并发症监测

1. 胰腺坏死

胰腺实质的弥漫性或局灶性坏死,伴胰腺周围脂肪坏死。临床上根据是否感染将胰腺坏死分为无菌性坏死和感染性坏死。增强 CT 扫描由于相对简单易行,是诊断胰腺坏死的首选方法。因为胰腺坏死的形成是在发病后 48 h,所以通常以发病 48~72 h 后的增强 CT 为基准对比判断胰腺坏死范围是否扩大。胰腺感染性坏死是全身感染的监测重点。增强 CT 提示胰腺感染的唯一征象是典型的气泡征。但感染性胰腺坏死并非都出现气泡征。必要时可在临床诊断或拟诊基础上行细针穿刺,对穿刺抽吸物行细菌涂片和培养。

2. 急性胰腺假性囊肿

是被纤维组织或肉芽包裹的胰液集聚,多在起病后 3 周形成。增强 CT 可明确诊断。发现急性胰腺假性囊肿后 4~6 周内注意监测,床旁超声是首选检查手段,需要注意假性囊肿的大小变化和有无感染征象。

3. 胰腺脓肿

指发生于急性胰腺炎胰腺周围的包裹性积脓,一般发生在发病 4 周后,为局灶性坏死液化继发感染的结果,部分病灶内可含胰腺坏死组织。CT 可明确诊断。

二、急性胰腺炎的治疗

张圣道等提出的临床分期为病程各阶段的加强医疗提供了依据,在急性反应期的加强医疗应围绕着纠正低血容量和全身炎症性反应综合征及其并发症展开;全身感染期的加强医疗应围绕防治胰腺感染和严重脓毒症展开;残余感染期的治疗重点为后腹膜残腔处理和综合营养代谢支持。

(一)急性反应期治疗

1. 初始治疗

SAP 的初始治疗包括给予急性胰腺炎的基础治疗(如禁食,胃肠减压,减少消化液分泌的药物和抑制蛋白酶活性等)。充分的液体复苏是初始治疗基石,可以防治多器官功能障碍。液体复苏的目标:

(1)迅速恢复血流动力学参数,消除氧债,使动脉血乳酸恢复至正常范围;

(2)迅速解除血液浓缩。

复苏液体包括天然或人工合成的胶体液。早期复苏推荐使用晶体液,并建议不用分子量大于 200 kDa 和取代基大于 0.4 的羟乙基淀粉。最新研究发现白蛋白在液体复苏中有器官保护作用,SAP 早期液体复苏中可酌情使用。快速补液试验又称容量负荷试验,即在 30 min 内输入 500~1 000 ml 晶体液,同时根据患者反应性和耐受性来决定是否再次给予快速补液试验。因此快速补液试验是纠正重症患者低血容量状态的最佳方法。试验过程中需监测血压、心率、尿量等以评价患者对容量负荷的反应,评价血容量减少的程度。

早期目标导向治疗(early goal-directed therapy,EGDT)是重症医学近几年提出的指导液体复苏的新概念。EGDT 要求对重症患者在 6 h 内达到以下复苏目标:中心静脉压 8~12 mmHg;平均动脉压大于 65 mmHg;每小时尿液量大于 0.5 ml/kg;中心静脉或混合静脉血氧饱和度大于 70%。液体复苏至关重要,但值得注意,SAP 早期的血流动力学改变并非单纯低血容量所致,SAP 早期与感染性休克有相似的血流动力学表现；伴随血流动力学障碍的还有动静脉氧分压差增加，肺内分流增加和显著的低氧血症。持久的低血容量和灌注不足未被纠正，可引发代谢性酸中毒和严重毛细血管渗漏发生，此时大量快速的静脉输液可并发间质性肺水肿，间质性脑水肿和急性腹腔间隔室综合征。因此，在复苏过程中需要准备好气管内插管和机械辅助通气，需要监测腹腔内压，或需要CRRT配合，用以体液分布的调整。

2. 针对炎症反应的早期处理

SAP患者从症状开始到器官功能衰竭一般有一个发展过程，理论上存在治疗窗可以阻断SIRS进程，但近十余年来针对预防器官损伤的体外研究和动物实验均未取得重大进展，或者说企图通过拮抗某一"关键介质"阻断SIRS的研究未取得重大突破。故目前并没有在胰腺炎治疗领域可供临床应用的特效药物，广泛应用于临床的是减轻炎症反应的综合治疗措施，包括：

（1）腹腔灌洗

从20世纪60年代一直沿用至今，该治疗措施通过稀释和清除腹腔渗液，确切地消除腹腔渗液所含的大量酶性和炎性物质，能有效减少炎症介质吸收，从而减轻炎性反应，多项研究证实延长腹腔灌洗的治疗时间可改善胰腺炎的预后。但是值得注意的是，长时间腹腔灌洗需注意防止感染和其他局部并发症。

（2）血液滤过

自1997年4月起上海瑞金医院开展了短时血滤的临床研究，该项研究规定，血滤治疗的时机为SAP早期（发病72 h内），并以全身炎性反应的临床表现缓解为治疗目标，即在循环血容量维持适当的前提下，当患者的呼吸频率低于20次/min和心率低于90次/min时终止血滤治疗。结果显示在SAP早期应用短时血滤，可减轻胰腺坏死和部分阻断SIRS的发展，对脏器功能有明显的保护作用。从而显著降低病死率和缩短住院时间，血细胞因子测定显示，通过短时血滤，患者的促炎细胞因子下调，抗炎细胞因子上调。目前连续肾脏替代治疗（CRRT）治疗SAP广泛开展，其对危重患者血流动力学影响小，可以获得更稳定的血压。CRRT的滤过膜通透性高，主要通过对流清除溶质，特别是水分和小分子物质可迅速清除。CRRT可以清除白细胞介素-1、白细胞介素-8、血小板活化因子、多种补体成分等炎症介质。对于一些大分子炎症介质滤过效率较低，可以尝试提高血液滤过的容量和增加更换滤器的频率。总之，CRRT可降低SAP并发症发生率，改善重要脏器功能和降低死亡率，但目前有关干预时机、治疗剂量和疗效各临床中心和临床研究尚存争论，有待进一步的研究完善。

（3）皮质激素

皮质激素具有非特异性抗炎作用，并能降低毛细血管通透性。皮质激素不足不仅可促进胰腺细胞凋亡，还与胰腺坏死的病理生理有关，而SAP患者存在皮质功能相对不全。所以，SAP早期可给予外源性皮质激素治疗，特别是液体复苏时使用血管活性药物后血流动力学仍不稳定的患者，但在降低并发症率和死亡率方面的疗效尚未得到确切证实。

3. 早期应用抗生素

大多SAP起病时为无菌性炎症，而对死亡率有严重影响的胰腺感染发生在1～2周，所以早期抗生素应用的目的是为预防胰腺感染，但对抗生素预防感染的效果和利弊长期以来争论不休。结合目前的研究和指南，较合理的预防应用抗生素的原则是：

（1）胰腺坏死（尤其胰腺坏死超过30%者）；

（2）引起胰腺感染的常见病原菌，2/3是革兰阴性菌，故抗生素选择应覆盖大肠杆菌、肠杆菌属细菌、厌氧菌；

（3）选用能通过血胰屏障的抗生素；

（4）预防性抗生素使用时间一般为 10～14 d，不应无限期预防应用；

（5）SAP 早期存在的胰腺微循环紊乱和血液回流障碍可严重影响抗生素的穿透能力，此时采用区域灌注可提高胰腺组织抗生素浓度。

4. 早期营养支持

营养支持是 SAP 早期不可或缺的治疗措施。重症患者的营养支持，其目的已从单纯的"供给细胞代谢所需的能量和营养底物，维持器官结构和功能"，拓展到调控应激状态下的高分解代谢，改善机体的免疫状态和保护器官功能等，即由"营养支持"的理念向"营养治疗"的理念发展。肠内营养（enteral nutrition，EN）与肠外营养（parenteral nutrition，PN）是临床营养支持的两种方式。EN 可以维持肠黏膜屏障，促进肠道蠕动与分泌，增加营养因子吸收入肝脏合成蛋白质，减少细菌毒素，降低肠源性感染和由此引起的"二次打击"，是符合生理的营养支持方式。综上分析的结果也表明，肠内营养在缩短患者住院时间、减少感染并发症和需要手术治疗等方面均优于肠外营养。但是直至 20 世纪初，人们还惯用 PN 作为 SAP 早期营养支持，认为 PN 不会刺激胰腺分泌，但 PN 伴有的明显高发的高血糖和感染并发症严重影响疾病预后。EN 在其他重症患者的成功应用，推动了 SAP 早期应用 EN 的进程。虽然 EN 利于血糖控制，利于肠道结构和肠黏膜屏障完整性的维护，从而降低感染并发症率，但人们顾虑早期 EN 营养底物会对胰腺外分泌产生强烈的刺激作用，认为要减少胰腺分泌必须"让肠道休息"。终于有研究促使人们改变了上述错误的观念，这些研究表明营养底物对胰腺外分泌的刺激作用与营养底物摄取的部位有关，经胃或十二指肠摄取营养无疑会对胰腺外分泌产生强烈的刺激反应，而经空肠喂养对胰腺外分泌无明显刺激作用。因此，经空肠途径的肠内营养是 SAP 早期营养支持的首选方式。早期空肠管饲的实施需按规范执行：

（1）需建立安全有效的管饲途径，一般认为放置鼻空肠管或空肠造口距屈氏韧带 30～60 cm 处才可认为是安全的管饲途径。鼻空肠管的放置常需借助内镜、X 线、经皮胃穿刺置管、腹腔镜或开腹手术置管。

（2）需有适宜的肠内营养制剂，一般认为早期 EN 给予低甘油三酯、氨基酸和短肽为主要氮源的预消化制剂较为适宜。

（3）需按"允许性低热卡"为原则，给予患者 20～25 kcal/（kg·d）（1 kcal＝4.23 kJ）。

（4）可添加药理剂量谷氨酰胺，促进肠黏膜屏障修复。对于 SAP 患者，通常可在发病 24～48 h 内，经过初期的治疗，等到血流动力学稳定，水、电解质与酸碱失衡初步纠正后开始早期 EN。开始肠内营养的指征：血流动力学稳定，腹内压不超过 20 mmHg，具备空肠营养通道。近来多项研究提示超早期肠内营养，即时间提前至 24 h 内，可能有助于改善患者预后，但尚需进一步研究证实。以下情况不宜开始早期 EN：复苏早期，血流动力学不稳定；存在严重代谢紊乱，如高血糖、严重酸中毒；存在严重肝功能不全、肝性脑病等。

5. 早期病因治疗

SAP 早期有特殊治疗意义的病因有两种，即胆管内结石和高甘油三酯血症。

（1）胆源性 SAP 的病因治疗

治疗严重胆源性胰腺炎需及时明确有无胆道梗阻和胆管炎。超声检查联合实验室检查基本可以明确有无胆道梗阻。明确存在胆管梗阻的应在 24～48 h 内解除胆管梗阻并引流，存在化脓性胆管炎者应急诊干预，首选 ERCP 联合鼻胆管引流。

（2）高脂血症的治疗

高脂血症性胰腺炎或 SAP 继发高脂血症均应尽快将血清甘油三酯降至安全范围（TG＜

5.65 mmol/L）。可用血浆置换或血脂分离技术，也可采用 CRRT，在治疗过程中多次更换血滤器，利用血滤器的吸附作用清除甘油三酯。

6. 早期镇痛

SAP 患者的腹痛往往非常严重而难以控制，而且 ICU 患者本身也需要常规镇静、镇痛。重症患者的镇静镇痛要求：持续时间长，深度适中，避免药物相互作用，药物累及剂量大。因此，重症患者的镇静镇痛必须强调"适度均衡"，这需要建立在准确评估的基础上。常用的镇静镇痛药物较多，其中吗啡是重症患者的首选，但吗啡可引起 Oddi 括约肌收缩，而哌替啶可使括约肌松弛，因此 SAP 患者的镇痛可选择哌替啶，需警惕哌替啶的神经兴奋、肾毒性等不良反应。右美托咪定是目前唯一一个良好的兼具镇静与镇痛作用的药物，同时对心血管影响小，半衰期短，可单独使用，亦可联合其他药物。

7. 早期手术原则

在 SAP 早期（发病 14 d 内）一般不主张手术治疗，除非有特定指征，如 SAP 同时存在肠系膜梗死或坏疽性胆囊炎具有无可争议的手术指征，另有下述情况也需要早期手术治疗：诊断不确定需要剖腹探查，胆道梗阻和（或）急性化脓性胆管炎 ERCP 治疗失败，急性腹腔间隔室综合征非手术治疗无效。总体上 SAP 患者仅少数需要手术治疗。

（二）全身感染期治疗

该期所需的全身治疗主要包括：对于全身感染期病情迅速恶化的患者，在等待细菌培养结果期间需要经验性抗生素治疗，宜选用覆盖多重耐药的葡萄球菌、肠球菌和革兰阴性杆菌的抗生素，并需要覆盖念珠菌。对符合严重脓毒血症诊断的患者，应按照当前的脓毒血症诊治指南进行治疗，包括液体复苏和改善组织灌注的治疗，对加压素依赖患者使用低剂量皮质激素治疗。

胰腺炎合并感染原则上都需要引流，因为包括抗生素治疗在内的单纯非手术治疗几乎不能改变 MODS 的发生率和致命性结果，而感染灶引流可挽救患者生命。以感染性胰腺坏死为例，手术治疗的存活率高达 70～90%。胰腺囊肿和急性胰腺假性囊肿伴感染同样需要引流，但不同类型感染灶应有相应的引流方式和干预时机。

（1）感染性胰腺坏死多应根据病情手术清创引流，常需多次手术，因此，术中在感染坏死灶所在的位置应放置三腔灌洗引流管。术后的加强治疗中注意预防肠瘘、出血和附加感染等局部并发症。

（2）胰腺脓肿时，由于脓液中几乎不含颗粒物质，通常都可经皮穿刺引流或内镜引流，腹腔中需放置适当口径的引流管或灌洗引流管。由于内镜或穿刺术不能有效清除脓肿边缘的固态的感染碎片，30%～40% 引流失败而脓毒症治疗失败者，需尽快手术引流，少数患者脓肿分隔成多腔，穿刺无法充分引流，需要尽快手术。

（3）急性胰腺假性囊肿伴感染原则上应做外引流。全身感染期中还可发生其他致命性并发症，如腹腔内大出血和肠穿孔等，均需要及时识别并不失时机地进行处理。

三、急性胰腺炎的残余感染期控制

进入残余感染期的患者具有以下特点。

（1）一般都是几经清创引流，长期处于高分解代谢状态的 SAP，其能量消耗显著增高，在残腔敞开引流、感染得到控制后能量消耗可逐渐恢复正常。

（2）存在严重的营养不良。

（3）胰腺病变已经稳定，但可存在胰瘘，或与残腔相通。

因此，残余感染期的治疗重点是后腹膜残腔敞开引流和强化营养代谢支持。

四、其他系统并发症及治疗

（一）急性呼吸窘迫综合征

急性呼吸窘迫综合征（ARDS）是 SAP 最常见和最严重的并发症之一。其临床表现和诊断主要依据 ARDS 的 2011 年柏林诊断标准：

（1）1 周内急性起病的已知损伤或者新发的呼吸系统症状；

（2）出现不能被心功能不全解释或液体负荷解释的呼吸衰竭；

（3）血气分析提示低氧血症，PaO_2/FiO_2 小于 300 并且 PEEP 大于等于 5 cm H_2O；

（4）X 线胸片可见双侧浸润影。

ARDS 常起病急骤，发展迅速，预后不良，若延误诊断和治疗极易导致患者死亡，其治疗和预防措施主要有以下几点：

（1）正确治疗急性胰腺炎是治疗的基础环节：其中在补液的过程中，要维持适当的有效循环血量，又要避免过多补液加重肺水肿。为了解正确补液，最好监测中心静脉压和肺动脉楔压。

（2）有效的氧疗和呼吸支持：当氧合指数<300 mmHg 时提示有急性肺损伤，应给予高浓度吸氧或无创机械通气。若病情进一步恶化，氧合指数<200 mmHg 时，须实施气管插管或切开，采用机械通气。最新研究发现 ARDS 患者要采取肺保护通气策略，即肺保护通气和限制气道平台压力，其目的是避免和减轻机械通气所致肺损伤。气道平台压力反映肺泡内压力，故气道平台压力在呼吸机肺损伤中起主要作用。因此，ARDS 患者应选择小潮气量（4～6 ml/kg）并将气道平台压力控制在 30 cm H_2O 以下。实施肺保护通气会导致潮气量下降，出现动脉二氧化碳分压升高，有研究证实，实施肺保护通气时，一定程度的血二氧化碳分压升高是安全的，这种现象叫"允许性高碳酸血症"。限制气道平台压往往不利于已塌陷的肺泡复张，因此肺复张策略至关重要。肺复张方式主要有控制性肺膨胀，呼气末正压递增法及压力控制法。其中呼气末正压（PEEP）是最主要的手段，研究表明 ARDS 早期 PEEP 大于 12 cm H_2O 可以明显改善患者存活率。

（3）调控机体的炎性反应：肾上腺皮质激素具有广泛的抗炎症、抗毒素和减少毛细血管渗出的作用，可用于维持肺泡稳定性和解除支气管痉挛。应用原则为早期、大量和短程，如地塞米松 30～40 mg/d 或氢化可的松 300～400 mg/d，疗程不超过 48 h。

（4）及时应用有效的抗生素：严重感染是急性胰腺炎和 ARDS 的高危致死因素。治疗中要尽早选用广谱有效的抗生素，并给予足够的剂量和疗程。

（二）弥散性血管内凝血

重症胰腺炎病情严重时可出现弥散性血管内凝血（DIC），临床表现如下：

（1）出现皮肤黏膜出血、呕血、便血、咯血、甚至颅内出血的症状。

（2）血小板计数小于 $50 \times 10^9/L$，凝血酶原时间（PT）延长大于 3 s 以上，纤维蛋白原定量小于 200 mg/L，3P 试验阳性。

此时，除积极治疗胰腺炎外，其他的治疗和预防要点如下：

（1）应用抗血小板聚集药物，可输注低分子右旋糖酐 500～1 000 ml。此外，还有双嘧达莫和阿司匹林等药物可酌情选用。

（2）输入新鲜血液或血浆，以补充必要的凝血因子。

（3）肝素治疗：肝素是 DIC 治疗中最常用的抗凝药物之一，对不能迅速去除病因的 DIC 均应考虑有无应用肝素的指征。使用的原则是宜早不宜晚，使用的剂量应遵循个体化调节的方法。但对于有消化道溃疡出血或手术后创面渗血未止的急性胰腺炎患者，应禁止使用肝素抗凝治疗。

（4）抗纤溶治疗：当 DIC 进入消耗性低凝期或 DIC 后期，可继发纤溶亢进，此时可加用抗纤溶药物，如氨甲环酸，每日 0.5 g 静脉滴注。DIC 早期不宜使用此类药物。

（三）胰性脑病

急性胰腺炎患者出现精神神经症状，如定向力障碍、幻听、幻视、谵妄、抽搐和昏迷，甚至脑膜刺激征和病理征阳性，需考虑胰性脑病。目前对胰性脑病的防治尚有许多问题有待进一步的探讨，治疗中可注意以下几点：

（1）在治疗急性胰腺炎的同时，应密切观察患者的精神、神经症状，力争早期发现，早期诊断和早期治疗。

（2）抑肽酶治疗可抑制胰酶中各种蛋白的分解所产生的作用，改善神经症状，但应用时间要早而长。

（3）应用磷脂酶 A1 抑制剂（如加贝酯）治疗，可针对急性胰腺炎病程中血清磷脂酶 A2 活性增加对神经细胞产生的毒性作用。

（四）多器官功能不全综合征

急性胰腺炎可导致多器官功能不全综合征（MODS），MODS 是 SAP 早期死亡的主要原因。SAP 引起的炎症损伤，肺是特别敏感的器官，ARDS 常首先发生，并成为病情严重的标志。大量临床观察发现 SAP 的主要感染源是革兰阴性杆菌和内毒素。胰腺坏死合并感染来自肠道细菌移位，而细菌移位的主要原因与肠黏膜受损有关。MODS 的治疗重在预防，因此初期液体复苏、连续肾脏替代治疗、器官功能支持（特别是肺）、早期抗生素治疗、早期肠内营养至关重要。

五、急性胰腺炎治疗的展望

在过去的 20 年中，SAP 的诊治与重症医学的进展密切相关。SAP 治疗策略已从早期积极地开展"预防性手术"发展至现在的研究干预时机的"处理并发症手术"；由早期的"扩大手术"发展到现在的"较少侵入性"的外科干预。非手术治疗的措施和效果不断改善，而重症医学治疗作为非手术治疗的主要手段，在 SAP 治疗中的地位也越来越高。尤其在初始液体复苏、针对 SIRS 的处理、早期营养支持治疗、早期镇痛镇静、多脏功能衰竭的处理等方面显示出重症医学的重要作用。SAP 的整个治疗过程涉及重症医学研究方方面面，重症医学的进步与发展也必将推动 SAP 治疗的不断完善和进步。

（陈远卓　张翔宇）

第二节　胰腺内分泌紊乱的危重症治疗

胰腺内分泌紊乱的危重症主要有：糖尿病酮症酸中毒（DKA）和高血糖高渗状态（HHS）。

一、糖尿病酮症酸中毒

DKA 是由于胰岛素缺乏及升糖激素异常升高引起的糖类、脂肪、蛋白质代谢紊乱，出现高血糖、酮症、酸中毒、脱水等表现的临床综合征。治疗重点是补充液体和电解质，控制血糖，纠正酸碱平衡，去除诱因，防止可能导致复发的因素。以下主要介绍脱水严重的重症 DKA 患者的处理。

（一）补液

大多数 DKA 患者存在液体和电解质的丢失，补液不仅能纠正失水，还有助于血糖下降和酮体的清除。液体一般选择 0.9％氯化钠溶液和胶体溶液。严重脱水患者第 1 个 24 h 输液总量应达 6 000～8 000 ml。如治疗前已有低血压和休克，快速补液不能有效升高血压时，应输入胶体溶液，酌情使用血管活性药物。老年患者、充血性心力衰竭或肾功能不全患者需酌情调整补液速度和液体种类。

(二) 胰岛素治疗

DKA 发病的主要因素是胰岛素缺乏,因此,迅速补充胰岛素是治疗的关键。目前多采用小剂量普通胰岛素持续静脉滴注的方法,可以有效抑制脂肪分解和肝糖异生。理论上胰岛素的用量是 $0.1\sim0.2$ U/(kg · h),可以将胰岛素加入 0.9%氯化钠溶液中,也可将胰岛素加入 50 ml 0.9%氯化钠溶液泵入,注意监测患者血糖变化,使血糖每小时下降 $4.2\sim5.6$ mmol/L 为宜。血糖低于 11.1 mmol/L,酮体阴性,pH>7.3 后可开始皮下注射胰岛素方案。

(三) 纠正电解质紊乱

DKA 患者容易出现低钾血症、低钠血症、低氯血症。通过输注 0.9%氯化钠溶液,低钠、低氯血症一般可获纠正。DKA 时总体钾丢失严重,为了防止低血钾,在开始治疗时,只要患者血钾<5.5 mmol/L,且尿量足够,即可开始补钾,并注意血钾和心电监测。如治疗前已有高血钾,等血钾降至正常范围方可开始补钾。每升液体需加入 $20\sim40$ mmol 钾。为了防止血氯增加,可用磷酸钾或醋酸钾替代氯化钾治疗。通过治疗要使血钾>3.5 mmol/L。如治疗前血钾低于 3.3 mmol/L,在使用胰岛素之前需先补钾,血钾升至 3.3 mmol/L 以上后再开始使用胰岛素。

(四) 补碱

DKA 患者经上述治疗后,酸中毒随代谢紊乱的纠正而恢复,通常不需要补碱。而当血 pH 低至 $6.9\sim7.1$ 时,可引起一些心血管不良反应,包括低血压、心脏输出量降低、外周血管阻力降低、肺动脉阻力增高、心动过缓和心律失常,也可导致肾和肠系膜缺血、脑血管扩张、脑脊液压力增高和昏迷,使缓冲碱剩余大大减少,也可引起胰岛素抵抗,此时应予以补碱治疗,但过多过快补碱会产生不良反应,包括碱中毒,脑脊液 pH 反而降低、低钾血症、容量负荷过量、组织氧化作用改变和酮体生成过多。因此除非 pH 低于 7.0 或出现明显的酸中毒临床表现,否则补碱治疗需慎重。

(五) 诱因和并发症治疗

(1) 感染

既可是诱因,也可是并发症,常因 DKA 的严重症状而被忽略,须予以针对性的处理,以免影响整体疗效。

(2) 肺水肿、呼吸窘迫

常见于老年人,可能是补液速度过快、左心室功能不全或毛细血管瘘综合征。因此,动态监测氧饱和度、液体出入量甚至有创性血流动力学检查均十分必要。

(3) 心力衰竭、心律失常

年老或合并冠心病尤其是急性心肌梗死、输液过多等可导致心力衰竭和肺水肿,应注意预防,一旦出现,及早治疗。血钾过低、过高均可引起严重心律失常,应在心电监护下,尽早发现,及时治疗。

(4) 肾衰竭

DKA 时失水、休克或原来已有肾病变以及治疗延误等,均可引起急性肾衰竭。应注意预防,一旦发现,及时处理。

二、高血糖高渗状态

HHS 多发生于老年 2 型糖尿病患者,表现为精神错乱、昏睡、昏迷等。临床特点是:高血糖、无酮症及酸中毒、血渗透压升高、脱水。对于 HHS 重症治疗原则和 DKA 类似,但 HHS 患者年龄大、容易累及中枢,预后较差。

(陈远卓　张翔宇)

参考文献

［1］ 中华医学会外科学分会胰腺外科学组.急性胰腺炎诊治指南（2014）［J］.中华肝胆外科杂志,2015, 21(1)：1-4.

［2］ 中华医学会消化病学分会胰腺疾病学组,中华胰腺病杂志编辑委员会,中华消化杂志编辑委员会.中国急性胰腺炎诊治指南（2013 年）［J］.中华消化杂志,2013,33(4)：217-222.

［3］ Uhl W，Warshaw A，Imrie C，et al. IPA guidelines for the surgical management of acute pancreatitis ［J］. Pancreatology，2002，2：565-573.

［4］ Otsuki M，Itoh T，Koizumi M，et al. Deterioration factors of acute pancreatitis［J］. Annual Report of the Research Committee of Intractable Diseases of the Pancreas，2004：33-40.

［5］ 杨文彬,蔡锋,王永恒.急性胆源性胰腺炎的内镜外科诊治进展［J］.国际外科学杂志,2006,33(6)： 404-407.

［6］ 史学森,郝慧菁,侯培珍.胆源性胰腺炎内镜治疗的现状和进展［J］.中国内镜杂志,2007,13(9)： 936-939.

［7］ 于健春.急性胰腺炎营养治疗的选择［J］.中国临床医生,2006,34(6)：26-28.

［8］ 张建立,杨亚志.介入治疗重症急性胰腺炎 42 例分析［J］.临床急诊杂志,2016,17(9)：705-706.

［9］ 龙建武,周筱筠,孙鑫国,等.妊娠合并急性胆源型胰腺炎的内镜治疗［J］.中国普通外科杂志,2015, 24(3)：385-388.

［10］ Isemann R，Rau B，Beger HG. Early severe acute pancreatitis：characteristics of a new subgroup［J］. Pancreas，2001，22：274-248.

［11］ sharma M，Banerjee D，Garg PK. Characterization of newer subgroups of fulminant and subfulminant pancreatitis associated with a high early mortality［J］. Am J Gastroenterrol，2007，102（12）： 2688-2695.

［12］ Nathens AB，Curtis JR，Beale RJ，et al. Management of the critically ill patient with severe acute pancreatitis［J］. Crit Care Med，2004，32(12)：2524-2536.

［13］ Brown A，Baillargeon JD，Hughes MD，et al. Can fluid resuscitation prevent pancreatic necrosis in severe acute pancreatitis？［J］. Pancreatology，2002，2(2)：104-107.

［14］ Marx C. Asrenocortical insufficiency：an early step in the pathogenesis of severe acute pancreatitis and development of necrosis？ Do we have a new treatment option？［J］. Crit Care Med，2006，34（4）： 1269-1270.

［15］ Dambrauskas Z，Gulbinas A，Pundzius J，et al. Meta-analysis of prophylactic parenteral antibiotic use in acute necrotizing pancreatitis［J］. Medicina(Kaunas)，2007，43(4)：291-300.

［16］ Werner J. Fulminant pancreatitis-surgical point of view［J］. Schweiz Rund Med Prax，2006， 95(48)：1887-1892.

［17］ Adler G. Fulminant pancreatitis-internal point of view［J］. Schweiz Rund Med Prax，2006，95(48)： 1882-1886.

［18］ Banks PA，Bollen TI，Dervenis C，et al. Classification of acute pancreatitis 2012：revision of the Atlanta classification and definitions by international consensus［J］. Gut，2013，62：102-111.

［19］ Fisher JM，Gardner TB. The "golden hours" of management in acute pancreatitis［J］. Am J Gastroenterol，2012，107：1146-1150.

［20］ Besselink MG，van Santvoort HC，Buskens E，et al. Probiotic prophylaxis in predicted severe acute pancreatitis：a randomised，double blind，placebo-controlled trial［J］. Lancet，2008，371：651-659.

［21］ Babu RY，Gupta R，Kang M，et al. Predictors of surgery in patients with severe acute pancreatitis managed by the step-up approach[J]. Ann Surg, 2013, 257: 737 - 750.

[22] Kirkpatrick AW, Roberts DJ, De Waele J, et al. Intra-abdominal hypertension and the abdominal compartment syndrome: updated consensus definitions and clinical practice guidelines from the World Society of the Abdominal Compartment Syndrome[J]. Intensive Care Med, 2013, 39(7): 1190 - 1206.

[23] Santvoort HC, Bakker OJ, Bollen TL, et al. A conservative and minimally invasive approach to necrotizing pancreatitis improves outcome[J]. Gastroenterology, 2011, 141: 1254 - 1263.

[24] 中华医学会外科学分会胰腺外科学组.重症急性胰腺炎诊治指南[J].中华外科杂志,2007,45(11): 727 - 729.

[25] 中华医学会外科学会胰腺组.急性胰腺炎诊治指南[J].中华肝胆外科杂志,2005,21(1): 1 - 4.

[26] Uhl W, Warshaw A, Imrie C, et al. IPA guidelines for the surgical management of acute pancreatitis [J]. Pancreatology, 2002, 2: 565 - 573.

[27] Otsuki M, Itoh T, Koizumi M, et al. Deterioration factors of acute pancreatitis[J]. Annual Report of the Research Committee of Intractable Diseases of the Pancreas, 2004: 33 - 40.

[28] Isemann R, Rau B, Beger HG. Early severe acute pancreatitis: characteristics of a new subgroup[J]. Pancreas, 2001, 22: 274 - 248.

[29] sharma M, Banerjee D, Garg PK. Characterization of newer subgroups of fulminant and subfulminant pancreatitis associated with a high early mortality[J]. Am J Gastroenterrol, 2007, 102 (12): 2688 - 2695.

[30] Nathens AB, Curtis JR, Beale RJ, et al. Management of the critically ill patient with severe acute pancreatitis[J]. Crit Care Med, 2004, 32(12): 2524 - 2536.

[31] Brown A, Baillargeon JD, Hughes MD, et al. Can fluid resuscitation prevent pancreatic necrosis in severe acute pancreatitis? [J]. Pancreatology, 2002, 2(2): 104 - 107.

[32] Marx C. Asrenocortical insufficiency: an early step in the pathogenesis of severe acute pancreatitis and development of necrosis? Do we have a new treatment option? [J]. Crit Care Med, 2006, 34 (4): 1269 - 1270.

[33] Dambrauskas Z, Gulbinas A, Pundzius J, et al. Meta-analysis of prophylactic parenteral antibiotic use in acute necrotizing pancreatitis[J]. Medicina(Kaunas), 2007, 43(4): 291 - 300.

[34] 张成,安东均,冯金鸽,等.内镜微创治疗慢性胰腺炎 52 例临床分析[J].中华肝胆外科杂志,2017, 23(3): 207 - 208.

第七章

·胰·腺·整·合·介·入·治·疗·学·

胰腺疾病的临床转化研究与应用

转化医学是将基础医学研究转化为临床治疗,再以临床治疗带动基础研究,以基础研究再推动临床治疗,互相促进,互为转化;打破基础研究与临床医学间的屏障,缩短从实验室到临床的距离,及时将基础研究成果转化为临床治疗的新技术、新方法,推动临床医学快速发展,使病人能真正从科技进步中获益。《科学》杂志于1992年首次提出医学研究要遵循"从实验室到病床"的模式。随后,《柳叶刀》杂志于1995年首次应用"转化医学"这一新名词。作为医学研究的一个分支,转化医学从概念的提出到现在发展迅速,引起了世界各国学者的广泛关注和重视,进入21世纪,转化医学更成为医学领域中最具影响力的概念之一。

第一节　胰腺炎的转化研究与临床运用

一、急性胰腺炎

急性胰腺炎(AP)特别是重症急性胰腺炎(SAP)是常见危急重症,死亡率高、疾病负担重。由于AP的病理生理学机制极其复杂,时至今日尚未完全阐明,不同时期人们对其的认识都有其时代的局限性。近年来,经过国内外学者的努力在AP诊治方面取得了长足的进步。20世纪30~50年代,虽然AP以保守治疗为主,但通过大量临床病例的积累,人们发现虽然通过保守治疗使病情较轻的AP病人死亡率相对下降,但病情较重的病人保守治疗后死亡率竟超过了80%。临床意识到胰腺的坏死与病人预后的关系十分密切。因此,从20世纪60~70年代,SAP的治疗开始由保守治疗向早期外科干预转变。恰在此时,营养支持和液体治疗的研究成果亦广泛转化为临床应用,以上均对改善该疾病疗效,降低术后死亡率起到了至关重要的作用。由此可见,"转化医学"不但提高了当时AP的疗效,亦使其综合治疗模式初露端倪。

20世纪80年代开始,AP的外科治疗进入了崭新的历史阶段。进入21世纪后,科技进步成果转化为医学临床应用的最大亮点是微创技术的开展与迅速普及,再一次促使AP治疗模式发生转变。当今,学科与亚专业越分越细。在AP整体化治疗过程中,由单一学科"独当天下"的时代已经过去了,现代AP的综合治疗更有赖于多学科综合治疗团队共同完成。各学科、各领域基础研究的深入并及时转化为临床应用使得有力的早期支持治疗成为可能,如生长抑素和新型抗生素等药物的使用,以人工胶体进行的早期目标指导容量治疗、血滤清除炎性介质并超滤过重的容量负荷、机械通气和连续肾替代治疗,根据不同病期的营养代谢特点进行营养支持等。由此可见,"转化医学"架起了AP病理生理学、新型药物、治疗仪器设备等相关基础研究和临床中针对AP的病因、病期,以微创为先导的综合治疗模式之间的桥梁。

(一)严重感染、内毒素血症和细胞因子诱生及弥散性血管内凝血

早期研究发现,早期胰酶活化,炎性介质、细胞因子和氧自由基大量产生引发机体超强的炎性反应是造成早期病理损害的主要机制,随后由肠源性细菌移位引起的严重感染、内毒素血症和细胞因子的诱生及弥散性血管内凝血的发生造成了后期病理生理的恶性循环,引发严重的多脏器衰竭。因此,有效调节早期超强的炎性反应及控制后期感染和内毒素血症的发生是治疗 AP,尤其是 SAP 的关键。

(二)饮食、烟酒等因素与 AP 发病密切相关

随着对 AP 发病机制认识的不断加深,其临床预防、诊断和治疗水平都会有较大的提高。最近的转化医学研究揭示了饮食、烟酒等因素与 AP 的发病密切相关。在饮食方面,在一项大型队列研究中,研究人员关注到了各种饮食因素与急性胰腺炎的因果关系。不同于酗酒与急性胰腺炎,有关饮食与急性胰腺炎相关性的数据是有限的。因此,研究者分析了多种族队列中 145 886 名年龄 45～75 岁的受试者。在 1993—2012 年间,这些受试者中 1 210 人(43.1%)被诊断患有胆源性急性胰腺炎,1 222 人(43.5%)被诊断患有与胆结石无关的急性胰腺炎,378 人(13.4%)被诊断患有复发性急性胰腺炎或怀疑慢性胰腺炎。研究发现,饱和脂肪酸、胆固醇、红肉和鸡蛋的摄入导致与胆结石相关的急性胰腺炎风险增加。红色肉类也与复发性急性胰腺炎的风险增加和慢性胰腺炎嫌疑有关,但这尚无统计学意义。而膳食纤维与胆结石相关的急性胰腺炎和胆结石无关的急性胰腺炎风险降低有关。

此外,维生素 D 和牛奶摄入量与胆结石相关的急性胰腺炎风险降低有关,而咖啡摄入与胆结石无关急性胰腺炎的风险降低有关。在烟酒方面,研究人员探讨了吸烟、戒烟与急性胰腺炎风险之间的关联性。研究者将 84 667 名瑞典人纳入研究对象,年龄在 46～84 岁,经过 12 年的随访,统计了人群的吸烟状态、吸烟频率与时间、戒烟时间以及发生急性胰腺炎的风险情况。研究结果显示,共确定了 307 例非胆源性和 234 例胆源性急性胰腺炎。吸烟≥20 包/年患者非胆源性急性胰腺炎的风险超过从不吸烟患者的 2 倍。饮酒量≥400 g/月患者相应的风险超过了 4 倍。和吸烟的时间相比,吸烟的频率更能增加急性胰腺炎的风险。戒烟 20 年的患者,其非胆源性急性胰腺炎的风险会降至不吸烟患者的水平。吸烟与胆源性急性胰腺炎之间没有明显的关联。由此,研究人员认为,吸烟是非胆源性急性胰腺炎的一项重要风险因素,尽早戒烟应该是向急性胰腺炎患者推荐的治疗方案之一。

(三)肾上腺皮质激素类药物增加 AP 风险

在药物方面,研究人员发现,肾上腺皮质激素类药物可的松可以增加急性胰腺炎发病的风险。研究人员对 2006—2008 年间被诊断为急性胰腺炎的 6 000 名患者人和 61 000 名对照个体进行了研究,结果显示,服用可的松片剂的个体患急性胰腺炎的风险增加了 70%。虽然目前对于使用气溶胶可的松的个体来讲并没有观察到其患急性胰腺炎的风险增加,但是必须告诫进行可的松治疗的个体应戒烟戒酒,因为烟酒也是急性胰腺炎发病的风险因素。

(四)特殊基因-干扰素抑制因子 2

此外,急性胰腺炎发病与特殊基因有关。研究者对"干扰素抑制因子 2"的编码基因进行了研究。他们发现,这一基因存在缺陷的实验鼠胰腺功能存在异常。具体表现是,实验鼠胰腺原来向外部分泌的消化酶无法排出,导致胰腺部位出现剧痛,这与急性胰腺炎的症状相同。此发现有助于开发出治疗急性胰腺炎的新方法。

(五)外周血单核细胞基因表达变化

在急性胰腺炎的发病过程中,血液中的白细胞在介导局部和全身炎症中都发挥了重要的作用。研究者推测,循环中的外周血单核细胞(PBMC)会出现独特的基因表达变化,并且具备"报告"功能,从而反映急性胰腺炎中的炎性反应应答。为了确定急性胰腺炎过程中血液白细胞的特异性变

化,科研人员利用实验性胰腺炎(牛磺胆酸钠)大鼠模型对 PBMC 的基因转录特性进行了研究。正常大鼠、盐水对照大鼠和脓毒性休克大鼠模型均作为对照。利用 Affymetrix 大鼠基因组 DNA 基因芯片对取自每组大鼠(每组 $n=3$)PBMC 的互补 RNA 进行检测。主要结果指标为基因表达的变化。在所分析的 8 799 条大鼠基因中,胰腺炎急性期内 140 条基因在 PBMC 内的表达出现显著的特异性变化,但在脓毒症中并无变化。在 140 条基因中,57 条表达上调,69 条下调。血小板源性生长因子、前列腺素 E2 受体和磷脂酶 D1 属于上调最为明显的基因。其他还包括与 G 蛋白偶联受体和转化生长因子 β 介导的信号通路相关的基因,而与凋亡、糖皮质激素受体和胆囊收缩素受体相关的基因则出现下调。对 PBMC 转录特性进行微阵列分析显示,与分子和胰腺功能密切相关的基因在急性胰腺炎期间呈现差异表达。在重度胰腺炎过程中取样进行基因分析可用来确定反映疾病严重程度的替代标志物。

(六) 胰岛素

新的发病机制的研究能促进 AP 新的临床治疗手段的发展。例如,胰岛素或可治疗急性胰腺炎。研究者表示,胰腺 β 细胞释放的胰岛素或许可以抑制乙醇和脂肪酸代谢产物对胰腺的毒性效应。此前研究者通过降低血液中的脂肪酸对肥胖的胰腺炎患者进行了成功治疗,糖尿病往往使得胰腺功能下降,并且使得患者易发生胰腺炎及器官衰竭,而在接受胰岛素治疗的个体中其胰腺炎的发生率明显下降。另外一项研究显示,肠促胰岛素类药物不增加急性胰腺炎风险。该研究是一项以人口为基础的队列研究,研究数据来自英国临床研究数据链中 680 家全科诊所。从 2007 年 1 月 1 日到 2012 年 3 月 31 日期间,研究者对 20 748 例肠促胰岛素类药物使用者与 51 712 例磺酰脲类降糖药使用者进行比较,并随访至 2013 年 3 月 31 日。采用 Cox 比例风险模型评估肠促胰岛素类药物与磺酰脲类药物使用者的急性胰腺炎风险比。结果显示,肠促胰岛素类药物使用者的急性胰腺炎发生率为 1.45/1 000 人每年,而磺酰脲类药物使用者为 1.47/1 000 人每年。相对磺酰脲类而言,肠促胰岛素类药物并不增加急性胰腺炎风险。

(七) Reg4 蛋白基因

研究者发现了一个能显著降低重症急性胰腺炎死亡率的蛋白：Reg4 蛋白。Reg4 基因属于再生基因家族(Reg family),其编码的 Reg4 蛋白是一种大小为 17 kD 的分泌性蛋白,特异性地表达于胃肠道上皮层,参与胃肠道细胞的增殖分化,实验表明 Reg4 与胃肠道肿瘤恶性度、转移和抗药性有关。研究人员发现在急性胰腺炎患者中,约有 20% 为重症急性胰腺炎,这一人群中有 30%～50% 的患者将因此死亡,而其他患者都能慢慢恢复。为了弄清楚其中的原因,研究人员通过十几年的临床与基础研究,发现原来在新陈代谢中,胰腺细胞存在两种死亡形式：一种是正常细胞凋亡,一种为细胞坏死。研究人员认为细胞坏死也是一种人体自我保护方式,但是由于坏死的细胞会释放出大量毒素,能引起其他细胞的炎症并坏死,而更多细胞的坏死会释放更多毒素,因此原本被禁锢在肠道中的细菌就感染到心、肺等重要器官,这是重症急性胰腺炎死亡的重要原因之一。研究人员通过进一步的芯片筛查,发现了 Reg 家族蛋白在重症急性胰腺炎中的作用,这种蛋白能凋亡蛋白 Bcl-2、Bcl-xL,稳定细胞中的线粒体,使正常胰腺细胞逃离上述的细胞坏死-释放毒素的循环。研究人员还将人工重组的 Reg4 蛋白注射进重症急性胰腺炎的小鼠体内,结果发现,200 多例小鼠的症状都得到了明显减轻。同时,针对 60 多例重症急性胰腺炎病人长达 5 年的随访也显示,血液中 Reg4 浓度高的病人炎症消除得更快。这项研究对于急性胰腺炎的治疗和预防具有重要意义。

二、慢性胰腺炎

慢性胰腺炎是导致胰腺癌的独立危险因素,吸烟、肥胖和胰腺癌家族史等是慢性胰腺炎癌变的危险因素。慢性胰腺炎恶性转化的危险性难以估计,目前的病例对照研究结果不一,其相对危险性从 10.35 到 28.264 不等。研究发现,不同原因所致的慢性胰腺炎虽然起始途径不同,但病理学改变相似,都是在持续发展的长期炎症环境作用下最终导致胰腺腺泡细胞和胰岛细胞的不可逆性损伤,造成胰腺组织纤维化,进而影响胰腺的正常分泌功能。因此发病因素可归纳为以下三方面:

(1)胰腺星状细胞(pancreatic stellate cells,PSCs)活化

PSCs 有静止和活化两种表型。在正常胰腺组织中呈静止状态,一旦胰腺受损,PSCs 在各种因子的刺激作用下就会呈现活化状态。大量研究表明,PSCs 的活化程度与胰腺组织的纤维化程度呈正相关,是慢性胰腺炎中各种细胞因子作用的靶点,也是胰腺炎病情恶化的核心。

(2)细胞因子

与急性胰腺炎的发病机制相似,炎症细胞释放的各种细胞因子在慢性胰腺炎炎性反应进程中发挥了重要作用。受损胰腺的各种炎症细胞被激活,分泌 TGF - β(transforming growth factor - β)、TNF - α 和 IL - 6 等细胞因子刺激 PSCs 活化,活化的细胞又会自分泌这些细胞因子,进一步促进胰腺纤维化进程。以 TGF - β 为例,它可与相应受体结合促进相关物质的磷酸化,通过 Smad(Sma and Mad homologue)途径或促分裂素原活化蛋白激酶(mitogen-activated protein kinases,MAPK)途径刺激细胞间质增生、调节细胞生长分化、促进细胞外基质(ECM)合成并抑制其降解。

(3)炎症细胞

细胞因子在胰腺炎病情恶化过程中的作用越来越受到重视,与细胞因子产生直接相关的炎性细胞方面的研究也逐渐增多。学术界普遍认为,胰腺炎的持续发作伴随着大量的炎性细胞浸润,继而促进细胞因子的分泌和胰腺星状细胞的活化。

(一)饮酒、吸烟是引发慢性胰腺炎的强风险因子

近年来,转化医学研究越来越清晰地揭示了慢性胰腺炎的发病机制。在饮酒吸烟方面,研究者揭示了慢性胰腺炎和乙醇消耗之间的遗传关联。研究者对 2 000 多人进行了 DNA 检测发现,26% 的非胰腺炎参与者在 X 染色体上会出现共有的 DNA 突变,而这种共有的 DNA 突变在乙醇性胰腺炎的参与者中出现的比率增加到了 50%。女性有一对 X 染色体,因此其出现 DNA 突变的风险相比男性更高一些,男性的性染色体为 X 染色体和 Y 染色体,如果其遗传了一条高风险的 X 染色体,那么其就不会有保护作用。X 染色体的突变并不会引发胰腺炎,但是胆源性胰腺炎或者腹部创伤所造成的胰腺损伤就会引发慢性胰腺炎,尤其是在大量饮酒的基础上。在饮酒个体中鉴别出高风险的染色体,也就代表了胰腺损伤的早期症状,如果胰腺损伤以及急性胰腺炎发生了,那么病人就要立刻停止饮酒。研究者对参与者进行了研究,发现 16% 的男性的饮酒水平可以被定义为高风险行为,其中,26% 的饮酒过度男性患胰腺炎的风险升高。仅有 10% 的妇女饮酒水平被认为是危险水平,这些妇女中有 6% 的个体在一对 X 染色体上存在突变。这项研究揭开了为何一些个体更易患慢性胰腺炎的遗传基础。我们知道很多饮酒者更易患胰腺炎,但是原因并不清楚,这项研究发现揭示了 X 染色体的遗传突变,或许可以帮助解释这种结果。此外,基因突变或同饮酒吸烟"协作"增加胰腺炎风险。吸烟和饮酒被认为是引发慢性胰腺炎的强风险因子,但并不是每个吸烟或饮酒者都会损伤其胰腺组织,当基因突变同生活方式的风险因子相结合或许就会使得个体更易患慢性胰腺炎。研究者对 100 多名慢性胰腺炎或复发性急性胰腺炎患者进行研究,评估了患者机体的基因特性以及其饮酒、吸烟的习惯,同时以健康志愿者作为对照,结果研究人员发现了一种名为 CTRC 的基因,其可以通过使胰蛋白酶过早活化来保护胰腺细胞免于损伤(胰蛋白酶是胰腺中的一种消化酶)。结果发现,CTRC 基因的特定突变是饮酒和吸烟相关的慢性胰腺炎发生的风险因子,大约 10% 的高加索人机体中都携带有该基因突变,研究者推测有可能是这种基因突变后,就失去了保护

胰腺的功能。最后研究者指出,当人们因急性胰腺炎入院治疗时,我们往往会进行基因突变的检查,并且尽一切可能来帮助他们戒烟及戒酒,同时检测治疗方法是否有效。

(二)硫嘌呤类药物

在药物方面,携带特殊遗传突变的病人,如果广泛用药的话,其患胰腺炎的风险是正常个体的四倍。研究表明,在携带有两个特殊遗传标记拷贝的病人中,如果其经常服用硫嘌呤类药物的话,有 17% 的个体就很有可能会患胰腺炎;硫嘌呤类药物包括硫唑嘌呤和巯嘌呤,这些药物常用于抑制机体免疫系统来治疗炎性肠病、风湿性关节炎等疾病。

(三)巨噬细胞

在细胞因子方面,巨噬细胞促进慢性胰腺炎发展。研究人员发现,与急性胰腺炎不同,选择性激活的巨噬细胞在小鼠和人类慢性胰腺炎发病过程中大量存在且具有重要作用。并且选择性激活的巨噬细胞依赖于 IL-4/IL-13 信号途径,IL-4Ra 缺失小鼠,IL-4/IL-13 缺失小鼠以及 IL-4Ra 髓细胞特异性敲除小鼠均表现出胰腺纤维化易感性下降特征。研究人员进一步证明胰腺星状细胞是 IL-4/IL-13 的主要来源。随后,研究人员用药理学方法在人类细胞和慢性胰腺炎小鼠模型中抑制 IL-4/IL-13,发现选择性激活的巨噬细胞出现下降,纤维化也得到改善。这项研究发现巨噬细胞在胰腺纤维化过程中具有重要作用,同时胰腺星状细胞是诱导巨噬细胞选择性激活的重要诱发因素。总之,这项研究发现了巨噬细胞与胰腺星状细胞在慢性胰腺炎的胰腺纤维化过程中具有重要的交互作用,同时强调了 IL-4/IL-13 信号途径在该疾病发展过程中的重要性,提示靶向巨噬细胞和胰腺星状细胞可能是阻止或逆转胰腺纤维化发生的重要策略。

(四)蛋白因子

在蛋白因子方面,人体内存在的钙敏感蛋白质(例如磷酸酶)可促进炎性反应发生。在小鼠实验中,研究者发现 NFAT 和急性胰腺炎之间存在千丝万缕的联系。NFAT(尤其是变异体 NFATc3)可调节胰蛋白酶原(消化酶胰蛋白酶的前体形式)的活性,后者可影响发生急性胰腺炎的风险。NFATc3 的激活可通过各种其他方式促进胰腺的炎症和组织损害。主动脉、脾和肺也有受累。这些结果提示 NFAT 蛋白在一个更普遍的水平参与了炎性疾病的发生。上述结果为急性胰腺炎和其他急性炎性疾病(例如败血症和炎症性肠病)的治疗和药物研究带来了新机会。因此,可阻止 NFATc3 激活但不产生严重不良反应的药物有望成为有效药。

(五)自体胰岛移植

在新的治疗策略方面,研究表明腹腔镜下全胰切除术后自体胰岛移植和术中胰岛分离可减少住院时间,并可能抑制慢性胰腺炎患者的阿片类药物依赖性。该手术是微创外科技术的一个里程碑,在多个器官中可经创可贴大小的切口来工作。完全腹腔镜手术将提供大于开放手术的优势。研究者在 22 名患者中进行了腹腔镜手术,其中有两名因困难解剖和既往手术史而需要转为开放手术。适应证包括基因突变、特发性胰腺炎和乙醇滥用。平均手术时间为 493 min,大大低于之前一项研究报告的开放手术的 637 min。不管使用哪种方法,手术需要几个小时的过程处理胰岛细胞以完成自体移植。在这项研究中,胰岛分离实验室是在手术室建立的,它使胰岛分离平均时间减少到 185 min,大大低于使用其他方法的研究。在中位随访 12.5 个月的时间内,5 例患者胰岛素自主分泌,9 例患者需要 1 U/d 至 10 U/d 的基础胰岛素,其余患者需要更多。平均住院时间为 11 d,这又低于其他研究报告中的 12.6～16 d。所有患者 30 d 再入院率为 35%。无患者死亡,无术后伤口感染、疝或小肠梗阻,中位随访 6 个月的时间内,18 例患者疼痛减轻或完全缓解,12 例不再需要阿片类药物治疗。研究表明,微创手术使慢性疼痛胰腺炎患者痛苦减少并能降低胰腺移除后的糖尿病风险。

(朱　君　张海军　李茂全)

第二节　胰腺内分泌肿瘤的转化研究与临床运用

胰腺内分泌肿瘤人群发病率在(1～4)/10万,仅占胰腺肿瘤的1%～2%,可发生于任何年龄,男女比例约为13:9。2004年,WHO将胰腺内分泌肿瘤按照临床病理类型分为三类:

(1)高分化内分泌肿瘤:① 良性,限于胰腺内,无血管浸润,无神经周围组织浸润,直径<2 cm;核分裂<2/10 HPF;Ki-67阳性细胞<2%;② 生物学行为未定,限于胰腺内,但具有下列一种以上特点:直径≥2 cm;核分裂2～10/10 HPF;Ki-67阳性细胞>2%;有血管浸润,神经周围组织浸润。

(2)高分化内分泌癌:低度恶性,大体可见局部浸润,周围组织或器官转移,Ki-67(+)>5%。

(3)低分化内分泌癌:高度恶性:核分裂>10/10 HPF,Ki-67(+)>15%,血管和(或)神经浸润明显。

按其是否出现临床症状可分为功能性和无功能性肿瘤。功能性肿瘤由于产生某种激素而出现相应临床症状,按激素分泌可分为胰岛素瘤、胃泌素瘤、胰高血糖素瘤、血管活性肠多肽分泌瘤、生长抑素瘤等;无功能性肿瘤不产生神经内分泌物质,在肿瘤增大到一定程度,产生相应压迫症状,详见表1-7-1。

表1-7-1　pNENs分泌的激素与临床表现

名　　称	激素类型	临床表现及症状
胰岛素瘤	胰岛素	体弱、多汗、震颤、心动过速、焦虑、乏力、头痛、头晕、定向障碍、癫痫发作、意识模糊
胃泌素瘤	胃泌素	顽固或复发性消化性溃疡(并发出血、穿孔)、消化性溃疡并发症、腹泻
VIP瘤	血管活性肠肽	大量水样腹泻、面色潮红、低血压、腹痛
胰高血糖素瘤	胰高血糖素	坏死性游走性皮疹、舌炎、口炎、口角炎、糖尿病、重度体重减轻、腹泻
生长抑素瘤	生长抑素	体重减轻、胆结石、腹泻、多发性神经纤维瘤
无功能性胰岛细胞瘤	无或不明确	肿瘤压迫症状、阻塞性黄疸、胰腺炎、十二指肠梗阻

一、神经内分泌肿瘤的microRNAs表达谱

关于神经内分泌肿瘤的microRNAs表达谱的变化,密切相关的包括miR-105、miR-107、miR-204及miR-21等。

Roldo等通过对比正常胰腺组织与胰腺神经内分泌肿瘤组织的全部microRNAs表达谱,发现miR-105及miR-107在胰腺神经内分泌肿瘤中高表达,而miR-155的表达则明显低于正常组织。另有研究发现,通过检测10条microRNAs(包括miR-125a,miR-99a,miR-9b,miR-125b-1,miR-342,miR-130a,miR-132,miR-129-2,miR-125b-2)的表达可以将胰腺神经内分泌肿瘤和腺泡肿瘤区别开来。在胰腺神经内分泌肿瘤中,miR-204在分化较好的胰岛瘤中高表达,同时其表达水平与胰岛素的表达水平密切相关。

miR-21的过表达则与胰腺神经内分泌肿瘤的Ki-67表达及肝脏的转移呈正相关。作为miR-21的靶基因PTEN是mTOR信号通路中的重要分子,提示mTOR信号通路在神经内分泌肿瘤的发生发展中发挥了重要作用。

二、microRNAs 治疗方式

目前，microRNAs 治疗包括两种方式：microRNAs 沉默及补充。

microRNAs 沉默技术包括：

（1）利用小分子抑制剂抑制 microRNAs 表达。

（2）利用反向寡核苷酸诱导 microRNAs 的降解。

（3）利用 microRNAs 类似物竞争性结合靶基因的 3′-UTR 区域。

（4）microRNAs 海绵技术，即将多种 microRNAs 的结合区域串联，从而形成靶向多种基因的载体。

而 microRNAs 补充技术则是利用 microRNAs 片段或表达 microRNA 的载体恢复抑癌性 microRNA 的表达。

三、靶向 miRNAs 治疗策略

靶向 miRNAs 治疗，近年来出现了多种给药系统，主要包括基于病毒或非病毒类系统的给药方式，主要包括以下几个方面。

（一）化学性修饰 miRNAs 系统

化学键修饰方法改变 miRNAs 的结构，不仅可抑制 miRNAs 降解，还可以在体内、外改变 miRNAs 活性。研究表明：化学键修饰将 pHLIP(pH-low insertion peptide)偶联到 anti-miRNA-155 寡核苷酸上，能显著提高靶向药物在肿瘤局部浓度，从而增强靶向 miRNA-155 疗效；进一步使用这种偶联药物能明显抑制动物模型中肿瘤生长。这种化学键修饰的 miRNAs 较好地解决如何将药物送到肿瘤局部这一临床问题。

（二）病毒和非病毒载体系统

病毒或非病毒载体输送 miRNAs 可能成为未来靶向治疗的重要方向。目前，慢病毒、腺相关病毒及腺病毒载体，已经在特定细胞中用于输送 miRNAs。病毒的基因系统自身完整，使得 miRNAs 的表达能持续发挥作用，但由于病毒基因复制的复杂性及其产物免疫源性，可能导致新的或其他肿瘤。非病毒载体系统可用于输送更多的核苷酸，目前非病毒载体系统 miR-34 模拟序列治疗药物 MRX34 治疗肝癌已经进入 I 期临床，也是目前世界上首次使用 miRNAs 模拟序列靶向治疗。

MRX34 通过脂质体囊泡进入肿瘤细胞内，无论在体外细胞实验还是体内试验都表现出了较好的效果。利用类似的技术能否在胃肠及胰腺神经内分泌肿瘤中实现治疗效果尚需更多的临床研究。

碳纳米管是另一种有前景的方法，碳纳米管是小分子碳原子的凝聚环，体内和体外试验显示：它可输送核苷酸且效率极高，可以在其表面修饰，还可以将其改造成为非病毒载体。

（三）miRNAs 串联体（miRNAs 海绵）

Jung 等报道，将 miR-21、miR-155、miR-10、miR-211、miR-222 五种 miRNAs 的结合序列构建到同一个环形系统中，同时抑制这五种 miRNAs 的表达，显著抑制了肿瘤的生长。治疗丙型肝炎的 miRNA 靶向药物 miravirsen 也是利用同样的原理设计，miravirsen 可以靶向肝细胞内的 miR-122 从而抑制病毒 RNA 的包装而不产生任何毒副作用。但该系统的应用还需要经过其他修饰从而避免肝脏代谢，才有可能到达胃肠或胰腺肿瘤组织中发挥作用，因此该系统可能需要和其他系统联合改造才可能在未来的 miRNAs 靶向治疗中有用武之地。

胰腺内分泌肿瘤的诊断与治疗近年来取得了快速的发展，特别是胰腺灌注 CT、MR 波谱分析及血管三维重建方法,使胰腺内分泌肿瘤的诊断率逐年增高。胰腺内分泌肿瘤的生存期优于其他胰腺肿瘤。总之,早期诊断率的提高,积极的根治性肿瘤切除,广泛开展的药物治疗临床试验等综合治疗措施已使胰腺内分泌肿瘤预后得到明显改善。

(朱　君　张海军)

第三节　胰腺癌转化研究与临床运用

胰腺癌是一种病死率很高的癌症,只有20%的人可以在诊断后生存超过一年,而只有不到5%的患者可以活过五年。但随着近期研究的进展,我们离攻克这一顽疾越来越近了。胰腺癌辅助治疗以放射治疗和化学治疗为主。1985年发表的DITSG前瞻性随机对照试验结果证实,胰腺癌术后辅助放化疗可以将患者的中位生存期从11个月延长至20个月,手术后加术后辅助化疗的效果优于单纯手术。但30%～45%的患者因术后恢复不理想而无法完成既定方案,极大地影响了患者预后。因此,1992年Evans等首先提出胰腺癌术前辅助治疗的理念,发现术前辅助治疗组患者的预后优于先行手术治疗再行辅助治疗组。美国威斯康星医学院总结了2009—2015年248例胰腺癌患者的累积生存率,包括可切除和交界可切除患者,所有完成术前治疗方案并手术切除患者的中位生存期达到32个月,这在以往是难以想象的。

(一)影响存活率的关键基因——KRAS、CDKN2A、SMAD4、TP53

最近,研究者发现了影响胰腺癌存活率的四个关键基因——KRAS、CDKN2A、SMAD4以及TP53,一共有356名患有可手术切除性的胰腺癌患者参与了实验,结果显示,这些患者中存在三个以上基因突变的手术后癌症复发时间更短,存活率更低。这项研究帮助我们理解了为什么胰腺癌的分子特征会在个体水平影响癌症的恶化,为我们提供了详尽信息用于指导患者的治疗及未来研究思路的设计。此外,研究者们发现胰腺癌细胞能够激活一种在胚胎发育过程中起关键作用的因子——Zeb1,它能够调节细胞的迁移以及在早期胚胎分化过程中的存活。在正常的、完全成熟的细胞中Zeb1的表达是受到抑制的,然而,在肿瘤细胞中Zeb1的表达又重新得到了激活,并产生了致命的结果。Zeb1的激活导致肿瘤细胞能够在机体中快速扩散并且能够快速地适应新环境。这些特性进一步导致胰腺癌能够在多个部位形成肿瘤病灶,即肿瘤发生了恶化现象。不过,如果Zeb1的表达没有得到激活,那么癌细胞将不再能够轻易地适应新的环境。这将导致胰腺癌的恶化特性得到明显的降低。事实上,这种机制在其他类型的肿瘤,例如恶性的乳腺癌细胞中也能够看到。因此,研究者们希望这些发现能够帮助他们设计新的治疗方法,例如靶向Zeb1的药物或者其他导致Zeb1失活以及胰腺癌细胞扩散能力下降的方法,最终有效抑制胰腺癌以及其他类型的恶性肿瘤的扩散现象。

随着转化医学研究的不断进步,更多更先进的诊断和治疗技术得到了临床的应用,使得胰腺癌实现了早诊断、早治疗,提高了患者的生存率。

(二)早期检测突破——胞外小体

在诊断方面,血液检测、联合检测成为早期发现胰腺癌的重要手段。研究者通过芯片技术对癌细胞分泌到血液中的胞外小体(EV)进行检测。正常细胞与癌细胞都能够分泌EV,但研究者发现其中包含的5类蛋白质是很好的胰腺癌的生物标记。在其中一项研究中,研究者们发现该检测技术的检测准确率能够达到86%,特异性也能够达到81%。此外,研究者采集了221名患有早期胰腺癌的患者的血液与组织样本,以及182名没有患癌症、自体免疫疾病以及慢性肾病历史的人的血液与组织样本作为对照。结果显示,通过血液筛查DNA的方法能够对221名患者中的66名

(30％)进行成功地诊断。之后,研究者们将目光转向了肿瘤的血液蛋白质标志物。他们最感兴趣的是一类叫作 CA19－9 的标志物,通常被用于预测患者胰腺癌复发的风险。一些不患胰腺癌的人也会产生低水平的 CA19－9,因此,为了达到筛选的目的,CA19－9 的筛选阈值应当较高(111 unit/ml)。仅仅通过 CA19－9 进行筛查时,能够得到 49％ 的诊断率,但当他们将该方法与 DNA 检测手段以及其他三种蛋白质检测手段结合时,检测效率达到了 64％。此外,对照组的样本中这五个标志物含量均没有明显的升高。结果表明,DNA 与蛋白质双重标志物进行检测的精确度是单独检测 DNA 的两倍。

(三) 胰腺癌耐药细菌——γ-变形菌

在治疗方面,更多更新的治疗手段被报道。其中,在药物治疗方面,研究者们发现了微生物与胰腺癌治疗的关系。以前,我们只知道用于治疗胰腺癌的化疗药物吉西他滨(Gemcitabine)只在部分患者中起效,但现在我们了解到,这可能是由于一类叫作 γ-变形菌(gamma proteobacteria)的细菌在"作怪"。这类细菌会分解化疗药物,使它们失效,从而"保护"癌细胞免受毒害。在这项研究中,76％ 的胰腺癌患者体内都有这种细菌。而且这种细菌不仅仅存在于肿瘤微环境中,还存在于肿瘤细胞内。研究者指出,如果将这种细菌引入那些之前没有细菌的肿瘤中,这些肿瘤也很快会发展出耐药性。不过研究者还不能确定胰腺癌患者的耐药性是不是完全跟这种细菌有关。而且人体内大部分的微生物是有益的,如果贸然用抗生素杀死这些细菌可能会得不偿失。所以目前研究的关键是找到一种针对这一细菌的药物,从而将它们对化疗的影响减到最小。另外,双药物疗法体系或可有效治疗胰腺癌。一项对 732 名患者进行的临床试验结果表明,胰腺癌患者在手术移除肿瘤组织后,利用口服药物卡培他滨和静脉注射药物吉西他滨组合的疗法或可明显改善患者的生存率,而且药物对患者机体的副作用并不会明显增加。

(四) 特异性免疫治疗因子——GVAX 疫苗

在免疫治疗方面,目前临床上已在使用且证实有效的癌症免疫治疗手段主要有:单克隆抗体如西妥昔单抗、赫赛汀,癌疫苗,免疫检查点抑制剂,能激活非特异性免疫反应的细胞因子,非特异性免疫疗法如干扰素和干扰免疫系统分子。还有一些正在试验阶段的免疫疗法,比如体外培养专门攻击癌细胞的 LAK 淋巴细胞、TILs。有报道,Clatterbridge 癌症研究中心的专家和其他研究人员已经研发出胰腺癌疫苗,并在临床试验中结合传统的化学疗法共同对抗癌症。

而在 2014 ASCO GI 会议上,约翰霍普金斯大学悉尼金梅尔综合癌症中心的研究者们公布了一项转移性胰腺导管腺癌(PDAC)患者随机 Ⅱ 期研究新结果,该结果检测了一种新型免疫治疗策略并有望改善患者的预后,数据表明与单用 GVAX 疫苗(由已进行遗传修饰可分泌一种称为 GM－CSF 蛋白的胰腺癌细胞构成)治疗相比,先 GVAX 序贯 CRS－207(一种李斯特菌,已被改造以刺激产生间皮素蛋白免疫应答)的抗肿瘤疫苗治疗可提高生存期。接受至少两剂 GVAX 以及至少一剂 CRS－207 的患者以及既往接受两种及以上治疗方案患者的差异最大。也有不少研究人员正在探索多种类型的癌症免疫疗法。这些研究表明,免疫疗法不仅可以摧毁存活的癌细胞,还能将对人体的不良反应降到最低。在胰腺癌的治疗中,免疫疗法是一个令人激动的研究领域。2017 年,生物技术公司 Targovax 公司开发的用于治疗术后胰腺癌患者的新药 TG01 临床 1/2 期数据公布,达到两年生存的受试者超过了 60％。

(五) 联合治疗:FAK 抑制剂、免疫及化疗方法

在联合疗法方面,2017 年 12 月,Novocure 宣布,已经收到 FDA 医疗器械临床试验豁免(IDE)的批准,以启动一项名为 PANOVA 3 的临床试验。这项随机 3 期关键临床试验旨在测试其新型胰腺癌组合疗法的有效性和安全性。这种新的组合疗法结合了 Novocure 的肿瘤治疗电场技术

（TTFields），以及蛋白结合型紫杉醇（Nab-paclitaxel）和吉西他滨（Gemcitabine）这两种药物，用来治疗无法切除的局部晚期胰腺癌。此外，来自华盛顿大学医学院等机构的研究人员对小鼠研究发现，将免疫疗法同破碎肿瘤纤维组织的药物进行结合后，或许就可以帮助有效抵御胰腺癌。当单独给予 FAK 抑制剂或免疫疗法时，胰腺癌小鼠模型存活不会超过两个月；将 FAK 抑制剂同标准化疗方法结合后可以明显改善肿瘤对化疗作用的反应；而将 FAK 抑制剂、免疫疗法及化疗方法进行结合治疗后就可以表现出最佳的治疗效果。最后研究者希望可以利用新型的多种组合方法来帮助改善胰腺癌患者的疾病症状，尤其是生存时间仅为 6 个月至 1 年的转移性胰腺癌患者。上述三联结合疗法或许可以更加有效地抵御胰腺癌的发展，帮助破碎肿瘤微环境中的纤维组织，以便更多免疫细胞和化疗药物对肿瘤实施精准攻击。

（六）基因及其他治疗

在其他治疗方面，转移疗法被用来治疗胰腺癌。研究者发现，高度恶性胰腺肿瘤非常依赖于氮代谢途径，那么，想要抑制肿瘤的生长，就可以着眼于氮处理的问题。肥胖小鼠的胰腺肿瘤增长速度比瘦老鼠快很多，就是因为产生一种酶，这种酶可以帮助处理过剩的氮，分解氨。研究人员分析了 92 名患者的胰腺肿瘤样本，数据显示，身体质量指数（BMI）与肿瘤生长有关。研究人员发现，胰腺肿瘤吸收和分解大量的蛋白质来推动其生长，它们需要最大化地摆脱多余氮，并且防止氨积累。因而，研究者考虑通过代谢性疗法治愈胰腺癌。研究者通过抑制氮的处理来遏制肿瘤生长。实验中，相比瘦弱小鼠而言，肥胖小鼠机体中的胰腺肿瘤通常生长迅速，而且产生 ARG2 的水平还会增加，ARG2 能够通过分解氨来帮助处理过量的氮。当研究人员沉默或剔除肥胖小鼠机体肿瘤中的 ARG2 时，氮的积累和胰腺癌的生长就会被强烈抑制。这项研究可以避免胰腺癌对于常规的疗法产生的较强耐受性，因此发现诸如 ARG2 等新型的药物靶点对于后期开发新型疗法来改善胰腺癌患者的预后或许至关重要，当然这也能推动在 2020 年前实现胰腺癌患者生存率加倍的目标。

此外，基因治疗也取得了重大突破。通过对外泌体进行基因操纵可能提供一种新的胰腺癌治疗方法。在这项新的研究中，经过基因修饰的外泌体（被称作 iExosome）能够运送特异性地靶向 KRAS 突变基因的小 RNA 分子，从而缓解胰腺癌模式小鼠病情，增加它们的总存活率。研究人员采用了一种被称作 RNA 干扰（RNAi）的靶向方法：利用这些天然的纳米颗粒（即外泌体）运送小干扰 RNA（siRNA）或短发夹 RNA（shRNA）分子来靶向胰腺癌细胞中的 KRAS 突变基因，从而影响多种胰腺癌模型的肿瘤负荷和存活率。他们证实外泌体能够作为一种高效的 RNAi 载体发挥作用，这是因为这些纳米大小的囊泡（即外泌体）轻松地在体内迁移和进入靶细胞（包括癌细胞）中。

（朱　君　张海军）

第四节　介入治疗与转化研究的联合前景

胰腺癌是一种难治性消化道恶性肿瘤，但临床医师以及从事相关研究的科学家不断地研究和探索，使得胰腺癌治疗取得了巨大进展，明显改善了患者的生活质量，提高了生存期。介入治疗作为创新技术学科之一，具有微创、直接靶向、适应证更广等特点，为此做出了积极贡献。

转化医学在胰腺癌方面的相关研究和运用，近年来取得不少进步，尤其在胰腺癌的发生、侵袭和转移机制方面，围绕发现和控制其早期侵袭、转移的基因、纳米和免疫研究方兴未艾。如何将先进的介入治疗与前沿的转化医学有机结合，充分发挥二者优势，扬长避短，是一个刻不容缓的科学问题，更是根本改变胰腺癌治疗现状的形势所迫。以下围绕目前主要转化医学手段进一步说明。

(一) 介入联合基因治疗

介入治疗的最大优势是能够通过导管、穿刺活检针(枪)把药物直接定点靶向灌注或者注射到瘤体或转移灶、淋巴结。将新型穿刺活检针(枪)穿刺到组织后,采用活体光学成像,再通过大数据的对比研究,将即时获得相关病理和分子生物学信息和结果。再通过导管、活检穿刺针灌注或注射治疗基因,可以减少基因数量的损失,最大限度发挥其治疗肿瘤与恢复组织器官结构的功效。注射与灌注的基因包括治疗和结构重建基因。

(二) 介入联合细胞治疗

细胞治疗包括干细胞和免疫细胞治疗,常见的临床运用细胞有:NK、干细胞、Car－T 细胞等。干细胞包括肿瘤干细胞、胰岛干细胞等,修饰的淋巴 T 细胞(Car－T)目前十分热门。通过导管、穿刺针将细胞直接灌注和注射到肿瘤和组织,较之静脉输入,将成百倍提高区域组织的细胞数目,更大程度发挥其杀伤与回复作用。临床方面多中心、大样本前瞻性的相关研究正在进行,相信不久的将来就有明确的结果,将为胰腺癌的治疗提供一种崭新技术。

(三) 介入联合新型复合材料

在介入治疗的过程中,运用新型复合材料,将明显改变目前介入治疗的现状,这些材料包括可吸收金属、纳米和石墨烯材料等。这些材料通过有机复合,能够将特定的药物或微球或细胞进行定向、定时和定环境的释放,它们将既能满足治疗的需要又能改善胰腺的结构与功能。新型复合材料与介入手段结合,将放大二者疗效,减少患者的不良反应。

总之,胰腺病变的基础转化研究,为临床治疗提供新的思路和技术,多种技术联合与运用,再加上介入技术、器材的不断发展,将为胰腺疾病介入治疗提供更为广阔的空间,也将对改变胰腺疾病的治疗现状发挥巨大的作用。

(朱　军　张海军)

参考文献

[1] Choi DW. Bench to bedside: the glutamate connection[J]. Science, 1992, 258(5080): 241－243.

[2] Butler D. Translational research: crossing the valley of death[J]. Nature, 2008, 453(7197): 840－842.

[3] Forsmark CE, Vege SS, Wilcox CM. Acute pancreatitis[J]. New England Journal of Medicine, 2016, 375(20): 1972－1981.

[4] Setiawan VW, Pandol SJ, Porcel J, et al. Dietary factors reduce risk of acute pancreatitis in a large multiethnic cohort[J]. Clinical Gastroenterology & Hepatology the Official Clinical Practice Journal of the American Gastroenterological Association, 2016, 15(2): 257.

[5] Sadr-Azodi O, Andrén-Sandberg Å, Orsini N, et al. Cigarette smoking, smoking cessation and acute pancreatitis: a prospective population-based study[J]. Gut, 2012, 61(2): 262.

[6] Sadr-Azodi O, Mattsson F, Bexlius TS, et al. Association of oral glucocorticoid use with an increased risk of acute pancreatitis: a population-based nested case-control study[J]. Jama Internal Medicine, 2013, 173(6): 444.

[7] Samad A, James A, Wong J, et al. Insulin protects pancreatic acinar cells from palmitoleic acid-induced cellular injury[J]. Journal of Biological Chemistry, 2014, 289(34): 23582.

[8] Mashima H, Sato T, Horie Y, et al. Interferon regulatory factor－2 regulates exocytosis mechanisms mediated by SNAREs in pancreatic acinar cells[J]. Gastroenterology, 2011, 141(3): 1102.

[9] Li L, Shen J, Bala MM, et al. Incretin treatment and risk of pancreatitis in patients with type 2 diabetes mellitus: systematic review and meta-analysis of randomised and non-randomised studies[J].

Bmj，2014，348(8)：g2366.

[10] Faillie JL，Azoulay L，Patenaude V，et al. Incretin based drugs and risk of acute pancreatitis in patients with type 2 diabetes：cohort study[J]. BMJ，2014，348.

[11] Hu G，Shen J，Cheng L，et al. Reg4 protects against acinar cell necrosis in experimental pancreatitis [J]. Gut，2011，60(6)：820.

[12] Capurso G，Boccia S，Salvia R，et al. Risk factors for intraductal papillary mucinous neoplasm (IPMN) of the pancreas：a multicentre case-control study[J]. American Journal of Gastroenterology，2013，108(6)：1003.

[13] Wu Q，Chen G，Wu WM，et al. Metabolic syndrome components and risk factors for pancreatic adenocarcinoma：a case-control study in China[J]. Digestion，2012，86(4)：294.

[14] Whitcomb DC，Larusch J，Krasinskas AM，et al. Common genetic variants in the CLDN2 and PRSS1-PRSS2 loci alter risk for alcohol-related and sporadic pancreatitis[J]. Nature Genetics，2012，44(12)：1349－1354.

[15] Larusch J，Lozanoleon A，Stello K，et al. The Common Chymotrypsinogen C (CTRC) variant G60G (C. 180T) increases risk of chronic pancreatitis but not recurrent acute pancreatitis in a north american population[J]. Clinical & Translational Gastroenterology，2015，6：e68.

[16] Heap GA，Weedon MN，et al. HLA－DQA1－HLA－DRB1 variants confer susceptibility to pancreatitis induced by thiopurine immunosuppressants[J]. Nature Genetics，2014，46(10)：1131－1134.

[17] Xue J，Sharma V，Hsieh M H，et al. Alternatively activated macrophages promote pancreatic fibrosis in chronic pancreatitis[J]. Nature Communications，2015，6：7158.

[18] Awla D，Zetterqvist AV，Abdulla A，et al. NFATc3 regulates trypsinogen activation，neutrophil recruitment，and tissue damage in acute pancreatitis in mice[J]. Gastroenterology，2012，143(5)：1352－1360.

[19] Fan CJ，Hirose K，Walsh CM，et al. Laparoscopic total pancreatectomy with islet autotransplantation and intraoperative islet separation as a treatment for patients with chronic pancreatitis[J]. Jama Surgery，2017，152(6)：550－556.

[20] 刘碧霞，李清林.MicroRNAs 在胃肠胰腺神经内分泌肿瘤中的临床应用[J].中国医学创新，2016，13(35)：139－143.

[21] 中华医学会外科学分会胰腺外科学组.胰腺神经内分泌肿瘤治疗指南(2014 版)[J].中华消化外科杂志，2014，13(12)：919－922.

[22] 中国临床肿瘤学会神经内分泌肿瘤专家委员会.中国胃肠胰神经内分泌肿瘤专家共识(2016 年版)[J].临床肿瘤学杂志，2016，21(10)：927－946.

[23] Scarpa A，Chang D K，Nones K，et al. Whole-genome landscape of pancreatic neuroendocrine tumours [J]. Nature，2017，543(7643)：65.

[24] Cao Y，Gao Z，Li L，et al. Whole exome sequencing of insulinoma reveals recurrent T372R mutations in YY1[J]. Nature Communications，2013，4(4)：2810.

[25] Soler A，Figueiredo AM，Castel P，et al. Therapeutic benefit of selective inhibition of p110α PI3-kinase in pancreatic neuroendocrine tumors[J]. Clinical Cancer Research An Official Journal of the American Association for Cancer Research，2016，22(23)：5805.

[26] Qian ZR，Rubinson DA，Nowak JA，et al. Association of alterations in main driver genes with outcomes of patients with resected pancreatic ductal adenocarcinoma[J]. Jama Oncology，2017.

[27] Krebs AM，Mitschke J，Lasierra LM，et al. The EMT-activator Zeb1 is a key factor for cell plasticity

and promotes metastasis in pancreatic cancer[J]. Nature Cell Biology，2017，19(5)：518.

［28］ Yang KS，Im H，Hong S，et al. Multiparametric plasma EV profiling facilitates diagnosis of pancreatic malignancy[J]. Science Translational Medicine，2017，9(391)：eaal3226.

［29］ Cohen JD，Javed AA，Thoburn C，et al. Combined circulating tumor DNA and protein biomarker-based liquid biopsy for the earlier detection of pancreatic cancers[J]. Proceedings of the National Academy of Sciences of the United States of America，2017，114(38).

［30］ Geller LT，Barzilyrokni M，Danino T，et al. Potential role of intratumor bacteria in mediating tumor resistance to the chemotherapeutic drug gemcitabine[J]. Science，2017，357(356)：1156 – 1160.

［31］ Jiang H，Hegde S，Knolhoff BL，et al. Targeting focal adhesion kinase renders pancreatic cancers responsive to checkpoint immunotherapy[J]. Nature Medicine，2016，22(8)：851 – 860.

［32］ Muranen T，Iwanicki MP，Curry NL，et al. Starved epithelial cells uptake extracellular matrix for survival[J]. Nature Communications，2017，8：13989.

［33］ Ruivo CF，Sugimoto H，Lee JJ，et al. Exosomes facilitate therapeutic targeting of oncogenic KRAS in pancreatic cancer[J]. Nature，2017，546(7659)：498 – 503.

第二篇 胰腺良性疾病的介入治疗

第八章

·胰·腺·整·合·介·入·治·疗·学·

胰腺炎的临床介入治疗

第一节 概 述

胰腺是人体内较大的内分泌器官,分泌消化酶和多种激素,对维持人体的消化功能和新陈代谢起着至关重要的作用。胰腺的炎症分为急性胰腺炎(acute pancreatitis,AP)和慢性胰腺炎(chronic pancreatitis,CP)两大类,两者的疾病发生和病理变化过程各不相同,因此,通常将急性胰腺炎和慢性胰腺炎列为两种疾病进行讨论。

急性胰腺炎虽然是胰腺的局部炎性反应,轻度的几天内症状可以获得缓解,但是,严重的可发生全身炎性反应综合征(systemic inflammatory response syndrome,SIRS),并伴有多器官功能障碍甚至衰竭,危及生命。急性胰腺炎的发病诱因以胆管结石和大量饮酒最为常见。急性腹痛和发热是主要症状。

急性胰腺炎人群发病率为每年 10~50/10 万人,占急腹症的 15%~30%。虽然个体死亡率在逐步降低,但是人群死亡率仍然高达每年 6~18/10 万人,每宗个案死亡率(per-case mortality rate)接近 6%。而对重症胰腺炎,若 24~48 h 内出现休克或多脏器衰竭,其死亡率可高达 80%。因此,急性重症胰腺炎,依旧是消化内科和胆胰外科的难治疾病。

慢性胰腺炎是胰腺的一种纤维炎性反应,以胰腺的外分泌和内分泌功能逐步丧失为主要病理过程。可以由急性胰腺炎发展而来,也可以是由于基因遗传的因素,如囊性纤维病(cystic fibrosis),或自身免疫性疾病所致。高血脂、高血钙、长期酗酒、吸烟都是慢性胰腺炎的高危因素。慢性胰腺炎以脂肪便、腹泻、消瘦以及胰腺炎反复发作为主要临床特征。

急性胰腺炎的治疗,应先根据疾病的病理区分出单纯性胰腺炎和坏死性胰腺炎,再决定首选内科治疗还是外科手术。而关键的时间窗是发病后的 12~48 h 内的病情变化。超声、CT 或 MRI 的影像学检查,是鉴别坏死性胰腺炎的重要手段。传统的外科开放性手术及局部灌洗治疗,正逐步被介入微创治疗和内镜治疗所取代,原因在于影响急性胰腺炎预后的关键因素,主要取决于全身炎症反应综合征所致的多器官功能不全或衰竭的严重程度和持续时间。急性坏死性胰腺炎的治疗,注重微创的方法处理局部并发症,这些并发症包括胰周积液、假性囊肿、感染性或非感染性包裹性胰腺坏死、感染性或非感染性胰腺、胰周组织坏死;注重全身治疗和营养状况的改善,譬如在发病后12~24 h 的水化治疗能改善全身组织的氧合能力和组织的微循环灌注,有助于预防全身脏器的衰竭;早期置入鼻空肠管进行肠内营养,替代禁食,能改善肠道黏膜的屏障功能,维持患者的营养状态,更有利于患者的康复。

对于急性胰腺炎而言,由于其局部病变及其对全身多脏器的影响十分复杂,因此,针对急性胰腺炎复杂的病理生理变化,进行既全面系统,又针对不同病情的个体化治疗非常重要。

经胰腺动脉灌注化疗、CT 引导经皮穿刺引流液化坏死组织和 X 线引导下鼻空肠管置入等技术,在急性胰腺炎的治疗中发挥着越来越重要的作用,以至于医院是否有介入科,成为能否收治重症胰腺炎患者的条件。而大型综合型医院,越来越多地形成以胰腺外科、消化内科、重症监护室、影像诊断和介入科为组成的多学科团队来提高重症胰腺炎的救治成功率。

慢性胰腺炎的治疗,会根据致病因素的不同而采用相应的措施,以减缓胰腺功能的减退为主要目的,如对胰管梗阻采用支架治疗,假性囊肿采用穿刺引流的方法。以及针对慢性胰腺炎的并发症,如胆道梗阻、十二指肠狭窄、假性囊肿、门静脉血栓、脾静脉梗阻伴胃静脉曲张等,都可以采用介入方法治疗。

第二节　术前评估及围手术期处理

一、术前评估

(一) 急性胰腺炎的临床表现

急性胰腺炎不仅仅表现为胰腺的局部炎性反应,还有因为胰腺炎导致的全身炎性反应,累及其他脏器而产生的各种临床症状。胆道或胰管结石、酗酒是急性胰腺炎的主要诱因,吸烟是急性胰腺炎的高危因素。

1. 症状

急性发作性腹痛是急性胰腺炎的主要症状,疼痛位于上腹部,常向背部放射,少数患者无腹痛;伴有恶心呕吐;发热常源于坏死胰腺组织的继发感染;黄疸多见于胆源性胰腺炎;急性胰腺炎常伴有全身并发症,如:心动过速、低血压或休克、呼吸衰竭、少尿和急性肾功能衰竭等。

2. 体征

轻症者仅为上腹部或全腹部轻压痛,重症者可出现口唇发绀、四肢湿冷、皮肤花斑、腹腔高压、尿量减少、Gray-Turner 症及 Cullen 症(腰肋部及脐周皮下大面积瘀斑,是由于胰腺炎合并坏死出血所致)等。少数患者因脾静脉栓塞出现区域性门静脉高压、脾脏肿大。腹部因液体积聚或假性囊肿形成可触及包块。

3. 病理分型与分级

上述的临床症状和体征是急性胰腺炎的主要临床表现,但是从病理分型来看,急性胰腺炎主要分为两大类,其临床表现和转归不同,治疗策略也不同(表 2-8-1)。

表 2-8-1　急性胰腺炎的病理分型

病理分型	间质水肿型胰腺炎		坏死性胰腺炎	
症　状	4 周之内的胰腺内积液(无菌性或感染性)	4 周以上的胰腺假性囊肿(无菌性或感染性)	4 周之内的胰腺坏死性积液(无菌性或感染性)	4 周以上的胰腺弥散的坏死积液(无菌性或感染性)
治疗方法	观察	外引流(感染性)	引流或外科手术	引流或外科手术

而根据临床表现的严重程度、其他重要脏器的功能、是否有出血、胆管梗阻等局部并发症,急性胰腺炎可分为轻、中、重度和危重(表 2-8-2)。

及时鉴别诊断出重度的急性胰腺炎尤其重要,如果能在发病后的 48 h 内给予积极的救治,可提高患者的生存率。重度急性胰腺炎通常具备以下特征:

表 2 - 8 - 2　急性胰腺炎的严重程度分级

分　级	临　床　表　现
轻度	无器官衰竭,无局部并发症(胰周积液、感染性或非感染性胰腺、胰周组织坏死、假性囊肿、感染性或非感染性包裹性胰腺坏死)
中度	无菌性的胰腺(和胰周)坏死,存在局部并发症和(或)一过性器官衰竭(小于 48 h)
重度	感染性的胰腺(和胰周)坏死或者器官衰竭持续时间超过 48 h
危重	感染性的胰腺(和胰周)坏死合并持续的器官衰竭

（1）患者特征：年龄大于 55 岁；肥胖,BMI 大于 30 kg/m² ；意识改变；存在合并症。

（2）存在下列情况任意 2 条者(即存在全身性系统性炎性反应综合征者)：

① 脉搏大于 90 次/min；

② 呼吸大于 20 次/min 或二氧化碳分压大于 32 mmHg；

③ 体温超过 38℃ 或低于 36℃ ；

④ 白细胞计数大于 12 000 个/mm³ 或小于 4 000 个/mm³ ,或不成熟中性粒细胞比例大于 10%。

（3）实验室检查结果：尿素氮大于 20 mg/dl；尿素氮进行性升高；红细胞压积大于 44%；红细胞压积进行性升高；肌酐升高。

（4）CT 检查：存在胸腔积液、肺浸润、多发性或广泛性胰周积液等征象(图 2 - 8 - 1)。

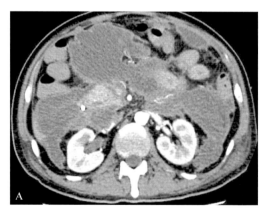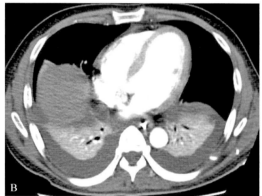

图 2 - 8 - 1　急性出血坏死性胰腺炎 CT 表现

A、B 为实质期横断面 CT 图像,可见胰腺周围大量积液,并伴有腹水、胸腔积液,两肺下叶膨胀不全。

4. 诊断

临床上符合以下 3 项特征中的 2 项,即可诊断为急性胰腺炎：

① 与急性胰腺炎符合的腹痛；

② 血清淀粉酶和(或)脂肪酶活性至少高于正常上限值 3 倍；

③ 腹部影像学检查符合急性胰腺炎影像学改变。

（1）实验室检查

血清淀粉酶和脂肪酶大于正常值 3 倍是急性胰腺炎的诊断指标,但不能反映急性胰腺炎的严重程度。血常规中的白细胞计数和分类对于判断感染和全身炎症反应综合征有一定价值,红细胞比容可反映急性胰腺炎是否伴有血容量不足。炎性指标如 C - 反应蛋白、白细胞介素 6 等可以反映全身炎性反应,血清降钙素原是反映急性胰腺炎是否合并全身感染的重要指标。

（2）影像学检查

CT 扫描是诊断急性胰腺炎,并判断炎症严重程度的首选检查方法。尤其是对比剂增强 CT 检查,是影像检查的金标准。建议急诊患者在就诊后 12 h 内完成 CT 平扫,可以评估胰腺炎症的渗出范围,同时可与其他急腹症鉴别。发病 72 h 后完成对比剂增强 CT 检查,可有效区分胰周液体积聚和胰腺坏死范围。而影像的多个 CT 评分系统,对判断胰腺炎的严重程度有很好的帮助。

彩超和磁共振也是急性胰腺炎的影像诊断方法(图 2-8-2)。超声检查是急诊最常采用的影像检查方法,由于胃肠气体的干扰,胰腺的超声检查不容易获得满意图像。磁共振和 CT 的诊断效果类似,对于胰腺的坏死、液体渗出、假性囊肿的诊断,更加敏感。

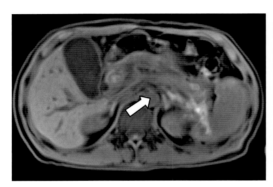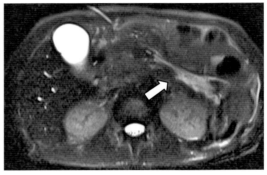

图 2-8-2 急性出血坏死性胰腺炎 MR 表现

A、B 为胰腺横断面脂肪抑制 T_1WI 和 T_2WI 图像,可见胰周大量渗出的异常信号影,体尾部渗出液体 T_1WI、T_2WI 均呈高信号,为胰周出血(白箭)。

(二)慢性胰腺炎的临床表现

慢性胰腺炎的临床表现并不典型,常常是因为发作成急性胰腺炎表现出的上腹部疼痛被发现。经过几年到数十年的变化,逐步因为胰腺功能不可逆的减退,而表现为临床三联征:上腹部疼痛、胰腺外分泌不足和糖尿病。

1. 临床症状

(1)疼痛:85%以上的慢性胰腺炎有进食后上腹部疼痛,并且向背部放射。常合并有恶心或呕吐,坐起或前靠后缓解。慢性胰腺炎患者疼痛的部位、持续时间、严重程度等症状个体间差异很大。

(2)胰腺外分泌功能不足:脂肪泻、体重下降、营养不良和脂溶性维生素缺乏。

(3)糖尿病:是胰腺内分泌功能减退的结果,此型糖尿病与 1 型或 2 型糖尿病不同,是胰腺源性糖尿病。

2. 体征

慢性胰腺炎起病比较隐匿,体征并不典型,当伴随有并发症时,可能出现相应的临床表现,如胆管梗阻导致皮肤、巩膜的黄染,假性囊肿形成,上腹部轻压痛等。

3. 病理分型与分级

(1)慢性胰腺炎的病理类型:慢性钙化性胰腺炎、慢性梗阻性胰腺炎和自身免疫性胰腺炎,各自有其诱发的高危因素(表 2-8-3)。

表 2-8-3 慢性胰腺炎高危因素及病理特点

病理类型	高危因素	病理特点
慢性钙化性胰腺炎	酗酒、吸烟、遗传性因素、特发性疾病(青少年发病型糖尿病,老年发病型糖尿病,热带地区胰腺炎)	胰管主干或分支结石
慢性梗阻性胰腺炎	外伤、肿瘤	阻塞远端胰管不规则扩张伴狭窄
自身免疫性胰腺炎	Ig4、NSE	弥漫性胰岛及胰管损害

（2）慢性胰腺炎的分级

① 马赛（Marseille）标准

1963 年在马赛举行的胰腺疾病会议上首次将胰腺急、慢性炎症的概念区分开来。病因消除后，临床特征、组织学改变能够恢复正常为急性；而慢性胰腺炎则需具备持续存在的组织学改变。该标准将疾病鉴别与组织学指标（病变能否最终消除）联系到一起，对胰腺功能的关注不够，对于无法获得组织学检查依据的病例存在诊断困难。对影像学表现（尚未起步）进一步分类等信息基本未做描述，对疾病严重度判断、分级、指导治疗、判断预后的作用更是微乎其微。它的价值更多是在定义 CP 而不是对其分类。把胰腺炎分为四种类型，即急性、复发性急性、慢性复发性、慢性。

② 改良马赛（revised Marseille）标准（1984 标准）

取消了"慢性复发性胰腺炎"，添加"梗阻性 CP"，在重视组织形态学指标的基础上，增加了对胰腺功能和临床特征的解释，以腹泻和糖尿病指示胰腺功能的损失，以持续腹痛指示临床特征。因为没有哪个指标可以准确归结于某个病因，故没有采用病因分类法（梗阻性 CP 除外）。该标准虽然对急性胰腺炎复发和 CP 发作仍没有办法仔细区分，但已经形成急性胰腺炎很少持续发展为 CP 的认识。

③ 马赛-罗马（Marseille-Rome）标准

该标准除了前述"梗阻性 CP"外，还提出"慢性钙化性胰腺炎"和"慢性炎症性胰腺炎"这两个名词，将 CP 分为三类。慢性钙化性胰腺炎以导管内蛋白沉淀或栓子为特点，可以细分为遗传性胰腺炎、营养性胰腺炎（热带胰腺炎）、高钙血症胰腺炎等；慢性炎症性胰腺炎以外分泌实质损失，弥漫性纤维化取代，伴单核细胞浸润为特征。这三种类别基本构成了如今 CP 分类的主流认识，但认识不深。

（3）慢性胰腺炎的并发症

① 慢性消化不良症状：如腹泻、消瘦等。

② 胆道、肠道梗阻症状。

4. 诊断

慢性胰腺炎早期获得诊断并不容易，常常需要根据临床症状（如反复发作的腹部疼痛、胰腺功能检查的减退）和影像学表现（如胰腺体积减小、胰管结石）做出诊断。而典型的慢性胰腺炎在获得明确诊断时，常常是病情的晚期，胰腺功能已经减退，影像学也有了典型慢性胰腺炎的表现。虽然胰腺活检、病理学检查发现纤维化的改变能提示慢性胰腺炎，但是，由于胰腺活检有导致胰腺疾病的风险，假阴性的存在，以及在无症状的人群 2 型糖尿病患者中，胰腺纤维化并不少见，因此单单纤维化并不足以诊断慢性胰腺炎。因此，采用病理活检诊断慢性胰腺炎，并未形成广泛的共识。

（1）实验室检查

胰腺功能的检测分为直接法和间接法。直接法是在内镜超声的协助下，利用胰泌素刺激，内镜下收集胰液来评测胰腺功能，同时利用超声可以观测胰腺的结构，进行评估。由于操作难度，这一技术尚未普及。

间接法是检测粪便里的胰肽酶 E（弹性硬蛋白酶），大于 $100\ \mu g/g$ 粪便说明胰腺的分泌功能不足，这一检查方法比较敏感，且不受胰酶替代治疗的药物影响，但是在慢性胰腺炎的早期，敏感性和特异性都比较低。粪便的脂肪含量估测也是反应胰腺分泌功能的一项指标，但是因为操作繁琐，少有临床中心采用。

（2）影像诊断

慢性胰腺炎的影像检查，以 CT 或者 MRI 对比剂增强的检查为首选，通过对胰管的评价，来反映慢性胰腺的分级。平扫加增强作为首选(图2-8-3)。

超声及超声微泡造影(图2-8-4)是了解胰腺及周围组织功能及代谢简单易行的手段,易于推广而且快速直接,可以作为随访的主要手段。

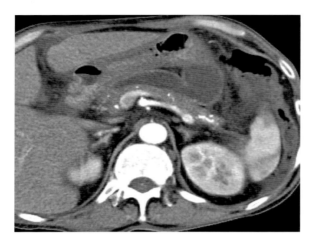

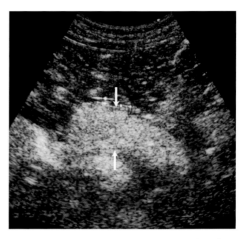

图2-8-3 慢性胰腺炎急性发作影像学表现

胰腺多发钙化,小网膜囊积液,胰腺体尾部模糊,局部肿胀,密度下降。

图2-8-4 慢性局限性胰腺炎超声造影表现

超声造影早期27 s表现,可见整个胰腺均匀增强回声

MRI在慢性胰腺炎的诊治中承担着越来越重要的作用。主要体现在胰腺的功能以及代谢水平的评价,分子影像学可以更为准确地判定患者的现状以及预后。

二、围手术期处理

诊断急性胰腺炎后,需要给予积极的内科处理,为外科手术或介入治疗做准备。具体措施有如下几个方面。

(一) 水化治疗

胰腺炎发作后的12~24 h内,给予积极的补液治疗,采用乳酸林格氏液体或0.9%氯化钠溶液500~1 000 ml,可以使患者最大程度地获益,对于高渗性高钠血症,出现血压升高及心动过速,可以适当加快补液的速度。水化的过程应在24 h内完成,超过24 h,在48 h内,可每隔6 h评估一次液体需要量。积极的补液水化的目的是为了降低血液尿素氮的水平,维持人体组织的灌注压,为预防全身炎症反应综合征打下基础。

(二) 支持治疗

1. 一般治疗

包括禁食、胃肠减压、药物治疗包括解痉、镇痛、蛋白酶抑制剂和胰酶抑制治疗,如生长抑素及其类似物。

2. 液体复苏及重症监护治疗

液体复苏、维持水电解质平衡和加强监护治疗是早期治疗的重点。

3. 器官功能的维护治疗

针对呼吸衰竭的治疗,给予鼻导管或面罩吸氧,维持氧饱和度在95%以上,动态监测血气分析结果,必要时应用机械通气。针对急性肾功能衰竭的治疗,早期主要是容量复苏,稳定血流动力学,治疗急性肾功能衰竭主要采用连续肾脏替代疗法。如出现肝功能异常时可予以保肝药物,急性胃黏膜损伤需应用质子泵抑制剂。

4. 营养支持

肠功能恢复前,可酌情选用肠外营养。一旦肠功能恢复,就要尽早进行肠内营养。

(三) 抗生素应用

急性胰腺炎病人不推荐静脉应用抗生素预防感染。对部分易感人群(如胆道梗阻、高龄、免疫低下等)可能发生的肠源性细菌易位,可选择喹诺酮类、头孢菌素、碳青霉烯类及甲硝唑等预防感染。

第三节　急性胰腺炎的介入治疗

急性胰腺炎的介入治疗可以分为三个方面,持续性区域动脉灌注、CT 引导下坏死区域引流、ERCP 或鼻空肠管置入。

一、持续性区域动脉灌注

持续性区域动脉灌注(continuous regional arterial infusion,CRAI)已成为急性胰腺炎综合治疗方案中有效的治疗方法之一,国内外的相关研究及临床报道已经很多,尤其在日本的临床应用最广泛。

(一) 理论依据

胰腺小叶多由许多相邻的小叶内动脉提供血液,各小叶内动脉呈分叉排列,其分支属于终动脉,之间没有丰富的吻合。由于胰腺微循环这一结构特征,如果小叶内动脉出现如痉挛、栓塞、微血栓形成等情况时,相应血液供应区域出现缺血、缺氧,胰腺小叶出现水肿、坏死,引发水肿性胰腺炎,甚至血胰腺屏障破坏,继发感染,加重导致坏死性胰腺炎。正常胰腺组织的供血量仅约占心输出量的 0.8%,SAP 病变时局部血流循环障碍,胰腺血流明显下降。全身静脉内给药,经血流到达胰腺组织并起作用的药物浓度较低,而通过介入胰腺局部给药,可明显增强局部药物浓度,提高治疗疗效。Mikami Y 等对 2 组动物 SAP 模型用萘莫司他药物治疗,分别通过腹腔动脉灌注和颈内静脉给药后,结果测定腹腔动脉灌注组的血胰蛋白酶原激活肽浓度、血清 IL-6 水平及肺和胰腺内的药物浓度高于颈内静脉给药组。

(二) 适应证及禁忌证

除非有强外科手术指征者,CRAI 适用于急性胰腺炎前两期的治疗,且无明显禁忌证。

(三) 治疗药物

(1) 胰蛋白酶抑制剂:主要有抑肽酶、加贝酯、萘莫司他等。

(2) 胰腺分泌抑制剂:主要抑制胰腺分泌,有 5-FU 和生长抑素。

(3) 改善微循环障碍药物:包括低分子右旋糖酐、山莨菪碱、丹参等,能降低血液黏稠度、扩张血管、改善微循环。

(4) 抗炎性反应介质的药物:包括皮质激素及特异性的磷脂酶 A2 抑制剂依地酸钠钙;抗生素的选择也非常重要。

急性胰腺炎的病程可分为三阶段,各阶段 CRAI 治疗方案如下:

第一阶段:为发病起至 2 周,主要变化是血容量的改变,此期是 CRAI 治疗的重点,灌注药物为萘莫司他、5-FU、生长抑素、抗生素及丹参。

第二阶段:为发病后 3~4 周,此期继续 CRAI 抗生素应用,停止使用酶抑制剂。

第三阶段:为发病 4 周后,此期一般停止 CRAI。

（四）操作技术

（1）导管灌注部位

对胰头部炎症采用胃十二指肠动脉和肠系膜上动脉的联合灌注；全胰腺的炎症采用胃十二指肠动脉和脾动脉的联合灌注。

（2）置管及灌注方法

经股动脉穿刺，插入 5Fr Cobra 或 RH 导管至上述动脉内，插管成功后，导管固定在穿刺部位，连接输液泵，24 h 药物持续注入直到患者症状缓解。

（五）注意事项

（1）必须将导管准确置入胰腺病灶的供血动脉内，保证到达胰腺组织的药物浓度。灌注的药物通过微量泵持续 24 h 给药，可不间断地抑制胰腺分泌，尽快减轻和阻断胰腺组织的病理反应。

（2）因导管放置的时间较长，插入导管时要注意无菌操作。每日应消毒导管进入皮肤处及更换纱布，并定期向导管内注入肝素 0.9% 氯化钠溶液，防止导管内血栓形成。

（3）治疗过程中需定期复查 CT，了解胰腺病变发展的情况。

（六）CRAI 并发症及处理

与其他血管置管引起的并发症相似，可引起穿刺部位的血肿、血管内膜损伤、血栓形成及栓塞，可发生导管的堵塞、脱落等，但一般发生率较低。

（七）CRAI 疗效评价

据文献报道，与外周静脉给药治疗急性胰腺炎相比，CRAI 的临床治愈率明显增高，感染发生率及死亡率明显降低。CRAI 治疗急性胰腺炎是一种有效的治疗方法，能明显提高胰腺局部的药物浓度，减少并发症，降低病死率，且方法简单。目前还需要进行前瞻性、大规模的动物实验及临床研究，同时不断研究急性胰腺炎的发病机制及开发新的药物，CRAI 治疗急性胰腺炎的疗效会进一步提高。

二、CT 引导下坏死区域引流

急性胰腺炎导致胰腺坏死发生得很早，通常在发病初期就会出现，而坏死可以是弥漫性或者局限性的。

（一）适应证

（1）病情严重的患者，作为外科手术前的桥接治疗，先行微创 CT 引导下的引流。

（2）外科手术引流后，仍有未引流区域或部分，通常用于不能耐受手术者，或者作为外科手术的补充治疗。

（二）术前准备

（1）患者及器械准备，基本同常规介入穿刺引流。

（2）防治胰瘘和出血的准备参见本书其他章节。

（三）操作过程

（1）CT 扫描确定最佳穿刺部位、进针深度及途径。由于胰腺所处的解剖位置较深，周围结构复杂，所邻重要器官多，胰腺穿刺对穿刺路径要求高，应尽量避开重要脏器如脾脏、结肠、大血管等，特殊情况下可以经过肝左叶或者胃。

（2）穿刺区域消毒及局部麻醉。CT 复定位后常规消毒铺巾，局麻下在穿刺点作一小切口。

（3）穿刺针穿刺并置入导引导丝。在 CT 引导下分 2～3 步进针，直达靶点，再次 CT 扫描证实穿刺满意。穿刺成功后拔出针芯，先抽出液体做细菌培养和药敏试验，经穿刺针引入导丝，拔除穿刺针,沿导丝扩张管逐步扩张皮下组织,经导丝引入猪尾巴引流管,退出导丝,缝合固定引流管,包扎切口,用连接管同引流袋连接持续引流。扫描确定针剂及导管的位置是否最佳。

（4）经皮置入引流管,保留引流液进行生化、病理及基因等检测。对于胰腺脓肿,一般要选择大于等于 12F 的外引流管,保证引流管的侧孔位于脓腔或囊肿内。必要时可以放置多根引流管以达到充分引流。对于胰腺的假性囊肿,引流管直径可选择 8F 左右(图 2-8-5)。

（5）经皮固定引流管防止脱落,连接引流袋。

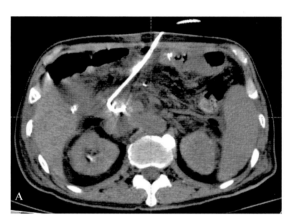

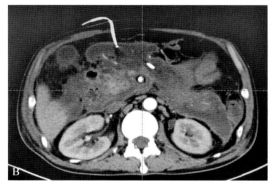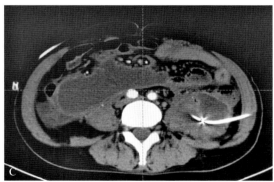

图 2-8-5　胰腺炎 CT 引导下坏死区域引流

A 为急性胰腺炎术后辅助引流;B、C 为胰腺炎假性囊肿经皮穿刺多支引流。

（四）术后处理

每日至少两次的冲洗,对于胰腺脓肿需用含有抗生素的 0.9% 氯化钠溶液冲洗,观察每日的引流量及引流液的性质,根据引流量来决定是否需 CT 扫描观察脓肿或囊肿的变化。一般引流管需放置十几天到一个多月。

（五）拔管标准

CT 复查没有残余的脓液或囊液;连续两日以上的引流管每日的非脓性引流液量小于 10 ml。

（六）并发症及处理

CT 引导下穿刺引流主要并发症是出血及对邻近脏器的损伤。出血大部分由急性胰腺炎本身所引起。穿刺引流引起的动脉出血包括动脉的损伤、假性动脉瘤的形成,可通过血管造影协助诊断及栓塞治疗。穿刺引流引起的静脉出血多可自限。对邻近脏器的损伤,比如对肠道的损伤,多不需要外科处理。术前肠道的充分准备及穿刺路径的选择非常重要。

（七）疗效评价

CT 引导下经皮穿刺胰腺脓肿或假性囊肿的引流术能够缩短病程、提高临床治愈率,且创伤小、并发症少、治疗成功率高。

三、ERCP 或鼻空肠管置入

1987 年 Neuhaus 等、1988 年 Neoptolemos 等分别将 ERCP 和 EST 用于 AP 的治疗,均发现内镜治疗可以明显减少并发症、降低病死率、缩短住院时间。龚锦文等研究了急性胆道和乳头源性胰腺炎早期内镜介入治疗价值及安全性,其中 28 例早期行内镜治疗,36 例保守综合治疗。结果显示:保守综合治疗组出现不同程度的并发症,死亡 1 例,而内镜介入治疗组平均腹痛消失时间及血清淀粉酶恢复时间均明显低于保守综合治疗组,且没有保守综合治疗组的并发症与死亡病例。李兆申等通过对 66 例急性胆源性胰腺炎(acute biliary pancreatitis, ABP)早期 ERCP、EST 和内镜鼻胆管引流(endoscopic nasobiliary drainage, ENBD)治疗,结果证实 ABP 早期 ERCP 及内镜治疗是安全有效的。

目前多数学者认为,采用 ERCP 治疗创伤少、恢复快、疗效确切,并有同时进行检查及治疗等优点,且复发率低,预后较好,疗效明显优于传统常规治疗,成功率可达 90% 以上。中华医学会外科学会胰腺外科学组在总结了各方面意见后认为:凡伴有胆道梗阻胆源性胰腺炎者应该早期手术,手术方法可选经十二指肠镜下行 Oddi 括约肌切开取石及鼻胆管引流或开腹手术。

第四节　慢性胰腺炎的介入治疗

慢性胰腺炎(CP)的治疗目的主要是缓解疼痛,解除胆、胰管梗阻,延缓病程发展,补充胰腺内外分泌功能不足。治疗方法主要包括内科药物、内镜/介入和外科手术治疗。CP 的治疗需要根据病理、病程、临床表现和并发症等状况,选择恰当的方法。

一、内科药物治疗

CP 多有不同程度的消化不良、脂肪泻、营养障碍、体重减轻、消瘦,76%~90% 的患者有腹痛,20% 左右伴发糖尿病。

1. 戒酒、戒烟、调节饮食
避免刺激性强的食物。

2. 药物治疗
主要是减轻腹痛、改善消化功能和控制糖尿病,详见本书相关章节。

(1) 无胆、胰管梗阻,疼痛较轻者,药物治疗多能减轻疼痛。可供选择的药物有胆囊收缩素(CCK)受体拮抗剂——氯谷胺、胰泌素、抗氧化剂-别嘌呤醇;奥曲肽通过降低 CCK 水平和抑制胰液分泌也能减轻 CP 疼痛。胰酶制剂、蛋白酶制剂可改善消化功能和缓解疼痛。

(2) 对疼痛严重,内镜或外科处理仍无显效者,可使用强镇痛剂——芬太尼制剂、美沙酮制剂或杜冷丁、吗啡类药物。王炳煌报告 97 例慢性胰腺炎,症状较轻,无胆、胰管梗阻的 42 例(43.3%)内科药物治疗,近期疼痛减轻,饮食改善好转 38 例(90.5%),但停止治疗后多数症状复发。

二、内镜治疗

(一) 目的
(1) 解除胰管狭窄、结石所致的胰管梗阻,缓解疼痛。
(2) 对并发胆总管下段梗阻或胰腺假性囊肿进行处理。

（二）方法

（1）针对胰管狭窄，包括经内镜胰管括约肌切开、肉毒杆菌毒素（BT）括约肌注射、狭窄胰管器械扩张、放置胰管支架等。胰管括约肌切开、BT 括约肌注射和器械扩张的近期效果较好、远期再狭窄的机会较多。胰管支架术后约有 20% 经常发生急性胰腺炎，且容易阻塞或脱出，需定期更换。

（2）胰头部近胰管口的胰管结石，内镜用取石网篮或气囊导管取石。有报道用体外震波碎石或经内镜液电碎石，但成功率不高。

（3）合并胰腺段胆管狭窄，经内镜放置支架短期有效，但容易阻塞。多半年左右更换支架，远期有效率不足 25%。

（4）合并胰腺假性囊肿，直径超过 5 cm，并贴近胃后壁或十二指肠者，经内镜行内引术成功后效果良好。

Rosch 等报道一组 1 000 余例的内镜操作总成功率 69%，其中胰头部胰管狭窄的成功率 72%，胰体尾部胰管病变的成功率仅 48%，疼痛缓解率 85%，有 24% 需行外科/介入治疗。

三、外科/介入治疗

（一）适应证

（1）经内科药物或内镜治疗无效的严重腹痛。

（2）胰管狭窄梗阻或结石，胰管扩张直径＞0.5 cm。胰管内高压是疼痛的主要因素之一。实践表明解除胰管梗阻、减压可有效缓解疼痛。有利于延缓病程进展。

（3）合并梗阻性黄疸、胰腺假性囊肿逐渐增大（直径＞5 cm）、胰源性门静脉高压症、消化道梗阻。

（4）不能排除胰腺癌。

（二）治疗的原则

有效缓解疼痛，保护胰腺组织功能、减少内外分泌功能影响。

（三）治疗方式

大致分为引流术、切除术和神经阻断术三类。

1. 经皮/鼻引流及支架置入术

（1）胰管减压引流术

① 外科切开手术的病例中有 32.7%～40% 有胰管狭窄、梗阻或结石、胰管扩张≥0.5 cm，因此引流术在 CP 的外科治疗中应用最多。虽然手术方式很多，但由于介入开展已经在不断减少。

② 介入引流及支架置入术，详见本书有关章节。

（2）胰、胆管双引流术：有些 CP 患者同时存在胰管和胆管梗阻扩张，可以采用经皮/鼻的同时引流，以减轻患者梗阻症状。

（3）胰腺假性囊肿引流术：具体有关治疗详见本书有关章节。

2. 交感神经阻断术

详见本书第四篇中的顽固性疼痛介入治疗处理。

四、合并症的治疗

1. 区域性门静脉高压

区域性门静脉高压（regional portal hypertension，RPH），也称为胰源性门静脉高压、胃脾区门静脉高压、节段性门静脉高压等，是一种较为少见的特殊类型的肝前型门静脉高压症，该类患者一般无肝脏基础疾病，门静脉主干压力正常，可由胰腺假性囊肿引起区域性门静脉高压。

由胰腺假性囊肿导致脾静脉回流受阻或脾静脉压力增高，脾静脉血流通过胃短静脉、胃后静脉逆流入胃底，导致孤立性胃底静脉曲张；胃底曲张静脉压力增高，血流经胃冠状静脉回流至门静脉的一条特殊的血液循环。其发病机制与治疗和临床常见的肝硬化导致门静脉高压截然不同，如果能够及时诊断，采取合适治疗方法，患者可痊愈。

（1）临床表现

① 脾大、脾功能亢进

脾大是最常见的临床表现，发生率为 52%～71%。多数脾大患者无临床症状，仅有少数可表现为脾区疼痛和全血细胞减少。脾脏血液回流障碍、脾脏淤血肿大引起脾功能亢进。

② 消化道出血

RPH 合并曲张静脉破裂出血的比例约为 6.9%，主要表现为上消化道出血，由胃底和（或）食管下段曲张静脉破裂所致，但十二指肠静脉、结肠静脉曲张破裂出血的病例也时有报道患者可表现为呕血、黑便或便血。值得注意的是，部分患者出血量小、较隐匿，仅表现为缺铁性贫血和粪便潜血试验阳性。

③ 腹水和腹痛

静脉血栓形成通常不引起显著的腹水，只有患者同时合并肝硬化或因消化道出血行液体复苏致稀释性低蛋白血症时，才会产生。偶有患者因肠系膜乳糜管破裂而产生乳糜性腹水。静脉血栓很少引起腹痛，但有时难以区分 CP 原发病所致的腹痛和静脉血栓所致的腹痛。

（2）介入治疗

其治疗包括两部分：一是区域性门脉高压，二是胰腺假性囊肿。假性囊肿的介入治疗详见有关章节。

2. 区域性门脉高压

（1）脾动脉栓塞术

治疗曲张静脉破裂出血的病例时有报道。将栓塞材料经导管选择性注入脾动脉远端小分支以阻断部分脾实质血流，同时保留部分正常脾组织。栓塞可使脾动脉血流量明显减少从而降低门脉压力，减轻食管、胃底静脉曲张，控制消化道出血和脾功能亢进，同时还保存了脾功能（图 2-8-6）。

（2）球囊闭塞曲张静脉栓塞术（balloon-occluded retrograde transvenous obliteration，BRTO）

最早由日本学者报道，其操作是经股静脉穿刺将导管置入并送至左肾静脉、胃肾分流处血管，

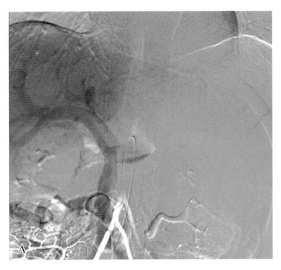
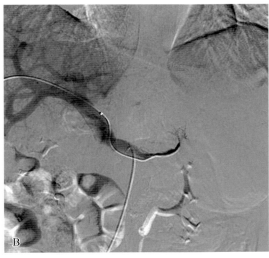

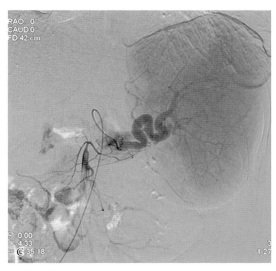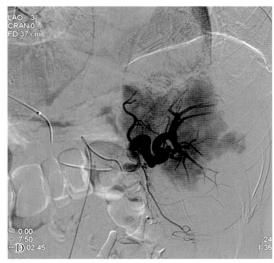

图 2-8-6　脾动脉栓塞术

A 为间接门静脉造影示脾静脉未显影；B 为经门静脉探查脾静脉阻塞；C 为脾栓塞前；D 为栓塞后。

再将球囊沿导管送至胃肾分流处，经球囊造影可见大量胃曲张静脉，随后注射明胶海绵颗粒、硬化剂至曲张静脉内，使之完全闭塞，最后采用球囊或者钢圈闭塞胃肾分流，该方法的止血有效率为 79%～100%。

Saad 等认为，内镜治疗食管曲张静脉的效果优于胃曲张静脉，但内镜治疗仍然是胃曲张静脉的一线治疗措施，只有当内镜治疗无效时才考虑行 BRTO。85% 的胃静脉曲张患者存在胃肾分流，BRTO 仅对这些有胃肾分流途径的患者有效。对于无胃肾分流途径的患者可行经皮肝穿刺闭塞胃曲张静脉，这一方法可作为 BRTO 治疗无效时的补救措施。

第五节　胰腺炎性疾病介入治疗的前景及未来

介入治疗作为一种较新的微创性技术，正被越来越多的医师接受，其优点在于靶向治疗创伤小、简便、安全、有效、并发症少，且明显缩短住院时间，尤其是在胰腺疾病的治疗上，具有内科用药和外科手术所不具备的优势，扩大了治疗的适应证，减轻了患者的痛苦和医疗费用。但是介入操作相对较复杂，在胰腺疾病治疗的某些领域尚存在一定的未知因素和不良效果，因此仍需进一步的试验研究和临床评价。

随着对胰腺炎症的病理的理解，急性胰腺炎的治疗越来越趋于保守治疗，外科手术切开引流逐步被介入微创治疗和内镜治疗所替代或辅助。介入治疗已经成为重症胰腺炎救治的 MDT 团队中不可或缺的一支队伍，多学科联合以疾病为中心的治疗模式将在胰腺炎的治疗过程中发挥更大的作用。

（夏国全　杨正强）

参考文献

［1］　Debas HT. Management of severe acute pancreatitis：an evolving approach[J]. Journal of the Association for Academic Minority Physicians the Official Publication of the Association for Academic Minority Physicians，1989，1(1)：24.

［2］　郭洪雷，辛磊，胡良皞，等.慢性胰腺炎所致区域性门脉高压诊治[J].中华胰腺病杂志，2016，17(1)：59-62.

［3］ 李兆申.急性胰腺炎治疗研究进展——从外科手术到介入治疗［J］.中国现代普通外科进展,2009,
12(12)：1013－1017.

［4］ 王炳煌.慢性胰腺炎治疗方法选择［J］.内分泌外科杂志,2008,2(1)：4－6.

［5］ 刘允怡,赖俊雄,刘晓欣.急性坏死性胰腺炎治疗的发展［J］.中国微创外科杂志,2009,9(4)：289－291.

［6］ 周利军,张树友.重症胰腺炎及并发症的介入治疗［J］.中国医药指南,2013,11(7)：71－73.

［7］ 隆云,郭新华,刘大为,等.重症急性坏死性胰腺炎临床治疗流程研究［J］.中国实用外科杂志,2012,
32(7)：565－567.

［8］ 陆文彬,孙松,李忠学,等.重症急性胰腺炎的介入治疗［J］.介入放射学杂志,2006,15(4)：245－246.

［9］ 赵刚,黎少山,崔静,等.重症急性胰腺炎合并出血的影像诊断与介入治疗［J］.中华普通外科杂志,
2006,21(8)：585－587.

［10］ 赵长义.内镜介入治疗急性胆源性胰腺炎的现状［J］.医学综述,2006,12(4)：246－248.

［11］ 周鹏,朱家沂,伏亦伟.急性胆源性胰腺炎的早期内镜介入治疗［J］.实用临床医药杂志,2007,11(5)：
131－132.

［12］ 李玉明,王亚民,钱俊波,等.急诊鼻胰引流术治疗重症急性胰腺炎的价值探讨［J］.中华消化杂志,
2007,27(10)：713－714.

［13］ 邓小军,张宏文,邓梨平,等.经动脉胰腺局部置管持续灌注奥曲肽治疗重症急性胰腺炎［J］.中国介入
影像与治疗学,2008,5(5)：386－388.

［14］ 李兆申,王伟,廖专,等.疼痛性慢性胰腺炎的内镜介入疗效［J］.中华消化内镜杂志,2008,25(6)：
295－298.

［15］ Trikudanathan G，et al. Interventions for necrotizing pancreatitis：an overview of current approaches
［J］. Expert Rev Gastroenterol Hepatol，2013，7(5)：463－475.

［16］ Van Sonnenberg E，et al. Complicated pancreatic inflammatory disease：diagnostic and therapeutic role
of interventional radiology［J］. Radiology，1985，155(2)：335－340.

［17］ Amano H，et al. Therapeutic intervention and surgery of acute pancreatitis［J］. J Hepatobiliary
Pancreat Sci，2010，17(1)：53－59.

［18］ Bornman PC，et al. Guideline for the diagnosis and treatment of chronic pancreatitis［J］. S Afr Med J，
2010，100(12 Pt 2)：845－860.

［19］ Bornman，PC，et al. Management of cholangitis［J］. J Hepatobiliary Pancreat Surg，2003，10(6)：
406－414.

［20］ Chen CF，et al. Acute pancreatitis in children：10-year experience in a medical center［J］. Acta Paediatr
Taiwan，2006，47(4)：192－196.

［21］ Chen YF，et al. Abdominal fluid collection secondary to acute pancreatitis：treated with percutaneous
catheter drainage［J］. Zhonghua Yi Xue Za Zhi (Taipei)，1997，60(5)：265－272.

［22］ Greenberg JA，et al. Clinical practice guideline：management of acute pancreatitis［J］. Can J Surg，
2016，59(2)：128－140.

［23］ Hackert T，Büchler，Markus Wolfgang. Decision making in necrotizing pancreatitis［J］. Digestive
Diseases，2016，34(5)：517－524.

［24］ Liu WH，et al. Abdominal paracentesis drainage ahead of percutaneous catheter drainage benefits
patients attacked by acute pancreatitis with fluid collections：a retrospective clinical cohort study［J］.
Critical Care Medicine，2015，43(1)：109－119.

［25］ Moura RN，et al. Endoscopic-ultrasound versus percutaneous-guided celiac plexus block for chronic
pancreatitis pain：a systematic review and meta-analysis［J］. Rev Gastroenterol Peru，2015，35(4)：333－341.

［26］ Nadalin S，et al. Risk factors for and management of graft pancreatitis［J］. Curr Opin Organ Transplant，2013，18(1)：89 - 96.

［27］ Nojgaard C. Prognosis of acute and chronic pancreatitis a 30-year follow-up of a Danish cohort［J］. Danish Medical Bulletin，2010，57(12)：B4228.

［28］ Rai P，et al. Endoscopic ultrasound-guided thrombin injection in a large splenic artery aneurysm：first report in a patient with tropical chronic pancreatitis［J］. Endoscopy，2014，46，Suppl 1 UCTN：e355 - 356.

［29］ Rosenberg A，et al. Necrotizing pancreatitis：new definitions and a new era in surgical management［J］. Surg Infect (Larchmt)，2015，16(1)：1 - 13.

［30］ Trikudanathan G，et al. Interventions for necrotizing pancreatitis：an overview of current approaches ［J］. Expert Rev Gastroenterol Hepatol，2013，7(5)：463 - 475.

［31］ 肖南平，欧阳钦.慢性胰腺炎 303 例的临床分析［J］.四川医学，2008，29(11)：1510 - 1512.

［32］ 王伟，廖专，李兆申，等.疼痛性慢性胰腺炎内镜介入治疗无效因素初探［J］.中华消化内镜杂志，2009，26(2)：60 - 64.

［33］ Will U，et al. Interventional ultrasound-guided procedures in pancreatic pseudocysts，abscesses and infected necroses — treatment algorithm in a large single-center study［J］. Ultraschall in Der Medizin，2011，32(2)：176 - 183.

［34］ Walter D，et al. A novel lumen-apposing metal stent for endoscopic ultrasound-guided drainage of pancreatic fluid collections：a prospective cohort study［J］. Endoscopy，2015，47(1)：63 - 67.

第九章

胰腺囊肿的临床介入治疗

第一节　概　　述

一、病因及病理

胰腺囊性病变分为先天性胰腺囊肿、潴留性胰腺囊肿及假性囊肿。其中以假性囊肿（pancreatic pseudocyst，PPC）最常见，约占全部胰腺囊性病变的75％以上。主要是由于急、慢性胰腺炎症或创伤导致胰管损伤或破裂，继而引起胰腺分泌液体的外渗所致。当急性胰腺炎所致渗液持续超过4～6周，在胰腺周围可形成明显的纤维肉芽组织壁。其中约2/3的患者在胰腺囊肿与胰管之间有交通，余者可由于炎性反应导致二者之间通道闭塞。创伤性胰腺假性囊肿通常是由胰胆区严重的管道损伤、胰液外渗引起。而慢性胰腺炎所致胰腺假性囊肿过程较为复杂，但均有慢性胰腺炎急性发作和（或）胰管主要分支为蛋白栓、结石或局部纤维化所致闭塞两个基本过程。上述病理过程最终均导致体液在胰腺内或胰周的异常聚集，并经纤维组织包裹形成囊腔，其内常含有胰液、胰酶、肉芽组织、纤维组织及胰腺坏死组织等成分，因囊壁缺乏上皮层，主要由腹膜、网膜或炎性纤维组织构成，故称之为胰腺假性囊肿。当胰管因肿瘤等各种因素受压，或因结石堵塞、炎性狭窄等因素导致远段胰管、滤泡囊性扩张、胰液潴留，称之为潴留性胰腺囊肿，占胰腺囊肿的10％～20％。先天性胰腺囊肿最为少见，系胰腺外分泌腺的先天性畸形病变所致，胰腺体、尾部多发，可分为单个真性囊肿、胰腺多囊性疾病、肠源性囊肿和皮样囊肿等。

二、胰腺假性囊肿常用分类

1981年，Crass最早提出PPC分为急性和慢性两种类型，急性多见于急性胰腺炎或外伤所致急性胰性积液，该型囊壁一般不成熟，有时与胰管交通，无胰管狭窄。慢性者多在慢性胰腺炎的基础上发展而来，多由胰管梗阻后膨胀破裂所致，故囊壁多成熟，与胰管相交通，常伴有胰管狭窄。2012年修订后的Atlanta分类根据PPC内有无坏死组织及合并感染，将PPC进一步细分为：单纯性胰腺假性囊肿、感染性胰腺假性囊肿、包裹性胰腺坏死、感染性包裹性胰腺坏死。由于胰腺假性囊肿的形成与胰管关系十分密切，D'Egidio等根据急慢性胰腺炎病理学、胰管解剖及与囊肿有无交通分为3型：

Ⅰ型：发生在急性胰腺炎期，胰管正常，囊肿与胰管无交通；

Ⅱ型：处于急-慢性胰腺炎过渡期，胰管受累但无明显狭窄/闭塞，囊肿多与胰管有交通；

Ⅲ型：慢性胰腺炎期，胰管慢性狭窄/闭塞，与囊肿有交通。

Nealon等完全根据胰管解剖情况分为7型：

Ⅰ型：胰管正常且与囊肿无交通；

Ⅱ型：胰管结构正常，与囊肿相交通；

Ⅲ型：胰管狭窄，与囊肿无交通；

Ⅳ型：胰管狭窄，与囊肿交通；

Ⅴ型：胰管完全堵塞；

Ⅵ型：慢性胰腺炎，胰管与囊肿无交通；

Ⅶ型：慢性胰腺炎，胰管与囊肿交通。PPC 分类方法较多，分别侧重于病因、囊肿解剖结构、胰管病理学改变等。这些分类均具有确切的临床治疗价值，如 D'Egidio 分型强调了胰管病理结构形态及与囊肿关系，在治疗选择、手术方式上均有重要意义和临床价值。

三、治疗发展

30 年前有症状的胰腺囊性病变以外科治疗为主，但由于胰腺位置特殊，周围组织结构复杂，外科治疗创伤大，死亡率高，并发症多。以微创为特征的介入治疗逐渐兴起，早在 1979 年，Pereiras 等阐述了介入放射学在肝胆系统和胰腺疾病中的作用，提及介入治疗在胰腺囊性病变的治疗价值。20 世纪 80 年代初期，随着放射介入逐渐发展，1984 年，Teplick 等探讨了包括胰腺假性囊肿在内的胰腺疾病经皮、经肝等途径行穿刺引流治疗。1985 年，Van Sonnenberg 等指出约 70% 的胰腺假性囊肿（包括合并感染或非感染）可通过经皮穿刺置管引流术得到治愈。1989 年，Debas 等较为全面地阐述了介入在胰腺假性囊肿病变及其并发症的诊断及治疗价值。1992 年，Anderson 等人对胰腺假性囊肿的传统外科治疗和介入治疗（经皮穿刺置管引流）作了较为系统的比较，明确指出后者在并发症发生率及死亡率上明显下降，此后，各种相关介入治疗逐渐推广。20 世纪 90 年代，随着内窥镜的发展，以内窥镜为代表的胰腺囊肿内引流治疗得以展开，并有实质性发展。1991 年，陆续有内镜治疗的研究报告，但经验仍然有限。1993 年，Grace 和 Williamson 指出传统的外科手术治疗假性囊肿的方法逐渐被以内镜技术为代表的内引流和放射介入技术为代表的外引流术所取代。1994 年出现了胰腺囊肿超声引导下介入治疗。20 世纪 90 年代后期开始使用腔内超声协助治疗胰腺囊肿，使得穿刺内引流准确率及成功率大大增加，并明显减少了并发症发生率。2002 年，出现 CT 引导下介入治疗。2006 年，Kariniemi 等首次报道了胰腺假性囊肿的 MRI 引导下穿刺引流的可行性。目前胰腺囊肿的治疗逐渐形成外科手术治疗（包括开放式手术及腹腔镜外科手术）、内镜引导下的内引流术治疗（包括内镜超声引导）以及介入治疗（包括超声、CT 等引导下的经皮穿刺抽吸术及置管引流术）三大治疗手段。

四、治疗选择及优势

急性 PPC 若无继发感染，其中直径<6 cm（10%～20%）、症状不明显或较轻者，可经内科药物治疗后囊肿自行吸收，可予以内科保守治疗。而部分体积较大有自发破裂危险、部位特殊、有压迫症状、经久不愈、顽固性疼痛、继发感染、出血者需要及时处理。开放外科手术主要用于复杂囊肿需要行器官切除者，腹腔镜治疗主要用于需要内外引流并行周围脏器坏死组织清除术者，而内镜治疗由于内镜超声的介入，在治疗胰管交通性囊肿上有独到之处。它主要通过经导管或跨壁的方法进行囊肿内引流治疗，此外，内镜下的坏死切除也可用于部分合并组织坏死的患者。内镜下的囊肿引流现在已被公认为治疗慢性胰腺炎的有效方法。而对于一些较单发、较大的囊肿性病变多选择介入治疗，超声引导下经皮穿刺引流简单、经济、高效，无需等待囊肿壁完全成熟，可迅速缓解症状、控制病变进展，并为后续治疗创造了条件，适合在各级医院开展。随着影像学引导方式的发展，如 CT 引导、超薄层 CT 引导特别是 MR 介入的发展，部分复杂的病变也可经介入治疗得到解决。目前介入治疗逐渐成为主要的治疗手段及首选治疗方式。但由于胰腺囊肿病变的特殊性，部分患者往往需要多种治疗手段协调使用，以达到个体化治疗的目的，故术前完整、充分的对囊肿及周围组织关系、患者全身情况的把握，适当治疗手段的选择、穿刺途径选择以及对预后的评估是成功治疗的关键。

五、常见并发症

1. 出血

出血是胰腺炎最危险的并发症,而胰腺假性囊肿和严重的炎症、区域坏死和感染一样都可能导致主要血管侵蚀或假动脉瘤形成,最终导致严重出血并进入胃肠道、腹膜后腔(腹膜后)和腹腔。脾脏、胃十二指肠和胰十二指肠动脉是最常见的相关血管,其病死率分别为 20.5%、27.9% 和 46.1%,介入治疗诊断和干预提高了生存率。血管造影检查积极参与早期出血来源的鉴定,栓塞治疗控制是成功治疗胰腺炎最危险并发症的关键。而栓塞治疗失败或再次出血后,需要及时进行外科治疗。

2. 感染

轻重不一,重者可进一步发展为脓肿、胰瘘、胃肠道出血、败血症或多器官损害,病死率可达 9%。

3. 瘘管形成

PPC 可与胃、十二指肠等周围器官自发形成瘘管,虽然在客观上利于加快囊肿的引流和吸收,但也可能引起出血等并发症。

4. 囊肿破裂

由于囊肿内容物不断生成,张力增加,加上各种酶对囊壁的持续侵蚀作用,囊壁穿孔破裂,部分内容物进入腹腔内形成胰源性腹水、化学性腹膜炎或并发感染。

5. 胰性胸、腹水

早期胰液渗出缺乏包裹进入胸、腹腔内,刺激胸、腹壁渗出液体,形成胸、腹水。

6. 周围器官梗阻

压迫胃肠道导致胃、十二指肠梗阻;压迫或破入胆管形成梗阻性黄疸或感染。

第二节 术前评估及围手术期处理

一、术前评估

(一)临床基础评估

1. 一般情况

囊肿形成时间(多在 $4\sim6$ 周以上),全身情况(营养、精神状况、心肺功能),出血控制情况,凝血功能。

2. 基本检查

心电图、胸片,部分患者需要行心、肺功能检测。

(二)影像学检查评估

明确部位、大小、形态、是否多发、是否有分隔(完全性或不完全性)、与周围组织关系(有无压迫、破坏、侵犯,预设穿刺途径)、与胰管关系(有无胰管交通、受压、闭塞)。

1. 超声

PPC 筛查和随访的首选,可明确囊肿的大小、部位、形态、数量。但超声诊断主要依靠检查者的临床经验,且检查诊断 PPC 的阴性预测值较低,仅为 9%,难以发现直径 $<2\,cm$ 的 PPC。

2. CT

可进一步明确囊肿壁厚度及确定囊内有无分隔等,明确与周围脏器特别是胃、肠道及胆道的关系,增强扫描可进一步明确与临近大血管关系以及有利于与囊肿性腺瘤及囊腺癌的鉴别诊断,协助囊肿病因诊断。

3. MRI

除上述 CT 所具备的优势外，MRI 能更好地显示软组织及囊液，并可了解囊肿与胰管的关系，特别是胰管的情况如有无狭窄、受压、移位、闭塞等，有利于个体化治疗的选择。

4. ERCP

虽然对周围软组织的显示不如超声、CT 等，但能很好地显示胰管解剖及胰胆管关系，有利于治疗策略的制定，同时可边作检查边作治疗。

二、围手术期处理

（一）术前准备

1. 明确术前诊断

2. 鉴别诊断

需要与真假性囊肿、胰周积液、胰腺囊肿性腺瘤、胰腺囊腺癌鉴别，上述疾病亦可行经皮穿刺引流术，但预后不一样。常规可同时穿刺抽吸行病理学诊断。在内镜引流前，临床医生应排除胰囊性肿瘤的存在，避免未成熟的胰周液收集或假性动脉瘤引流。

3. 实验室检查

血尿淀粉酶、凝血功能、血常规、血型、肝肾功能、尿常规、粪便常规＋潜血、电解质、肿瘤标志物（含 CA19-9、CEA），年老者查心肌酶等。

4. 术前用药

（1）继发感染者：术前经验性使用抗生素，术后根据相关标本细菌学培养及药敏试验调整。

（2）术前 1 d 使用抑制胰液分泌药物，如奥曲肽等。

5. 术前护理要点

术前 12 h 禁食、禁饮、必要时胃肠减压，备好抢救药品及设备。

（二）术后处理

1. 术后护理

监测生命体征、观察有无头晕、心慌、面色苍白等休克前兆。观察有无腹胀、腹痛、有无腹膜刺激征，有无呕血、黑便等。观察穿刺点情况，有无红肿、渗出，引流管有无移位，引流液 24 h 总量及颜色等。密切观察胃肠道恢复情况，指导患者术后饮食。

2. 术后用药

应用抗生素、制酸剂、静脉营养支持、生长抑素。

3. 复查

血常规、电解质、血尿淀粉酶。

4. 复查腹部影像学检查

B 超、CT 平扫加增强等。

第三节　孤立性胰腺囊肿的临床介入治疗

胰腺假性囊肿中约 70％为孤立性胰腺囊肿，为胰周积液经周围纤维组织包裹而成。单发较大并胰管解剖正常者，可行超声或 CT 引导下经皮穿刺抽吸/置管引流治疗，其中一次性针吸的复发率高，使用留置导管可以将这个比率降到 10％以下。而对于急危重症、极度营养不良、不能外科手术治疗患者可先行该治疗，以达到迅速缓解症状、稳定病情的目的，再进一步行相应后续治疗。单发胰腺先天性胰腺囊肿、潴留性胰腺囊肿治疗原则及过程与 PPC 类似。

一、适应证

（1）胰腺囊肿发病 4～6 周以上。此时是急性胰腺炎假性包膜形成初期，利于穿刺定位，避免继发感染在腹腔内弥漫。

（2）囊肿直径＞6 cm。据统计，囊肿直径＜6 cm 者，部分患者可经内科保守治疗后吸收。

（3）不宜行内引流者。如门脉高压，胃肠道病变部分患者。

（4）保守治疗患者经观察 6 周后囊肿无缩小。6 周以内部分囊肿可经自然吸收而自愈，6 周以后囊肿不再自然吸收。

（5）有消化道或胆道梗阻等压迫症状者。可及时缓解梗阻症状，也可为后续治疗提供条件。

（6）囊肿所致顽固性疼痛者。

（7）囊肿感染。

（8）不能耐受手术者。

二、禁忌证

（1）出血倾向。

（2）身体极度衰弱。

（3）胰腺炎急性期。

（4）无穿刺途径。

（5）严重心肺功能不全。

三、药物准备

2％普鲁卡因或利多卡因，止血药、镇静剂等。

四、器械准备

21G～18G 穿刺针或穿刺套件；扩张管；引流管，多选用 7～12F 不透 X 线软头聚氨酯猪尾多侧孔引流管；连接管；负压引流瓶。

五、引导设备的选择及定位方法

1. 超声

简单方便，可行多角度定位，利于避开肠道及血管，穿刺过程实时监控，是目前常用引导方式，但易受到肠道气体干扰，需要较完善的肠道准备。

2. CT

包膜等组织结构层次成像清楚，不受肠道气体影响，穿刺定位更加精准，但不利于多角度穿刺及不能穿刺实时监控，较耗时。适用于周围结构组织较复杂的穿刺置管。

3. MRI

可多层次成像，组织结构显示更加清楚，对囊液与胰管关系显示明确，并可多角度成像。但不能实时监控，并且对穿刺材料要求高，费用较昂贵，适用于与胰管关系复杂的穿刺引流。

4. 多角度透视下造影

囊肿内造影可明确显示囊肿与胰管有无交通，实时成像，多角度观察。但无法观察囊肿周围组织情况。适用于胰管内引流。

六、穿刺途径选择

主要有三种：经腹腔、腹膜后、肝等途径。

七、穿刺置管步骤

（1）超声或 CT 定位并选择最佳穿刺点，避开肠腔、胃、脾、肾及较大血管后选择距离皮肤最近部位。
（2）穿刺点局部消毒铺敷。
（3）穿刺点局部麻醉。
（4）超声或 CT 引导下按预定途径用 18G 套管针经皮穿刺囊肿。
（5）成功后置入引流管，并可经管抽出囊液，并作相应病理生化分析。
（6）抽吸囊液送检常规、生化、测定淀粉酶含量及肿瘤细胞学检查，留置引流管并持续负压引流。

八、术后处理

每日观察并记录引流液，囊液浑浊者考虑合并感染，经验使用 0.9%氯化钠溶液、甲硝唑、庆大霉素等行囊腔冲洗，每周 2 次。

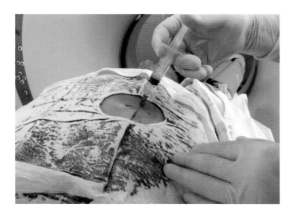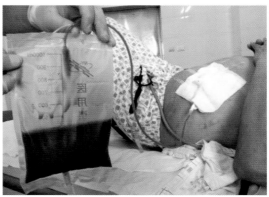

图 2-9-1 胰腺假性囊肿形成患者，行经皮穿刺胰腺假性囊肿置管引流术

九、疗效评价

（1）引流通畅，引流液逐渐由浊变清，引流量逐渐减少，患者腹痛、腹胀、发热或胃肠梗阻症状逐渐缓解。
（2）超声及 CT 等影像学检查明确囊肿消失，定期随访未见再发。

十、拔管时机

24 h 引流量低于 20 ml，腹痛、腹胀等症状消失，考虑引流完全，经超声/CT 检查未见囊液即可拔管。24 h 引流量 20～50 ml，颜色透明清亮，可闭管 2～3d，无症状、囊肿无复发及增大者可拔管。

十一、术后并发症

（1）脱管。
（2）肠瘘。

（3）出血。

（4）引流管堵塞。

（5）胰瘘形成。

（6）败血症。

（7）气胸、脓胸。

（8）肝、脾等周围器官损伤。

十二、转内引流或外科手术治疗

持续引流量无减少，大于 50 ml 以上。导管囊腔内造影可见囊腔与胰管相通。

十三、典型病例

患者男性，56 岁，急性重症胰腺炎治疗后 3 月余，进食后恶心、呕吐 12 h，CT 提示胰腺假性囊肿（图 2 - 9 - 2，图 2 - 9 - 3）。

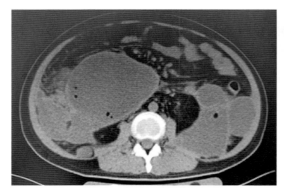
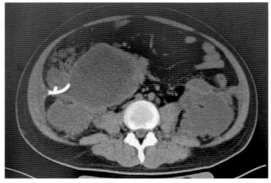

图 2 - 9 - 2　急性重症胰腺炎恢复期患者，胰腺假性囊肿形成，行经皮穿刺胰腺假性囊肿

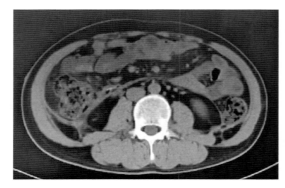
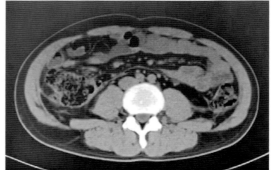

图 2 - 9 - 3　术后半年随访复查，假性囊肿基本消失

第四节　多发性胰腺囊肿的临床介入治疗

胰腺多发囊肿少见，而胰腺真性囊肿中多发者相对多见，常见于一些全身疾病的合并症，如：Von Hippel-Lindau 病、多囊肾病以及胰腺囊性纤维化等；胰腺假性囊肿多发者少见，约占胰腺假性囊肿的 10%，有文献报道与嗜酒史所致乙醇性胰腺炎有关，但需要进一步研究证实。

胰腺真性囊肿所致多发性囊肿，常需要外科手术治疗。经皮穿刺置管的介入治疗常用于胰腺假性多发囊肿的初始治疗,因其微创及可多管引流,能够迅速缓解囊内压力,避免囊肿破裂,为后续治疗创造条件。

胰腺多发囊肿的介入治疗过程及步骤与单发囊肿近似,但需要更全面地了解囊肿情况,对穿刺途径及置管数量有更加严格的要求。一般来说,更适用于 CT、MRI 或多种手段复合引导的穿刺置管引流术。

第五节　胰腺囊肿疾病介入治疗的前景及未来

胰腺囊肿的介入治疗是一个综合性治疗的过程,随着治疗经验的积累,对各种治疗方法的不断深入认识和总结,胰腺囊肿的治疗管理水平也在不断提高,治疗方案更加合理。Gurusamy 等总结了 2015 年 176 例接受不同治疗方案的胰腺假性囊肿患者,提出在同样的治疗效果下介入治疗具有更少的并发症、更低的费用、更短的住院周期。介入治疗进展离不开设备及器材的进步。目前各种新型设备及器材不断发展,低场强开放式介入 MRI、专用 MR 穿刺器材及机器人三维立体定位技术使得穿刺定位更加精准,成功率更高,而且最大程度上避免了误穿损伤周围重要器官及组织。超声内镜下介入技术亦持续发展,新型引流支架如胰腺囊肿双法兰引流专用支架、专用覆膜支架等不断推出,并逐渐在临床上得到应用和验证,均在初期取得良好效果。

(潘　龙　李茂全)

参考文献

[1]　Vansonnenberg E，Wittich GR，Casola G，et al. Complicated pancreatic inflammatory disease：diagnostic and therapeutic role of interventional radiology[J]. Radiology，1985，155(2)：335 - 340.

[2]　Palanivelu C，Senthikumar K，Madhankumar MV，et al. Management of pancreatic pseudocyst in the era of laparoscopic surgery-experience from a tertiary centre[J]. Surg Endosc，2007，21(12)：2262 - 2267.

[3]　Funnell IC，Bornman PC，Krige J E J，et al. Endoscopic drainage of traumatic pancreatic pseudocyst[J]. British Journal of Surgery，1994，81(6)：879 - 881.

[4]　Adams DB，Anderson MC. Percutaneous catheter drainage compared with internal drainage in the management of pancreatic pseudocyst[J]. Annals of Surgery，1992，215(6)：571 - 578.

[5]　Aabakken L，Chittom P，Mckay DC，et al. Percutaneous drainage of a mediastinal pancreatic pseudocyst：a paraspinal，extrapleural CT-guided approach[J]. Journal of Vascular and Interventional Radiology，1997，8(2)：283 - 285.

[6]　Berzosa M，Maheshwari S，Patel KK，et al. Single-step endoscopic ultrasonography-guided drainage of peripancreatic fluid collections with a single self-expandable metal stent and standard linear echoendoscope[J]. Endoscopy，2012，44(5)：543 - 547.

[7]　胡海清,苏秉忠.胰腺假性囊肿内镜介入治疗现状[J].中华消化内镜杂志,2013,30(5)：298 - 300.

[8]　沈魁,钟守先,张圣道.胰腺外科[M].北京：人民卫生出版社,2000：382 - 393.

[9]　Crass RA，Way LW，Acute and chronic pancreatic pseudocysts are different[J]. Am J Surg，1981，142(6)：660 - 663.

[10]　Banks PA，Bollen TL，Dervenis C，et al. Classification of acute pancreatitis - 2012：revision of the Atlanta classification and definitions by international consensus[J]. Gut，2013，62(1)：102 - 111.

[11]　Pereiras R，Schiff E，Barkin J，et al. The role of interventional radiology in diseases of the hepatobiliary

system and the pancreas[J]. Radiol Clin North Am, 1979, 17(3): 555 - 605.

[12] Teplick SK, Haskin PH, Matsumoto T, et al. Interventional radiology of the biliary system and pancreas[J]. Surg Clin North Am, 1984, 64(1): 87 - 119.

[13] Debas HT. Management of severe acute pancreatitis: an evolving approach[J]. J Assoc Acad Minor Phys, 1989, 1(1): 24 - 29.

[14] Adams DB, Anderson MC. Percutaneous catheter drainage compared with internal drainage in the management of pancreatic pseudocyst[J]. Ann Surg, 1992, 215: 571 - 578.

[15] Gumaste UV, Dave PB. Pancreatic pseudocyst drainage--the needle or the scalpel? [J]. J Clin Gastroenterol, 1991, 13(5): 500 - 505.

[16] Kuzdak K, Małecka-Panas E, Górska M, et al. Diagnostic and therapeutic usefulness of interventional ultrasound in pancreatic pseudocysts and abscesses[J]. Pol Arch Med Wewn, 1994, 91(3): 206 - 213.

[17] Gerolami R, Giovannini M, Laugier R. Endoscopic drainage of pancreatic pseudocysts guided by endosonography[J]. Endoscopy, 1997, 29(2): 106 - 108.

[18] Soetikno RM, Chang K. Endoscopic ultrasound-guided diagnosis and therapy in pancreatic disease[J]. Gastrointest Endosc Clin N Am, 1998, 8(1): 237 - 247.

[19] Takeuchi Y, OKabe H, Myojo S, et al. CT-guided drainage of a mediastinal pancreatic pseudocyst with a transhepatic transdiaphragmatic approach[J]. Hepatogastroenterology, 2002, 49(43): 271 - 272.

[20] Flati G. Severe hemorrhagic complications in pancreatitis[J]. Ann Ital Chir, 1995, 66(2): 233 - 237.

[21] Polakow J, Ladny JR, Serwatka W, et al. Percutaneous fine-needle pancreatic pseudocyst puncture guided by three-dimensional sonography[J]. Hepatogastroenterology, 2001, 48(41): 1308 - 1311.

[22] Ge PS, Weizmann M, Watson RR, et al. Pancreatic Pseudocysts: Advances in Endoscopic Management[J]. Gastroenterol Clin North Am, 2016, 45(1): 9 - 27.

[23] Grace PA, Williamson RCN. Williamson modern management of pancreatic pseudocysts[J]. Br J Surg, 1993, 80(5): 573 - 581.

[24] Gurusamy KS, Pallari E, Hawkins N, et al. Management strategies for pancreatic pseudocysts[J]. Cochrane Database Syst Rev, 2016, 4: CD011392.

[25] Siddiqui AA, Adler DG, Nieto J, et al. EUS-guided drainage of peripancreatic fluid collections and necrosis by using a novel lumen-apposing stent: a large retrospective, multicenter U. S. experience (with videos)[J]. Gastrointestinal Endoscopy, 2016, 83(4): 699 - 707.

[26] Will U, Wegener C, Graf KI, et al. Differential treatment and early outcome in the interventional endoscopic management of pancreatic pseudocysts in 27 patients[J]. World J Gastroenterol, 2006, 12 (26): 4175 - 4178.

[27] Marscharg P, Niederwanger A, Gasser RW, et al. A novel lumen-apposing metal stent for endoscopic ultrasound-guided drainage of pancreatic fluid collections: a prospective cohort study[J]. Endoscopy, 2015, 47(1): 63 - 67.

[28] Beuran M, Negoi I, Catena F, et al. Laparoscopic transgastric versus endoscopic drainage of a large pancreatic pseudocyst[J]. J Gastrointestin Liver Dis, 2016, 25(2): 243 - 247.

第十章

胰腺分泌障碍的临床介入治疗

第一节　概　　述

　　胰腺分泌障碍包括外分泌和内分泌障碍。本节所述胰腺外分泌异常主要是指胰岛细胞异常引起胰岛分泌亢进所致低血糖代谢性疾病和胰腺外分泌功能不全;而胰腺内分泌障碍主要是指胰腺神经内分泌肿瘤(pancreatic neuroendocrine neoplasms, pNENs),也称胰岛细胞瘤,约占原发性胰腺肿瘤的3%。

　　胰腺外分泌功能不全是指由于各种原因引起的人体自身的胰酶分泌不足、胰酶分泌不同步等,导致营养消化吸收不良,分为原发性和继发性胰腺外分泌功能不全两种。原发性胰腺外分泌功能不全是外分泌胰腺实质的功能下降,主要原因为原发性胰腺疾病,如慢性胰腺炎和胰腺癌或次全胰腺切除术中胰实质的切除。继发性胰腺外分泌功能不全,外分泌胰腺实质是完整的,由于食物摄入产生的内源性刺激不够,只产生极少消化胰酶释放入肠道。继发性胰腺外分泌不全在直接胰腺功能检查表现为胰酶分泌及排出能力正常,其他原因包括部分胃切除后上消化道细菌过度生长或所谓的胰腺分泌不同步等。

　　胰腺外分泌功能不全临床症状主要表现为：肠胀气、腹泻和脂肪泻,以及持续的体重下降。胰腺外分泌功能不全时脂肪消化吸收不良较蛋白质或糖类出现得更早且较明显。

　　近年来胰腺外分泌功能不全的治疗日益受到重视。其治疗目的为控制症状、改善胰腺功能和治疗并发症。胰腺外分泌功能不全强调综合治疗,维持适当的营养状况,预防或积极治疗各种并发症,鼓励进行体育锻炼,提供适当的精神支持。

　　1972年,Ballinger WF首次报道胰岛移植逆转糖尿病大鼠的高血糖,Sutherland于1974年实施了世界上首例人胰岛细胞移植治疗T1DM。2003年,Owen RJ报道了采用经皮穿刺肝脏门静脉实施胰岛细胞移植获得成功,开创了微创与分子技术有机结合的新方法。Modlin IM报道采用动脉内化疗栓塞介入治疗pNENs后,有关报道逐渐增多。随着介入技术的不断普及和提高,介入在精准定位采血、内分泌障碍治疗及糖尿病血糖的控制上,已经取得了不少进展,现分述如下。

第二节　胰腺外分泌异常及胰岛细胞移植治疗

　　本节胰腺外分泌异常主要是指胰岛细胞异常所致相关疾病。糖尿病是当前威胁人类健康的最重要的非传染性疾病之一,糖尿病分为由分泌胰岛素的胰岛β细胞的绝对缺乏导致的1型糖尿病(T1DM),和胰岛素分泌不足或利用障碍引起的2型糖尿病(T2DM)。糖尿病在全球流行,国际糖尿病联盟(IDF)最新统计数据显示,2015年全球有4.15亿糖尿病患者,而中国约占1/4,有1.09亿人。目前,已知的药物不能实现糖尿病治愈,外科减重手术有严格的适应证且会产生近期或远期并发症。胰腺整体移植可以使糖尿病患者(尤其是1型糖尿病患者)脱离外源性胰岛素,胰腺移植技术的发展使得胰腺/肾脏联合移植方式中胰腺移植 1 年和 5 年存活率达 87% 和 72%。然而，胰腺移植手术对患者的创伤较大，手术复杂，存在如感染、血管吻合处血栓形成、出血、胰瘘、严重排斥反应以及坏死性胰腺炎等手术并发症，一旦发生这些并发症，将严重威胁患者生命。许多研究证实，胰岛移植不仅可以使糖尿病动物模型血糖恢复正常，而且能有效地防止糖尿病并发症，因此胰岛移植越来越受到人们的重视。近年来，随着胰岛分离、纯化技术的不断改进和新型免疫抑制剂的出现，胰岛移植领域已取得了显著的进展。

一、胰岛移植的概述

（一）胰岛移植的发展史

首次提出胰腺具有内分泌功能的是 Rudolf Virchow。1896 年，他的学生 Paul Langerhans 在他的博士论文中第一次描述了胰岛细胞。1889 年，Minkowski 提出了胰腺中含有某种可以促进机体消耗糖的物质。1972 年，首次报道了胰岛移植逆转糖尿病大鼠的高血糖。1974 年，Sutherland 实施了世界上首例人胰岛细胞移植治疗 T1DM 患者。Ricordi 于 1988 年发明了半自动胰岛分离系统，开启了胰岛移植的新纪元，开始从实验阶段进入临床阶段。1992 年，首次报道了在接受胰岛移植后完全脱离胰岛素的病例，结果令人鼓舞。Shapiro 等于 2000 年应用"埃德蒙顿方案"（Edmonton Protocol）成功进行了连续 7 例异体胰岛移植，移植后患者均获得胰岛素不依赖并维持超过 1 年。此后，临床胰岛移植受到了全世界的广泛关注。接下来大量的 Ⅰ/Ⅱ 期临床试验结果显示胰岛移植能够减少外源性胰岛素的使用，降低严重低血糖事件发生率。

（二）胰岛移植的现状

为了进一步验证"埃德蒙顿方案"，Shapiro 等对 36 名 1 型糖尿病患者进行了胰岛移植，结果差异较大，一年后，16 名患者可完全脱离胰岛素，10 名患者胰岛移植物有部分功能，其余患者胰岛移植物完全失去功能。而 Brennan 等人在 2016 年报道了一项长达 12 年的胰岛移植随访结果，7 名患者仅 1 名患者出现了移植物失去功能，其余患者血糖仍控制较好，且可检测到 C 肽。

2004 年，临床胰岛移植协会成立。他们对"埃德蒙顿方案"做出了改进：① 使用改进的胶原酶进行胰岛分离，建立统一和标准的分离过程；② 采用 TNF-α 拮抗剂进行免疫抑制剂诱导；③ 采用不含糖皮质激素的免疫抑制剂方案；④ 移植前在体外对胰岛细胞进行培养。

二、胰岛移植适应证及受者的选择

胰岛移植分为三类：胰岛肾联合移植、肾移植后胰岛移植和单纯胰岛移植。

目前单纯胰岛移植是临床上应用最多的一种，适应证包括：

（1）胰岛素依赖性糖尿病；

（2）严重的非胰岛素依赖性糖尿病患者中需长期使用胰岛素；

（3）上腹部脏器恶性肿瘤晚期患者；

（4）慢性胰腺炎患者为解决疼痛问题而进行胰腺全切除后分离自身胰岛再进行回输。

临床胰岛移植具有一定风险，会出现手术并发症，手术后需长期服用免疫抑制剂。在确认胰岛移植受者以后，需要对他们的身体状况进行仔细的评估。

三、器官获取和胰岛制备

（一）器官的获取

首要问题是如何选择合适的供体。由于胰腺对代谢状态的改变敏感，诸如病人死亡时的状态，药物治疗情况等因素都直接影响到胰岛分离结果。影响胰岛分离结果的因素有很多,包括:合适的供体年龄、BMI(body mass index)、近距离器官获取为有利因素,反之,供体死前长期的低血压(收缩压<90 mmHg),高血糖(>10 μmol/L),心跳停止时间长,冷缺血时间长为不利因素。其中,供体年龄<18 岁时明显影响胰岛移植的成功率,可能和年轻供体胰腺组织富含胶原组织和胰岛发育不完善有关。至于器官冷缺血时间,建议主动脉钳夹后至胰岛分离开始前时间不超过 8～16 h,以防止早期胰岛失活。胰岛长时间低温保存也促进其失活。

目前,我国人胰岛移植供体主要来自脑死亡患者捐献,供体胰腺的采集不仅需要将胰腺周围的脂肪组织和淋巴结尽可能去掉,还应确保胰腺外膜的完整。但在主动脉阻断前也应尽量减少处理时间和最大限度地提高胰腺氧合血流量。适宜供体的选择是胰岛分离、纯化和移植结果成功的关键。胰岛移植和全胰腺移植对理想胰腺供体的选择是相似的,但相比全胰腺移植的捐献者,胰岛移植的捐献者可以拥有相对较高的 BMI,若全胰腺移植的供体具有较高的 BMI,将会导致移植受体产生高风险并发症。为了能成功从胰腺中分离胰岛细胞团,供体必须符合以下要求:

(1) 年龄在 20～50 岁。

(2) BMI>30 kg/m²。

(3) 血糖水平正常。

明尼苏达大学研究发现:供者年龄小于 50 岁且 BMI>27 kg/m² 是胰岛移植成功的关键。当供体 BMI>30 kg/m² 时,应避免供体 HbA1c>6.5%,因为此供体可能具有隐匿型 2 型糖尿病的风险和胰岛素分泌相关未确诊的缺陷(从而降低胰岛移植的有效性)。

(二) 胰岛的制备

移植胰岛数量是影响移植预后的重要因素,11 000 IEQ/kg 体重的胰岛数量可以实现移植后胰岛素脱离。Liberase 等被认为是最适宜用于临床的胰岛分离酶,它不但可以提高每克胰腺组织分离后的细胞获得率,增加胰岛的数量,而且可以保持胰岛作为一个胰腺内分泌单位的完整性,减少对胰岛细胞的破坏。胰腺消化过程中内源性胰蛋白酶可能被激活。胰蛋白酶激活后可以降解胶原酶,降低胶原酶活性,从而减低胰岛的分离效率。Pefabloc 是一种磺酰基氟化物,可以抑制丝氨酸蛋白酶的活性,从而阻止胰蛋白酶对胶原酶的降解,有效提高胰岛分离的效率,而不损伤胰岛细胞。此外,胰岛分离和保存过程中应避免温度和溶液渗透压的快速改变,这两种因素都会加速胰岛的失活。

Liberase HI 是一个标准化制备且高度纯化的胶原酶和蛋白酶混合物,能够实现临床胰岛分离的稳定性。早期报道认为,Liberase HI 与传统的胶原酶制剂(胶原酶 P)相比,其胰岛产量显著提高,并且在不同批次酶的使用过程中,没有观察到差异。然而,进一步的研究也表明尽管这种酶的混合物也存在很多变量,但这不影响国际知名胰岛分离与移植单位对它的喜爱。直至 2007 年,此酶才在临床胰岛分离中被正式停用,其原因主要为它是由溶组织梭状芽胞杆菌释放,此菌是在含有牛脑的培养基中培养,具有疯牛病传播的风险。同一时期,SERVA 酶—胶原蛋白酶 NB1 和中性蛋白酶 NB(SERVA Electrophoresis GMbH)进行了测试。Sabek 等人在 NOD - SCID 小鼠中证实这两种酶的组合使用能分离得到与 Liberase HI 相似产量、纯度和功能的胰岛细胞。此外,这两种酶的优势在于它是 GMP 级别,符合欧洲药典 TSE 指南的要求。因此,它取代了 Liberase HI,成为胰岛分离与移植界的新宠。这些酶的用量要根据胰腺的大小而异,一般胶原酶的用量为 18～24 U/g,中性蛋白酶的用量为 1～2 DMC U/g。罗氏诊断公司同样推出了新型胶原酶—Liberase MTF(mammalian tissue free)。这种酶与 Liberase HI 类似,从它的名字中可知它的生产过程中没有添加哺乳动物组织,因此它的制造级别是 GMP 级。此酶通过了荷兰、瑞典和法国的 9～12 例分离试验,证明其达到临床移植标准。且有研究表明 Liberase MTF 与 SERVA 酶可以得到相类似的胰岛当量。2008 年,另一种消化酶——VitaCyte collagenase HA 诞生。它与 SERVA 酶的分离效果相似,有研究者通过检测其胰岛细胞团大小、培养后的活率、胰岛素分泌能力和细胞因子的表达等,证明 VitaCyte 比 SERVA 酶更好,因为它没有破坏胰岛细胞的完整性。研究表明胰管内灌注胶原酶,不仅能机械性扩张破坏外分泌部腺泡,而且能更好地消化外分泌部组织,减少对胰岛的损伤,也为有效地纯化胰岛创造条件。通过主胰管将消化酶注入胰腺,经过分支穿透至胰腺的外分泌部分。因此,消化酶均匀地分布在整个器官中,才能最大数量地释放胰岛细胞团。

胰腺灌注的方式有两种:手动式和压力控制的机械灌注装置。手动式是将消化酶装入 50 ml 注射器中,通过胰管的插管缓慢注入胰腺。待胰腺完全膨胀后,将其剪碎至 2 cm³ 的小块,放入 Ricordi 消化器中振荡,利用剪切力和张力拉开胰岛和外分泌腺细胞的粘连处,使胰岛细胞从腺泡和结缔组织中分离出来。

（三）胰岛的培养

胰岛细胞分离后可以立即移植或培养一定时间后移植。培养时可以使用含有 10%～15% 人血清白蛋白的 CMRL1066 培养基,将胰岛细胞悬浮培养于 37℃ 含 5% CO_2 培养箱中过夜,之后在 22℃ 条件下继续培养 24～48 h。且在胰岛细胞培养过程中给予一定浓度的葡萄糖可以提高培养的效果,对于人胰岛细胞而言,最适糖浓度为 5.5 mmol/L。

（四）胰岛的质控

胰岛移植物的质量直接影响胰岛移植的效果,保持高活性的胰岛功能是进行胰岛移植的前提。影响胰岛移植术后效果的因素很多,很难确定哪个因素或参数是决定能否达到胰岛素脱离的关键。临床前瞻性设计,制定有关收集、保存、操作、质控、报告、临床分析等各步骤的标准是十分必要的。一个胰岛制备物是否能够给患者移植,须经多项质量控制指标评估。胰岛移植物中首先要保证充足的胰岛数量及良好活性,在此基础上,考虑采用一些预处理措施来降低其免疫源性,才有可能取得更好疗效。对于胰岛移植来说,对胰岛制备过程进行严格质控以及制定胰岛分离产物检测标准有助于限定一些不确定因素。

目前应用的人胰岛检测标准仍需进一步完善。临床上单个供者的胰岛移植术后几乎不能达到胰岛素不依赖,也证明了这一点。人胰岛产物的检测标准应遵循 FDA 制定的细胞组织制品中有关规定。关于人胰岛细胞和组织制品的检测一般遵循以下 4 条原则:

（1）安全性。

（2）产品的特点、性质。

（3）生产过程中的质控。

（4）产品的可重复性和稳定性。

为确保产品的安全性,应做一些特殊检查确定致热源和内毒素含量、是否无菌（包括需氧菌、厌氧菌和真菌培养）、是否有支原体和其他外源性物质。同时,需要检测细胞或组织的性质、纯度、稳定性、活性和细胞或组织的数量。通过对生物制品的最终特性的检测和其他实验,可以确保最终产品的质量。

需要特殊注意胰岛的安全性和特性,尤其是要注意取样的时间、类型以及检测技术。取样标准化对确定胰岛的特性是十分关键的。同时,应注意检测的地点。除一些关于胰岛的活性等方面的检测需要当时当地的检测外,其余检测应在一个参比实验室进行。这样可确保实验结果的准确性和可重复性,也有助于对不同临床研究机构的资料进行比较分析。

胰岛安全性实验可分为检测细菌、致热源、内毒素、支原体和外来物质等类型。鉴定胰岛特性的实验包括确定胰岛的性质、数量、纯度、活性和分泌胰岛素的能力等方面。

胰岛培养排除微生物污染，要求严格检测内毒素以及支原体感染。据报道，胰岛移植物应符合下述的最小需要量：胰岛数量8 000 IEQ/kg体重，纯度>80%，活性>80%，体外功能显示葡萄糖刺激胰岛素分泌呈双相反应。移植前必须确认样品革兰染色阴性，内毒素的水平<5 EU/kg（病人体重）。

（五）胰岛数量、体积和纯度

采用双硫腙（DTZ）染色，DTZ为螯合指示剂，可与铅、铜、锌等螯合，人和动物（豚鼠除外）的胰岛β细胞因含锌，DTZ染色呈猩红色，其他胰岛细胞不着色，故DTZ对胰岛β呈特异性染色，属于胰岛细胞的特异性染料。胰岛细胞计数：每次于细胞悬液中取出50 μl的样品，镜下计数DTZ阳性细胞团并重复取样3次，按下列公式计数胰岛：胰岛产量=（3次阳性胰岛数值之和/3）×[样本总量（ml）/50 μl]。

DTZ染色后计数染色阳性的胰岛细胞团并计算胰岛细胞当量（IEQ），按胰岛直径类别计数染色的胰岛，以指数换算为150 μm直径的胰岛当量IEQ与体积，IEQ根据表2-10-1换算因子进行计算。为了达到预期的移植效果，胰岛细胞的数量必须充足，通常要求大于5 000 IEQ/kg或者更高（10 000~20 000 IEQ/kg）。

表2-10-1 胰岛细胞当量（IEQ）计数换算表

胰岛直径范围（μm）	换算因子	胰岛直径范围（μm）	换算因子
50~100	0.16	250~300	6.3
100~150	0.66	300~350	10.4
150~200	1.7	>350	15.8
200~250	3.5		

注：假设直径范围为50~100 μm的胰岛细胞团为100个，那么它们的胰岛当量IEQ=100×0.16=16。

DTZ的配制及使用方法：将10 mg DTZ溶于10 ml的二甲基亚砜（DMSO）中，用0.22 μm的孔径滤膜过滤除菌后分装储存于−20℃冰箱内。常规染色时，每1 ml胰岛细胞悬液与10 μl的DTZ储存液混合，于37℃孵育10 min后镜检，胰岛细胞被染成猩红色后观察细胞的形态。在胰岛细胞的制备过程中要求其纯度在30%以上。胰岛纯度=DTZ染色阳性的胰岛细胞团数/细胞团总数×100%。

DTZ染色是鉴定胰岛纯度的一种简单的方法。其他简单又可靠的鉴定方法还有间接双抗冻切片荧光免疫法及电镜分辨法。最近文献报道扫描电镜以及同焦显微镜作为分析胰岛三维结构的一种技术，已用于探索胰岛形态特征及表面变化的研究。

（六）胰岛活性和功能

胰岛活性是鉴定胰岛移植效果的关键因素，采用吖啶（AO）-碘丙啶（PI）双色荧光染色检测细胞活性是鉴定胰岛移植物质量的一种可靠方法。AO为浸润性染料，可浸入活细胞发出绿色荧光，PI为排斥性染料，不能进入活细胞，与已死亡或正在死亡的细胞的核酸结合，发出红色荧光。双色荧光染色不仅可同时显示活性胰岛与胰岛外附着的死细胞，并可同时显示活性胰岛与已死亡的胰岛组分。AO/PI储备液，AO：670 $\mu mol/L$，PI：750 $\mu mol/L$，4℃暗处保存，临用前取0.01 ml AO与1 ml PI混合，10倍稀释，0.22 μm孔径滤膜滤过，与胰岛制备物混合，荧光显微镜下用490 nm激发光滤光片，510 nm光栅滤光片可同时见到（AO）和红色（PI）荧光。该染色法背景清晰，着色鲜明，荧光可持续1 d以上。移植的胰岛细胞活性必须大于70%。

胰岛功能可以直接测定胰岛组织中胰岛素含量,或应用葡萄糖、氨基酸等刺激物观察胰岛对刺激物的反应情况。其中胰岛葡萄糖灌流试验是体外测定胰岛功能的标准方法。计数 $50\sim100$ 个胰岛,至于含滤膜的微型滤器中,37℃,分别用含 2.8 mmol/L 葡萄糖与 16.7 mmol/L 葡萄糖加 10 mmol/L 茶碱刺激;第一与第三小时分别用 2.8 mmol/L 葡萄糖与 Krebs 液各灌流 1 h,于最末 20 min 收集灌流液;第二小时用 16.7 mmol/L 葡萄糖加 10 mmol/L 茶碱灌流,并于 2、4、6、8、10、20、30、40、50、60 min 收集灌流液,检测胰岛素含量,绘制胰岛素分泌动态图,并按公式计算刺激指数(SI):SI=(第二小时前 20 min 分泌胰岛素量+后 20 min 分泌胰岛素量)/(第一小时末 20 min 分泌胰岛素量+第三小时末 20 min 分泌胰岛素量)。培养过夜的胰岛细胞要求做糖刺激胰岛素释放试验,并且刺激指数应大于 1。

四、胰岛移植手术治疗

(一) 胰岛移植步骤

在实验中,胰岛移植选择的部位包括皮下、肌肉内、肝内、胰腺被膜下、肾包膜下、大网膜内、脾内等。皮下及肌肉内移植操作简单、易于重复,但血供太差,胰岛难以分散获取养分,长期疗效差;肝、脾、肾包膜下等部位移植过程虽复杂,但这些部位血液供应良好,胰岛易于成活。

目前临床上最常用的胰岛移植技术是通过门静脉内注射技术。纯化后的胰岛在超声和放射影像的引导下可以通过经皮肝穿-门静脉或经颈静脉-肝静脉-门静脉的方法,将导管插入门静脉右支的一个分支的分叉处,经门静脉造影的方法确认导管位置。在胰岛输注前将肝素(70 U/kg)与纯化的胰岛混合,可以减少发生门静脉血栓形成的风险。在重力的作用下将胰岛输入门静脉内,在手术的整个过程中持续监测门静脉压力,如输入前门静脉压力超过 20 mmHg,应暂停输注,如门静脉压力持续上升,应立即终止胰岛移植。

(二) 移植后早期胰岛丧失

移植胰岛经门静脉注射后即在血循环中聚集成团,并栓塞门静脉微循环。移植早期细胞团中央的低氧状态会使许多胰岛细胞凋亡,并进一步在低氧、低营养或药物作用下坏死,胰岛重新塑形、完全血管化,这个过程需 10 d 左右时间,此后胰岛细胞才能发挥内分泌功效。多数移植的胰岛细胞在这个过程中丧失。一般认为,在 1 型糖尿病病人中,大概只有≤30%的移植胰岛可以存活,而在正常人中,约 50%可以存活。胰岛移植过程本身导致的非特异性创伤反应所产生的细胞因子和 NO 被认为对胰岛有损伤效应,移植后早期的胰岛丧失主要由于这种非特异性损伤引起,这要早于经典的 T 细胞介导的损伤。在这方面,有些研究针对 NO 展开,认为用异硫脲(isothioureas)抑制可诱导性 NO 合酶(iNOS)可以有效防止移植后早期的胰岛丧失。CD154 单抗也被认为可以抑制非特异性炎症介质的产生,减少移植后早期胰岛丧失。

(三) 免疫抑制治疗

早期的免疫抑制药物以激素、Aza、CsA 为主,现在特异性更高的药物诸如 OKT3、15 - DSG、他克莫司(Tacrolimus)、西罗莫司(Sirolimus)和达利珠单抗(Daclizumab)等的出现,使移植物存活率大大改善。抗 CD - 154 抗体被认为是最有潜力的药物,它不但可以选择性阻断 CD40 - CD154 共刺激途径,抑制免疫反应,而且不具有其他免疫抑制剂常见的不良反应,如胰岛细胞毒性,已开始进行临床尝试。雷帕霉素(Rapamycine)也是一种具有广阔临床应用前景的药物,它不但可以阻断淋巴因子和其受体的相互作用,同时可以与其他药物产生协同作用,减少 50%以上的环菌霉素和泼尼松的用量,从而减少对胰岛细胞的毒性。联合应用抗 CD - 154 抗体、雷帕霉素和抗 IL - 2 受体抗体(daclizumab)等免疫抑制剂,可使胰岛移植成功率达到 50%以上。其他一些研究针对细胞间黏附分子展开，尤其是 ICAM-1，长期被认为是细胞毒性 T 淋巴细胞破坏 β 细胞的重要介质。细胞因子 TNF-α 或 IFN-γ 可以上调 β 细胞表面的 ICAM-1，使胰岛细胞易于被细胞毒性 T 淋巴细胞所溶解。用单抗阻断 ICAM-1 和 LFA-1 的反应，能有效延长同种胰岛移植存活时间。诱导免疫无应答是抗排斥治疗研究的一个热点，方法包括：胸腺内置入抗体、阻断免疫识别的共刺激途径、同期骨髓细胞移植、胰岛细胞内导入免疫调节基因、胰岛-Sertoli 细胞同期移植等。

患者在成功实施胰岛移植手术后还需要进行免疫抑制治疗，它能有效控制对胰岛移植物的免疫排斥和导致糖尿病的自身免疫对胰岛的破坏。在当前"埃德蒙顿方案"中，移植前静脉使用 Daclizumab（1 mg/kg），移植后两周重复使用一次；用西罗莫司和低剂量的他克莫司维持免疫抑制。西罗莫司的肾毒性和胰岛毒性小于钙离子阻滞剂（如环孢菌素和他克莫司）。西罗莫司的具体用法是：移植前给予几个大剂量的使用（0.2 mg/kg），移植后给予 0.15 mg/kg，接下来的 3 个月根据血药浓度调整用药剂量，使血药浓度维持在 10～12 ng/ml 范围，3 个月后维持在 7～10 ng/ml。同时可以给予小剂量的他克莫司血药浓度维持在 3～6 ng/ml 范围。王维等利用"埃德蒙顿方案"的人胰岛移植治疗中国的 1 型糖尿病患者，获得较好的效果。

Hering 等人也提出了疗效确切的免疫抑制方案，包括使用抗胸腺细胞的免疫球蛋白（antithymocyte globulin）和抗肿瘤坏死因子抗体（etanercept）进行免疫诱导，联合西罗莫司和骁悉加或者不加小剂量他克莫司维持；或使用抗 CD3 抗体（OKT3）和西罗莫司诱导，西罗莫司和小剂量他克莫司维持。由于对药物不耐受或者其他不良反应，某些情况下也使用了其他免疫抑制剂。使用小剂量他克莫司为基础的治疗方案减少了钙离子阻滞剂导致的肾功能损害的风险，由于受者在移植前常常就存在着轻微的肾功能受损，胰岛移植后使用他克莫司的患者应严格检测肾功能。最近发现西罗莫司也有肾毒性，与钙离子阻滞剂联合使用时毒性更大。他克莫司有神经毒性，毒性呈剂量相关，同时还有胃肠道相关的不良反应，可能导致腹泻。通过使用小剂量、维持药物的血浆浓度，在治疗量的低限上和使用片剂而不是水剂，可以减少西罗莫司导致的中性粒细胞减少和口腔溃疡。

（四）移植后疗效评估

胰岛分离及纯化技术的不断提高使胰岛移植成为治疗 1 型糖尿病的方法之一。而且，胰岛移植操作相对简单安全，如果胰岛被排斥不需再次手术去除移植物，另外也可反复多次移植，更为重要的是，移植物能够在体外进行修饰。目前已有数千例 1 型糖尿病患者接受胰岛移植治疗，然而，针对该治疗方法临床疗效评估研究尚少，胰岛移植术后疗效评价一直困扰着临床工作者。

胰岛移植的效果可以通过一定的方法进行测定，包括病人对生活的信心、移植物功能的存活、患者代谢状况的改善、糖尿病并发症的好转以及病人的生活质量提高等。术后胰岛素用量是评价胰岛移植术后疗效的主要指标。2000 年，Shapiro 报告了 7 例胰岛移植患者达到脱离外源性胰岛素的状态。2005 年，他们的随访结果显示：胰岛移植后 1、2、5 年的脱离胰岛素的患者的比例分别为 69%、37% 及 7.5%。这些结果表明，部分移植胰岛可长期保有功能，能够稳定控制血糖并减少外源性胰岛素用量，胰岛移植治疗有效。

国内外大量文献均表明，术后胰岛素的用量及 C-肽水平是评定胰岛移植治疗 1 型糖尿病疗效的重要指标。术后临床表现及糖尿病并发症的改善也是评估胰岛移植疗效的一项重要指标。研究显示胰岛移植可改善微血管并发症，并改善心血管功能参数，并提高患者的自信心和生活满意度。因此，胰岛移植治疗的疗效评价不仅需要考虑胰岛素减量这一指标，也需要参照其在防止并发症的发生、发展。改善生活质量等多方面指标进行综合评定。

（一）胰岛素剂量控制方面

1. 有效标准

（1）术后胰岛素用量的减少或不用：将术后胰岛素用量较术前减少≥30%持续3个月作为移植有效的标准。

（2）血清C肽≥1 ng/ml。

（3）糖化血红蛋白<6.5%。

2. 显著疗效标准

（1）24 h空腹血糖在3.9~6.0 mmol/L，外源性胰岛素用量较移植前减少30%以上。

（2）血清C肽≥2 ng/ml。

（3）患者不出现低血糖，糖化血红蛋白<6.5%。

3. 治愈标准

（1）24 h空腹血糖在3.9~6.0 mmol/L之间，不需要使用外源性胰岛素。

（2）血清C肽≥3 ng/ml。

（3）患者不出现低血糖，糖化血红蛋白<6.5%，肝活检见胰岛细胞移植物。

4. 无效标准

（1）移植后仍然发生的低血糖（不包括减少外源性胰岛素用量后即可消除低血糖的状况）。

（2）特异性C肽<0.3 ng/ml或者移植后外源性胰岛素减量<30%。

（二）患者并发症的改善及生活质量的提高方面

1. 有效标准

并发症减轻，每天的活动量可适量增大、疲劳感减轻、对社会活动逐渐提起兴趣以及对生活开始重燃信心。

2. 显著疗效标准

并发症得到明显缓解，每天的活动量强度增加、无疲劳感、积极参加社会活动以及对生活充满信心。

3. 治愈标准

无并发症，每天的活动量、疲劳感、对社会活动的兴趣以及对生活的信心与正常人无异。

4. 无效标准

并发症持续恶化，每天的活动量逐渐减少、疲劳感加重、对社会活动无兴趣以及对生活没有信心。

（李麟荪　王　维）

第三节　胰腺内分泌障碍的临床介入治疗

一、概述

本节所指胰腺内分泌障碍不包括胰腺胰岛分泌亢进所致低血糖代谢性疾病，主要是指胰腺神经内分泌肿瘤（pNENs），也称胰岛细胞瘤，约占原发性胰腺肿瘤的3%，年发病率不足百万分之一。根据是否有激素过量分泌导致的临床症状，分为功能性和非功能性两类，无功能性pNENs占75%~85%，功能性pNENs常见的有胰岛素瘤和胃泌素瘤，胰岛素瘤一般位于胰腺，而胃泌素瘤多见于十二指肠或胰腺。

　　大部分 pNENs 是散发和无功能性的，多因肿瘤局部压迫症状或体检时发现，部分因肝脏及其他部位的转移，进一步检查发现原发 pNENs 病灶。功能性常表现为激素相关的症状，如低血糖、多发性消化性溃疡、腹泻等，临床上通常较早发现。少部分患者有遗传性神经内分泌肿瘤综合征的表现，如多发性神经内分泌肿瘤Ⅰ型（MEN-1）和 Von Hippel-Lindau 综合征（VHL），这类患者一般较年轻，家族中或本人也有其他神经内分泌肿瘤的病史。

二、围手术期处理

（一）术前诊断

包括定性诊断和定位诊断两个方面。

1. 定性诊断

明确病变的性质：常用的是穿刺活检。但对可切除者，可不要求。常用的血清学指标有嗜铬粒蛋白 A（CgA）和神经元特异性烯醇化酶（NSE）。两者的异常升高提示有神经内分泌肿瘤可能。功能性 pNENs 依据激素分泌的相关症状和血清激素的水平，可判断肿瘤的功能状态，并指导对症治疗。影像学检查如增强 CT 和 MRI 对 pNENs 有重要价值，多表现为动脉早期强化的富血供病灶（图 2-10-1，图 2-10-2）。

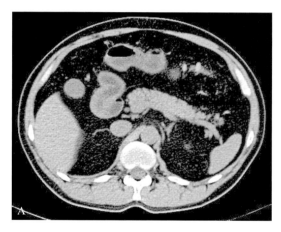
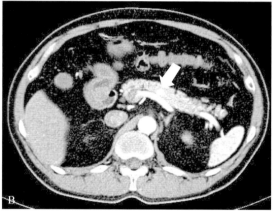

图 2-10-1　无功能胰腺内分泌肿瘤 CT 表现

A 为胰腺横断面平扫，未见明显异常密度影；B 为实质 CT 增强图像，动脉期于胰体部见一类圆形明显强化灶（白箭）。

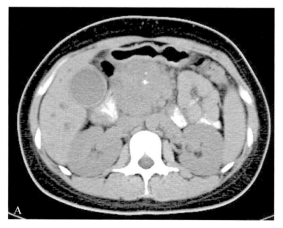
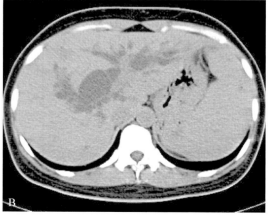

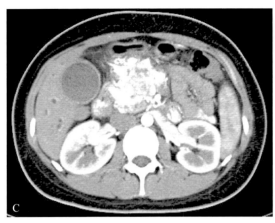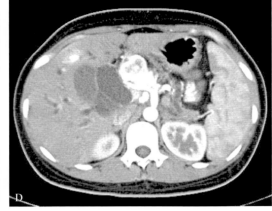

图 2 - 10 - 2　功能性胰腺内分泌肿瘤 CT 表现

A、B 为 CT 平扫,胰头见一边界较清的低密度肿块,肿块内部可见点状高密度钙化影,肝内胆管扩张明显;C、D 为动脉期
CT 增强,可见肿块明显不均匀强化,胰体尾部萎缩伴胰管均匀扩张。

2. 定位诊断

对 pNENs 的手术治疗是关键,定位诊断除明确原发肿瘤的部位,同时评估肿瘤周围淋巴结及是否有远处转移。常见手段包括:

(1) 胰腺增强 CT 和(或)MRI。

(2) 内镜超声检查。

(3) 生长抑素受体显像和 68Ga - PET - CT。

(4) 经皮经肝穿刺脾静脉分段取血。

(5) DSA 动脉造影。

(6) 术中超声检查和造影。

(二) 术前评估

(1) 排除遗传性综合征如 MEN - 1、Von Hippel - Lindau 综合征,这些遗传病需要特殊术前准备、治疗和随访策略。

(2) 仔细评估原发灶,如肿瘤局部侵犯的范围、与周围脏器的关系、有无淋巴结转移、是否存在远处转移和激素的分泌状态。

(3) 评估患者手术获益比,制定个体化的方案。依据神经内分泌肿瘤的自然病程及生长相对缓慢的生物学行为,如手术风险超过获益,应放弃手术。术前检查血清 CgA 和 NSE,血清 CgA 能反应肿瘤是否转移、复发,对预后评价也重要;NSE 对 G3 级肿瘤的随访有重要价值。

(三) 术前处理

除常规的术前准备外,针对功能性 pNENs 患者,术前还应检测血清激素水平,并控制相应症状,如采用葡萄糖滴注控制低血糖,质子泵抑制剂控制腹泻和溃疡出血,生长抑素控制腹泻和水电解质失衡,胰高糖素瘤者采用小分子肝素抗凝。合并类癌综合征者麻醉前静脉输注短效生长抑素防止类癌危象。

三、治疗

(一) 原发灶治疗

1. 外科手术切除

2. 局部进展期和转移灶手术切除

(1) 局部晚期或转移性 G1/G2 级无功能 pNENs,为预防或治疗出血、急性胰腺炎、黄疸、消化道梗阻等严重并发症,可行姑息性原发灶切除术。

（2）功能性 pNENs 减瘤术：功能性 pNENs 减瘤(病灶切除＞90％,含转移灶)有助于控制激素分泌,缓解激素过量的相关症状。减瘤时应尽可能保留正常的组织和脏器。

（3）无功能性肿瘤的减瘤术：功能转移性 pNENs,如仅存在不可切除的肝转移灶,原发灶切除可能有利于对肝转移灶的处理。

3. 家族性神经内分泌肿瘤综合征患者胰腺病灶

合并 MEN-1 和 Von Hippel-Lindau 综合征,因其胰腺内常存在多个病灶,术前需仔细判断手术时机及方式。术中需结合超声检查,尽可能发现所有病灶。推荐施行远端胰腺切除＋胰头部的病灶剜除术,以尽量保留一部分胰腺功能。

4. 胆囊切除术

进展期患者手术后,若需要长期接受长效生长抑素治疗,建议同时切除胆囊,以减少患胆汁淤积和胆囊炎的风险,尤其是原来已经合并胆囊结石者。

（二）原发及转移灶内科治疗

1. 生长抑素类药物

其客观有效率不到 10％,疾病控制率可达 50％～60％。大量回顾性研究以及随机的前瞻性研究表明：生长抑素类药物对于进展缓慢的 G1/G2 期和生长抑素受体阳性的 G3 治疗有效且不良反应较小。

2. 分子靶向药物

前瞻性临床研究研究表明：舒尼替尼和依维莫司对晚期和转移性病灶的疗效及耐受性较好。舒尼替尼是多靶点酪氨酸激酶抑制剂；依维莫司是口服的雷帕霉素靶蛋白(roTOR)抑制剂,两者均可显著延长无肿瘤进展生存期。

3. 静脉化疗

链脲霉素联合 5-FU 和(或)表阿霉素治疗 G1/G2 的证据最为充分,客观有效率为 35％～40％。近期小样本回顾性研究提示,替莫唑胺单药或联合卡培他滨对转移性病灶也有一定疗效。5-FU 或卡培他滨,联合奥沙利铂或伊立替康等方案可以作为二线治疗的选择。

（三）原发及转移介入治疗

1. 理论基础

pNENs 明确诊断时大多数已经发生了转移,根治切除率很低。与胰腺癌不同,pNENs 一般生长缓慢、恶性度相对较低,预后较好,其转移常局限于肝脏,常为多发、弥漫性改变。针对肝转移进行姑息治疗仍然能够明显改善预后,但肝切除率仅为 10％。肝转移灶血供丰富且主要由肝动脉供血,是经肝动脉化疗或栓塞治疗的适应证。

绝大多数 pNENs 肝转移灶的血供比较丰富,且主要来源于肝动脉,而正常肝脏组织的供血主要来源于门静脉,是经动脉化疗或栓塞治疗的理论基础。主要禁忌证包括门静脉主干完全闭塞、肝功能衰竭、肝脓肿和有胆肠吻合手术史。

2. 适应证及禁忌证

胰腺原发肿瘤和肝外转移灶的存在,以及内肿瘤负荷＞75％均不构成肝动脉化疗栓塞(TACE)治疗的禁忌证。Kamat 等研究了 TACE 对肝内肿瘤负荷＞75％的肝转移癌的治疗效果,结果表明：影像学有效率为 82％,临床有效率 65％,PFS 和 OS 分别达 9.2 个月和 17.9 个月,均显著高于黑色素瘤或胃肠道间质瘤肝转移。

3. 肝内广泛转移

应行分次栓塞,以避免急性肝功能衰竭和严重并发症。对于 pNENs 肝转移,经肝动脉介入治疗有 TACE、单纯肝动脉栓塞(TAE)和单纯化疗药物灌注(TAI 或 TACP)3 种方式,何种方式效果更好目前尚无明确结论。化疗对 pNENs 有效,而对类癌基本无效。肝动脉栓塞后会导致肿瘤细胞缺血缺氧,对化疗药物的敏感性增加,因此有人认为对 pNENs 肝转移,TACE 在理论上优于 TAE。Gupta 等研究了 123 例 pNENs 肝转移患者,包括 69 例类癌和 54 例胰岛细胞瘤,结果对类癌肝转移,TAE 的治疗效果优于 TACE(图 2 - 10 - 3)。

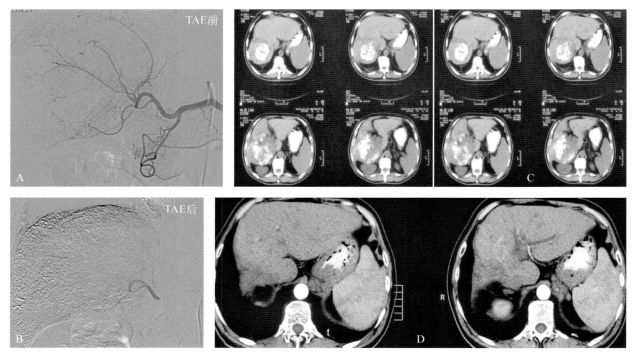

图 2 - 10 - 3　功能性胰腺内肿瘤巨大肝转移

A、B 为动脉内栓塞前后血管造影,肿瘤血管明显消失;C 为 3 月后 CT 随访,瘤体内碘化油沉积良好;D 为 4 年后随访,肿瘤消失。

4. 胰岛细胞瘤

TACE 有效率和患者生存期均优于 TAE。文献报道的栓塞剂种类繁多,包括 300～500 lxm PVA 微粒或 Embosphere 栓塞微球、明胶海绵颗粒,甚至 NBCA、ONYX 胶等,一般栓塞 2～3 疗程达到最佳治疗效果。

Vogl 等比较了单用丝裂霉素 C 与丝裂霉素 C 联合吉西他滨两种方案动脉灌注治疗 pNENs 肝转移的效果,平均疗程 10 次,认为两者均能缓解临床症状和延长生存期,联合方案的效果更好。对于血供丰富的 pNENs 肝转移,采用类似肝癌方法也能提高 TACE 疗效。

大多数 pNENs 肝转移以实质期肿瘤染色为主,无明显增粗的肿瘤供血动脉,加强栓塞的作用有限。弥漫肝转移者、一般状况较差,出于保护肝功能、减少并发症和治疗原发病灶的目的,仅进行了动脉灌注化疗,TACE 病例不多,栓塞剂以碘油化疗乳剂为主,未使用微粒加强栓塞。

近年来,使用放射性微球(如 TheraSphere 和 SIR-Sphere)进行放疗栓塞治疗肝转移癌取得了较好的效果。King 等使用 SIR-Sphere 配合肝动脉灌注 5 - FU 治疗 34 例不可切除的 pNENs 肝转移患者,3 个月时临床有效率为 55%,6 个月时为 50%,影像改善率为 50%,OS 达 29.4±3.4 个月。但放射性微球价格昂贵、不易获得,目前应用十分有限。

（四）其他肿瘤消融技术

如经皮射频消融、冷冻消融、无水乙醇注射等对 pNENs 肝转移的治疗也有少量病例报道，但这些技术只适用于较大的肝转移灶、一次治疗病变数目有限，主要用于 TACP 或 TACE 技术的补充，包括粒子置入等其他技术。

（谢晓云）

第四节　胰腺分泌障碍介入治疗的前景及未来

一、胰岛细胞移植预防控制糖尿病的新方法

胰腺整体移植使糖尿病患者（尤其是 1 型糖尿病）脱离外源性胰岛素，该技术的 1 年和 5 年存活率达 87％和 72％。然而，胰腺移植创伤较大，手术复杂，存在如感染、严重排斥以及坏死性胰腺炎等手术并发症，同时胰腺供体十分有限，严重限制了该技术的发展。胰岛移植不仅可以使糖尿病动物模型血糖恢复正常，而且能有效地防止糖尿病并发症的发生，越来越受到人们的重视。

胰岛分离及纯化技术的不断提高使胰岛移植成为治疗 1 型糖尿病的方法之一。目前已有数千例 1 型糖尿病患者接受胰岛移植治疗，胰岛移植的疗效可以通过包括病人的移植物功能、患者代谢状况、糖尿病并发症及病人的生活质量评分等判定。术后胰岛素用量是评价胰岛移植术后疗效的主要指标，主要包括：胰岛素的用量及 C-肽水平，临床表现及糖尿病并发症的改善也是一项重要指标。

将 MR 和 PET 分子显像，对置入的胰岛细胞在人体细胞动态示踪及分子生物标记，将是研究攻关的重要方向之一。

二、MTD 对诊治 pNENs 尤为重要

胰腺内分泌肿瘤发病率低，易误诊、漏诊，其治疗也与其他胰腺恶性肿瘤差异很大；特别是功能性肿瘤，患者症状复杂多样易误诊。因此，MTD 的多学科诊治模式显得尤为重要，实施专业化和规范化的多学科联合诊治，从而减少误诊、误治，达到整体上提高我国胰腺内分泌肿瘤诊治水平的目的。

三、分子诊断与分子影像将明显提高诊断率

随着对该病认识不断加深以及分子影像技术快速发展，该病的检出率不断增高，联合检测肿瘤标志物 CgA、突触素（Syn）、细胞角蛋白（CKpan）、NSE 有助于 pNENs 的诊断，特别是以胰腺灌注 CT 成像和三维重建为代表的无创定位诊断已完全取代繁杂的有创方法，CT 增强扫描、MRI 增强扫描、超声内镜对肿瘤定位的敏感性和特异性较高，可优先选择。若有条件者，可联合 PET-CT，更能提高定位诊断的成功率。术中超声仍然具有不可替代的重要地位。

四、分子和靶向治疗是 pNENs 疗效的关键

手术治疗仍为最主要的方法，介入治疗的地位在不断凸显。但是根据不同的情况，可配合或单独选用靶向治疗、化疗、生物治疗；根据肿瘤的特性可配合不同的药物治疗。若有肝脏转移者，可配合射频消融术、化疗药物栓塞等其他治疗方案。对于多发的胰腺内分泌肿瘤，由于诊断技术和药物治疗的进步，胰腺内分泌肿瘤的治疗理念也在不断更新，传统的胰腺盲切和靶器官切除已被摒弃。积极治疗恶性胰腺内分泌肿瘤，延长存活时间、改善生活质量已成共识，应建立和完善转诊制度，进一步提高胰腺内分泌肿瘤的诊治水平。

（谢晓云　李茂全）

参考文献

[1] Ballinger WF，Lacy PE. Transplantation of intact pancreatic islets in rats[J]. Surgery，1972，72(2)：175 – 186.

[2] Shapiro AM，Lakey JR，Ryan EA，et al. Islet transplantation in seven patients with type 1 diabetes mellitus using a glucocorticoid-free immunosuppressive regimen[J]. N Engl J Med，2000，343(4)：230 – 238.

[3] Shapiro AM，Ricordi C，Hering BJ，et al. International trial of the Edmonton protocol for islet transplantation[J]. N Engl J Med，2006，355(13)：1318 – 1330.

[4] Brennan DC，Kopetskie HA，Sayre PH，et al. Long-term follow-up of the Edmonton protocol of islet transplantation in the United States [J]. Am J Transplant，2016，16(2)：509 – 517.

[5] Bottino R，Lehmann R. Improved human islet isolation using a new enzyme blend，liberase[J]. Diabetes，1997，46(7)：1120 – 1123.

[6] O'Donnell L. Risk of bovine spongiform encephalopathy (BSE) in collagenase enzymes[J]. ISCT Telegraft Newsletter，2006.

[7] Sabek OM，Cowan P，Fraga DW，et al. The effect of isolation methods and the use of different enzymes on islet yield and in vivo function[J]. Cell Transplant，2008，17(7)：785 – 793.

[8] O'Donnell L，Kin T，Imes S，et al. Comparison of human islet isolation outcomes using a new mammalian tissue-free enzyme versus collagenase NB – 1[J]. Transplantation，2010，90(3)：255 – 266.

[9] Calballero-Corbalan J，Brandhorst H，Asif S，et al. Mammalian tissue-free liberase：a new GMP-graded enzyme blend for human islet isolation[J]. Transplantation，2010，90(3)：332 – 341.

[10] Taylor GD，Kirkland T，Lakey J，et al. Bacteremia due to transplantation of contaminated cryopreserved pancreatic islets[J]. Cell Transplant. 1994，3(1)：103 – 106.

[11] Ricordi C，Gray DW，Hering BJ，et al. Islet isolation assessment in man and large animals[J]. Acta Diabetol Lat，1990，27(3)：185 – 195.

[12] Owen RJ，Ryan EA，O'Kelly K，et al. Percutaneous transhepatic pancreatic islet cell transplantation in type 1 diabetes mellitus：radiologic aspects[J]. Radiology，2003，229(1)：165 – 170.

[13] Hering BJ，Kandaswamy R，Ansite JD，et al. Single-donor，marginal-dose islet transplantation in patients with type 1 diabetes[J]. JAMA，2005，293(7)：830 – 835.

[14] Hering BJ，Kandaswamy R，Harmon JV，et al. Transplantation of cultured islets from two-layer preserved pancreases in type 1 diabetes with anti-CD3 antibody[J]. Am J Transplant，2004，4(3)：390 – 401.

[15] Kaplan B，Schold J，Srinivas T，et al. Effect of sirolimus withdrawal in patients with deteriorating renal function[J]. Am J Transplant，2004，4(10)：1709 – 1712.

[16] Gruessner RW，Burke GW，Stratta R，et al. A multicenter analysis of the first experience with FK506 for induction and rescue therapy after pancreas transplantation[J]. Transplatation，1996，61(2)：261 – 273.

[17] Zhang Y，Shen W，Hua J，et al. Pancreatic islet-like clusters from bone marrow mesenchymal stem cells of human first-trimester abortus can cure streptozocin-induced mouse diabetes[J]. Rejuven Res，2010，13(6)：695 – 706.

[18] Bhandari DR，Seo KW，Sun B，et al. The simplest method for in vitro beta-cell production from human adult stem cells[J]. Differentiation，2011，82(3)：144 – 152.

[19] Busik JV，Mohr S，Grant MB. Hyperglycemia-induced reactive oxygen species toxicity to endothelial cells is dependent on paracrine mediators[J]. Diabetes，2008，57(7)：1952 – 1965.

[20] 王维,等.采用 Edmonton 免疫抑制方案的成人胰岛移植治疗 1 型糖尿病八例[J].中华器官移植杂志，2003,37(11)：1029 – 1035.

[21] 蔺武军,毕玉田,陈东风.胰腺神经内分泌肿瘤的诊治进展[J].胃肠病学和肝病学杂志,2017(2)：

234 - 238.

［22］ 中华医学会外科学分会胰腺外科学组.胰腺神经内分泌肿瘤治疗指南（2014）［J］.中华肝胆外科杂志，2014，20（12）：841 - 844.

［23］ McKillop GM，et al. Vibration perception thresholds in 279 diabetic patients［J］. Scott Med J，1988，33（5）：334 - 335.

［24］ Rand LI. Diabetic retinopathy：can we modify its course？［J］. American Journal of Medicine，1991，90（2a）：66 - 69.

［25］ Mackay IR. Dependent diabetes mellitus［J］. J Autoimmun，1996，9（6）：705 - 711.

［26］ Aiello LP，Cahill MT，Wong JS. Systemic considerations in the management of diabetic retinopathy［J］. Am J Ophthalmol，2001，132（5）：760 - 776.

［27］ Al-Daghri NM，Alkharfy KM，Al-Othman A，et al. Vitamin D supplementation as an adjuvant therapy for patients with T2DM：an 18-month prospective interventional study［J］. Cardiovasc Diabetol，2012，11：85.

［28］ El-Naggar N，Almansari A，Khudada K，et al. The A1 chieve study — an observational non-interventional study of patients with type 2 diabetes mellitus initiating or switched to insulin analogue therapy：subgroup analysis of the Gulf population［J］. International Journal of Clinical Practice，2013，67（2）：128 - 138.

［29］ Ferrari GL，Marques JLB，Gandhi RA，et al. An approach to the assessment of diabetic neuropathy based on dynamic pupillometry［J］. Conf Proc IEEE Eng Med Biol Soc，2007，207：557 - 560.

［30］ Ferrari GL，Marques JLB，Gandhi RA，et al. Using dynamic pupillometry as a simple screening tool to detect autonomic neuropathy in patients with diabetes：a pilot study［J］. Biomed Eng Online，2010，9：26.

［31］ Freemantle N，Balkau B，Danchin N，et al. Factors influencing initial choice of insulin therapy in a large international non-interventional study of people with type 2 diabetes［J］. Diabetes Obes Metab，2012，14（10）：901 - 909.

［32］ Gallwitz B，Kusterer K，Hildemann S，et al. Type 2 diabetes and its therapy in clinical practice — results from the standardised non-interventional registry SIRTA［J］. International Journal of Clinical Practice，2014，68（12）：1442 - 1453.

［33］ Home P，Naggar NE，Khamseh M，et al. An observational non-interventional study of people with diabetes beginning or changed to insulin analogue therapy in non-Western countries：the alchieve study ［J］. Diabetes Res Clin Pract，2011，94（3）：352 - 363.

［34］ Lafayetted RA，Mccall B，Li N，et al. Incidence and relevance of proteinuria in bevacizumab-treated patients：pooled analysis from randomized controlled trials［J］. Am J Nephrol，2014，40（1）：75 - 83.

［35］ Lapcevic M，Vuković M，Dimitrijević I，et al. The effect of medicamentous and non-medicamentous therapy on lowering risk factors for cardiovascular and cerebrovascular episodes in an interventional study［J］. Srp Arh Celok Lek，2007，135（9 - 10）：554 - 561.

［36］ Lin Y，Yang X，Chen Z，et al. Demonstration of the dorsal pancreatic artery by CTA to facilitate superselective arterial infusion of stem cells into the pancreas［J］. European Journal of Radiology，2012，81（3）：461 - 465.

［37］ Neergaard-Petersen S，Hvas AM，Kristensen S，et al. Platelets and antiplatelet therapy in patients with coronary artery disease and diabetes［J］. Seminars in Thrombosis and Hemostasis，2016，42（3）：234 - 241.

［38］ Masato Odawara，Takashi Kadowaki，Yusuke Naito. Effectiveness and safety of basal supported oral therapy with insulin glargine，in Japanese insulin-naive，type 2 diabetes patients，with or without microvascular complications：subanalysis of the observational，non-interventional，24-week follow-up

Add-on Lantus(R) to Oral Hypoglycemic Agents (ALOHA) study[J]. J Diabetes Complications, 2015, 29(1): 127 - 133.

[39] Perugini RA, Malkani S. Malkani Remission of type 2 diabetes mellitus following bariatric surgery: review of mechanisms and presentation of the concept of reversibility[J]. Curr Opin Endocrinol Diabetes Obes, 2011, 18(2): 119 - 128.

[40] Ruige JB. Does low testosterone affect adaptive properties of adipose tissue in obese men? [J]. Arch Physiol Biochem, 2011, 117(1): 18 - 22.

[41] Segal D, Tupy D, Distiller LA. The Biosulin equivalence in standard therapy (BEST) study — a multicentre, open-label, non-randomised, interventional, observational study in subjects using Biosulin 30/70 for the treatment of insulin-dependent type 1 and type 2 diabetes mellitus[J]. S Afr Med J, 2013, 103(7): 458 - 460.

[42] Sun NF, Tian AL, Tian YL, et al. The interventional therapy for diabetic peripheral artery disease[J]. Bmc Surgery, 2013, 13: 32.

[43] Kindmark H, Sundin A, Granberg D, et al. Endocrine pancreatic tumors with glucagon hypersecretion: a retrospective study of 23 cases during 20 years[J]. Med Oncol, 2007, 24(3): 330 - 337.

[44] Xiao L, Huang DS, Tong JJ, et al. Efficacy of endoluminal interventional therapy in diabetic peripheral arterial occlusive disease: a retrospective trial[J]. Cardiovasc Diabetol, 2012, 11: 17.

[45] Du S, Ni J, Weng L, et al. Aggressive locoregional treatment improves the outcome of liver metastases from grade 3 gastroenteropancreatic neuroendocrine tumors[J]. Medicine (Baltimore), 2015, 94 (34): e1429.

[46] Dumlu EG, Karakoç D, Özdemir A, et al. Nonfunctional pancreatic neuroendocrine tumors: advances in diagnosis, management, and controversies[J]. International Surgery, 2015, 100(6): 1089 - 1097.

[47] Gall TM, Thompson Z, Dinneen EP, et al. Surgical techniques for improving outcomes in pancreatic ductal adenocarcinoma[J]. Expert Rev Gastroenterol Hepatol, 2014, 8(3): 241 - 246.

[48] Go VLW, Srihari P, Kamerman BLA. Nutrition and gastroenteropancreatic neuroendocrine tumors[J]. Endocrinol Metab Clin North Am, 2010, 39(4): 827 - 837.

[49] Gurusamy KS, Pamecha V, Sharma D, et al. Palliative cytoreductive surgery versus other palliative treatments in patients with unresectable liver metastases from gastro-entero-pancreatic neuroendocrine tumours[J]. Cochrane Database Syst Rev, 2009(1): Cd007118.

[50] Kumar S. Islet amyloid-induced cell death and bilayer integrity loss share a molecular origin targetable with oligopyridylamide-based alpha-helical mimetics[J]. Chem Biol, 2015, 22(3): 369 - 378.

[51] Modlin IM, Oberg K, Chung DC, et al. Gastroenteropancreatic neuroendocrine tumours[J]. Lancet Oncol, 2008, 9(1): 61 - 72.

[52] O'Grady HL, Conlon KC. Conlon Pancreatic neuroendocrine tumours[J]. Eur J Surg Oncol, 2008, 34 (3): 324 - 332.

[53] Okabayashi T, Shima Y, Sumiyoshi T, et al. Diagnosis and management of insulinoma[J]. World J Gastroenterol, 2013, 19(6): 829 - 837.

[54] Nomura N, Fujii T, Kanazumi N, et al. Nonfunctioning neuroendocrine pancreatic tumors: our experience and management[J]. J Hepatobiliary Pancreat Surg, 2009, 16(5): 639 - 647.

[55] Okada T, Nishimura T, Nakamura M, et al. Non-functional pancreatic endocrine carcinoma with multiple liver metastases — a case report[J]. Gan To Kagaku Ryoho, 2010, 37(12): 2370 - 2372.

[56] Dumlu EG, Karakoç D, Özdemir A, et al. Nonfunctional pancreatic neuroendocrine tumors: advances in diagnosis, management, and controversies[J]. International Surgery, 2015, 100(6): 1089 - 1097.

第三篇　胰腺恶性疾病的介入治疗

第十一章 胰腺癌动脉内化疗灌注与栓塞治疗

第一节 概 述

一、历史回顾

1982年,自德国学者 Schuster R 报道了动脉内化疗栓塞的实验研究结果后,Bengmark S 在1983年就最早报道应用动脉灌注化疗治疗不能手术切除胰腺癌的研究结果。随后,越来越多的临床随访证据表明,对于不能手术切除的晚期胰腺癌,经动脉灌注化疗的局部药物浓度较静脉用药显著升高,在改善疾病相关症状、延长生存期、减少胰腺癌继发肝转移及已经出现肝转移的治疗均取得更好的治疗效果。

二、定义

动脉内灌注化疗术(transarterial infusion chemotherapy,TAI)是指经动脉将导管或微导管插入到胰腺癌病灶主要供血动脉(如:胃十二指肠动脉等),根据影像学、病理学、分子诊断学和基因检测结果等临床资料,确定相应化疗药物种类及其方案,将药物在一定时间内经导管灌注到肿瘤组织内的治疗方法。

三、原理

通过导管经动脉进入肿瘤的供血动脉内再进行化疗药物的灌注,药物分布不受全身无关的血流影响,肿瘤区域是全身药物分布量最多且浓度最高的地方,即使以少于静脉给药量的剂量进行灌注,肿瘤区域的药物浓度仍远高于全身的药物浓度,随血液循环流至全身其他地方的药物同样对靶器官外可能存在的其他转移性病灶起作用,是一种微创、相对高效,同时也兼顾局部和全身的治疗方式。

胰腺癌由于解剖结构和病灶位置不同,供血变异和差异很大,完全有别于其他部位肿瘤。导管留置位置依据肿瘤的发病部位不同而异,胰头肿瘤,留置于十二指肠上、下动脉;胰体部肿瘤,留置于胰背动脉、胰横动脉;胰尾部肿瘤,留置于胰大动脉、交界动脉。灌注化疗方案遵照以下原则:首先以肿瘤药敏实验报告为依据;缺乏或无法取得病理学诊断时,结合 CT、MRI 等影像学表现,参考 UICC 治疗经典方案进行。药物持续灌注时间:非时间依赖性药物(如吉西他滨等)2 h 左右;时间依赖性药物(如 5-FU 等)24 h 左右。

四、分类

依据注射方式可分为:持续性动脉内灌注化疗(continuous transarterial infusion chemotherapy, cTAI),一般要求留置动脉导管,灌注时间依据肿瘤生物学特性以及所选择药物的时间浓度曲线决定;冲击性动脉灌注化疗(bolus transarterial infusion chemotherapy,bTAI),亦称团注灌注化疗,灌注时间为 30～45 min,多在肿瘤血供丰富时进行(图 3-11-1)。

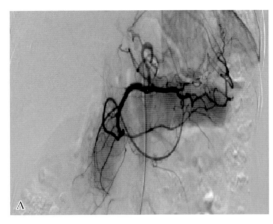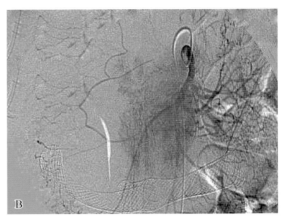

图 3-11-1　胰腺体部导管细胞癌 DSA 造影表现

A 为肠系膜上动脉造影,可见胰十二指肠上动脉增粗;B 为动脉晚期可见瘤体呈均质性肿瘤染色

依据注射部位和药物是否加热,还可分为区域性灌注化疗和加热灌注化疗。

五、治疗现状

较之肝癌的动脉内化疗,目前国内开展有关胰腺癌的治疗较少。近年随着对胰腺癌综合介入治疗认识深入,动脉内化疗灌注已经成为晚期胰腺癌介入治疗的首选方法,疗效和技术逐渐被患者和广大医生认可,现在多数三级甲等医院已经开始该项技术,这是抵御胰腺癌"癌中之王"的有力武器。

国内外现有动脉内化疗灌注治疗多缺乏科学规范与标准,为此作者团队探索了动脉内持续化疗灌注(TAI)联合物理疗法并观察了长期预后,取得了满意的临床和社会效益;在治疗技术上,提出动脉内持续化疗灌注(TAI)新方法,显著提高了化疗药物疗效。与国内外最新治疗比较,该治疗体系将有效率提高 125%,最长生存期达 6 年余。

第二节　术前评估及围手术期处理

1. 患者准备

穿刺部位备皮,术前禁食、禁水 4 h。

2. 实验室检查

常规检查肿瘤标志物(CA19-9、CEA、CA724 等)、血常规、肝肾功能、凝血功能、电解质等,以了解患者全身及主要脏器状况,判断有无治疗禁忌证,并用作疗效评价指标。

3. 影像学检查

完善心电图、胸部正侧位片检查。初次治疗且无病理诊断者,须胰腺超声和 PET/CT 等两种以上影像学检查提示具有胰腺癌影像学特点,扫描范围应包括胰腺全部(图 3-11-2)。

4. 术前签署知情同意书

告知风险及可能并发症。

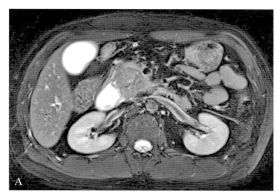 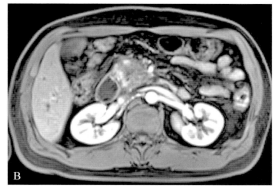

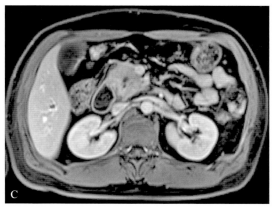

图 3-11-2　胰腺癌影像学检查结果

A 胰腺横断面 T_2WI 可见胰头部一枚类圆形、边界欠清的稍高信号影,B 胰腺横断面 T_1WI 及三期增强图,可见胰头部肿块 T_1WI 呈低信号,C 增强后动脉期内部稍有强化,至延迟期肿块强化明显。

5. 术前用药

灌注化疗前半小时给予非那根肌内注射,5-HT_3 受体阻断药等止吐药静脉推注。

6. 器械准备

包括穿刺针、超滑导丝,导管鞘、导管、化疗药盒(皮下化疗药盒置入术使用)。

常用导管包括：4～6F RH,Cobra 导管等以及微导管。

7. 用药方法

① 以肿瘤药敏为指导；② 无病理时,结合 CT、MRI 等影像学表现,参考 UICC 治疗胰腺癌经典方案,如：吉西他滨、氟尿嘧啶等。吉西他滨等非时间依赖性药物灌注 2 h 左右；时间依赖性药物如氟尿嘧啶可采用 500～700 mg/m² 连续 24 h 持续性灌注化疗。

第三节　动脉内化疗灌注治疗

一、适应证和禁忌证

(一) 适应证

(1) 不能手术切除的晚期胰腺癌。

(2) 已采用其他非手术方法治疗无效的胰腺癌。

(3) 胰腺癌伴肝脏转移。

（4）胰腺癌术后复发。

（二）禁忌证

（1）对比剂过敏。

（2）大量腹水、全身多处转移。

（3）全身情况衰竭者，明显恶液质，ECOG 评分＞2 分，伴多脏器功能衰竭。

（4）有出血或凝血功能障碍性疾病不能纠正，有明显出血倾向者。

（5）肝、肾功能差，超过正常参考值 1.5 倍的患者。

（6）白细胞＜$3.5×10^9$/L，血小板＜$50×10^9$/L。

以上（1）～（3）为绝对禁忌证，（4）～（6）为相对禁忌证。

二、操作方法

1. 患者体位

患者取仰卧位。

2. 操作步骤

常规腹股沟区消毒铺巾，腹股沟局部麻醉，Seldinger's 法穿刺股动脉，放置动脉鞘，选择性动脉插管。

3. 选择性动脉插管

将导管分别选择性置于腹腔动脉、肠系膜上动脉造影（造影持续至静脉期，观察静脉受侵情况），若可见肿瘤供血血管，则超选至供血动脉灌注化疗。改良区域灌注技术：超选至肠系膜上动脉的胰腺供血动脉，用微弹簧圈进行栓塞，使胰腺由腹腔动脉和其分支进行供血，该方法理论依据为经灌注药物的再分配，可减轻化疗药物对肠道的影响，提高疗效。

若未见肿瘤供血动脉，则根据肿瘤部位、侵犯范围及供血情况确定靶血管，建议：胰头、胰颈部肿瘤经胃十二指肠动脉灌注化疗（图 3－11－3），胰体尾部肿瘤视肿瘤侵犯范围、血管造影情况，经腹腔动脉、肠系膜上动脉或肝总动脉灌注化疗（图 3－11－4）；伴肝转移者同时经肝固有动脉灌注化疗，若造影下见肝内转移瘤的血供较丰富，可给予栓塞治疗，栓塞剂可选用超液化碘油或颗粒栓塞剂，栓塞时应在透视下监视，以免误栓非靶器官。有学者认为：若动脉供血不丰富，可以栓塞非主要动脉后，再保留主要动脉进行动脉内灌注化疗。

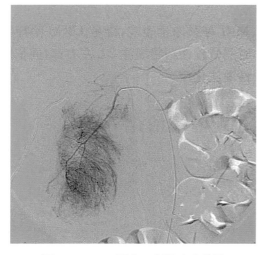 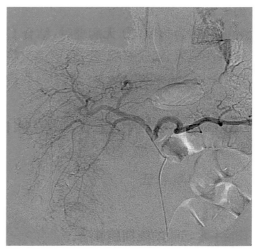

图 3－11－3　胃十二指肠动脉造影　　　　　图 3－11－4　动脉内留管灌注术

可见胰腺头颈部肿瘤异常染色浓聚　　　　RH 导管留置于肝总动脉进行留管灌注化疗

三、药物选择

首先依据肿瘤细胞药物敏感实验确定,建议参照 NCCN 发布指南,可选用吉西他滨、氟尿嘧啶、四氢叶酸、伊立替康等。原则上不超过三联用药。

四、给药方式

可以术中一次冲击性灌注化疗,亦可持续性灌注化疗,或采用热灌注化疗。

1. 一次冲击性灌注化疗

可于术中完成,建议应用:吉西他滨 $800\sim1\,000\ mg/m^2$,氟尿嘧啶 $500\sim700\ mg/m^2$,四氢叶酸 100 mg,单药或联合应用。可 $2\sim3$ 周重复,或疼痛治疗缓解后再发时重复。

2. 持续性灌注化疗

包括留置导管持续性灌注化疗和皮下灌注药盒系统置入术。持续性灌注化疗可选择细胞周期特异性药物和(或)非特异性药物,在用药方法、灌注时间等可计划性和可控性方面均优于单次冲击灌注化疗,灌注时间根据药物的特性决定,如氟尿嘧啶可采用 $500\sim700\ mg/m^2$ 连续 24 h 持续性灌注化疗,重复周期同一次冲击性灌注化疗。

3. 热灌注化疗

是指依据肿瘤生理学特征以及药物敏感性试验选择相应的化疗药物,在进行动脉内灌注化疗前将 0.9% 氯化钠溶液加热到一定温度(如:60℃)后,由动脉导管直接灌注,以增加肿瘤细胞对化疗药物的敏感性,有选择地杀伤肿瘤细胞而不伤及正常胰腺组织,延长患者生存期。

第四节　动脉内化疗栓塞治疗

一、适应证和禁忌证

1. 适应证

同动脉内化疗灌注治疗。

2. 禁忌证

同动脉内化疗灌注治疗。

二、操作方法

1. 患者体位

患者取仰卧位。

2. 操作步骤

常规腹股沟区消毒铺巾,腹股沟局部麻醉,Seldinger's 法穿刺股动脉,放置动脉鞘,选择性动脉插管。

3. 选择性动脉插管

将导管分别选择性置于腹腔动脉、肠系膜上动脉造影(造影持续至静脉期,观察静脉受侵情况),若可见肿瘤供血血管,则超选至肝转移肿物供血动脉。如肝内转移瘤的血供较丰富,可给予栓塞治疗。栓塞时应在透视下监视,以免误栓非靶器官(图 3-11-5)。

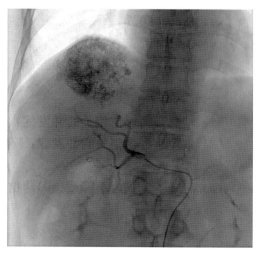

图 3-11-5　肝内转移病灶栓塞术
胰腺癌肝转移,透视下行肝内转移灶碘化油栓塞,效果良好。

三、药物选择

同选择性灌注化疗部分。

四、栓塞剂的选择

因大多数胰腺癌肝转移以乏血供为主,因此一般不用超液化碘油作为栓塞剂,而选用较小直径的微球或颗粒栓塞剂。目前应用较多的栓塞剂直径是 $100 \sim 300 \, \mu m$。对肿瘤血供和染色丰富者,应考虑末梢和供血动脉同时栓塞(图 3 - 11 - 6)。

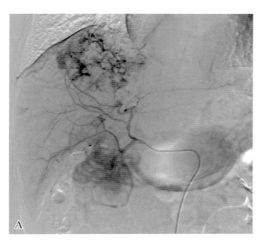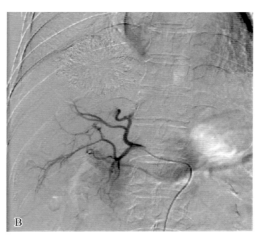

图 3 - 11 - 6　胰腺癌肝转移介入治疗术

A 图示胰腺癌及肝内转移灶血供丰富;B 图示供血动脉栓塞后,供血动脉呈残端改变。

第五节　动脉内化疗灌注与栓塞后的内科治疗

一、术后处理

(1) 充分补液、保肝、对症治疗(止吐、退热等)3~5 d。
(2) 必要时抗生素治疗。
(3) 术后 1 周内复查肝肾功能、血常规、肿瘤标志物、血清淀粉酶等。

二、常见并发症

(1) 与血管内操作相关的并发症:血肿、动脉夹层形成、动脉痉挛、闭塞等。
(2) 与化疗药物相关的并发症:胰腺炎、恶心、呕吐、疼痛、发热、骨髓抑制、肝功能损害、肾功能损害等。
(3) 与机体抵抗力下降或(和)药物相关并发症:消化道出血或应激性溃疡等。

三、疗效评价与随访要求

(1) 建议每月随访 1 次。
(2) 生活质量评价(QOL,推荐使用 ECOG 评分系统)和血常规、肝肾功能、肿瘤标志物及影像学检查。

四、术后护理

1. 动脉留置导管的护理

插管成功后将导管鞘和导管固定在穿刺部位,只暴露出三通接头部分,连接电脑输液泵控制药物剂量持续给药,每日更换输液皮条一副,注意严格无菌操作,观察有无出血倾向。为避免导管移位,防弯曲,连接输液皮条处要固定妥当,并加强巡视。指导并协助病人家属定时为其按摩该侧下肢,穿刺点敷料隔日更换,严密观察有无渗液、出血及炎症反应,发现异常及时与医生联系。

2. 观察患者给药后的不良反应

患者可有发热,消化道的不适症状,可按医嘱对症处理,尤其要预防胰腺炎的发生。

3. 术侧肢体的观察

严密观察术侧足背动脉搏动、肢体温度、色泽,询问患者是否有疼痛、麻木感觉。如果发现足背动脉搏动消失、皮肤苍白、远端肢体发冷等,立即采取相关措施。术侧制动期间指导患者进行踝关节和趾关节的活动。

4. 拔管后的护理

动脉灌注结束后拔管,术侧下肢严格制动,重点观察穿刺点周围有无出血、血肿,检查皮肤是否变硬、有无包块、足背动脉搏动及肢体末梢血液循环情况。穿刺处拔管后加压包扎,沙袋加压穿刺部位 6 h,12 h 松绷带,24 h 后可下床活动。

第六节 胰腺癌动脉内化疗灌注与栓塞的前景及未来

胰腺癌动脉内化疗灌注与栓塞治疗目前是晚期胰腺癌综合介入治疗的重要组成部分(图 3-11-7)。近年来,有专家尝试栓塞胰腺周围其他非供应肿瘤供血动脉,从而影响胰腺癌的供血,提高肿瘤的局部缓解率。国内专家也开展动脉化疗药盒置入,发现较经典动脉内治疗疗效更佳。同时,联合热化疗,加用去甲肾上腺素等增加疗效方法都在逐渐出现。

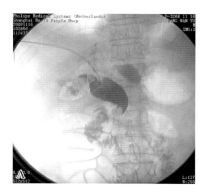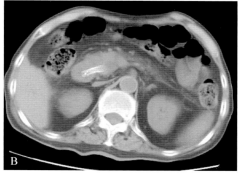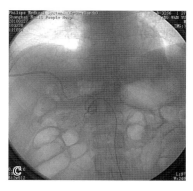

图 3-11-7 胰头部导管细胞癌综合介入治疗

患者,女,63 岁,图 A,先行 PTCD 外引流减轻梗阻性黄疸;图 B,黄疸减轻后支架置入;图 C,局部留管动脉内灌注化疗。

应该指出,目前几乎所有的针对胰腺癌的血管内治疗试验存在入组基线不均衡,研究方案不一致,样本数量过小等问题。目前,迫切需要多中心、大样本的随机对照临床试验,以便进一步评估血管内治疗胰腺癌的临床效果,这几乎是所有介入专家的共识。

胰腺癌血管内介入治疗的经验表明,对某种先进技术的广泛应用而言,除了该技术本身的技术特性外,符合国情与结合具体实际,更是介入领域专家需要关注的。因此,目前需要进行符合中国国情的,着眼于我国并最终服务我国胰腺癌血管内治疗的临床研究。

(于海鹏　郭　志　李茂全)

参考文献

［1］　Schuster R，et al. Criteria for diagnostic and therapeutic methods of vascular embolization（kidneys，spleen，liver）（author's transl）［J］. Rontgenblatter，1982，35(4)：139－145.

［2］　Bengmark S，Andrén-Sandberg A. Infusion chemotherapy in inoperable pancreatic carcinoma［J］. Recent Results Cancer Res，1983，86：13－14.

［3］　Hasegawa H，Nimura Y，Hayakawa N，et al. Palliative treatment for unresectable cases of pancreatic carcinoma［J］. Nihon Geka Gakkai Zasshi，1985，86(12)：1625－1631.

［4］　Edge SB，Compton CC. The american joint committee on cancer：the 7th edition of the AJCC cancer staging manual and the future of TNM［J］. Annals of Surgical Oncology，2010，17(6)：1471－1474.

［5］　Tempero MA，Arnoletti JP，Behrman SW，et al. Pancreatic adenocarcinoma，version 2. 2012：featured updates to the NCCN Guidelines［J］. Journal of the National Comprehensive Cancer Network Jnccn，2012，10(6)：703.

［6］　Schachter P，Avni Y，Gvirz G. The impact of laparoscopy and laparoscopic ultrasound on the management of pancreatic cystic lesions［J］. Arch Surg，2000，135(3)：260－264.

［7］　Hidagom M. Pancreatic cancer［J］. N Engl J Med，2010，362(17)：1605－1617.

［8］　Nimura Y，Nagino M，Takao S，et al. Standard versus extended lymphadenectomy in radical pancreatoduodenectomy for ductal adenocarcinoma of the head of the pancreas［J］. J Hepatobiliary Pancreat Sci，2012，19(3)：230－241.

［9］　Jang JY，Kang MJ，Heo JS，et al. A prospective randomized controlled study comparing outcomes of standard resection and extended resection，including dissection of the nerve plexus and various lymph nodes，in patients with pancreatic head cancer［J］. Ann Surg，2014，259(4)：656－664.

［10］　Siegel R，Ma J，Zou Z，et al. Cancer statistics［J］. CA Cancer J Clin，2014，64(1)：9－29.

［11］　Hurria A，Wildes T，Blair SL，et al. Senior adult oncology，version 2. 2014：clinical practice guidelines in oncology［J］. Journal of the National Comprehensive Cancer Network Jnccn，2014，12(1)：82－126.

［12］　Tol JAM，Gouma DJ，Bassi C，et al. Definition of a standard lymphadenectomy in surgery for pancreatic ductal adenocarcinoma：a consensus statement by the International Study Group on Pancreatic Surgery（ISGPS）［J］. Surgery，2014，156(3)：591－600.

［13］　Bockhorn M，Uzunoglu FG，Adham M，et al. Borderline resectable pancreatic cancer：a consensus statement by the International Study Group of Pancreatic Surgery（ISGPS）［J］. Surgery，2014，155(6)：977－988.

［14］　Hartwig W，Vollmer CM，Fingerhut A，et al. Extended pancreatectomy in pancreatic ductal adenocarcinoma：definition and consensus of the International Study Group for Pancreatic Surgery（ISGPS）［J］. Surgery，2014，156(1)：1－14.

［15］　Asbun HJ，Conlon K，Fernandez-Cruz L，et al. When to performa pancreatoduodenectomy in the absence of positive histology? A consensus statement by the International Study Group of Pancreatic Surgery［J］. Surgery，2014，155(5)：887－892.

［16］　马彦寿,李焕祥,吕峰泉,等.超选择性动脉灌注及栓塞治疗晚期胰头癌［J］.介入放射学杂志,2006,15(4)：247－248.

［17］ 宋恬，殷士蒙，孙荣跃，等.探讨介入治疗对晚期胰腺癌的疗效［J］.介入放射学杂志，2008，17（6）：411－413.

［18］ 刘凌晓，姬巍，王建华，等.胰腺癌肝转移患者综合性介入栓塞治疗生存情况的回顾性分析［J］.复旦学报（医学版），2011，38（2）：101－106.

［19］ 中华医学会放射学分会介入学组.胰腺癌经动脉灌注化疗指南（草案）［J］.介入放射学杂志，2012，21（5）：353－355.

［20］ Japan Pancreas Society. Classification of pancreatic carcinoma ［M］. 2nd English ed. Tokyo：Kanehara & Co. Ltd. ，2003.

［21］ Philip PA，Benedetti J，Corless CL，et al. Phase Ⅲ study comparing gemcitabine plus cetuximab versus gemcitabine in patients with advanced pancreatic adenocarcinoma：Southwest Oncology Group directed intergroup trial S0205［J］. J Clin Oncol，2010，28：3605－3610.

［22］ Kindler HL，Niedzwiecki D，Hollis D，et al. Gemcitabine plus bevacizumab compared with gemcitabine plus placebo in patients with advanced pancreatic cancer：phase Ⅲ trial of the Cancer and Leukemia Group B (CALGB 80303)［J］. J Clin Oncol，2010，28：3617－3622.

［23］ Moore MJ，Goldstein D，Hamm J，et al. Erlotinib plus gemcitabine compared with gemcitabine alone in patients with advanced pancreatic cancer：a phase Ⅲ trial of the National Cancer Institute of Canada Clinical Trials Group［J］. J Clin Oncol，2007，25：1960－1966.

［24］ Tanaka T，Sakaguchi H，Sho M，et al. A novel interventional radiology technique for arterial infusion chemotherapy against advanced pancreatic Cancer［J］. AJR，2009，192(2)：168－177.

［25］ Conroy T，Desseigne F，Ychou M，et al. FOLFIRINOX versus gemcitabine for metastatic pancreatic cancer［J］. New England Journal of Medicine，2011，364(19)：1817.

［26］ Kulke MH，Tempero MA，Niedzwiecki D，et al. Randomized phase Ⅱ study of gemcitabine administered at a fixed dose rate or in combination with cisplatin，docetaxel，or irinotecan in patients with metastatic pancreatic cancer：CALGB 89904［J］. J Clin Oncol，2009，27：5506－5512.

［27］ Cunningham D，Chau I，Stocken DD，et al. Phase III randomized comparison of gemcitabine versus gemcitabine plus capecitabine in patients with advanced pancreatic cancer［J］. J Clin Oncol，2009，27：5513－5518.

［28］ Louvet C. Gemcitabine in Combination With oxaliplatin compared with gemcitabine alone in locally advanced or metastatic pancreatic cancer：results of a GERCOR and GISCAD phase Ⅲ trial［J］. Journal of Clinical Oncology，2005，23(15)：3509－3516.

［29］ Oettle H，Richards D，Ramanathan RK，et al. A phase Ⅲ trial of pemetrexed plus gemcitabine versus gemcitabine in patients with unresectable or metastatic pancreatic cancer［J］. Ann Oncol，2005，16：1639－1645.

［30］ Abou-Alfa GK，Letourneau R，Harker G，et al. Randomized phase Ⅲ study of exatecan and gemcitabine compared with gemcitabine alone in untreated advanced pancreatic cancer［J］. J Clin Oncol，2006，24：4441－4447.

［31］ Tempero M，Plunkett W，Ruiz Van Haperen V，et al. Randomized phase Ⅱ comparison of dose-intense gemcitabine：thirty-minute infusion and fixed dose rate infusion in patients with pancreatic adenocarcinoma［J］. J Clin Oncol，2003，21：3402－3408.

［32］ Menon KV，Gomez D，Smith AM，et al. Impact of margin status on survival following pancreatoduodenectomy for cancer：the Leeds Pathology Protocol (LEEPP)［J］. HPB(Oxford)，2009，11(1)：18－24.

[33] Homma H，Niitsu Y. A new regional arterial infusion chemotherapy for patients with advanced pancreatic cancer[J]. Gan to Kagaku Ryoho Cancer & Chemotherapy，2002，29(3)：383.

[34] Zheng YY，Tang CW，Xu YQ，et al. Hepatic arterial infusion chemotherapy reduced hepatic metastases from pancreatic cancer after pancreatectomy[J]. Hepatogastroenterology，2014，61(133)：1415 - 1420.

[35] Yoshidome H，Shimizu H，Ohtsuka M，et al. Pancreaticoduodenetomy combined with hepatic artery resection following preoperative hepatic arterial embolization[J]. J Hepatobiliary Pancreat Sci，2014，21(12)：850 - 855.

[36] Yamagami，Yoshimatsu T，Kajiwara R，et al. Arteriography after embolization before distal pancreatectomy with en bloc celiac axis resection[J]. Minim Invasive Ther Allied Technol，2015，24(6)：350 - 355.

[37] Toguchi M，Tsurusaki M，Numoto I，et al. Utility of amplatzer vascular plug with preoperative common hepatic artery embolization for distal pancreatectomy with en bloc celiac axis resection[J]. Cardiovasc Intervent Radiol，2017，40(3)：445 - 449.

[38] Tanaka T，Sho M，Nishiofuku H，et al. Unresectable pancreatic cancer：arterial embolization to achieve a single blood supply for intraarterial infusion of 5-fluorouracil and full-dose IV gemcitabine[J]. Am J Roentgenol，2012，198(6)：1445 - 1452.

胰腺癌粒子置入介入治疗

第一节　概　　述

　　胰腺癌起病隐匿,临床发现时多为晚期,而且其位置深在,毗邻肠道、大血管,周围解剖关系复杂,手术与单纯放、化疗效果均不佳。放射性粒子置入治疗属于放射治疗中近距离治疗的范畴,是通过影像引导技术将密封的放射源直接置入肿瘤病灶内,通过放射性核素持续释放射线对肿瘤细胞进行杀伤的一种治疗手段,常用的放射性粒子包括^{125}I、^{192}Ir、^{103}Pd等。放射性粒子置入治疗具有靶区剂量高、组织损伤小、副作用低等优势,可使肿瘤组织受到最大程度的杀伤,而周围正常组织不受损伤或仅有微小损伤,最终达到治疗目的。

一、历史回顾

　　胰腺癌的粒子治疗,最早由 Barone RM 于 1975 年报道。1981 年,Holm H H 等报道了在超声引导下的粒子治疗,使得该方法变得简单容易。国内最早于 2002 年由谢大业报道。近年来由于CT 引导技术的不断进步,以及对胰腺炎和穿刺后出血的控制水平提高,有关报道逐渐增多,胰腺癌的粒子治疗已逐渐成为有效的手段。有关近距离放射疗法与外照射的比较,见图 3－12－1。

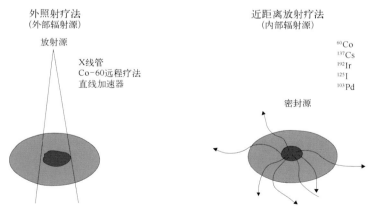

图 3－12－1　近距离放射疗法与外照射的比较
外照射局部剂量要低于内照射

二、治疗原理

　　碘125(^{125}I)粒子是国内目前常用的核素,其半衰期为 59.4 d,通过衰减过程发射出的低能量(28～32 keV)的 γ 射线和 X 射线,干扰肿瘤细胞 DNA 合成,从而起到杀伤肿瘤细胞的目的(图 3－12－2),同时由于放射源周围的剂量强度按照与放射源距离的平方成反比的方式下降,故而邻近脏器如肠道受到影响较小,并发症发生率低。目前已有多篇临床研究证实了放射性粒子置入治疗胰腺癌的疗效,甚至可与外科手术媲美,其作为手术、化疗等治疗方法的有效补充,在胰腺癌的治疗中发挥着重要的作用。

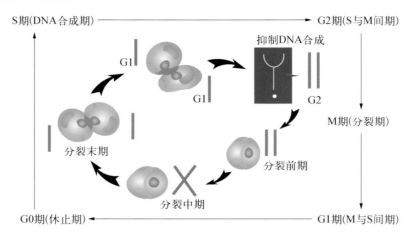

图 3‐12‐2 ^{125}I 粒子发射 γ 射线和 X 射线,干扰肿瘤细胞 DNA 合成

三、^{125}I 粒子的物理特性

(1) 半衰期:59.4 d。

(2) 平均光子能量:28~32 keV。

(3) 穿透距离:1.7 cm。

(4) 利用能量:γ 射线、低能 X 射线。

(5) 照射方式:持续照射。

(6) 释放 90% 剂量时间:197 d。

(7) 释放 94% 剂量时间:240 d。

四、常用粒子分类

目前常用于胰腺癌治疗的粒子,依据包装和释放方式的不同可以分为三类。

(一) ^{125}I 涂层在银棒表面粒子

其内部结构如图 3‐12‐3 所示。

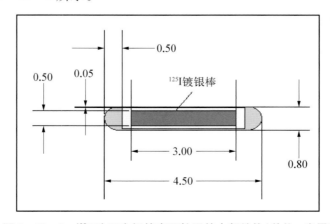

图 3‐12‐3 ^{125}I 涂层在银棒表面粒子的内部结构(单位:毫居)

（二）包含¹²⁵I的树脂颗粒粒子

其内部结构如图 3 - 12 - 4 所示。

（三）¹²⁵I充填在陶瓷核心粒子

其内部结构如图 3 - 12 - 5 所示。

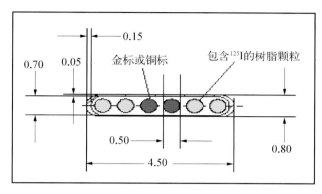

图 3 - 12 - 4 包含¹²⁵I的树脂颗粒粒子
内部结构（单位：毫居）

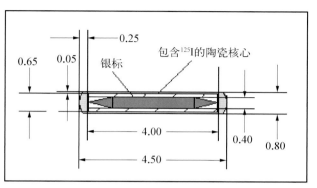

图 3 - 12 - 5 ¹²⁵I充填在陶瓷核心粒子
内部结构（单位：毫居）

第二节 术前评估及围手术期处理

一、适应证与禁忌证

（一）适应证

（1）经病理及 CT、MRI 等影像学证据证实为胰腺癌，无法行手术治疗，或患者拒绝手术治疗，预期生存期＞3 个月。

（2）胰腺癌外科手术治疗后复发。

（3）预期生存期＜3 个月，为缓解疼痛、改善生活质量者。

（4）无严重心肺、神经系统及肝肾功能障碍，无急性感染者。

（5）体力状况评分 ECOG≤2 分。

（二）禁忌证

（1）伴有广泛远处转移。

（2）伴有急性感染。

（3）ECOG 评分＞2 分。

（4）伴有严重心肺、神经系统及肝肾功能障碍者。

（5）白细胞计数＜$3×10^9$/L，血小板计数＜$30×10^9$/L，血红蛋白＜90 g/L。

二、术前准备及处理

（一）患者的评估及检查

完善血常规、大小便常规、凝血功能、肝肾功能、血糖、肿瘤标志物、血型、心电图、心脏彩超（50 岁以上患者）、肺功能等检查排除手术禁忌证，通过认真复习病史、体格检查及近期的影像资料来评估患者的放射性粒子置入的适应证，遵循"肿瘤医疗个体化"理念，重视多学科诊疗模式（multidisciplinary team，MDT），即在普外科、肿瘤科、放射肿瘤科及介入科等共同讨论后决定治疗方案，保障病人得到最规范的治疗。上腹部强化CT(1周内)为治疗前评估的关键影像学检查,通过CT观察肿瘤的大小、位置及其与邻近重要脏器、血管等的关系,确定肿瘤分期。

(二) 制定治疗计划

放射性粒子置入术前须应用治疗计划系统(treatment planning system,TPS)制定治疗计划,将上腹部强化CT(1周内)导入治疗计划系统,计划靶区为影像学边缘外扩0.5~1.0 cm。应用剂量体积直方图(dose-volume histogram,DVH)进行剂量评估(图3-12-6)。

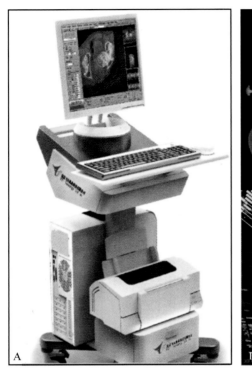
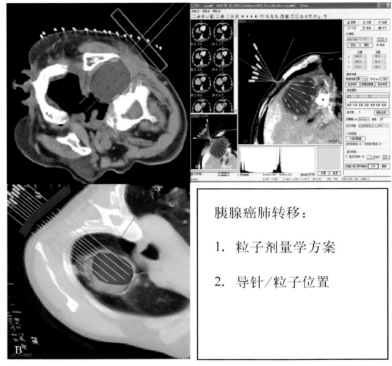

胰腺癌肺转移:

1. 粒子剂量学方案

2. 导针/粒子位置

图3-12-6 粒子置入治疗计划制定

A. TPS设备;B. 制定粒子剂量学方案和治疗计划。

对于胰腺癌粒子治疗,尚未有明确的最佳剂量。国内粒子治疗胰腺癌术前治疗计划的处方剂量一般为110~160 Gy,粒子活度一般选择0.4~0.6 mCi。具体粒子数目、活性度包括间距应根据病理学分类以及基因检测的结果确定,详见有关章节。

表3-12-1 常用的放射性核素粒子的能量及半衰期

核素粒子	半衰期(d)	常用活度(mCi)	90%能量(d)
^{131}Cs	9.7	1.1~1.7	33
^{125}I	59.4	0.3~0.8	197
^{103}Pd	17.0	1.1~1.7	58

(三) 病理检查

放射性碘125粒子置入治疗前行经皮细针穿刺活检(fine needle biopsy,FNB)或者细针抽吸活检(fine needle aspiration biopsy,FNAB)以明确诊断,并进行相应的基因检测。

（四）物品准备

粒子置入枪、推杆、粒子置入针、放射性粒子、防护设备（铅衣、铅手套、铅眼镜）、监护设备、抢救车、真空垫（用于固定体位）。

（五）患者准备

（1）患者及家属（被委托人）签署知情同意书。

（2）手术前3天嘱其半流质无渣饮食，手术前12 h禁食，口服导泻药物，手术前6 h置管胃肠减压并清洁灌肠，应用抑酸及抑制胰酶分泌药物，术前建立静脉通道，建议留置大号留置针。

（3）对于合并梗阻性黄疸的患者，粒子置入术前应先行经皮肝穿刺胆道引流术，缓解黄疸症状，应用保肝药物，改善患者肝脏功能。

第三节　胰腺癌粒子置入介入治疗

放射性碘125粒子置入的影像引导技术有CT、MRI及超声等，CT引导具有定位准确、空间分辨率高等优势，是胰腺癌放射性粒子置入最常用的引导技术。

一、操作步骤

（一）麻醉与消毒

根据患者的状况，可以采用静脉全麻或局部麻醉进行放射性粒子置入，建议应用静脉全麻，麻醉师的帮助可以大大提高手术安全性，规避手术风险。根据手术部位消毒术野，执行无菌操作技术规范。

（二）手术入路

建议选择前入路进行穿刺，在充分肠道准备及药物应用的前提下，穿刺经过胃肠道通常是安全的（图3-12-7）。

（三）粒子置入

常规层厚1.0~5.0 mm扫描，确定肿瘤部位，并在体表标记范围，根据TPS治疗计划，选择相应部位作为穿刺置入平面，并确定进针位置、角度和深度，在CT的引导下将粒子针穿刺入瘤灶预定位置。穿刺过

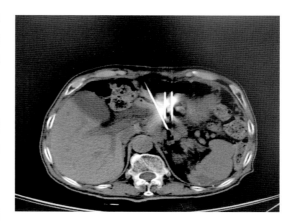

图3-12-7　术前选择合适入路

进针时由于胃肠道受刺激收缩能避免穿刺针直接穿过胃肠道。

程中注意避免损伤腹腔干、肠系膜上动脉等重要血管，遇有扩张的胰管，最好将胰液抽出，降低胰腺炎发生的风险。布针过程中，尽量做到平行进针，重复CT扫描提示粒子针穿刺到位后，根据TPS计划置入粒子，通过粒子针布源，粒子间距5.0~10.0 mm。退针过程中经粒子针注入抗肿瘤药物（如替加氟、氟尿嘧啶），降低针道转移发生的概率。置入完成后即刻完成术后治疗质量验证，若验证存在冷区，立即根据治疗计划系统指示补种粒子，以满足剂量需求（图3-12-8）。

（四）粒子置入术中监护

操作过程中，实时生命体征监测十分必要，严密监测心率、血压和血氧饱和度，如有问题及时处理。

（五）术后处理

患者返回病房过程中，由专人护送，手术部位遮盖0.25 mm铅当量的铅单。术后心电监护，待平稳后取消。

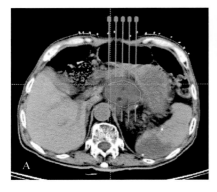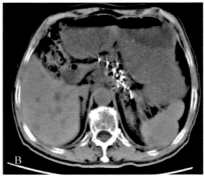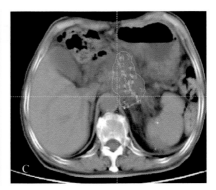

图 3 - 12 - 8　粒子置入治疗过程
A,术前 TPS 计划穿刺路径;B,术后明确粒子位置;C,TPS 验证是否存在冷区。

二、并发症及处理

(一)出血

肿瘤包绕腹腔干、肝动脉、肠系膜上动脉时,穿刺针可能损伤上述血管。此时拔除针芯后,血液可快速涌出。应重新插入针芯,并缓慢退针 5.0 mm,保持约 1 min 后置入 1~2 颗粒子,出血大多可自行停止。辅助应用止血药物。如出血量较大(>500 ml),应迅速补充血容量,必要时行动脉造影明确责任血管,栓塞出血动脉,密切注意血压、脉搏变化。

(二)胰腺炎、胰瘘

属于少见而严重的并发症,主要原因为穿刺过程中损伤胰管所致。如患者术后出现严重腹痛,查体提示腹膜刺激征,血尿淀粉酶升高,经影像学证实即可诊断。确认诊断后应及时引流,同时应用抑制胰酶分泌的药物,症状多可及时缓解。穿刺过程中避免损伤主胰管是最重要的预防措施。

(三)其他胃肠道症状

排除临床上胰腺炎、胰瘘等情况之后,恶心、呕吐等多与应用生长抑素有关,对症处理后多可缓解。

(四)粒子移位

粒子在术后可发生移位,迁移至肝、脾、胃或脱落游离至腹腔,可严密观察。

(五)其他少见并发症

如针道种植、神经损伤等,需个别特殊处理。

三、随访及疗效评估

(一)术后局部疗效评估

1. 肿瘤大小及淋巴结改变

参考实体肿瘤的疗效评价标准 1.1 版。

完全缓解(CR):所有靶病灶消失。部分缓解(PR):靶病灶直径之和比基线水平减少至少 30%。

疾病进展(PD):以整个随访过程中所有测量的靶病灶直径之和的最小值为参照,直径和相对增加至少 20%(如果基线测量值最小就以基线值为参照),除此之外,必须满足直径和的绝对值增加至少 5 mm(出现一个或多个新病灶也视为疾病进展)。

疾病稳定(SD):靶病灶减小的程度没达到 PR,增加的程度也没达到 PD 水平,介于两者之间,研究时可以直径之和的最小值作为参考。

2. 肿瘤及淋巴结内部结构

肿瘤及淋巴结内部结构是评价粒子治疗的核心要素,是决定是否要继续治疗或者联合其他治疗的关键所在。评价方法包括超声造影、CT 的平扫加增强、磁共振以及 PET、核素扫描等,超声简单易行,容易推广,CT、磁共振及 PET 费用较高,但准确性更高。评价的主要因素包括:① 是否强化或者增强,以及强化增强的程度;② 粒子的分布变化等。

(二) 临床疗效评估

包括生存质量和生存期两个方面。

(1) 对于胰腺癌患者,生活质量改善显得尤为重要。具体包括 KPS 评分、疼痛评分、肠道梗阻和梗阻性黄疸的改善等。

(2) 在判断局部疗效的基础上,定期随访患者的生存和生活质量的改善情况,一般 45～60 d 进行定期随访,并记录患者 1、2、3、5 年的生存情况。

第四节　粒子置入介入治疗后的内科治疗

根据综合诊治的原则,应进行多学科讨论评估,包括患者全面体能状况评估、肿瘤分期及分子标记物检查等结果,制定合理的内科治疗计划。

一、术后辅助化疗

术后辅助化疗具有明确的疗效,可以防止或延缓肿瘤复发,提高术后长期生存率,因此,积极推荐术后实施辅助化疗。术后辅助化疗方案推荐氟尿嘧啶类药物(包括替吉奥胶囊以及 5 - FU/LV)或吉西他滨(GEM)单药治疗;对于体能状态良好的患者,可以考虑联合化疗。

推荐:

(1) 替吉奥胶囊单药,每周期第 1～28 天,口服 80～120 mg/d,每 6 周重复,给药至 6 个月。

(2) 吉西他滨单药,每周期第 1、8、15 天,静脉输注 1 000 mg/m²,每 4 周重复,给药至 6 个月。

(3) 5 -氟尿嘧啶/甲酰四氢叶酸(5 - FU/LV),每周期第 1 天至第 5 天,每日静脉输注亚叶酸钙 20 mg/m²,5 - FU 425 mg/m²,每 4 周重复,给药至 6 个月。

(4) 部分体力状态较好的患者,可采用含吉西他滨和(或)替吉奥胶囊的联合化疗方案(图 3 - 12 - 9)。

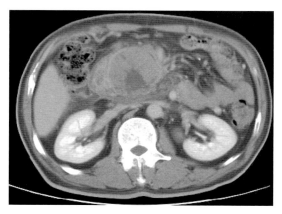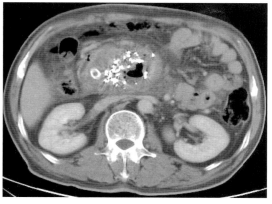

图 3 - 12 - 9　粒子置入介入治疗病例

患者,男性,54 岁。胰腺癌介入术后 2 个月。患者因进食后呕吐伴中上腹隐痛就诊,CT 示:胰头癌致肝内胆管明显扩张,累及十二指肠框部,将肠系膜上动静脉包绕在内,伴có腹膜淋巴结转移。半年后胰腺穿刺涂片示:成堆肿瘤细胞及散在组织细胞,瘤细胞小圆,核浆比大,倾向癌,行 PTCD 术,术后 1 个月患者进食后呕吐明显,再行十二指肠支架置入术、肠系膜上动脉灌注化疗术(培美曲塞 800 mg+草酸铂 150 mg)。1 个月后在 CT 下行胰腺癌唯美生局部注射术+¹²⁵I 粒子置入术,共置入¹²⁵I 粒子 55 粒,术后 3 个月随访病灶仍有少许活性病灶。采用 GF 方案静脉化疗 6 个疗程,患者治疗后总生存时间 76.8 个月。

二、姑息治疗与营养支持

提高胰腺癌患者的生活质量是姑息治疗的重要目标。对于胰腺癌终末期患者应给予姑息治疗，其目的是减轻临床症状和提高患者生活质量。

终末期肿瘤患者的症状可以大致归为两类：一类是疼痛，包括肿瘤引起的癌痛和器官累及引起的其他疼痛，如消化道中胆道梗阻引起的痉挛痛等；另一类是乏力相关症状，主要是由于营养摄入不足或代谢异常引起的营养不良。

疼痛是胰腺癌最常见的症状之一，疼痛控制良好也是患者体能状况较好的标志之一。在明确疼痛的原因和排除外科急症后，要明确是否为癌痛。对癌痛者，考虑根据 WHO 三阶梯镇痛的五大原则予以足量镇痛。

营养不良甚至恶液质在胰腺癌终末期患者中极为多见。应首先对患者进行恶液质的诊断与分期：恶液质前期，即体重下降≤5%并存在厌食或糖耐量下降等；恶液质期，即 6 个月内体重下降＞5%，或基础 BMI＜20 者体重下降＞2%，或有肌肉减少症者体重下降＞2%；难治期，即预计生存＜3 个月，PS 评分低，对抗肿瘤治疗无反应的终末状态。在判定全身营养状况和患者胃肠道功能状况基础上制订营养治疗计划。生命体征平稳而自主进食障碍者，如患者有意愿时应予营养治疗，其中存在胃肠道功能者以肠内营养为主。无胃肠道功能者可选择胃肠外营养，一旦肠道功能恢复，或肠内营养治疗能满足患者能量及营养素需要量，即停止胃肠外营养治疗。营养治疗同时应监测 24 h 出入量、水肿或脱水、血电解质等。生命体征不稳和多脏器衰竭者原则上不考虑系统性的营养治疗。糖皮质激素类药物和醋酸甲地孕酮能够增加食欲。酌情选用能够逆转恶液质异常代谢的代谢调节剂，目前使用的药物包括鱼油不饱和脂肪酸(EPA)、二十二碳六烯酸(DHA)和沙利度胺等。

第五节　胰腺癌粒子置入治疗的前景及未来

放射性粒子组织间置入近距离治疗肿瘤已有 100 余年的历史。近 20 年来，随着低能核素，如[125]I、[103]Pd 等相继研制成功，计算机计划系统出现及 B 超、CT 等引导定位系统的发展，放射性粒子组织间置入治疗肿瘤显示出广阔的前景。在美国，前列腺癌粒子置入治疗已被列为标准术式。组织间置入近距离治疗肿瘤具备诸多优势，具体如下：

（1）治疗定位精确，与肿瘤形状非常吻合。

（2）粒子种植范围之外，照射剂量迅速减少。

（3）靶区剂量很高，且不增加正常组织的损伤。

（4）计算机制定治疗计划，剂量分布更加均匀、合理。

（5）与手术、化疗配合有互补作用。

（6）保护机体正常功能及形态。

胰腺癌作为一种恶性程度极高，预后极差的消化道肿瘤，目前缺乏有效的治疗手段来控制肿瘤生长，延长患者生存期。放射粒子组织间置入治疗以其微创、有效、并发症少等特点在胰腺癌治疗方面显示出巨大的优势，特别是与全身治疗方法如口服替吉奥化疗或者静脉化疗相结合，可以达到较高的局部控制率，延长患者生存时间，同时在缓解患者疼痛等临床症状、改善患者生活质量方面也可起到良好的效果。虽然目前胰腺癌粒子治疗并非是胰腺癌治疗的首选治疗方案，但我们相信粒子治疗将给胰腺癌的治疗带来广阔的前景，发挥越来越巨大的作用。

（王武杰　王　实　李玉亮）

参考文献

［1］　Barone RM. Treatment of carcinoma of the pancreas with radon seed implantation and intra-arterial infusion of 5－FUDR［J］. Surg Clin North Am，1975，55(1)：117－126.

［2］　张福君,吴沛宏,赵明,等.CT 导引下^{125}I 粒子置入治疗胰腺癌［J］.中华医学杂志,2006,86(4)：223－227.

［3］　李芬,丁洪琼,许妮娜.^{125}I 粒子置入联合腹腔神经丛阻滞治疗晚期胰腺癌的护理［J］.护理学杂志,2006,21(14)：37－39.

［4］　李玉亮,王永正,王晓华,等.动脉灌注吉西他滨联合^{125}I 粒子胰腺内置入治疗进展期胰腺癌［J］.山东大学学报医学版,2007,4：393－396.

［5］　马龙滨,李宾,何津,等.^{125}I 粒子联合 5－氟尿嘧啶缓释化疗粒子置入治疗晚期胰腺癌疗效观察［J］.中国药房,2006,17(16)：1244－1245.

［6］　朱立东,陈孝平.^{125}I 粒子置入联合经皮肝穿刺胆管内支架置入治疗胰头癌的临床研究［J］.中国现代普通外科进展,2007,10(2)：160－163.

［7］　李凯,陶京,熊炯炘,等.姑息手术结合术中碘 125 粒子置入和术后化疗治疗晚期胰腺癌［J］.中华普通外科杂志,2007,22(2)：104－106.

［8］　杨文彬,曹罡,王永恒,等.^{125}I 放射性粒子置入治疗无法手术切除的胰腺癌疗效分析［J］.中华肿瘤防治杂志,2007,14(16)：1244－1246.

［9］　王忠敏,陈克敏,金冶宁,等.CT 引导下置入^{125}I 放射性粒子治疗胰腺癌的临床应用［J］.临床放射学杂志,2008,27(12)：1730－1735.

［10］　孙胜,孙诚谊,李红伟,等.^{125}I 粒子联合 5－氟尿嘧啶缓释化疗粒子置入治疗晚期胰腺癌 42 例疗效观察［J］.中国现代普通外科进展,2009,12(5)：409－411.

［11］　朱永强,陈俊英,郭剑峰.CT 引导下^{125}I 粒子置入治疗晚期胰腺癌的临床疗效分析［J］.介入放射学杂志,2011,20(4)：283－286.

［12］　曾健滢,周序珑,姚飞,等.冷冻联合^{125}I 粒子置入治疗对Ⅳ期胰腺癌患者组织 CEACAM6 表达的影响［J］.中华胰腺病杂志,2012,12(6)：408－409.

［13］　陆健,王忠敏,陈克敏,等.微正电子发射断层扫描/CT 扫描对荷人胰腺癌裸鼠组织间近距离放射治疗的早期疗效评估［J］.介入放射学杂志,2012,21(7)：574－577.

［14］　宋琦,刘玉,胡曙东,等.磁共振弥散加权成像在^{125}I 粒子组织间置入治疗胰腺癌疗效评估中的应用［J］.介入放射学杂志,2012,21(6)：492－497.

［15］　李会星,史宪杰,梁雨荣,等.^{125}I 粒子置入治疗晚期胰腺癌术后胰瘘的危险因素［J］.中华肝胆外科杂志,2014,20(12)：862－865.

［16］　胡曙东,谌业荣,刘玉,等.能谱 CT 早期评价^{125}I 粒子置入治疗胰腺癌效果实验研究［J］.介入放射学杂志,2015,24(12)：1086－1089.

［17］　Zhongmin W，Yu L，Fenju L，et al. Clinical efficacy of CT-guided iodine－125 seed implantation therapy in patients with advanced pancreatic cancer［J］. Eur Radiol, 2010, 20：1786－1791.

［18］　Liu K，Ji B，Zhang W，et al. Comparison of iodine－125 seed implantation and pancreaticoduodenectomy in the treatment of pancreatic cancer［J］. Int J Med Sci, 2014，11：893－896.

［19］　Neoptolemos JP，Stocken DD，Friess H，et al. A randomized trial of chemoradiotherapy and chemotherapy after resection of pancreatic cancer［J］. N Engl J Med, 2004，350(12)：1200－1210.

［20］　Fukutomi A，Uesaka K，Boku N，et al. Randomized phase Ⅲ trial of adjuvant chemotherapy with gemcitabine versus S－1 for resected pancreatic cancer patients［J］. J Clin Oncol，2013，13(Suppl)：a4008.

［21］ Neuhaus P，Riess H，Post S，et al. Final results of the randomized，prospective，multicenter phase Ⅲ trial of adjuvant chemotherapy with gemcitabine versus observation in patients with resected pancreatic cancer(PC)[J]. J Clin Oncol，2008，26(Suppl)：a4504.

［22］ Neoptolemos JP，Moore MJ，Cox TF，et al. Effect of adjuvant chemotherapy with fluorouracil plus folinic acid or gemcitabine vs observation on survival in patients with resected periampullary adenocarcinoma：the ESPAC－3 periampullary cancer randomized trial[J]. JAMA，2012，308(2)：147－156.

［23］ Fearon K，Strasser F，Anker SD，et al. Definition and classification of cancer cachexia：an international consensus[J]. Lancet Oncol，2011，12(5)：489－495.

［24］ Lundholm K，Daneryd P，Bosaeus I，et al. Palliative nutritional intervention in addition to cyclooxygenase and erythropoietin treatment for patients with malignant disease：effects on survival，metabolism，and function[J]. Cancer，2004，100(9)：1967－1977.

［25］ Ruiz-Garcia V，Juan O，Perez Hoyos S，et al. Megestrol acetate：systematic review usefulness about the weight gain in neoplastic patients with cachexia[J]. Med Clin(Barc)，2002，119(5)：166－170.

［26］ Babcock T，Helton WS，Espat NJ. Eicosapentaenoic acid(EPA)：an anti-inflammatory omega－3 fat with potential clinical applications[J]. Nutrition，2000，16(11－12)：1116－1118.

［27］ Liu B，Zhou T，Geng J，et al. Percutaneous computed tomography-guided iodine－125 seeds implantation for unresectable pancreatic cancer[J]. Indian Journal of Cancer，2015，52 (Special Issue 2)：e69-e74.

［28］ Eisenhauer EA，Therasse P，Bogaerts J，et al. New response evaluation criteria in solid tumours：revised RECIST guideline (version 1. 1)[J]. Eur J Cancer，2009，45(2)：228－247.

［29］ Yu YP，et al. Effectiveness and security of CT-guided percutaneous implantation of ^{125}I seeds in pancreatic carcinoma[J]. Br J Radiol，2014，87(1039)：20130642.

［30］ 许建彪,罗开元,杨晓春.晚期胰腺癌血清神经生长因子水平在[125]I粒子组织间置入治疗效果评估中的价值[J].实用医学杂志,2015,31(1)：79－81.

［31］ Xu JB，et al. Serum nerve growth factor level indicates therapeutic efficacy of ^{125}I seed implantation in advanced pancreatic adenocarcinoma[J]. Eur Rev Med Pharmacol Sci，2015，19(18)：3385－3390.

［32］ 李茂全.晚期胰腺癌介入治疗临床操作指南(试行)[J].临床放射学杂志,2016,33(11)：1632－1636.

［33］ 杜苗苗,曹贵文,宁厚法,等.胰腺癌内照射腹泻探讨其止泻和胰酶剂之疗效[J].医学影像学杂志,2016,26(8)：1456－1459.

［34］ 宁峥,李宏宇,郭晓钟,等.碘125粒子置入联合化疗和单纯化疗对胰腺癌疗效的荟萃分析[J].胃肠病学和肝病学杂志,2016,25(3)：320－325.

［35］ 许玉军,柳明,何祥萌,等.1.0T开放型磁共振引导经皮穿刺[125]I放射性粒子置入治疗晚期胰腺癌[J].山东大学学报(医学版),2017,55(2)：21－25,31.

［36］ 刘玉,刘晓娜,高维青,等.联合应用DCE-MRI和[18]F-FDG PET/CT监测[125]I粒子短距离放疗对胰腺癌移植瘤的疗效[J].中国医学物理学杂志,2017,34(1)：1－6.

第十三章

· 胰 · 腺 · 整 · 合 · 介 · 入 · 治 · 疗 · 学 ·

胰腺癌射频微波介入治疗

第一节 概 述

近年来，随着人们生活饮食习惯的悄然变化，消化道恶性肿瘤的发病率不断攀升，尤其是胰腺癌，其发病率和死亡率均显著升高。胰腺癌分为原发性和继发性，癌肿多发于胰头部位，占胰腺癌总数的 70%～80%。胰腺癌可呈多中心播散，早期诊断困难，临床确诊时往往处于中晚期，只有 10%～20% 的患者可以行胰腺癌切除手术，而且手术切除患者的预后往往也较差，复发率高达 50%～90%，患者 5 年生存率仅为 5% 左右。这很大程度上是由于胰腺癌治疗困难，其对于放化疗不敏感，局部易侵犯转移，且易粘连而不易手术切除，这一系列的因素导致胰腺癌患者预后较差。

目前，手术切除辅以放疗、化疗等综合治疗是临床上治疗胰腺癌的主要治疗手段，但对于无法行根治术和术后复发的患者，姑息治疗不容忽视，其能够在延长患者生存时间的同时，显著提升患者的生活质量，其中以介入疗法为代表的姑息疗法逐渐成为胰腺癌治疗的重点研究方向，包括高强度聚焦超声、射频消融、微波消融、经皮乙醇注射、光动力疗法、冷冻消融等手段均可以使胰腺癌组织发生不同程度的变性和（或）坏死，可有效止痛，提高生活质量，延长生存期，给胰腺癌患者提供了新的治疗选择。在众多介入疗法中，射频消融和微波消融在胰腺癌治疗方面表现出巨大的应用潜力。

射频消融（radiofrequency ablation，RFA）是通过射频发生器发出射频波，使病灶组织局部高温变性、凝固坏死，能最大限度地损毁肿瘤组织。射频的热效应能使周围组织的血管凝固形成一个反应带，使小血管发生栓塞，阻断肿瘤供血，从而防止肿瘤生长及转移；热损伤还能改变肿瘤细胞生长的微环境，通过间接的细胞损害，进一步诱导细胞的凋亡；另外，RFA 的热效应还能刺激机体的免疫系统，激活免疫系统产生大量的 T 淋巴细胞，暴露灭活的肿瘤细胞的表面抗原，增强机体的主动免疫功能，提高机体清除残存肿瘤细胞的能力。已有研究表明 RFA 能够明显缓解晚期胰腺癌患者的疼痛症状，提高中远期生存率，是治疗晚期胰腺癌患者的一种行之有效的治疗手段。

微波消融是利用高频电磁波，作用于组织使其吸收大量的微波能，依靠组织自身的极性分子在微波电场的作用下高速旋转摩擦产生大量的热量，使得组织内温度在短时间就可升至 100℃，肿瘤因为高热而瞬间热凝固坏死。利用微波消融治疗胰腺癌具有微创、高效和安全等优点，已有研究表明利用微波消融治疗胰腺癌后，肿瘤发生不同程度的缩小，患者全身情况明显好转，尤其是疼痛减轻、饮食增加，生活质量明显改善。不仅如此，已有研究表明微波消融治疗能够激活并增强患者的细胞免疫功能，这对于肿瘤的治疗具有极大的增益作用。

综上，我们可以发现射频消融和微波消融均以高温固化杀死或杀伤肿瘤为目的，同时能够在一定程度上增强机体免疫力，在不可切除胰腺癌治疗中具有广阔的应用前景，但目前其在临床的实践病例仍较少，需进一步推广应用。本章将就介入射频微波消融在胰腺癌治疗过程中的应用作一概述。

第二节 术前评估及围手术期处理

一、术前评估

（一）术前检查

（1）肿瘤标志物（CEA、CA19 - 9、POA、PCAA 和 DU - PAN - 2 等）。

（2）血常规、肝肾功能、凝血功能、电解质、心电图、心脏 B 超，确定有无手术禁忌证，了解患者全身及主要脏器情况，以便于术后观察对比。

（二）影像学检查

磁共振、全腹增强 CT 或其他影像学方法可了解病灶范围及程度，并评估腹部病变情况及转移情况。

（三）确定病理分期

取得组织病理学诊断，并确定 TMN 分期。

二、围手术期处理

（1）胰腺恶性肿瘤合并梗阻性黄疸者，建议先行 PTCD、ERCP 等手术，解除胆道梗阻。同时予以保肝药物治疗，短时间内恢复肝功能至可以承受麻醉、手术水平。术前注意补充维生素 K3。

（2）术前常规应用生长抑素 2～3 d，3 mg 肌内注射，1 次/d。

（3）其余术前准备与普通外科手术术前常规准备相同。

三、适应证及禁忌证

目前胰腺癌微波消融的适应证及禁忌证尚无统一的标准，综合国内外文献报道及专家的经验，我们认为有以下几点：

（一）适应证

（1）胰腺癌介入治疗术后。

（2）不能手术切除的，预计生存期＞3 个月的胰腺癌患者。

（3）不愿意接受胰腺癌切除手术患者。

（4）预计生存期＜3 个月，为缓解持续性上腹部疼痛者可慎重选择。

（5）原发胰腺肿瘤最大直径＞7 cm 者应慎重选择减瘤治疗。

（二）禁忌证

（1）临床有明确证据表明胰腺肿瘤已广泛转移。

（2）恶液质者，不能接受射频与微波治疗。

（3）胰腺恶性肿瘤合并胰腺炎症者，急性期不能接受射频与微波治疗。

（4）合并凝血功能障碍，经药物治疗不能改善者。

（5）合并严重糖尿病，经过降糖治疗，血糖仍超过 15.6 mmol/L 者。

（6）合并菌血症、脓毒血症者，不能接受射频与微波治疗。

第三节 胰腺癌射频微波介入治疗

一、术前准备

药品及手术器械、设备、消毒洞巾、2%利多卡因、射频或微波消融仪、电极片、0.9%氯化钠溶液、手术巾单、止痛针、止血药等。

二、操作及注意事项

1. 治疗功率的确定

根据肿瘤的大小、直径、位置，可选择 T20～T40 的不同电极，同济大学介入血管研究所有关技术参数表见表 3-13-1。

表 3-13-1　射频微波治疗胰腺癌的参数及相关变量

电极种类	数量	间距（mm）	目标能量（kJ）	功率设定（W）	治疗长度（mm）	治疗直径（mm）	治疗体积（cm³）
T20	1		9	20	22	20	5
T20	2	7	14	40	25	27① 　20②	7
T20	3	15	24	60	25	30 　30	12
T30	1		15	30	32	22	5.5
T30	2	13	25	60	35	25	8
T30	3	15	15～35	90	35	20～30	14
T40	1		29	40	44	25	14
T40	2	13.3	39	80	45	33 　25	19
T40	3	20	35～70	120	50	30～40	22
T40	3	25	70～130	120	55	40～50	47
T40	3	30	130～225	120	60	50～60	87

① 射频治疗参数；② 微波治疗参数。

2. 针数及手术路径的选择

由于胰腺嵌于十二指肠及胃形成 C 形凹陷，周围空腔脏器较多，不宜选择超声引导定位，而 CT 具有较好的密度分辨率，在经皮穿刺中我们推荐 CT 引导下治疗（图 3-13-1，图 3-13-2）（穿刺前可服用 2% 碘水 100 ml，以显示胃肠道情况与肿瘤的位置关系）或开腹直视下治疗，开腹手术创伤较大，且存在麻醉风险，但其优势是术中可取病理明确诊断，同时对出现转移的腹腔脏器可进行探查术，对合并有胆道及十二指肠梗阻的患者可行旁路手术，改善梗阻症状，并可及时处理术中血管损伤、胆道损伤等并发症。

穿刺方案应尽可能避开重要脏器、血管及正常管腔组织，如胰管、胆管等。

根据肿瘤的大小确定消融电极数量，通常选择 1～3 根针、间隔 2.0 cm 呈等腰三角形排列。

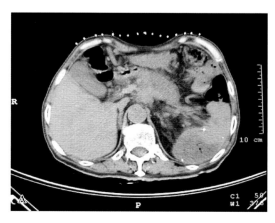
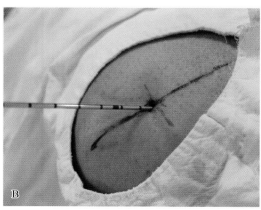

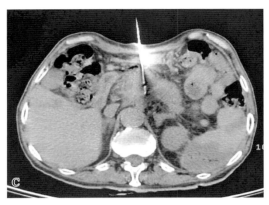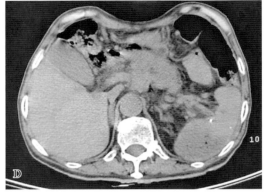

图 3-13-1　晚期胰腺癌经皮射频消融治疗

A 为治疗前术前定位确定穿刺点;B 为射频消融针局部进针角度及深度;C 为术中单针穿刺病灶证实;D 为术后 CT 复扫明确治疗病灶无出血。

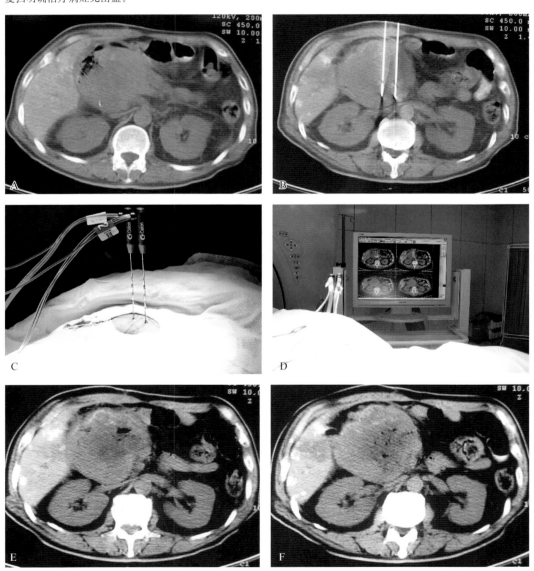

图 3-13-2　晚期胰腺癌经皮微波消融治疗

A 为治疗前病灶图像;B 图示射频消融针局部进针角度及深度;C 为局部消融实景;D 为过程监控;E、F 示术后 CT 复扫明确无病灶无出血,消融疗效满意。

第四节　射频微波介入治疗后的内科治疗

一、术后观察及处理

（1）术后禁食 6 h。

（2）术后观察患者一般生命体征，有无腹痛、腹胀；粪便颜色。24 h 内复查血尿淀粉酶、血清脂肪酶，粪便常规及便隐血。如有腹腔引流，注意观察引流液量是否较术前增多，可查术后腹腔引流液淀粉酶。

（3）如穿刺途径经过肝、胃、十二指肠等，术后预防性使用抗生素 1～3 d。用胃肠动力药及胃肠道黏膜保护剂、抑制胃酸分泌药物 1 周。

（4）术后预防性应用生长抑素 3 d，3 mg 肌内注射，1 次/d。

二、常见并发症

（1）胰腺炎：大多数是一过性，非手术治疗后多在术后 1 周左右恢复正常，但是也有坏死性胰腺炎的报道。

（2）胰瘘：肿瘤本身可破坏、梗阻腺体内胰管，并导致胰管扩张、扭曲。穿刺可能致胰管破裂。另外，组织坏死后脆性增加，加之炎性水肿压迫加剧，胰管更易破裂，释放出大量消化酶而导致胰瘘的发生。为此，术中应注意以下几点：采用小范围毁损以避开胰管；进针、退针方向一致；穿刺孔道涂布生物胶，并置管引流；常规使用胰酶抑制剂等。

（3）感染：在肿瘤较大，反复多处穿刺消融的患者中容易发生，而且也常和胰瘘同时存在，因此在对胰腺癌施行姑息治疗时，不应贪大求全，应该综合考虑。

（4）出血：包括消化道出血和手术部位出血。早期消化道出血发生在术后 4 d 内，晚期可出现在术后 40 d 后，其原因可能是消融过程中损伤胰管，或者是瘤体本身包绕着较大的胰管，肿瘤消融后胰管破裂，激活的胰液腐蚀周围的血管而出血，此外毁损区感染破溃也可侵蚀血管从而造成出血。

（5）副损伤：常见部位是十二指肠、胆管。多发生在胰头癌患者，主要是空间上这些结构过于贴近热疗区域而被灼伤。因此术中不仅要严格掌握消融区范围，还应该避开周围的血管和十二指肠等重要的组织结构。必要时应当游离胰头及十二指肠，或者降低治疗温度。

（6）急性肾功能衰竭：有报道胰腺癌患者在 RFA 术后第 2 d 死于急性肾衰，推测可能是在主动脉周围多次消融后出现溶血，阻塞肾小管所致。

（7）其他并发症：发热、腹水、局部疼痛、转氨酶升高、黄疸等。

三、常规随访

消融术后的病人，术后 2 年内应每 1～3 个月随访 1 次，2 年后可适度延长至每 6 个月 1 次。随访内容包括：

（1）患者的一般情况，包括疼痛评分，KPS 评分及进食情况。

（2）实验室检查：肝、肾功能，胰腺功能，肿瘤标志物，电解质，血常规，凝血功能，尿常规、粪便常规等。

（3）影像学检查：MRI、全腹增强 CT、PET－CT、全身骨 ECT 等。明确病灶的活性及转移情况。

第五节 胰腺癌射频微波治疗的前景及未来

射频消融和微波消融治疗胰腺癌已经显示出它们的优势,虽然治疗过程产热原理不同,但均是在局麻下,采用CT扫描等影像定位技术将不同数量热消融针直接穿刺到胰腺癌和转移病灶组织中,在一定功率和时间内,使肿瘤组织细胞发生凝固性热坏死。当然,治疗过程还是有很多注意点,由于胰腺所处位置较深又特殊,且胰腺肿瘤大小、位置、与邻近脏器包括血管、空腔脏器的关系等复杂因素,必须在术前对肿瘤的位置大小、周围毗邻关系进行充分分析,研究制定周密的消融方案,尽量避开主胰管和门静脉,以保证胰腺肿瘤治疗的准确性和安全性,延长病人的术后生存。随着现代医学的发展,基于射频消融和微波消融的疗效,我们有理由相信其在胰腺癌治疗领域一定会展现它应有的治疗魅力。

对于晚期不可切除的胰腺癌,RFA是一种安全且疗效值得肯定的治疗方法,相比其他的姑息治疗方法,它能收到更为满意的疗效,但是具体参数的设置及操作要点尚需更进一步的研究和探讨。我们也应该认识到应用射频消融和微波消融治疗胰腺癌尚未成熟,需要系统、规范的随机对照试验和多中心的前瞻性研究进一步进行验证。

近几年,介入综合疗法治疗肿瘤快速发展,单独利用射频消融和微波消融治疗胰腺癌对于患者生存期的改善有限,应将其与其他疗法如介入栓塞、化疗、放疗以及生物治疗等方法进行有机结合,进行综合治疗,这将使患者大大获益。例如,肿瘤局部置入^{125}I放射性粒子,局部靶向药物等,联合射频消融治疗或许是一种令人期待的综合治疗方法,其可持续性好,既能够更大限度地杀灭肿瘤细胞,减轻患者疼痛,提高生活质量,延长生存期,又可以阻断相应的腹腔神经丛,对于缩小肿瘤体积和缓解肿瘤疼痛有积极作用(图3-13-3)。

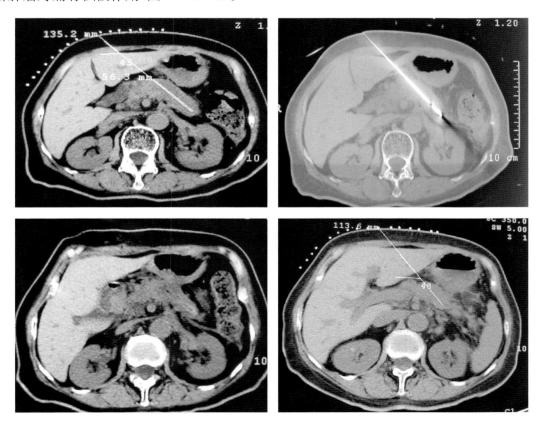

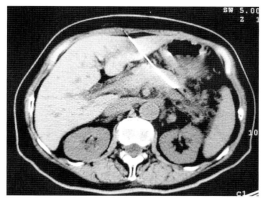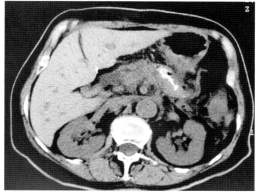

图3-13-3　胰腺癌射频消融治疗病例

患者,女,72岁,射频针T40,功率40 W,总功率29 kJ进行胰腺体尾部肿瘤消融;消融术后10月,体尾部肿瘤复发,再行CT引导下唯美生瘤体内直接注射,术后唯美生与造影剂混合液分布尚可,患者OS为37.4个月。

　　总之,射频消融和微波消融作为治疗胰腺癌的潜力治疗方法,在后续正式成为临床一线疗法之前,还需要更多的临床实践来验证其疗效及它的科学性。

(纪建松　李茂全)

参考文献

［1］ Balaton A. Histochemical staining using silver salts using a microwave oven［J］. Ann Pathol,1987,7(4-5):330-335.

［2］ Alvarez-Sanchez MV,Napoleon B. Review of endoscopic radio-frequency in biliopancreatic tumours with emphasis on clinical benefits,controversies and safety［J］. World J Gastroenterol,2016,22(37):8257-8270.

［3］ 陈炜,林金灿,栗华.射频消融治疗胰腺癌的荟萃分析［J］.中华胰腺病杂志,2016,16(3):200-202.

［4］ Brauer BC. Intraductal Radiofrequency Ablation（RFA）for pancreatic cancer:getting in under the wire?［J］. Dig Dis Sci,2015,60(11):3160-3161.

［5］ 葛勇胜,滕安宝,许戈良,等.微波固化治疗在手术不能切除胰腺癌中的应用［J］.中国临床保健杂志,2005,8(2):114-115.

［6］ 曲韬,唐裕福.微波消融治疗对肝癌小鼠调节性T细胞的影响［J］.现代肿瘤医学,2014,22(3):523-526.

［7］ 纪微,李彤,全志强,等.微波辐射对人胰腺癌JF-305细胞增殖的影响［J］.时珍国医国药,2012,23(9):2335-2336.

［8］ Cantore M,Girelli R,Mambrini A,et al. Combined modality treatment for patients with locally advanced pancreatic adenocarcinoma［J］. Br J Surg,2012,99(8):1083-1088.

［9］ 李茂全.晚期胰腺癌介入治疗临床操作指南(试行)［J］.临床放射学杂志,2016,33(11):1632-1636.

［10］ 张啸,张筱凤,杨建锋.经内镜射频消融和置入内支架联合治疗不能切除的胆胰肿瘤［J］.中华消化内镜杂志,2006,23(4):252-255.

［11］ Akhlaghpoor,Shahram,Dahi,et al. CT fluoroscopy-guided transcaval radiofrequency ablation of insulinoma［J］. Journal of Vascular and Interventional Radiology,2011,22(3):409-410.

［12］ 孙文兵,王向涛,辛宗海.胰岛素瘤射频消融治疗——偶然还是必然［J］.中华肝胆外科杂志,2017,23(1):5-7.

［13］ 李鹏,李澜滨,郭昊,等.射频消融术在局部进展期胰腺癌中的临床应用［J］.医学临床研究,2017,

34(3)：438 - 440.

［14］ 朱玉峰,郭杰芳,金震东,等.超声内镜引导下射频消融术在胰腺癌治疗中的应用[J].中华消化内镜杂志,2016,33(9)：655 - 656.

［15］ 张智勇,李珂,倪泉兴.射频热消融治疗中晚期胰腺癌[J].中国癌症杂志,2007,17(2)：170 - 172.

［16］ D'Onofrio M，Ciaravino V，Robertis RD，et al. Percutaneous ablation of pancreatic cancer[J]. World J Gastroenterol，2016，22(44)：9661 - 9673.

［17］ Fegrachi S，Molenaar IQ，Klaessens JH，et al. Radiofrequency ablation of the pancreas：two-week follow-up in a porcine model[J]. Eur J Surg Oncol，2014，40(8)：1000 - 1007.

［18］ 王慧宇,张骏,高宏,等.超声引导射频消融联合[125]I粒子置入治疗进展期胰腺癌[J].山东医药,2009,49(28)：36 - 37.

第十四章

胰腺癌纳米刀介入治疗

第一节 概　　述

电穿孔技术起源于 20 世纪 70 年代,根据对细胞膜产生的影响可分为可逆性电穿孔(reversible electroporation)以及不可逆电穿孔(irreversible electroporation),二者主要区别在于作用于细胞膜的场强大小、作用时间以及脉冲数量等。当消融电压达到 1 kV 时,即可引起细胞膜的可逆性电穿孔,通常可逆性电穿孔多用来增强细胞膜通透性,使细胞外一些大分子物质(DNA、化疗药物等)能够顺利通过细胞膜,而不对细胞结构产生不可逆损伤。当电压继续升高至 3 kV 时,即可引起细胞膜产生不可逆电穿孔,相对于前者,不可逆电穿孔所造成的影响多为永久性的。

近年来,不可逆电穿孔(又称纳米刀)作为一项肿瘤消融治疗技术正逐渐被广大医务工作者及患者所接受。其治疗过程主要通过发生装置——陡脉冲治疗仪,产生高压短频电脉冲,通过电极针释放引起消融区域内细胞膜产生不可逆电穿孔,导致细胞凋亡,从而达到杀灭肿瘤细胞的目的。由于纳米刀消融过程中仅对消融区域内细胞膜稳定性产生破坏从而引起严重不可逆损伤,而对周围重要组织结构如血管及胰、胆管等损伤轻微,使得其在肿瘤治疗中应用范围十分广泛。相对于传统消融方式(射频、微波、氩氦刀等),纳米刀消融并不依赖于消融区域内温度变化,属于常温物理消融方式。对于靠近较大血管的病变,其消融过程中不会受到血流变化引起的"热沉效应"影响,消融覆盖范围广,消融较为彻底。作为一项安全且有效的局部治疗方式,纳米刀凭借其他消融方式所不具备的消融优势,尤其适用于胰腺肿瘤的消融治疗。

第二节 术前评估及围手术期处理

纳米刀主要适用于对局部晚期胰腺癌(locally advanced pancreatic cancer,LAPC)患者的治疗,其适应证如下:

(1) 所有患者术前须经病理学或影像学明确诊断为局部晚期(Ⅲ期)胰腺癌(AJCC7 版)。

(2) 心、肺功能检查评估能够耐受全身麻醉。

(3) 无心律失常、癫痫及心脏起搏器置入史。

(4) 术前肿瘤最大径≤5 cm。

(5) 距离病变 2.5 cm 内无金属物置入。

(6) 患者一般状况较好,无重度贫血且 KPS 评分≥70。

(7) 无严重凝血功能障碍性疾病、近一周内无抗凝药物使用。

目前临床上常用的纳米刀消融治疗方式主要包括两种:外科开腹术中直视下应用及影像学引导下应用。对于不同的应用方式,其患者选择要求略有不同,影像学引导下经皮纳米刀消融对于患者凝血功能要求较高,一般患者术前血常规检查血红蛋白应≥70 g/L 且血小板计数≥80×10⁹/L,患者无凝血功能障碍性疾病且术前一周内无抗凝药物使用史。

对于能够耐受纳米刀消融治疗的患者,术前应进行有效的影像学检查评估病灶大小及与周围组织结构的关系,以便术前进行进针路径规划。开腹术中直视下应用纳米刀消融可在超声引导下进行辅助进针。对于影像学引导下经皮纳米刀消融,术前应根据患者腹部增强 CT/MRI 检查评估肿瘤边界,以便选择合适消融探针数量及进针路径。

患者入院后除需进行上述术前评估相关检查以外,术前应根据患者自身情况进行对症及营养支持治疗,术前 1 d 应用胰酶抑制药物,术前胆红素升高≥40 μmol/L 者需术前进行胆道置管引流,必要时可根据患者疼痛情况适量给予止痛药物。术前应注意患者心理疏导,减轻患者精神压力。

第三节　纳米刀介入治疗

一、术前准备

(一) 麻醉及患者准备

(1) 纳米刀治疗术前患者需禁饮食 12 h,插胃管、导尿管及清洁灌肠,建立静脉通道。

(2) 术前采用全身麻醉(手术室具备全麻条件),术中桡动脉穿刺监测动态血压,并应用肌松药物维持肌松状态。

(3) 术中须有经过正规训练的麻醉医师及急救人员在场并备有除颤仪等急救设备。

(二) 治疗设备

(1) 美国 AngioDynamics 纳米刀消融治疗系统。

(2) 肌松监测仪及心电同步监测装置(图 3-14-1)。

(3) 19G 单极消融探针(图 3-14-2)。

(4) 引导设备:大孔径 CT、超声。

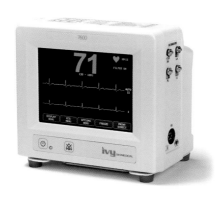

图 3-14-1　心电同步监测装置

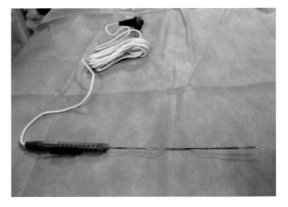

图 3-14-2　纳米刀消融电极针

二、手术过程

(1) 患者取合适体位,仰卧位较常使用。

(2) 麻醉完成后,根据肿瘤大小选择需使用电极针数(最少 2 根,最多不超过 6 根)。

(3) CT 引导时术前需进行增强定位扫描,上腹部常规消毒、铺巾。

（4）CT/超声引导下将纳米刀电极针穿刺达病灶边缘，电极针平行排列（图 3 - 14 - 3），针尖暴露 1～1.5 cm。

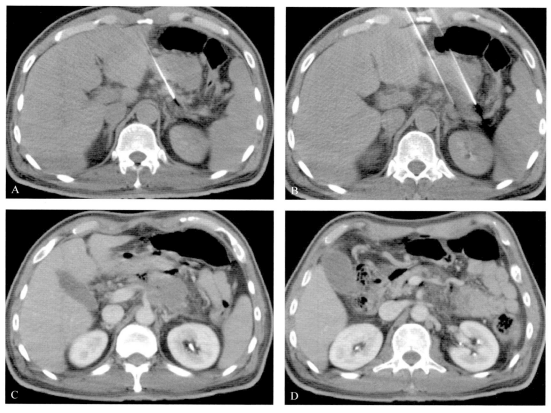

图 3 - 14 - 3　纳米刀消融病例

患者男，52 岁，胰尾部腺癌。术中经皮穿刺将纳米刀电极针平行置入病灶边缘。消融后即刻增强 CT 扫描显示消融区域未见强化，内部血管形态完整。

（5）CT 扫描确认电极针到位后测量各电极针距离，于纳米刀主机上设定消融参数。电压 1 500 V/cm，每组 70～90 个脉冲，脉宽 70 μs。按照电极针数目及病灶大小每次行 1～2 周期脉冲释放。

（6）必要时可根据肿瘤大小行拔针后退分段消融，退针距离不超过 1 cm，直至消融范围涵盖全部肿瘤。消融结束拔出电极针后行腹部增强 CT 扫描，观察消融区密度、组织结构有无损伤、有无并发症等。

三、术后处理

术后患者平卧，监测生命体征 24～48 h。禁饮食 2～3 d，常规醋酸奥曲肽抑制胰酶分泌以及奥美拉唑等保护胃黏膜。由于胰腺病变周围常毗邻血管组织，纳米刀消融可对血管内皮细胞造成损伤，术后应皮下注射低分子肝素钠 5 000 U/12 h，预防血栓形成。对于术后腹痛及发热患者给予对症治疗。

四、术中常见问题

（1）术中心律失常：消融过程中常见血压及心率一过性升高，多于电脉冲释放过程中出现，终止脉冲释放后逐渐恢复正常，必要时可常规对症处理。

（2）术中出血及胰、胆管瘘：纳米刀消融术中出血多为电极针穿刺过程中机械性损伤血管组织，术前应通过相关影像学检查评估病灶周围组织结构，穿刺过程采用步进式进针方式，避免损伤周围血管及胰、胆管。

（3）热损伤：当电极针间电压过强，消融时间过长或脉冲数过多时，可引起局部组织热损伤，消融时应避免同一区域多次重复消融。

五、术后随访

纳米刀消融患者术后 7 d 应常规行腹部增强 CT/MRI 复查，术后 90 d 及 180 d 除腹部增强 CT/MRI 复查外，应评估患者胰腺功能及肿瘤标志物水平，术后 180 d 时可行 PET - CT 检查，评估患者病情变化。纳米刀尚无统一的疗效评价标准。影像学检查评价标准可采用改良 WHO 实体瘤疗效评价标准进行评价。具体标准为：完全缓解（CR）：全部病灶轮廓消失，病灶区域呈无强化的低密度（信号）影，病灶区域无新病灶出现；部分缓解（PR）：肿瘤区域较术前显著缩小，≥70%病灶坏死呈无强化的低密度（信号）影；病变稳定（SD）：肿瘤消融后坏死区<70%，增强扫描残留或复发病灶≤术前病灶最大径的 30%；病变进展（PD）：病灶坏死不明显或出现新发病灶。

第四节　纳米刀介入治疗后的内科治疗

对于胰腺癌的患者行纳米刀消融治疗前多进行 3～4 周期以吉西他滨或 FOLFIRINOX 为基础的诱导化疗治疗。纳米刀消融后可根据患者自身情况选择后续个体化疗方案。由于纳米刀临床应用时间较短，临床上对于纳米刀联合其他内科治疗方案的研究尚不成熟，目前多采用纳米刀消融联合化疗辅助治疗局部晚期胰腺癌患者，中位生存期可达 24.9 月。

第五节　胰腺癌纳米刀介入治疗的前景及未来

作为局部消融治疗技术之一，纳米刀除具有其他常规消融方式所具备的微创、高效、便捷等特征外，还具有其他局部治疗方式所不具备的治疗优势。由于其常温"选择性"消融的特性，使得其在肿瘤治疗过程中不会损伤周围正常组织结构，尤其是对血管组织结构的保护，使得其应用范围广泛、安全性高。对于胰腺癌，由于其周围血管及胰、胆管毗邻、包绕，使得传统的冷、热消融方式都无法得以彻底实施，消融往往不彻底且安全性相对较低。在肿瘤微环境的作用下胰腺癌进展迅速且化疗药物难以到达肿瘤细胞。纳米刀消融技术的出现，填补了胰腺癌局部治疗领域的空白，提高了消融过程的安全性，且消融疗效确切、治疗耗时短，对于胰腺癌患者除了可以杀灭肿瘤细胞治疗肿瘤外，还可以减轻患者疼痛，提高患者生存质量。

同其他肿瘤治疗技术一样，纳米刀消融也存在一定的缺陷，如：手术需要在全麻下进行，难以彻底消融较大（≥6 cm）病灶等。纳米刀消融对介入医师的穿刺技术以及影像学诊断水平具有较高要求，术前能否根据影像学检查准确识别病变范围是决定手术成败的关键之一。纳米刀探针在平行、间距适合时电场强度和均匀性最好，消融效果最佳。作为一项肿瘤局部消融技术，纳米刀对于肿瘤广泛转移的患者仍无法替代全身治疗，建议采取与全身治疗相结合的方式，疗效更佳。对于纳米刀消融治疗技术，目前仍有很多未知需要广大医师及学者进行探索，但可以肯定的是，对于胰腺癌的治疗，纳米刀将会是一项应用前景十分广阔的局部消融治疗技术。

（魏颖恬　肖越勇　王忠敏）

参考文献

［1］ Orlowski S，Mir LM. Cell electropermeabilization：a new tool for biochemical and pharmacological studies［J］. Biochim Biophys Acta，1993，1154：51－63.

［2］ Mir LM. Therapeutic perspectives of in vivo cell electropermeabilization［J］. Bioelectrochemistry，2001，53：1－10.

［3］ Mir LM，Moller PH，Andre F，et al. Electric pulse-mediated gene delivery to various animal tissues ［J］. Adv Genet，2005，54：83－114.

［4］ André F，Mir LM. DNA electrotransfer：its principles and an updated review of its therapeutic applications［J］. Gene Therapy，2004，11(Suppl 1)：S33－42.

［5］ Al-Sakere B，Franck André，Bernat C，et al. Tumor ablation with irreversible electroporation［J］. PLoS ONE，2007，2(11)：e1135.

［6］ Edge SB，Byrd DR，Compton CG，et al. AJCC cancer staging manual［M］. 7th ed. New York：Springer，2010.

［7］ Callery MP，Chang KJ，Fishman EK. Pretreatment assessment of resectable and borderline resectable pancreatic cancer：expert consensus statement［J］. Ann Surg Oncol，2009，16：1727－1733.

［8］ Ball C，Thomson KH. Irreversible electroporation：a new challenge in "out of operating theater" anesthesia［J］. Anesthesia & Analgesia，2010，110(5)：1305.

［9］ 魏颖恬,肖越勇,张肖,等.CT引导不可逆电穿孔消融术治疗局部晚期胰腺癌的有效性和安全性［J］.中华放射学杂志,2016,50(10)：789－793.

［10］ 魏颖恬,肖越勇,张肖,等.胰腺癌纳米刀消融参数的设置与临床应用［J］.中国介入影像与治疗学,2017,14(4)：48－51.

［11］ Martin RCGI，Kwon D，Chalikonda S，et al. Treatment of 200 locally advanced (stage Ⅲ) pancreatic adenocarcinoma patients with irreversible electroporation：safety and efficacy［J］. Annals of Surgery，2015，262(3)：486.

［12］ Martin RCG. Multi-disciplinary management of locally advanced pancreatic cancer with irreversible electroporation［J］. Journal of Surgical Oncology，2017.

［13］ Audrey V，Joseph H，Rich S，et al. Pancreatic cancer［J］. Lancet，2011，378(9791)：607.

［14］ Latouche EL，Sano MB，Lorenzo MF，et al. Irreversible electroporation for the ablation of pancreatic malignancies：a patient-specific methodology［J］. Journal of Surgical Oncology，2017.

［15］ 李茂全.晚期胰腺癌介入治疗临床操作指南(试行)［J］.临床放射学杂志,2016,3(11)：1632－1636.

第十五章

·胰·腺·整·合·介·入·治·疗·学·

胰腺癌 HIFU 介入治疗

第一节　概　　述

胰腺癌起病隐匿,恶性程度高,多数患者确诊时已失去手术机会,且单用化疗、放疗效果欠佳,故需要新的治疗手段改善现状。近年来,"功能保护解剖型手术"越来越多地替代了"解剖型手术"。高强度聚焦超声(high intensity focused ultrasound,HIFU)是一种无创性的肿瘤治疗技术,具有患者痛苦小、术后恢复快等优势,其治疗特点与肿瘤治疗发展的大趋势相吻合,适用于多种良恶性实体肿瘤的治疗。HIFU 技术治疗肿瘤的一个重要特点是在杀死肿瘤时对机体的影响很小,甚至没有影响。在治疗中晚期癌症时,HIFU 技术与其他治疗方法联合应用,可使有效性叠加,而不良反应不叠加或少叠加,这样更有利于肿瘤的综合治疗。

胰腺癌是 HIFU 治疗最好的适应证之一。因为胰腺癌的恶性程度高,常规治疗手段疗效欠佳,期待新技术弥补治疗上的缺陷;胰腺位于腹膜后,而腹膜后器官的位置相对固定,随呼吸运动上下活动的幅度较小,可以确保 HIFU 治疗焦点不偏移;胰腺癌属于乏血供肿瘤,对温度敏感,血流不易将热量迅速带走,从而更易产生热累积效应,最大程度地灭活肿瘤;HIFU 可较容易破坏胰腺后方的腹腔神经丛分支,治疗肿瘤相关性疼痛;HIFU 可同时对胰腺癌常见的肝脏转移病灶进行治疗。

临床研究显示,HIFU 作为综合治疗手段之一,可提高胰腺癌患者的治疗有效率、中位生存期及 1 年生存率,并能有效控制癌痛,改善患者的生活质量。HIFU 治疗胰腺癌的优势包括:

① 胰腺为腹腔深部器官,射频消融术等其他微创治疗手段较难达到病灶;

② HIFU 治疗不损伤直径>0.2 mm 的血管,故部分因肿瘤侵犯肠系膜上静脉、门静脉等无法手术的胰腺癌患者仍可接受 HIFU 治疗,甚至在 HIFU 术后由于癌组织易与血管剥离,有可能获得手术切除的机会;

③ 对于一般情况差、无法耐受手术的患者,也可通过 HIFU 行局部治疗,对老年胰腺癌患者的临床研究显示,HIFU 术后未见明显并发症,并可缓解疼痛、改善生活质量;

④ HIFU 治疗胰腺癌安全、可靠。Wang 等对 224 例晚期胰腺癌患者行 HIFU 治疗,未观察到严重并发症(如皮肤烧伤、损伤出血、胃肠道出血或消化道穿孔等),个别患者出现血清淀粉酶水平升高和胃肠道功能紊乱(如腹胀、厌食与轻微的恶心等),均在术后恢复。

一、HIFU 发展历史

超声波用于医学上的诊断和治疗始于 1881 年 Pierre 和 Jacques Curie 发现的压电现象。早在1942 年,Lynn 等就引入了聚焦超声的概念,试图通过体外超声的体内聚焦,破坏处于中心焦点的病灶区,达到无创治疗的目的。20 世纪 50 年代,Fry 等将 HIFU 技术用于治疗神经系统性疾病,研究发现超声波可以在机体选定的深度产生一个很好的焦域,通过该聚能点来破坏焦域处组织而对邻近组织不损伤,于是超声波进一步在体表和腔内的一些疾病的治疗中得到推广应用,但由于当时缺乏有效的监控手段等原因,临床应用受到显著限制。50 年代至 80 年代,低能量的聚焦超声温热疗法得到了很大发展,如 Sonotherapy 1000 型超声波热疗设备通过了美国 FDA 认证,但由于热扩散的不可控性,影响了该类设备的有效性和安全性的统一。1993 年,Sibille 等证实 40℃~45℃不能引起组织即刻损害,但因肿瘤组织比正常组织对温度更敏感,这种效应可以强化其他疗法如放疗、化疗的效果。

HIFU 可以在深部组织形成损伤点,但控制其大小和形态有一定难度,如果再将每点加起来形成束状的损伤,让束状加起来形成片状的损伤,每片加起来形成一个立体块,就更困难。早在 1993 年,Fry 等指出聚焦超声的实用性取决于对超声源到焦域前所经过的通道和焦域处的能量存积的研究。Ter Haar 等研究认为,聚焦超声在临床上的安全使用依赖于对超声束在组织中的影响有足够认识。Adams 等在用 HIFU 切除兔肾肿瘤的研究中发现,探头发出的超声能量要破坏肿瘤组织除了取决于焦距、组织的声学特征外,还与超声能量和组织的相互作用有关。2000 年,Goldberg 提出影响组织热的重要因素是 Pennes 生物热方程的解,即一个给定损伤组织凝固性坏死的热范围等于能量沉积乘以局部组织的相互作用减去致热损害前的热丢失。HIFU 所致的组织坏死体积称为超声所致的损害(lesion),损害在焦域内形成,主要的破坏机制是热。随着能量的增加,组织内的水可以汽化而形成微气泡。另外,空化效应也可能产生微气泡。在不产生气泡时,损害灶的形态与焦域区域一致。而当有气泡产生时,损害灶的大小和形态易变,并且在组合叠加各点时,会导致点与点之间残留组织损害。这种情况叫损伤-损伤干涉效应(lesion-lesion interaction)。由于这一效应的存在,致使早年应用 HIFU 技术来完整地切除肿瘤有一定困难。

Wang 等提出用生物学焦域来描述组织内凝固性坏死形成的范围,以此与理想声场中测试的物理学焦域进行对应性研究。通过研究生物学焦域在不同组织器官、不同功能状态下的形成规律,即生物学焦域组合成束、成片、成块的规律,监控生物学焦域形成和组合过程中的超声成像特点,得到了许多量化的指标。Wang 等总结认为:HIFU 是一种将超声波经体外发射透入组织内,在靶区聚焦,产生一个高能点,瞬态致组织凝固性坏死,所产生的空化效应可使细胞膜失去连续性,在不损伤超声所经组织和邻近脏器的前提下达到切除深部肿瘤的目的;并提出 HIFU 治疗肿瘤技术要在临床上可行,应同时满足以下条件:

① 对应理想声场的物理学焦域,在组织内一定有凝固性坏死的生物学焦域;

② 生物学焦域的形态和大小可控,并作为基本单位根据需要能组合成任一形状的立体块;

③ 治疗效果能实时监控;

④ 有良好的临床方案。

经过近 20 年来的不断完善,HIFU 作为一种肿瘤无创治疗新技术在临床实践中得到巨大发展,已使越来越多的肿瘤患者临床获益。

二、治疗主要机理

目前认为 HIFU 治疗肿瘤的机制主要包括以下几点。

1. 热固化效应

在超声治疗学中,辐照剂量是非常重要的。用于肿瘤治疗的 HIFU 技术,焦域区的声强可大于 10 000 W/cm²,瞬间使组织凝固性坏死。HIFU 治疗系统能将高强度的超声能聚焦于治疗区域,并且可以在 0.5 s 内迅速将目标区域组织温度升至 65℃~100℃,使靶区内细胞蛋白质迅速发生凝固性坏死,达到治疗目的,而靶区以外的周围组织因温度不高不损伤或损伤较小。

HIFU 定位损伤活体肝组织的研究发现,受辐照肝组织发生即刻凝固性坏死(图 3 - 15 - 1A)。

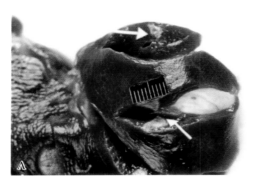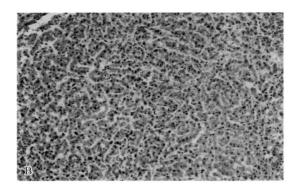

图 3 - 15 - 1　HIUF 治疗后肝脏凝固性坏死区及其组织病理学改变

A. 活体猪肝,HIFU 定点扫描 5 s,10 s 剖面观,扫描时间延长,生物学焦域增大;B. 在体猪肝,HIFU 损伤后即刻组织学变化。

坏死区周围有一充血带,治疗后 3 d 靶区与周围组织分界清楚,肉眼即可见明显灰白色凝固性坏死改变,3～7 d 达高峰,14 d 靶区开始收缩,周围可见新生组织,21 d 凝固性坏死组织逐渐液化、吸收,28 d 坏死灶逐渐被纤维结缔组织和新生肝组织替代。组织学观察发现,HIFU 辐照后肝板和肝细胞索结构被破坏,肝细胞核固缩,胞浆气球样变(图 3 - 15 - 1B);3 d 可见大片坏死组织、肝细胞核碎裂溶解、炎细胞浸润,7 d 坏死组织继续发展,14 d 坏死灶周围出现纤维母细胞和新生毛细血管,21 d 可见致密纤维组织包裹坏死区及大量新生毛细血管,淋巴细胞浸润,28 d 周边有假小叶形成,而中心仍是细胞坏死,可见新生的结构基本为正常的肝小叶。

采用 HIFU 治疗 VX2 兔早期肝癌,治疗后立即行组织学检查可见肿瘤区组织变疏松、血窦破裂、癌细胞固缩、核浓缩变性。电镜观察见膜消失、细胞器不能辨别、核膜破裂、染色质边集,可见无结构的均质性坏死灶,治疗后 7 d 可见肿瘤治疗区与未治疗区分界清楚,治疗区组织坏死,周围可见纤维组织增生、炎性细胞浸润,靶区肿瘤细胞固缩、溶解,21 d 可见致密纤维组织包裹坏死灶。治疗后存活 150 d 的动物,病灶处见结缔组织增生(图 3 - 15 - 2)。

2. 空化效应

空化效应是指液体中存在的微小气泡被超声波激活所表现出的强烈膨胀和萎缩运动,使病变组织产生机械性的破坏。Prat 等定位损伤兔肝实验已证实,HIFU 可有效靶向破坏肝组织,而经股动脉插管注入微气泡可加重损伤程度。另外,超声还具有声化学作用,产生冲击波、液体微射流等机械作用,这对组织细胞也会引起物理、化学改变,影响细胞生物学功能。

3. HIFU 可使微血管栓塞、凝固性坏死

研究表明,HIFU 能破坏直径小于 200 μm 的血管,包括肿瘤的滋养血管,可使直径 0.6 mm 的兔肾动脉血管痉挛。HIFU 可使内径 1.1 mm 的兔股动脉血管壁发生病理学改变,使动脉血流阻滞或血流量显著降低,有利于增加焦域组织能量沉积,加速靶组织形成凝固性坏死。Yang 等进一步观察兔腹腔动脉和下腔静脉 HIFU 治疗后的病理变化,发现 6 个月后除血管壁层有损伤外,均无破裂、出血、栓塞,认为 HIFU 治疗靠近大血管的肝肿瘤是安全的,原因是大血管内血流快,散热强。Wu 等应用 HIFU 治疗 164 例实体性恶性肿瘤的研究结果表明,HIFU 能完全破坏肿瘤营养血管,使肿瘤发生继发性缺血坏死,从而增强 HIFU 对肿瘤直接破坏,这种选择性破坏血管作用具有重要临床意义。Chan 等报道 HIFU 辐照后可使人的复发性肝细胞癌的主要供血血管血流量减小而间接损伤肿瘤组织,此可称为 HIFU 的继发性肿瘤抑制作用。

4. 多种途径激发机体的抗肿瘤免疫效应

研究发现,HIFU 可促进肿瘤抗原释放,诱导机体的免疫反应。Chen 等的临床前研究显示,采用

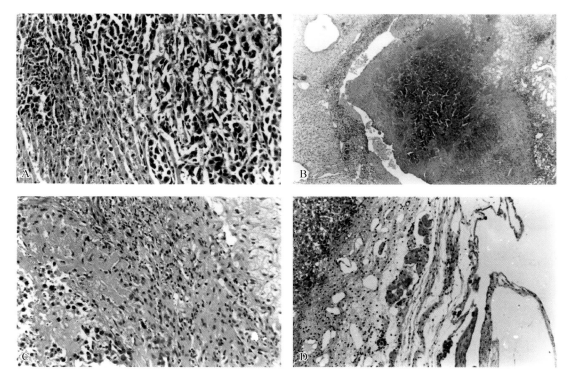

图 3－15－2　兔 W256 肝癌 HIFU 治疗后的病理变化

A. 治疗即刻靶区组织切片示右侧癌组织多数癌细胞胞体固缩,核多浓缩变形,染色深浅不一,靶区内有局部坏死灶(HE×200);B. 治疗后 2 d 示癌巢与周围组织部分分离,癌细胞呈团块样收缩,空泡形成(HE×40);C. 治疗后 7 d 示靶区内的组织已坏死,左下方的癌细胞固缩、溶解、消失(HE×100);D. 存活达 150 d 兔肝靶区内结缔组织增生,增生的结缔组织间有坏死的肝细胞束,未发现肿瘤细胞(HE×100)。

聚焦超声介导大鼠脑胶质瘤模型的血脑屏障,可上调肿瘤区域的肿瘤浸润淋巴细胞(TIL),特别是 CD3$^+$CD8$^+$细胞毒性淋巴细胞(CTL),并可与 IL－12 协同上调 CTL 及 CTL/Treg 比值,从而显著抑制肿瘤进展、延长生存时间。动物实验证实,HIFU 治疗早期外阴癌的疗效与手术治疗无显著差异,但治愈者再次接种同种肿瘤,HIFU 组治愈者接种成功率小于手术者,肿瘤转移发生率也明显低于手术治疗者。

5. 放、化疗增敏作用

化疗和放疗是治疗胰腺癌的重要手段,但治疗敏感性亟待提高。研究证实,HIFU 治疗对胰腺癌以及肿瘤血管的直接破坏作用可以增敏化疗疗效,机制可能包括 HIFU 热效应的热疗增敏作用,以及 HIFU 治疗局部高温及机械作用可改善细胞膜的药物通透性,从而增加细胞内药物浓度,同时逆转肿瘤多药耐药。放疗的敏感性与肿瘤的含氧状态相关。胰腺癌属于低血供肿瘤,乏氧明显,特别是中心部位乏氧细胞所占比例明显上升,因此降低了胰腺癌放疗的临床疗效。另一方面,乏氧细胞对热疗表现为高敏感性,HIFU 治疗为细胞非特异性热杀伤,对放疗不敏感的乏氧细胞对 HIFU 则有高敏感性,因此可以增强放疗疗效。

三、HIFU 治疗肿瘤的优势

HIFU 治疗技术属于非介入式临床治疗的范畴,与其他物理技术如放疗、电磁波、微波等治疗技术相比,具有以下优点。

1. 无创性

HIFU 是一种从体外发射高强度超声波使体内组织凝固性坏死的高温治疗方法。该技术所采用的超声波是一种非电离辐射的机械波,因而 HIFU 治疗时不开刀、不穿刺,治疗只对病变部位产生作用,而不明显损伤临近组织及器官,愈后可保持表层组织完整,不留瘢痕。高强度聚焦超声对深部组织定位损伤在空间上是有效的、安全的。

2. 靶区内均匀分布的致死剂量与不明显损伤靶区周围组织

HIFU 生物学焦域温场研究显示(图 3-15-3),焦域中心温度最高,在空间上远离焦点 X、Y、Z 轴温升快速下降,其中 Z 轴远离焦点近换能器一侧温升梯度较远换能器一侧平缓。研究结果表明:在空间上,由生物学焦域中心向外缘,能量递减十分陡峭,具有"刀"的特征。温场分布研究显示,定点扫描时随辐照时间延长,焦域中心温度上升,辐照停止后,温度迅速下降,而焦域外 2.5 mm 组织温度无明显改变(图 3-15-4)。采用 VX2 兔骨肿瘤模型,经 HIFU 治疗后,治疗区为灰白色无光泽凝固性坏死区,周围为一明显充血带,边界清楚;声像图监控的损伤区大小与实际测量一致,组织学观察见治疗区与非治疗区分界清楚。

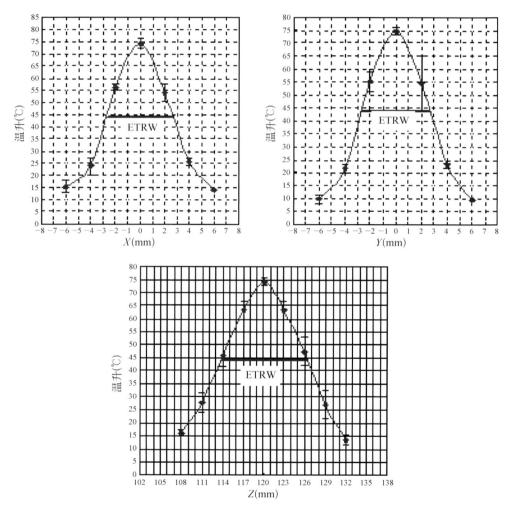

图 3-15-3　HIFU 生物学焦域在焦平面上的 X(左)、Y(中)和 Z 向(右)的温场分布研究

3. 适形性

HIFU 的作用机制主要为热消融,探头发射聚焦的超声波,在中心位置被组织吸收后会转化为热能,HIFU 治疗系统通过探头将超声波汇聚于一点,使该点温度瞬时升高,达 65℃以上,引起局部点状凝固性坏死。HIFU 是通过体外聚焦超声换能器的运动带动生物学焦域的运动达到"切除"肿瘤的目的(图 3-15-5)。这种让小的生物学焦域的移动增加热切除的体积替代小点热扩散增大被破

坏体积的方法,是 HIFU 技术与微波消融、射频消融、高频电流、氩氦刀等方法的不同点之一,也是 HIFU 技术能做到无创性热切除肿瘤的原因所在。通过"点点成线,线线成面,面面成体"完成整个病灶的热消融治疗,实现对任意大小和形状的实体肿瘤进行完全毁损(图 3-15-6,图 3-15-7)。

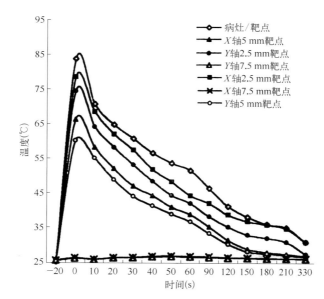

图 3-15-4　定点扫描的温场分布曲线(定点损伤 20 s)

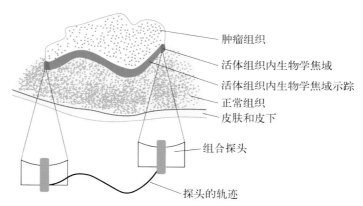

图 3-15-5　通过体外治疗头的运动带动生物学焦域的运动"切除"肿瘤示意图

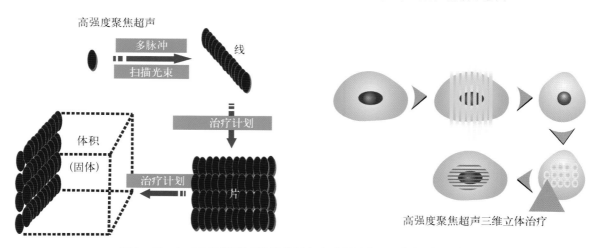

图 3-15-6　HIFU"切除"肿瘤的组合方式(左)和 3D 治疗(右)示意图

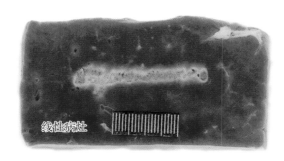
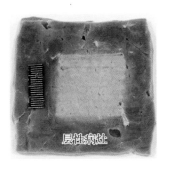
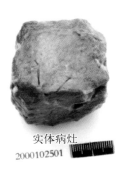

图 3 - 15 - 7　在离体牛肝中按照点点成线、线线成面、面面成体的组合方式形成凝固性坏死块

4. 实时治疗与实时监控

HIFU 辐照后,受辐照区声像图一般表现为回声增强,肿瘤组织血流信号减弱或消失,受辐照组织的形态改变,这种改变可用于监测和随访治疗效果。HIFU"切除"肿瘤整个过程包括范围、效果能被实时监控和判断,并能适时调整治疗剂量。HIFU 定点辐照新鲜离体牛肝脏组织形成生物学焦域的即刻,靶区 B 超回声强度明显增强,与辐照前正常组织低回声区比较差别显著,辐照结束后靶区超声图像强度回声迅速降低,降低最为显著为前 30 s,2 min 时趋于稳定,但相比于辐照前正常组织,靶区超声图像回声仍然很高(图 3 - 15 - 8)。HIFU 辐照靶组织后靶区超声图像回声增强是 HIFU 有效治疗影像学标志,治疗机制与空化和汽化产生的气泡、靶组织温度升高和组织凝固性坏死有关。

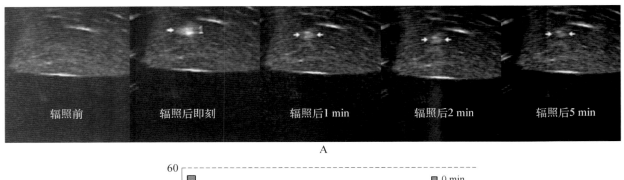

A

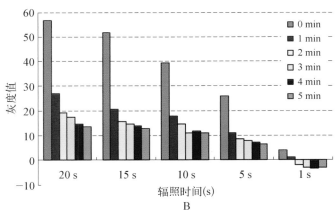

B

图 3 - 15 - 8　HIFU 辐照新鲜离体牛肝后不同观察时间的靶区声像图(A);在同一辐照深度下,相同声强、不同辐照时间的 HIFU 辐照新鲜离体牛肝的靶区灰度值变化(B)

病理解剖肉眼所见生物学焦域的大小与所获声像图的实测范围基本一致,剖开定位点发现生物学焦域中心距肝组织表面的距离与二维超声实测距离一致。实验结果支持,二维超声可实时反映治疗区生物学焦域的动态变化过程。因此,应用 B 超可以监控 HIFU 疗效和损伤范围。B 超声

像图前后灰度变化除了与声功率、辐照时间有关外,还与辐照深度、组织结构、组织功能状态和治疗方式等有关。

第二节　HIFU 术前评估及围手术期处理

HIFU 治疗肿瘤技术适用范围广,适应证多,特别适合于胰腺癌的治疗。但任何一种技术都不是全方位的,总有一定的范围和限度,HIFU 技术也不例外。因此,选择好适宜治疗的病例,将能更好地发挥 HIFU 技术的作用。HIFU 治疗是一种非侵入性的肿瘤外科治疗方式,充分的术前评估和适当的围手术期处理,会使患者更好地耐受 HIFU 治疗,提高治疗效果,同时降低 HIFU 治疗的风险,减少治疗相关并发症。

一、适应证与禁忌证

(一) 适应证

(1) 不能耐受手术者。

(2) 手术不能切除者。

(3) 预期生存期>3 个月。

(4) 机载超声能清楚显示病灶。

(5) 无明显的梗阻性黄疸。

(6) 有足够的声通道,或经辅助处理后可获得足够的声通道。

(二) 禁忌证

(1) 胆肠吻合内引流术后,上腹腔结构改变,超声对病灶显示不清楚。

(2) 胰腺手术后,HIFU 治疗声通道上有金属异物或其他医用置入物。

(3) 梗阻性黄疸,如在行胆道内支撑管引流或胆囊造瘘外引流的情况下则可行 HIFU 治疗。

(4) 肠系膜上血管被肿瘤包裹、压迫、侵犯,伴肠系膜上静脉远端明显扩张。

(5) 声通道上的大血管有钙化、老年女性有明显骨质疏松者 HIFU 治疗应谨慎。

(6) 胰腺肿瘤曾经接受过>45 Gy 的放射治疗。

二、HIFU 治疗前准备

治疗前的准备工作应包括对胰腺癌的诊断和分期、对合并疾病和合并症的准备、镇静镇痛准备和 HIFU 治疗相关特殊准备等。

(一) 胰腺癌诊断

通过组织细胞学检查、影像学检查及肿瘤标志物的检测,结合临床病史特征明确胰腺癌的诊断。影像学检查包括 B 超、CT、MRI 和 PET - CT 等,可作为临床分期的依据。常用的肿瘤标志物检查包括癌胚抗原(carcinoembryonic antigen, CEA)和 CA 家族系列如 CA19 - 9、CA125 等。对于无病理学诊断者,原则上采用穿刺活检的方法获得。穿刺活检通常是在影像学技术如 B 超或 CT 引导下,对病灶进行穿刺,获取活体组织进行病理组织学检查。穿刺活检注意预防针道的出血和感染,前者可造成肿瘤细胞的局部播散,给 HIFU 局部治疗带来困难,后者可在感染区留下瘢痕,给 HIFU 治疗的声通道带来不良影响。

(二) 对合并疾病和合并症的处理准备

由于胰腺癌 HIFU 治疗通常需要在镇静镇痛下进行,且治疗时间较长,而 HIFU 治疗的相当一部分病人是不能进行手术治疗者,其不能手术治疗的原因之一是病人合并了全身重要器官的疾病,故在 HIFU 治疗前,对患者全身器官的功能状况有一个全面的了解,针对患者的具体情况作好积极的准备,调整患者存在的一些器官功能状态和治疗患者合并的一些内科疾病,是 HIFU 治疗前准备的重要的一环。

HIFU 治疗前需要采取措施消除患者的紧张、焦虑心情,积极纠正患者的酸碱电解质紊乱,加强患者的营养支持。需要强调的是,合并有内科疾病如糖尿病、冠心病、高血压、严重的心律失常、心衰、慢性支气管炎、肝肾功能不全、急性的感染性疾病以及急性粒细胞和血小板减少症等需要在其合并的疾病经过治疗,病情稳定后方可进行 HIFU 治疗。高血压患者在 HIFU 治疗前调整至血压稳定在临界水平即可;有急性心肌梗死史的患者需要 6 个月后方可进行 HIFU 治疗;呼吸功能不全的患者需在控制肺部疾病的同时,积极加强呼吸锻炼;糖尿病患者 HIFU 治疗前尽可能使血糖控制在 5.6～11.2 mmol/L 的水平,HIFU 治疗当天尽早治疗,缩短 HIFU 治疗前的禁食时间,治疗前、中、后检测血糖,防止低血糖、高渗性昏迷及酮症酸中毒等。

(三) 镇痛镇静准备

胰腺癌 HIFU 治疗基本采用镇痛镇静方案,而非传统的静脉麻醉。所谓镇痛镇静,是使病人处于这样一种状态,即让病人能忍受不愉快的操作过程,同时保持足够的心肺功能,并且有能力对口头指令以及轻触摸刺激作出有意识的反应。镇痛镇静方案的实施是胰腺癌 HIFU 治疗中的关键步骤之一,可以帮助病人消除紧张、使病人放松、并处于安静的状态、减轻对疼痛的反应,并能准确地反映治疗中的感受,这是 HIFU 消融胰腺病灶过程中将安全性和有效性结合的关键之一。镇痛镇静准备包括以下 3 点。

1. 病史询问

包括对阿片类止痛药(常用的有芬太尼、阿芬太尼、瑞芬太尼、芬太尼皮肤贴剂多瑞吉、度冷丁、口服药美菲康等)、苯二氮䓬类镇静药(常用的有咪唑西泮、地西泮)的不良反应病史;药物过敏史(如考虑为过敏体质,应在术前准备抗过敏的药物);最近一次用此类药物(阿片类止痛药及苯二氮䓬类镇静药)的时间;乙醇、烟草或其他药物滥用史,如近期有酗酒史,则要注意肝功能有无损害;每天大量吸烟者,要注意肺功能情况,并要求最好术前戒烟或减少吸烟量。

2. 器械准备

生命体征监护仪(心电图、呼吸、血压、脉搏、末梢血氧饱和度监测)、氧气、简易呼吸器、吸引器、吸痰管、合适型号的口咽通气道等。

3. 药物准备

包括治疗前用药、镇痛镇静药物、拮抗药等。治疗前用药包括抗胆碱药(如阿托品)、止吐药(如昂丹司琼、格拉司琼)等,目的是减少消化液的分泌和防止呕吐,以避免在镇静状态下将消化液或呕吐物吸入呼吸道以及呕吐对治疗的影响。镇痛镇静药物常使用芬太尼、咪唑安定等。镇痛镇静药物拮抗剂,如氟马西尼、纳洛酮等。

(四) HIFU 治疗相关特殊准备

1. 详细的病史询问和体格检查

了解病程长短、诊断和治疗情况及其效果,特别是当这类治疗可能影响到 HIFU 治疗的安全性、有效性时,更应力求全面了解。如 HIFU 治疗声通道上的组织是否接受过放疗和放疗的剂量;局部有无瘢痕、瘢痕的大小以及质地;局部有无窦道;过去肿瘤手术的情况,特别是局部有无置入物和消化道有无手术吻合口,这些情况不仅会干扰 HIFU 治疗,还可引起焦域外组织损伤等严重并发症。

2. 完善 HIFU 治疗前的检查

目的是便于 HIFU 治疗后评价 HIFU 的治疗效果,以及对 HIFU 治疗前的新辅助治疗的效果进行评估,进一步确定肿瘤和 HIFU 治疗声通道的情况。HIFU 治疗前的检查主要包括影像学检查和肿瘤标志物检测。阅读影像学检查图片时,除需了解肿瘤的功能和代谢状况外,还需了解病灶的性状、位置和毗邻关系,病灶和其邻近区域有无异物如银夹、支架、置管等置入物和钙化灶、动脉钙化等情况。异物和钙化组织易导致焦域外组织损伤或误伤。

HIFU 治疗前超声波检查是观察和分析肿瘤的声像图特点的非常重要的一环,它不仅涉及到治疗前定位,而且与治疗时定位、实时监控、实时疗效评价和治疗后的疗效随访密切相关。对肿瘤声像图的观察应包括肿瘤的部位、大小、形态、数目、边界、内部回声的强度和分布、血供状况、血管内有无栓子形成、血流动力学参数的检测、周围组织结构的相应改变及毗邻器官结构有无压迫、推移等内容。详细记录观测到的声像图特点和数据,并将图像摄片、打印或存储,便于在肿瘤治疗中和随访检查时评价治疗效果和观察肿瘤的转归情况。

（1）部位

描述病变所在具体解剖位置,并确定与重要解剖标志的准确位置关系,有利于 HIFU 治疗中准确地确定病灶的位置。病灶与重要解剖标志的准确位置关系的表示应包括与重要解剖结构的空间位置关系即位于重要结构的前后、左右和上下以及距离等。

（2）大小

肿瘤体积大小的变化是反映肿瘤自身生物学行为的重要指标,同时也是评价 HIFU 技术是否有效的一个客观标准。二维超声测量病灶大小因受切面位置、呼吸动度、操作者手法等因素影响,其准确性小于 CT 和 MRI。因此,超声波成像测量病灶大小需要一个相对客观的方法。目前用二维超声对病灶大小的测量方法有两种,其一是参考 CT 或 MRI 的断面像,探头垂直于皮肤,扫查方向平行或垂直于身体长轴进行超声检查,测量病灶的前后径(厚度)、左右径(宽度)、上下径(长度);另一种方法是按照超声医生习惯的操作手法,根据 WHO 对实体肿瘤治疗后疗效的评价标准进行测量,即在不同的切面上寻找肿瘤的最大径,并记录下测量径线时的体位、位置和切面标记等参数。

（3）形态

对肿瘤形态的了解有助于治疗。通常以圆形、椭圆形或不规则形多见。

（4）病灶数目

胰腺肿瘤病灶的数目多为单个,也可以是多个。如为多个,应明确每一个所在的位置,并描述各病灶之间的上下、前后、左右空间关系。同时描述在哪种体位和切面获得的图像。这不但有助于制定治疗方案,如先治疗哪些病灶(通常为位置深的病灶),后治疗哪些病灶(通常为位置浅的病灶),以及治疗声通道的选择,还有助于治疗后对每一病灶的随访和疗效评价。

（5）边界

对 HIFU 治疗肿瘤而言,正确识别肿瘤的边界甚为重要。在临床上,多数胰腺肿瘤的边界是清楚或比较清楚的,但有部分肿瘤的边界模糊或不清楚。对边界模糊不清者,要仔细观察和对比声像图的细微变化特点,如病变与周围组织的回声强度和回声分布比较,病灶边缘有无回声增强或减低、有无边缘晕征存在、病灶边缘有无血管被压迫或推移等异常征象、彩色多普勒血流显像(CDFI)和能量多普勒显像(CDE)显示病变区域与周围组织血供状况比较有无异常等。总之,对肿瘤边界显示不清或识别不准,都可能导致治疗时间延长、发生误伤误治等不良后果,影响疗效,给治疗带来困难。

（6）内部回声

肿瘤本身的回声或内部回声是多种多样的,而且不同的肿瘤内部回声又各不相同。在声像图上,通常将回声强度分为六级:强回声、高回声、等回声、低回声、弱回声、无回声。胰腺癌以低回声为主。病灶的回声强度除与肿瘤本身有关外,还受到多方面的影响,如超声医师的视感觉误差、显示器灰阶级的多少、显示屏上的灰度与对比度的调节、超声仪操作台上各相关功能键的调节、探头频率的高低、切面的方向和角度、病灶显示的深度等。因此,客观地获得病灶的回声强度和回声分布的信息资料,对治疗中的实时疗效监控和治疗后的疗效随访评价非常重要。除了对回声强度进行判断外,还应分析回声的分布特点,包括回声强度是否一致、点状回声的稀密分布是否均匀、病灶内血管分布和血供状况、病灶内是否存在液性暗区、病灶内是否呈现囊实相间的结构或呈混合性块物等。目前肿瘤病灶内部回声的强度与 HIFU 治疗时选择声功率高低的关系尚不十分清楚,但有一点是肯定的,即内部回声越强,超声波能量越容易在病灶内沉积。

(7) 肿瘤深度

在确定了肿瘤的部位、数目、大小、形态、边界和内部回声之后,要对肿瘤距皮肤的距离进行测量,即所谓肿瘤深度。通常测量两个径,即瘤体表面或浅面距皮肤的距离,和瘤体深面或底面距皮肤的距离。测量肿瘤深度的目的是为了选择不同焦距的治疗头。肿瘤的深度有两种表达形式,其一是超声医生常用的表达方式,即根据肿瘤的部位医生习惯所采用的体位和切面获得肿瘤图像,并在此位置上测定肿瘤的深度。其二是根据 HIFU 治疗的特殊性来确定肿瘤的深度,即测定肿瘤深面和浅面到所选择的声通道上皮肤的距离,为确定治疗头的焦距提供依据。

(8) 血供状况

检测肿瘤的血供情况有助于制定治疗方案,原则上,富血供的肿瘤需要较高的超声波能量或在HIFU 治疗前需要一些辅助治疗来减少肿瘤的血供,而乏血供的肿瘤需要相对较低的超声波能量。用二维超声显像(B 型超声)很难真实反映肿瘤内部的血供情况。血供的检测和分析主要依赖CDFI 和 CDE 及频谱多普勒技术。CDE 显示最小血管的能力比 CDFI 高 4～5 倍,所以对肿瘤血管的显示选用 CDE 比 CDFI 更好。较好的彩超仪还能进行血管的三维重建显示。CDFI 和 CDE 能显示肿瘤周围包绕的血管、从肿瘤边缘进入的血管、肿瘤内血管分布的多少,并检测出肿瘤血管的血流动力学变化参数。CDFI 和 CDE 的主要优点在于,通过治疗前后的血管分布多少及血流动力学参数变化判断治疗效果。

(9) 癌栓形成

由于癌栓可以阻塞血管管腔,阻碍血液流动,癌栓脱落可致远端微细血管阻塞,致肺、脑等栓塞,因此 HIFU 治疗前对癌栓部位的准确诊断十分重要。血管内癌栓形成可用二维超声或 CDFI检测。彩超能够实时动态、沿着血管走行观察了解血管情况,因此在癌栓的定位诊断中超声较 CT及 MRI 更直观全面。在二维超声图像上,癌栓多呈等回声或稍低回声。癌栓可局限于某一血管的某处、血管的某一分支或弥漫性存在于整条血管。CDFI 可显示癌栓所在部位管腔狭窄,血流加速,色彩加深,如癌栓完全阻塞管腔,则阻塞部位无血流信号。有癌栓存在的病例,表明病情已属晚期,治疗效果可能欠佳。通过治疗前后血管内癌栓的变化比较,可对治疗效果作出判断。目前,HIFU技术已成功地应用于肝脏门静脉一级分支以下癌栓的治疗,治疗后随访观察癌栓显著缩小,门脉管腔再通。而有些部位癌栓邻近肿瘤治疗区,因担心治疗中或治疗后脱落而成为 HIFU 治疗禁忌证,如第二肝门处下腔静脉癌栓、股骨肉瘤股静脉癌栓等。当然,对有癌栓形成的胰腺癌患者是否适合作 HIFU 治疗,以及癌栓本身是否可用 HIFU 治疗或什么部位的癌栓可用 HIFU 治疗等问题尚在深入研究中。

(10) 毗邻脏器情况

了解肿瘤与周围重要的脏器、血管的关系,如与脊柱、肠管、肠系膜上动脉等的关系,周围脏器血管是否受压、推移。对于选择治疗声通道,是否需要辅助措施,对肠道准备的要求等均有十分重要的指导意义。

3. 治疗区皮肤准备

治疗前一天,治疗区域皮肤给予清洁,剃去毛发,并用肥皂水清洗该区域皮肤,以便去除污垢。清洗时,不可用力过猛,不使皮肤产生红肿,保持治疗区域皮肤完整,无破损,以免影响治疗;皮肤上有标记者,清洗时应注意保护标记,方法是首先去掉皮肤上保护标记的 3 M 薄膜,待备好后再重做标记,并用 3 M 薄膜保护。备皮范围最少要超过肿瘤边缘 8 cm。胰腺癌的备皮范围通常上起乳头水平,下至耻骨联合,两侧到腋后线。

4. 胃肠道准备

常规胃肠道准备包括:

① 饮食:治疗前 3 d 进无渣饮食,避免产气食物;治疗前 2 d 进流质,应注意保证足够营养的供给;治疗前 1 d 8:00 开始禁食,同时静脉给予营养支持,置胃管行胃肠减压,其目的是减少胃肠及胰液分泌,排空气体。

② 导泻:治疗前一天傍晚口服导泻药物,如蓖麻油。注意由于甘露醇容易产气,遇热可能产生爆炸,不推荐用于 HIFU 治疗前的导泻用药。

③ 清洁灌肠:分别于治疗前晚 21:00 和治疗当天早晨 6:00 给予灌肠。其目的是彻底清洁肠道,并排除肠道内积气。清洁灌肠标准:灌肠的次数由灌肠后排出便的性状决定,直至排便呈液状、清晰、无粪渣为止。注意防止病人脱水、虚脱。

④ 口服肠道不易吸收的抗生素 3 d:减少肠道内细菌的产气。其目的是减少治疗时肠道损伤的机会和肠道内气体对 HIFU 治疗的干扰。

5. HIFU 治疗前定位

HIFU 治疗技术是一门新兴的学科,它是将高声强超声能量聚焦在某一点上,形成焦域,焦域处的超声能量极高,当它作用于生物组织的某处时,由于瞬态的高温(60℃～100℃)效应和空化效应,可使该处的组织凝固性坏死而形成生物学焦点。超声波在医学中的应用要求必须具备声通道,声波才能进入深部组织;随着声波传播距离增加,声能逐渐衰减。HIFU 焦域的高声强能量除破坏病变组织外,同样也能破坏病变周围的正常组织。因此,为了保证 HIFU 治疗的安全性和有效性,必须对超声的入射通道进行选择,确定焦域的有效距离和移动范围以及病灶的毗邻关系,这一过程就叫定位。

HIFU 治疗病灶时超声波的入射方向是从下往上,与治疗前超声波检查比较,患者的体位发生了较大变化,病灶与体表的位置关系发生了相对移动。因此,所有肿瘤病例行 HIFU 治疗前,均需要在 HIFU 治疗床上常规行超声定位,其目的包括:

(1) 确定是否适合 HIFU 治疗

HIFU 治疗的最基本的要求是机载显像超声能显示的肿瘤。机载超声不能显示的肿瘤不适合HIFU 治疗。

(2) 选择声通道和确定治疗方案

声通道是指治疗超声可能经过的组织范围。HIFU 治疗所选择的声通道是治疗超声能安全到达治疗区并能最大范围的覆盖治疗区的最短的组织通道。安全是指声通道内无易损伤的组织结构,如含气组织器官等。最大范围的覆盖要求声通道上对超声有强反射的组织结构(如钙化组织、瘢痕组织等)尽可能的少,有利于治疗超声更多的到达治疗区。声通道在控制界面表现为以焦点为顶点的一个三角形(图 3-15-9)。根据机载超声显露肿瘤的范围确定是进行完全治疗还是进行部分治疗,肿瘤能被完全显露并在治疗头焦距的范围内可以考虑进行完全治疗,而肿瘤仅被部分显露适合进行部分治疗(姑息治疗)。肿瘤的完全显露是指整个肿瘤能在机载显像超声扇形图像的中轴线(声通道的中轴线)上被清楚地显露,声通道上没有易损伤的组织结构(图 3-15-10)。

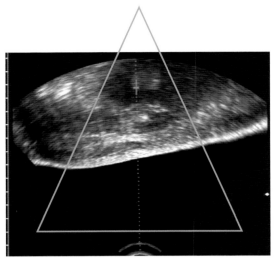

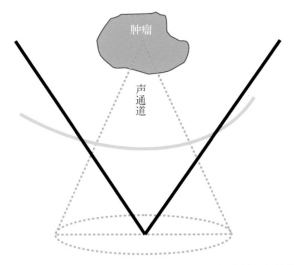

图 3-15-9　声通道聚焦夹角　　　　图 3-15-10　肿瘤治疗时,声通道上应无易损伤的组织结构

（3）治疗体位的选择

通过体位的调整结合治疗头的运动来获得最大的 HIFU 治疗声通道。

（4）选择治疗头的焦距

在确定了声通道和治疗体位后,在此基础上根据治疗目的选择治疗头的焦距。治疗头选择的基本原则是在治疗体位确定的情况下,在 HIFU 治疗的声通道内,治疗肿瘤深面时,治疗头到体表的最短距离应大于 1 cm。

（5）确定 HIFU 治疗的辅助措施和装置

HIFU 治疗的声通道并不是固定不变的,可以通过一些辅助措施和装置使声通道得到改善。胰腺癌 HIFU 治疗时常会应用推挤肠道装置,以显露被肠道遮挡的肿瘤,如准备不同大小的肠道推挤水囊。病人俯卧于治疗床上,首先确定肿瘤的位置,然后将治疗头上移,将腹壁挤向肿瘤,此时胃肠道常被推挤离开或被完全压扁,超声可清楚地显示肿瘤的位置和毗邻关系,并可见治疗头的焦域在肿瘤的深面或更深。然后,将治疗头下降,在治疗头与腹壁之间置入一推挤水囊,上升治疗头,将肿瘤周围的胃肠道挤开或压扁,使肿瘤和其毗邻关系显示清楚。

三、HIFU 术后观察与处理

（1）HIFU 治疗结束后,首先检查治疗区皮肤有无红肿、划痕、水泡、苍白、橘皮样改变、棕褐色、焦黑或焦痂等变化。需要特别注意治疗区皮肤的温度,若皮肤温度高,应将治疗区皮肤继续浸泡于低温的脱气水里,待皮肤温度正常或明显下降。皮肤温度高于正常皮温且皮肤完整的情况下,可给予间断冰敷或冷敷,但应注意防止皮肤冻伤。极少数病人可有皮肤损伤,几乎所有损伤都是Ⅰ度或浅Ⅱ度皮肤灼伤,仅需保持局部无菌和干燥或局部给予磺胺嘧啶银外用即可。检查治疗区皮肤温度时,应将手掌或手背皮肤紧贴于治疗区皮肤 30～60 s,才能获得治疗区皮肤的可靠温度。移动病人时应注意保护治疗区皮肤。

（2）心电监护仪动态监测血压、呼吸、脉搏、血氧饱和度等生命体征变化。

（3）监测体温,治疗后前 3 d 应每 8 h 测量一次,发热病人按发热病人体温测量的原则处理,体温正常者每日 2 次。

（4）治疗区疼痛,应了解治疗区疼痛的部位、性质、持续时间。必要时予对症治疗。

（5）观察腹部情况：有无腹痛、压痛等腹膜刺激征，观察有无邻近脏器损伤。

（6）观察粪便性状，了解有无肠道损伤。

（7）保持胃管通畅，观察引流液性状，如颜色和量，以便观察有无胃损伤。

（8）脊髓损伤：从未发生过，但有发生的可能性。高危因素是有严重骨质疏松的病人或椎体已被肿瘤破坏，此时治疗超声有可能穿过脊椎到达椎管或椎体的后侧缘，从而导致脊髓损伤。对于有严重骨质疏松或椎体已有破坏的病人，避免治疗声通道经过脊椎。

（9）胰腺癌病人 HIFU 治疗后胃管留置 72 h，禁饮 72 h，监控血糖、血淀粉酶、尿淀粉酶变化。当病人腹部体征阴性、血尿淀粉酶正常、血糖正常、胃液和大便无异常时方可进食。首先进食流质，若无不良反应可逐渐恢复至正常饮食。

（10）继发感染：凝固性坏死灶吸收缓慢，加上一些使局部或全身抵抗力降低的因素（如化疗、放疗），凝固性坏死病灶有可能发生继发性感染，局部可表现为红、肿、热、痛等。应给予有效的抗生素治疗。

四、HIFU 术后疗效评价与随访监测

HIFU 治疗后疗效评估与开放性手术不同。后者主要以手术切除肿瘤的程度以及术后临床表现来评价。HIFU 治疗使肿瘤组织凝固性坏死，但坏死肿瘤组织仍表现占位，坏死组织的吸收从周边开始，逐渐向中心进展，这是一个缓慢的过程。因此，必须在 HIFU 治疗后的早期阶段，及时对整个肿瘤组织的活性情况进行评价，判断肿瘤是否被热"切除"以及热"切除"的范围，决定是否需要再次 HIFU 治疗或其他治疗。

对肿瘤组织活性评估有两类方法，一是对肿瘤组织进行病理组织学检查，这是评价凝固性坏死的最好的手段，但用于全面评价被治疗肿瘤是否完全凝固性坏死是非常困难和不现实的。因为要想全面的评价必须满足下列条件：

① 被治疗的肿瘤必须通过手术完全切除；

② 切除的标本必须全面地检查，常需要连续的切片，并在每个切片内选择一些区域内的组织进行病理检查；

③ 病理检查的内容需要包括光镜、电镜甚至酶组织化学的检查。

不论从技术上、经济上还是病人的接受程度上，要满足上述条件都是非常困难的。临床上常采用的方法是在影像学技术引导下的穿刺活组织检查，这种方法仅能反映穿刺点组织的状况，而不能反映也不能代表整个被治疗区的肿瘤状况，可用于影像检查怀疑有肿瘤残留或复发的情况。

另一类方法包括临床表现、受累组织器官的功能变化、肿瘤标志物和影像学检查，由于这类方法具有非侵入性、重复性好、综合判断准确性高等优点，是临床上常采用的方法。临床表现和受累组织器官的功能变化，只能粗略地反映肿瘤的功能状态，对判断 HIFU 治疗是否有效有帮助，但不能确定 HIFU 热"切除"的范围。肿瘤标志物检测，对确定治疗是否有效和随访肿瘤是否复发有帮助，但它受多种因素影响，如阳性率、假阳性、假阴性等的限制。因此，肿瘤标志物只能作为评价 HIFU 治疗效果评价的辅助方法，必须与影像检查的结果相结合，才能准确判断 HIFU 热"切除"的范围以及有无复发。HIFU 治疗效果的影像学评价包括解剖影像、功能影像和解剖功能影像，它们在 HIFU 治疗效果评价中的作用各不相同。

（一）解剖影像学

主要是通过肿瘤的大小来判断 HIFU 的治疗效果，这类影像学的检查手段包括 B 超、平扫 CT 和平扫 MRI 等。在 HIFU 治疗后早期判断 HIFU 热"切除"范围中几乎没有作用，但在 HIFU 治

后的长期随访中,对判断 HIFU 治疗效果有一定的帮助。如在长期随访中发现肿瘤的体积无变化或缩小,说明 HIFU 治疗有效,相反,发现肿瘤体积增大或出现新的病灶,提示肿瘤局部复发或转移。

(二) 功能影像学

主要通过检测肿瘤细胞的代谢状况和肿瘤组织内的血液供应情况,来反映肿瘤的功能即活性状况。这类方法既可确定治疗区是否凝固性坏死,也可初步判断坏死区的范围以及是否复发和治疗区的转归,但不能准确地确定 HIFU 热"切除"的范围。因此在 HIFU 治疗后的早期影像学中,仅辅助解剖影像确定 HIFU 热"切除",在长期影像学评价中也必须与其他评价手段相结合,是临床上较常用的 HIFU 治疗效果的评价手段,所用的方法主要有放射性核素显像和 DSA。

1. 放射性核素显像

用放射性示踪剂检测肿瘤细胞的代谢功能和肿瘤组织内的血液供应,反映肿瘤的功能状况。优点是敏感性高,缺点是定位较差,边界不清,主要用于定性。常用的胰腺癌 HIFU 术后的放射性核素显像方法是 PET(正电子发射断层摄影术),用代谢显像剂(如 18F－FDG)检测肿瘤的功能状况,是一种敏感性和准确性极高的检查方法,临床上常用于:

① 良恶性肿瘤的鉴别诊断。

② 肿瘤病灶的早期定位与组织活检部位的选择。

③ 肿瘤病程的分期与预后判断。

④ 肿瘤治疗效果的评价。

⑤ 鉴别肿瘤治疗后残存组织的性质,即治疗后局部残存病灶已坏死或仍为存活肿瘤组织。

⑥ 肿瘤治疗后复发的早期判断与复发病灶的定位等。

PET 是最有前途的功能影像,但价格昂贵,临床应用受限。

2. 数字减影血管造影

数字减影血管造影(DSA)能够显示肿瘤血管和染色来反映肿瘤功能状况。由于仅能显示 200 μm 以上血管,而不能显示肿瘤的毛细营养血管,所以只能对肿瘤功能状态进行大概评价,不利于指导进一步的 HIFU 治疗。另一方面,肿瘤常由多根动脉供血,甚至可以由动静脉双重供血,而 DSA 仅显示所造影的动脉血管的供血情况,不能反映整个肿瘤的血液供应情况。DSA 最大优点是在评价功能的同时可进行栓塞治疗,并可帮助发现多发病灶、局部转移和残留病灶并在 HIFU 治疗控制主瘤的同时,协助控制其他病灶和消灭残留病灶。

(三) 解剖功能影像

通过对比增强造影的方法,评价 HIFU 治疗区的肿瘤组织是否凝固性坏死,并能精确评价凝固性坏死(热"切除")的范围。解剖功能影像是评价 HIFU 治疗效果的最主要的手段,也是必须的手段。其他的评价手段只有和解剖功能影像评价相结合,才能客观地反映 HIFU 治疗的效果。常用的方法是对比增强 CT 和增强 MRI。评价的内容包括:确定是否完全热"切除",决定是否需要进一步的 HIFU 治疗或其他治疗;确定治疗区的转归,包括肿瘤大小的变化、有无复发或转移,帮助判断预后等。

1. 对比增强 CT

能准确地判断凝固性坏死的范围,确定治疗是否彻底,帮助发现新病灶或局部复发。检查的内容包括平扫显像和增强显像,增强显像应包括动脉期、静脉期和延迟期。检查的时间是 HIFU 治疗后 7～14 d。主要的影像学表现包括:

① 治疗区内无强化。

② 治疗区的边缘有一薄层的强化带,治疗区的边界清楚。

③ 治疗区内密度降低(图 3 - 15 - 11)。

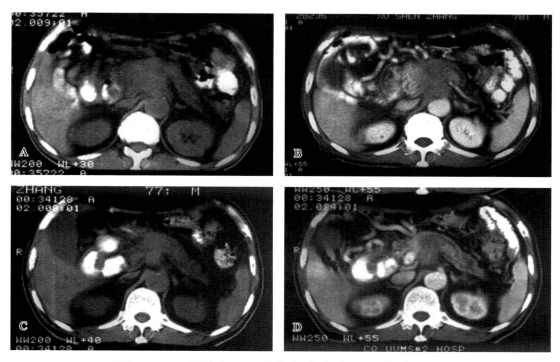

图 3 - 15 - 11　胰腺癌 HIFU 治疗后平扫和增强 CT 的影像学变化

A、B 为治疗前;C、D 为治疗后。

如治疗区覆盖整个肿瘤,表明肿瘤被 HIFU 完全治疗,病人进入随访观察阶段。随访 CT 检查可见治疗区的边界更清楚,治疗区体积缓慢缩小,延迟期有时仍可见边缘强化带。不完全治疗的影像学表现为:治疗区内出现不规则强化,特别是边缘区,如有不规则宽大强化或结节状强化,提示肿瘤残留或肿瘤复发,需进一步的治疗。对比增强 CT 检查的缺点包括,缺乏多轴位断面成像,有时对病灶边缘肿瘤的功能状态的判断欠准确,以及对乏血供肿瘤的功能状态确定有时有困难。

2. 对比增强 MRI

与 CT 相比,MRI 具有多轴位断面和多序列,以及不受骨性结构影响的优点,这些优点可以帮助进一步研究 HIFU 治疗后的生物学变化;更能准确地定位和确定治疗区的毗邻关系;适用的范围更广。对比增强 MRI 检查的时间应在 HIFU 治疗后 7～14 d 进行,增强应包括最少三阶段成像,即动脉期、静脉期和延迟期。初步研究表明 T_2 加权影像的信号降低是凝固性坏死的标志,这种信号的降低随时间的推移而更加明显,与病理组织学研究发现凝固性坏死组织的脱水是一个渐进的过程相一致。热"切除"对比增强 MRI 的影像学表现如下:与治疗前比较,治疗后多数情况可见 T_1 加权影像的信号增加,T_2 加权影像的信号降低;治疗区内无强化,治疗区边界清楚,其边缘可见一薄层强化带,病理组织研究发现,薄层强化带是周边组织对热"切除"的炎症反应。若治疗区覆盖整个肿瘤,初步表明肿瘤被完全治疗,不需要进一步的 HIFU 治疗,病人进入初期随访观察阶段。随访可见治疗区缓慢缩小,边缘强化带持续存在,如强化带出现不规则增宽或出现结节状强化,以及治疗区内结节状或不规则的强化现象,应考虑肿瘤复发的可能,需要进一步的治疗。

根据放射病理学研究结果,CT 和 MRI 影像可发现 2～3 mm 的凝固性坏死区,暗示小于 2～3 mm 的肿瘤可能遗漏,在 HIFU 治疗后应密切随访。根据肿瘤的倍增时间理论,估计残留病灶经过 3~6 个月的生长,CT 和 MRI 检查完全能发现。因此,HIFU 治疗后 3~6 个月复查 CT 或 MRI,影像学表现为治疗区结节状或不规则的强化,以及治疗区边缘的强化带出现不规则的增宽或结节状强化,提示存在残留病灶或局部复发;若肿瘤的大小无变化或肿瘤缩小,同时也无前述异常的强化现象,提示肿瘤在治疗后发生完全凝固性坏死,病人进入常规随访阶段。对怀疑有残留或复发又不能确诊者,可密切随访观察,即每隔 1~3 个月复查 MRI、CT,或行 PET 检查。

3. 彩色多普勒超声

仅根据灰阶变化来判断肿瘤的活性是不够的,血流的变化可初步反映肿瘤的功能状态,由于彩色多普勒超声(CDFI)对毛细血管的血流显示差,很难准确地反映治疗区组织是否凝固性坏死以及凝固性坏死的范围。近来研究发现声学造影可准确地确定凝固性坏死的范围,适用于胰腺癌等实体肿瘤。其检查结果受操作者的技能影响大,可比性相对较差,临床作为其他解剖功能影像的辅助或初步筛选的随访评价手段,常在两次其他解剖功能影像随访的间隔时间内进行,作为一种它们的补充。

(四) 影像学评价手段的选择原则

由于各种影像学评价手段各有其特点,为了更全面、更客观地评价 HIFU 治疗效果,有必要将不同的影像学评价手段按一定的原则进行有效的结合。

1. 解剖功能影像是评价 HIFU 治疗效果的基础

对比增强 CT、MRI 影像是常用的解剖功能影像,它们既能精确显示肿瘤的大小、形态、位置和毗邻关系,又能显示肿瘤的功能状态,是评价 HIFU 治疗效果的首选评价手段,是其他影像学评价的基础。也就是说其他影像学评价必须和解剖功能影像相结合,才能对 HIFU 治疗效果进行比较准确的评价。

2. 解剖功能影像的选择

是选用对比增强 CT 还是选用对比增强 MRI,这由医生的经验和检查目的来决定。对于乏血供的胰腺癌病灶,更倾向于选择增强 MRI 评价。

3. 放射性核素显像

从理论上讲,PET 是评价 HIFU 治疗效果的优秀手段,但初步的临床应用结果不太理想,PET 在评价 HIFU 治疗效果中的作用还有待于进一步探讨。目前应用 PET 进行评价时,只能作为解剖功能影像的补充评价手段,不能单独评价 HIFU 治疗效果,还是需结合解剖功能影像。

4. DSA 检查

DSA 是一种侵入性检查,不作为常规手段,只是在考虑需要进一步治疗肿瘤时才决定是否采用。可作为 CDFI 和 CT 或 MRI 检查的补充,它可发现 CDFI 和 CT 或 MRI 未发现的病灶,并同时进行治疗。因受肿瘤多源性血供的影响,有时很难全面反映肿瘤的血供,一般不单独用来评价肿瘤的功能状态,常需与 CT 或 MRI 联合评价肿瘤功能。

(五) 影像学评价的时间

HIFU 治疗后 7~14 d 进行早期影像学评价,确定 HIFU 热"切除"的范围,决定下一步的治疗方案。针对以完全消融为目的胰腺癌 HIFU 治疗,在早期影像学评价肿瘤被完全热"切除"后 3 个月,还需进行再次影像学评价,以确定肿瘤是否被真正完全热"切除"。随访影像评价:在 HIFU 治疗后 2 年内,每 1~3 个月进行一次评价;在 HIFU 治疗 2 年以后,每 3~6 个月进行一次评价。

(六) 胰腺癌 HIFU 治疗疗效评价标准

胰腺癌 HIFU 治疗的疗效评价标准分为早期疗效评价标准和长期疗效评价标准。早期疗效评价标准主要是针对被治疗肿瘤的局部控制情况,根据实体瘤疗效的客观评价标准制定,参见本书相关章节。

　　HIFU 治疗胰腺癌疗效的长期评价标准的内容包括：不同随访时间的生存率、局部复发率和转移率，以及病人的生存质量。生活质量评分包括病人活动能力的评分，即 KPS 评分、疼痛评分、临床获益反应（clinical benefit response，CBR）等。CBR，又译为临床受益疗效，其主要评估指标如下：① 止痛药的使用量减少超过 50%；② 疼痛程度降低超过 50%；③ 体力状况指数增加超过 20 分；④ 如上述三条标准均处于稳定状态，则体重持续增加幅度超过 7%，而且持续 4 周以上。上述指标至少有一项达到并连续 4 周以上，而且其他指标没有任何恶化的情况下，才判断为临床受益改善。

第三节　HIFU 介入治疗

一、HIFU 治疗中的定位

　　在治疗前定位的基础上，结合治疗方案，还需进行治疗中的定位。治疗中定位除需确定肿瘤的位置和治疗范围外，还需明确治疗的声通道上有无重要结构，如管壁钙化的血管、胃肠等。如有上述结构，应调整声通道和辅助装置以避免对这些结构的辐照。若声通道上有强的声吸收结构，如钙化灶和瘢痕等，治疗时应控制治疗剂量。HIFU 治疗中的定位方法如下。

　　1. 患者治疗体位

　　患者按治疗体位俯卧或侧卧于治疗床上，通过运动系统各轴的移动，再次观察病灶的声像图特点，确定拟治疗病灶的位置、大小、形态、边界及病变深度等。通过移动运动系统各轴确定某一轴的移动范围。各轴的移动范围以能够最大范围覆盖病变为准，此时可以再次调整患者位置，使病灶中央尽量正对水囊中央。

　　2. 超声扫描方向

　　确定超声扫描处的方向为纵切或横切，θ 轴为 0° 或 90°，或其他任意角度。θ 轴具有旋转探头角度的功能。旋转 θ 轴可将 X 轴调整到适宜的轴向。γ 轴具有沿治疗床长轴左右摆动的功能，它既可辅助调节 X 轴到最佳位置，又能引导焦域作汇聚扫描治疗。ψ 轴具有沿治疗床短轴左右摆动的功能。总之，调节 γ 轴、θ 轴和 ψ 轴有助于寻找满意的声入射通道，使超声束从较理想的途径进入病灶内，以弥补患者体位调节的不足。

　　3. 确定 X 轴的起始值与结束值

　　依据治疗方案（根治性或姑息性）确定 X 轴的起始值与结束值。首先，将 X 轴移到病灶的一侧边缘，记录下 X 轴此时的坐标值，然后移动 X 轴到病灶的另一侧边缘，再次记录下 X 轴此时的坐标值，X 轴两值之间的距离即为 X 轴的行程，由于肿瘤的浸润生长，其边界往往不清，超声显示边界往往偏小，如为根治性治疗，需将两值扩展 1～2 cm 作为治疗的边界。将扩展后的两值输入控制系统，并输入层面厚度值，即可获得该病变治疗的层面数。如肿瘤体积太大，则需分次制定治疗计划。

　　4. 调节 Y 轴、Z 轴

　　当 X 轴的行程范围确定后，就要调节 Y 轴、Z 轴。Y 轴垂直于 X 轴移动，可在每一层面上作往返运动，即在某一层面，引导焦域从病灶的一侧边缘到另一侧边缘的移动，以治疗该病变层面。Z 轴的移动方向垂直于 X 轴和 Y 轴确定的平面。Z 轴移动的功能是调节焦域的深度。当病灶表浅时，降低 Z 轴；病灶位置较深时，升高 Z 轴。

　　以上各轴的运动既相互独立，又统一为肿瘤病灶的定位和治疗服务。定位时，各轴的运动并没有一个严格的先后顺序,可以实时调整,如确定 X 轴的行程,可先将 Y 轴、Z 轴置于病灶的中央。预扫描时,先将 θ 轴、γ 轴和 φ 轴固定后,再将 Y 轴置于病灶中央,Z 轴置于病灶深面,如此可以减少治疗时治疗头的移动。最后输入 X 轴的起始坐标值和结束坐标值,并输入层面厚度值,进入预扫描。

有时,因病灶体积小,给确定病灶的位置带来困难,可依循一些较明显的解剖结构来帮助定位。首先,依据 CT 或 MRI 影像,计算出病灶与周边解剖标志的坐标关系,实时定位时,可先找到解剖标志,再通过运动 X 轴、Y 轴、Z 轴,通常能够较容易找到小病灶。重要的血管、肝脏、胆囊、肾脏、脾脏等均可作为解剖定位标志。

二、治疗实时监控

在 HIFU 治疗中,正确地定位和引导焦域进行治疗极为重要。尽管有了治疗前定位和治疗中的定位,但这仍是不够的。因为在治疗过程中,情况可能发生变化,例如患者体位的改变等,可能需重新定位和确定治疗范围。因此,在每一层面的每一区域进行治疗时,都应密切观察声像图变化,以确保焦域始终位于治疗范围内。实时监控是指在治疗过程中对声通道上的组织结构的位置、大小、毗邻关系、形态、边界和回声等变化的监控。实时监控主要包括以下内容。

1. 镇静镇痛的变化

与患者保持顺畅交流是了解镇静镇痛变化的最佳途径。当镇静镇痛效果变化到一定程度时,声像图上会有所反映,可表现为治疗区的上下、左右运动幅度变化。当出现上述现象或患者有疼痛主诉时,应调整镇静镇痛药物用量和用药频率,使治疗区的运动范围和频率达到可接受的程度。

2. 病人体位的变化

在治疗过程中,若声像图上发现某些解剖标志的位置逐渐发生变化,应考虑病人的体位有了变化。体位变化所致的解剖标志位置变动的最常见的声像图变化是解剖标志的下降,有时伴有前后、左右的移动。体位变化的最常见的原因是体位固定不佳,其次是镇静镇痛不佳。

3. 治疗区外声通道上的组织结构的变化

在治疗过程中,位于治疗区外声通道上的组织结构的声像图一般无明显变化。只有当这些组织中有吸声能力强的组织时,如钙化组织和瘢痕等,可在治疗区外出现回声增强的表现,提示这些组织有损伤。可通过避免对这些组织的辐照或调节治疗剂量来减少或避免这些组织的损伤。局部出现异常回声或图像模糊,应考虑有邻近脏器损伤的可能。

4. 皮肤和皮下组织的变化

包括皮肤和皮下组织的厚度、回声、层次。当皮内和皮下组织内出现点状的强回声,提示继续治疗有皮肤损伤的可能性大,此时,应更换治疗层面继续治疗。浅Ⅱ度烧伤时,皮肤表面粗糙或呈双线,层次清楚,此时可调整治疗剂量后继续治疗,或严密观察超声声像图的变化,若在继续治疗中皮肤无损伤加重表现,可继续按原治疗方案进行治疗。深Ⅱ度烧伤时皮肤表面弧度发生变化,常表现为变直,皮下浅筋膜回声增强,皮下肌肉回声不强,二者间界限清楚,此时应停止声通道经过该损伤区的治疗。Ⅲ度烧伤时,皮肤表面不平,皮肤表面弧度发生变化,常表现为变直,可伴有皮肤表面下陷,包括肌层全部回声增强,后方回声衰减,病灶图像模糊,皮肤与皮下结构层次、界限不清,厚度变薄,此时须立即停止声通道经过该损伤区的治疗。

5. 实时疗效监控

对某些疾病,要想即刻知道治疗的效果有时很困难,有的要结合治疗后的患者症状体征,有的需要相关检查的结果来判断。在 HIFU 肿瘤治疗系统中,配备有二维超声成像装置,声像图与治疗焦域同步移动,因此能实时显示治疗区的声像图变化。所以,二维超声不仅仅是用于定位,还可以实时判断治疗效果。在治疗过程中,对每一层面的每一治疗区域给予实时监控,对治疗前后的声像图变化进行比较。将治疗前图像采集于显示屏的左边,治疗中的图像置于显示屏右边,如治疗中的图像在治疗区回声增高,表明治疗有效,此时可更换治疗层面或治疗区域。

回声越高,治疗效果往往越好。但也并非完全如此,因为回声的强度除与组织坏死程度有关外,还取决于肿瘤特性(如含水量)以及该肿瘤是否曾用过其他方法治疗等。在治疗过程中,回声增高也有假象,这可能是因为空化效应产生的微气泡所致。因此,通常在治疗完成后,间歇 10～20 min 再次观察声像图变化,如治疗区回声仍然是增高的,便可结束治疗。如此时某一层面回声无明显增高,可补充治疗,直到治疗满意为止。大多胰腺肿瘤在 HIFU 治疗后可见到治疗区回声增高,但部分肿瘤可表现为治疗区域回声减低或回声无明显变化,可能见于以下几种情况:治疗剂量不够;治疗区域水肿,出现回声减低征象;治疗区位置移动,出现假象;入射声通道中的组织结构肿胀增厚,造成治疗区到皮肤表面的距离增加,出现治疗区假性回声减低;声通道上组织结构被损伤,使声衰减增加,导致治疗区已增高的回声突然变低。如为治疗剂量不够所致的回声减低,应加大治疗剂量或调整治疗方案。如为治疗区域水肿、治疗区位置移动、入射声通道中的组织结构肿胀增厚或声通道上组织结构被损伤所致的假象,则可进行下一层面的治疗、调整治疗区或停止治疗,根据 CT 或 MRI 等影像评价的结果决定下一步治疗方案。

三、HIFU 治疗中辅助措施

在 HIFU 治疗的过程中,由于患者病灶位于身体的特殊部位,为了拓宽 HIFU 治疗的适应证,提高 HIFU 的疗效,增加 HIFU 治疗的安全性,降低治疗的并发症而采取一些辅助措施。在胰腺癌 HIFU 治疗中常采用推挤肠道和胃内注水的辅助措施。

(一) 推挤肠道

是胰腺癌 HIFU 治疗中常采用的辅助措施。推挤肠道是 HIFU 治疗腹部或盆腔肿瘤时,为了避免含气肠道对 HIFU 治疗的影响,在治疗头和患者的腹壁皮肤之间放置一个充满脱气水的特制的乳胶水囊,通过治疗头的升降,对水囊施加适当的压力,使位于计划治疗区浅面的含气肠道因挤压而离开原来的位置,或者由于压力的作用使这些肠道被压扁,肠道内的气体被挤压而离开治疗区的浅面。推挤肠道有以下几个方面的作用:有利于监控超声对计划治疗区的显像;为 HIFU 治疗创造适当的声通道;减少肠道内气体对治疗超声反射所致肠道损伤的机会等。

(二) 胃内注水

在 HIFU 治疗紧邻胃壁的胰腺肿瘤时,胃可能对 HIFU 治疗产生以下几个方面的不利影响:胃壁紧贴肿瘤表面,识别胃壁困难,易造成胃壁的误伤;胃内含有气体,影响监控超声对肿瘤的显像、减小 HIFU 治疗的声通道,缩小了 HIFU 对肿瘤的治疗范围,同时胃内气体对治疗超声的反射,可引起胃壁损伤。此时,通过胃管向胃腔里注入适量的 0.9% 氯化钠溶液,有利于提高胰腺癌 HIFU 治疗效果,并减少治疗相关并发症。

四、HIFU 治疗注意事项

(1) 胰腺癌 HIFU 治疗后治疗区的回声常以弥漫性增高为主,偶有团块状回声增高;回声增高多数是延迟性的,偶有治疗后立即增高。

(2) 确定肠系膜上血管的位置是否有钙化,避免 HIFU 直接照射肠系膜上血管。

（3）注意保护和识别胆总管和十二指肠。

（4）治疗中严密观察肠道的位置和其内气体的变化情况，特别是在焦点向浅面移动时更应注意。预防的关键是保持推挤水囊有一定的张力。

（5）焦点距肿瘤浅面的最短距离≥1.5 cm。

（6）肝脏表面的小转移病灶可在胰腺原发病灶治疗后立即进行治疗。

（7）利用水囊推挤肠道是胰腺癌 HIFU 治疗中经常采用的辅助措施，注意事项如下：① 制作水囊的脱气水必须经过充分的脱气，否则会对 HIFU 治疗产生影响。② 水囊与皮肤之间形成一个界面，增加了能量沉积的可能性，同时水囊影响皮肤的散热和血液循环，使皮肤受损的机会增大。因此，治疗过程中注意定时松解水囊。③ 在有水囊推挤肠道时，必须严密观察病人体位是否有变化，特别是对体重轻的病人更应注意，因为水囊可将病人的身体推离治疗床面，使病人的体位产生明显的变化，而这种体位的变化会使计划治疗区的位置发生显著变化，大大增加治疗风险。

（8）在治疗比较瘦小病人时，应观察治疗区对侧的皮肤，特别当该区皮肤没有被脱气水覆盖时，应注意皮温有无增高和充血水肿，如出现上述现象表明超声已穿透机体，在体表和空气之间形成界面反射，引起局部皮肤损伤。应尽快升高水位将该区完全浸入水中，或持续向该区滴注脱气水，保证该区皮肤表面持续被脱气水覆盖。

第四节　HIFU 综合治疗

在对恶性肿瘤的生物学行为进行深入研究后发现，恶性肿瘤是全身性疾病，原发病灶仅仅是全身性疾病的局部表现。恶性肿瘤在局部和全身除有临床上能够发现的临床病灶外，还有目前任何影像技术都检查不出的亚临床病灶。因此，任何一种手段单独治疗恶性肿瘤的临床疗效都是有限的，需要充分联合运用现代医学的各种治疗手段，才可能大幅度提高恶性肿瘤患者的生存率。HIFU 治疗作为类似手术的局部治疗手段，需和全身治疗以及其他局部治疗手段相结合。因此，HIFU 治疗胰腺癌时必须遵守肿瘤治疗的综合治疗原则。目前，胰腺癌的全身治疗手段主要是化疗。全身化疗不仅对肿瘤的原发病灶起作用，而且对全身的和原发灶周围的亚临床病灶起作用。放射治疗是治疗肿瘤的一种重要手段，是治疗胰腺癌的一种临床常用的局部措施，对原发病灶、亚临床病灶和转移病灶有效。其他局部治疗措施如放射介入治疗，主要针对肿瘤的原发病灶。

一、HIFU 联合静脉化疗

HIFU 治疗对胰腺癌以及肿瘤血管的直接破坏作用已被多项研究证实，但 HIFU 对化疗的增敏作用的临床研究并不多。从机制上分析，HIFU 增敏化疗的理论依据是合理的，一方面，HIFU 热效应可以发挥热疗增敏的作用，其机制包括：

① 热疗可以使一些化疗药物（铂类、蒽环类等）的细胞毒性增强，从而最大限度地促进其疗效；

② 影响多个细胞周期调节因子，阻滞细胞周期和诱导细胞凋亡；

③ 通过抑制肿瘤多耐药（multi-drug resistance，MDR）的表达、增加细胞内的药物浓度、拮抗耐药蛋白（P-gP、MRP 等）的作用从而预防和逆转耐药，提高化疗疗效；

④ 加速肿瘤细胞的无氧酵解、降低细胞内的 pH 值，促进肿瘤细胞死亡；

⑤ 降低肿瘤血管内皮生长因子 VEGF 的合成与分泌，破坏与减少肿瘤血管再生。

另一方面，肿瘤多药耐药是化疗不敏感或化疗失败的主要原因。研究显示，HIFU 治疗的局部高温及机械作用可以改善细胞膜对药物的通透性，增加细胞内的药物浓度，同时还有逆转肿瘤多药耐药的作用。Niu 等研究发现,虽然 HIFU 术后部分细胞保持细胞形态,但电镜扫描示细胞结构模糊、核膜破裂、细胞内出现空泡等,使药物更易进入细胞,细胞内药物浓度提高,增强了化疗药物疗效。Zhai 等对肝癌多药耐药细胞株 HepG2/Adm 的研究发现,HIFU 照射后的细胞对阿霉素等化疗药物治疗更敏感,且 P 糖蛋白表达降低。国内孙杰等报道,与单纯吉西他滨/顺铂(GP)方案化疗胰腺癌患者疾病控制率(DCR)46.7%相比,GP 方案化疗联合 HIFU 治疗组 DCR 显著升高(73.3%),且多药耐药相关基因 MDR1、MRP 等的表达水平显著降低。结果提示,HIFU 对胰腺癌化疗有增敏作用,可提高化疗疗效。

晚期胰腺癌患者的中位生存期仅 6～9 个月。吉西他滨是国内外临床上治疗胰腺癌的一线用药,单用吉西他滨治疗晚期胰腺癌有效率为 20%～30%,中位生存期为 4.2～5.5 个月,1 年生存率低于 20%。近来 HIFU 联合静脉化疗对照单纯化疗的多项临床研究显示,联合治疗较单纯化疗有更高的有效率,中位生存期和 1 年生存率也有提高,提示 HIFU 联合化疗能增加患者获益。因此,HIFU 联合化疗,为晚期胰腺癌特别是既往化疗耐药晚期胰腺癌患者提供了一种新的治疗策略。

二、HIFU 联合放疗

放疗作为局部晚期胰腺癌的重要治疗手段之一,在临床上已得到了广泛的应用。近年来,随着放疗技术的迅速发展,包括三维适形放疗(3DCRT)和调强放疗特别是影像引导的放射治疗(IGRT)等技术的出现,使放射线能够高度集中于肿瘤靶区,提高了肿瘤控制率,同时避免了周围正常组织受到过度的照射,有效地保护了周围正常组织,降低了放疗不良反应的发生率。然而,放疗的敏感性与肿瘤的含氧状态相关。胰腺癌属于低血供肿瘤,乏氧明显,因此降低了胰腺癌放疗的临床疗效。提高放疗剂量虽然可以提高胰腺癌的放疗效果,但是鉴于胰腺癌的解剖位置深,周围结构复杂,高剂量放疗对周围组织的损伤较大,不良反应严重,因此即使采用最新的放疗技术,其不良反应仍无明显改善,这也影响了放疗的总体疗效,是导致胰腺癌放疗失败的重要原因之一。

众所周知,乏氧细胞和 S 期细胞对放疗不敏感,但对热疗均表现为高敏感性。肿瘤中心部位乏氧细胞所占比例明显上升,对放疗容易耐受,但是低灌注却为热累积提供了便利条件,更易达到肿瘤热消融的目的;反之,肿瘤周边血供丰富,富氧细胞比例升高,放疗效果逐渐增强。因此,HIFU 与放疗联合应用于局部晚期胰腺癌的治疗,可能存在疗效协同作用。HIFU 治疗为细胞非特异杀伤,对放疗不敏感的乏氧细胞和 S 期细胞对 HIFU 则有高敏感性。另一方面,HIFU 治疗为"点点成线、线线成面、面面成体"原理覆盖肿瘤病灶,若点与点未重叠,部分肿瘤组织可能达不到引起坏死的温度,而放疗靶区内组织均受到放射治疗,包括 HIFU 治疗的肿瘤残余灶。故两者联合可能达到更好的局部治疗的目的。杜春辉等报道,HIFU、3DCRT 及二者联合方案治疗中晚期胰腺癌的有效率分别为 40.91%、43.83%和 63.64%,中位生存期分别为 12.35 月、12.43 月和 17.64 月,1 年生存率分别为 40.91%、41.38%和 59.09%。吉永烁等报道,HIFU 与 IGRT 联合治疗胰腺癌组的总有效率为 64.7%,显著高于单纯放疗组的 38.2%;联合治疗组的疼痛缓解率为 73.5%,显著高于单纯放疗组的 47.1%;联合治疗组的 6 个月生存率为 79.4%,显著高于单纯放疗组的 52.9%。此外,HIFU 联合伽玛刀(γ-刀)、调强放疗(IMRT)治疗局部晚期胰腺癌的安全性与有效性也有报道。

三、HIFU 联合其他治疗

HIFU 联合动脉灌注化疗、腹腔化疗、中药治疗等研究发现,联合治疗方法在有效率、生存期、生活质量改善等方面均显示出一定的优势,提示 HIFU 联合其他治疗也是胰腺癌临床治疗的可选项。

第五节　胰腺癌 HIFU 治疗的前景及未来

HIFU 治疗实现了真正的无创治疗,是非常有前景的肿瘤治疗手段。综合目前基础与临床研究以及临床应用的结果,HIFU 治疗胰腺癌、控制胰腺癌疼痛的有效性和安全性得到肯定,但目前的临床研究普遍存在样本量较少的不足,尚需大规模的随机对照临床研究结果确定 HIFU 在胰腺癌治疗中的确切地位。另外,HIFU 在包括胰腺癌在内的肿瘤治疗中的作用仍在不断探索,如通过声热作用控制药物释放、逆转耐药等,研究成果能否为胰腺癌的 HIFU 治疗提供进一步支撑值得期待。

HIFU 技术治疗肿瘤属于一种局部治疗方法,正如手术、放疗、化疗等其他方法在肿瘤治疗中常常是联合应用一样,HIFU 在胰腺癌的治疗中无疑会与其他方法联合应用。这些治疗肿瘤的措施怎样和 HIFU 治疗相结合,以形成胰腺癌治疗的综合方案,这将是 HIFU 治疗胰腺癌临床的重要议题。胰腺癌综合治疗方案主要是根据肿瘤分期、治疗目的以及 HIFU 治疗与这些治疗手段的相互影响等来确定,如其他治疗措施所致肿瘤的液化坏死,由于液体的声衰减能力低,HIFU 在液体内很难形成高温,使液体内的肿瘤细胞残留,不利于 HIFU 对治疗区肿瘤的完全灭活;放射治疗后的皮肤等软组织,由于受放射治疗的影响,使皮肤等软组织对治疗超声的敏感性大大增加,治疗区内的皮肤等软组织容易被治疗超声损伤等。因此,为提高治疗效果和减少并发症,所制定的综合治疗方案应考虑:HIFU 治疗与哪些治疗手段相结合;其治疗的顺序如何安排;治疗的剂量是多少;疗程是多少;每个疗程的时间是多少;以及 HIFU 治疗的时机等。为回答这些问题,进一步深入研究仍待进行。

胰腺癌患者初次就诊时,75％的患者伴有腹部、腰背部等部位疼痛,癌痛严重降低患者的生活质量和对治疗的依从性。因此,减轻胰腺癌患者的癌性疼痛是肿瘤综合治疗的重要组成部分。HIFU 作为一种无创治疗技术在临床上得到快速发展,特别是在缓解胰腺癌痛方面越来越受到医务人员和患者的青睐。在笔者的研究中,纳入伴有癌痛的晚期胰腺癌患者 12 例,共接受 13 疗程针对胰腺肿瘤病灶的 HIFU 治疗,结果 5 例患者完全停用止痛药物,4 例患者止痛药物用量减少,2 例患者止痛药物降级使用,总有效率达 84.6％(表 3 - 15 - 1)。这一研究成果与既往文献报道相一致。Strunk 等研究入组 15 例胰腺癌伴癌痛患者,HIFU 治疗结束后,12 例患者癌痛得到明显缓解,缓解率为 80％。Marinova 等报道的一项包含 13 例胰腺癌患者的研究结果提示,HIFU 治疗的癌痛缓解率为 77％。胡斌等研究入组 60 例中晚期伴癌痛的胰腺癌患者,经 HIFU 治疗后,患者疼痛消失 18 例,减轻 39 例,疼痛缓解有效率 95％。一篇国外的 Meta 分析结果显示,23 项研究包含 567 例伴有癌痛的胰腺癌患者接受 HIFU 治疗后,其中 459 例患者的疼痛得到部分或完全缓解,有效率为 81％(95％CI 0.76％～86％)。研究结果共同提示,HIFU 作为一种非侵入性热消融技术,可以有效缓解胰腺癌患者的癌痛,减少止痛药物的使用剂量甚至使患者停用止痛药物,且无明显不良反应,在治疗癌痛方面应用前景极为广阔。但 HIFU 治疗胰腺癌相关性疼痛的具体机制尚需深入研究。

表 3 - 15 - 1　HIFU 治疗前后胰腺癌患者止痛药物使用对比

例次	HIFU 治疗前			HIFU 治疗后		
	止 痛 药 物	剂量(mg)	等效吗啡剂量(mg)	止痛药物	剂量(mg)	等效吗啡剂量(mg)
1	塞来昔布胶囊	400	—	/	/	/
2	塞来昔布胶囊	400	—	/	/	/
3	曲马多缓释片	200	60	/	/	/
4	曲马多缓释片	200	60	/	/	/

例次	HIFU 治疗前			HIFU 治疗后		
	止痛药物	剂量(mg)	等效吗啡剂量(mg)	止痛药物	剂量(mg)	等效吗啡剂量(mg)
5	曲马多缓释片	200	60	/	/	/
6	曲马多缓释片	200	60	塞来昔布胶囊	400	—
7	羟考酮控释片	80	160	曲马多缓释片	200	60
8	塞来昔布胶囊	400	—	塞来昔布胶囊	200	
9	羟考酮控释片/吗啡	20/10	70	羟考酮控释片	20	40
10	曲马多缓释片/芬太尼透皮贴/吗啡	200/16.8/10	330	芬太尼透皮贴	16.8	240
11	芬太尼透皮贴/吗啡	16.8/40	280	芬太尼透皮贴/吗啡	16.8/15	255
12	塞来昔布胶囊	400	—	塞来昔布胶囊	400	—
13	芬太尼透皮贴	12.6	180	芬太尼透皮贴	12.6	180

注:"/"停用止痛药物;"—"非甾体类抗炎药未转化为等效吗啡剂量。

此外,目前 HIFU 治疗胰腺癌临床应用中尚存在的问题包括:

(1) 如何更有效避免胃肠道气体的声障作用。

(2) HIFU 治疗中实时疗效判断。国外有学者开始研究非侵入性的测温技术,使其既不影响声场,又能较真实地反映受辐照组织的温度变化。MRI 是其中较成功的手段之一,由于其测温原理是基于组织升温后的自身变化,不需在组织中留置材料,从而可避免对声场的影响,且可同时监控靶区温升和组织变化。从目前的技术看,MRI 在治疗中实时监测的实时性、简便性、可操作性等方面尚不及 B 超。

(3) 恶性肿瘤呈浸润性生长,肿瘤实际波及范围远较手术所见或其他辅助检查手段发现之范围宽,HIFU 治疗时,如何既能力求破坏全部恶性组织,又尽量避免正常组织不必要损伤以保存功能,目前尚未能确定超声的辐照范围。

(4) 用怎样的思路和方法建立 HIFU 的治疗剂量学。

(5) HIFU 治疗胰腺癌体外模型的建立。笔者课题组将 SD 大鼠肝组织包被在琼脂糖凝胶中进行 HIFU 消融(图 3-15-12),进行了有益探索。

事实上,这些问题不仅存在于 HIFU 治疗胰腺癌,同样存在于 HIFU 治疗其他肿瘤,值得深入探讨。

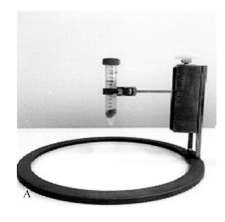
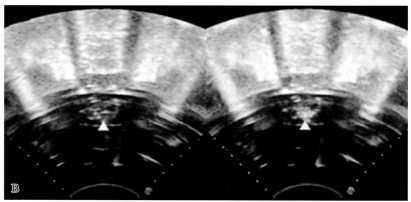

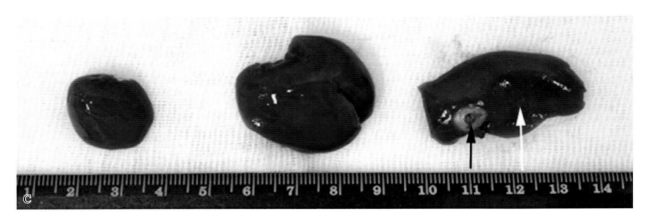

图 3 - 15 - 12　HIFU 消融体外琼脂糖凝胶模型的建立

A. 将 SD 大鼠肝组织包被在琼脂糖凝胶中；B. HIFU 术中超声回声变化；C. 从左至右分别为：空白组（非琼脂糖凝胶包被，未经 HIFU 消融）、对照组（琼脂糖凝胶包被，未经 HIFU 消融）、实验组（琼脂糖凝胶包被，经 HIFU 消融）。

（朱忠政　许　青）

参考文献

［1］　陈依静，许青.高强度聚焦超声治疗胰腺癌的研究进展［J］.医学综述,2015,21：3130 - 3133.

［2］　Li CC，Wang YQ，Li YP，et al. High-intensity focused ultrasound for treatment of pancreatic cancer：a systematic review［J］. J Evid Based Med，2014，7：270 - 281.

［3］　Kennedy JE，Ter Haar GR，Cranston D. High intensity focused ultrasound：surgery of the future? ［J］. Br J Radiol，2003，76：590 - 599.

［4］　赵洪，张宇，朱君秋，等.高强度聚焦超声治疗老年中晚期胰腺癌的临床观察［J］.老年医学与保健, 2011,17：164 - 166.

［5］　叶欣，葛忠民，刘丽霞，等.高强度聚焦超声治疗老年胰腺癌 41 例的临床分析［J］.中国老年学杂志, 2006,26：106 - 107.

［6］　叶欣，费兴波，葛忠民，等.应用高强度聚焦超声治疗老年人胰腺癌 19 例［J］.中华老年多器官疾病杂志,2004,3：220.

［7］　Wang K，Zhu H，Meng Z，et al. Safety evaluation of high-intensity focused ultrasound in patients with pancreatic cancer［J］. Onkologie，2013，36：88 - 92.

［8］　Li PZ，Zhu SH，He W，et al. High-intensity focused ultrasound treatment for patients with unresectable pancreatic cancer［J］. Hepatobiliary Pancreat Dis Int，2012，11：655 - 660.

［9］　Zhao H，Yang G，Wang D，et al. Concurrent gemcitabine and high-intensity focused ultrasound therapy in patients with locally advanced pancreatic cancer［J］. Anticancer Drugs，2010，21：447 - 452.

［10］　Lynn JG，Zwemer RL，Chick AJ，et al. A new method for the generation and use of focused ultrasound in experimental biology［J］. J Gen Physiol，1942，26：179 - 193.

［11］　Sibille A，Prat F，Chapelon JY，et al. Extracorporeal ablation of liver tissue by high-intensity focused ultrasound［J］. Oncology，1993，50：375 - 379.

［12］　Sibille A，Prat F，Chapelon JY，et al. Characterization of extracorporeal ablation of normal and tumor-bearing liver tissue by high intensity focused ultrasound［J］. Ultrasound Med Biol，1993，19：803 - 813.

［13］　Wells PN. Ultrasonic opportunities（1992 William J Fry Memorial Lecture）［J］. J Ultrasound Med， 1993，12(1)：1 - 9.

［14］　Ter Haar GR，Robertson D. Tissue destruction with focused ultrasound in vivo［J］. Eur Urol，1993，

23(Suppl 1)：8 - 11.

[15] Adams JB，Moore RG，Anderson JH，et al. High-intensity focused ultrasound ablation of rabbit kidney tumors[J]. J Endourol，1996，10：71 - 75.

[16] Goldberg F，Massone EJ，Esmoris M，et al. Comparison of different techniques for obturating experimental internal resorptive cavities[J]. Endod Dent Traumatol，2000，16：116 - 121.

[17] Wang ZB，Wu F，Wang ZL，et al. Targeted damage effects of high intensity focused ultrasound (HIFU) on liver tissues of Guizhou Province miniswine[J]. Ultrason Sonochem，1997，4：181 - 182.

[18] Prat F，Ponchon T，Berger F，et al. Hepatic lesions in the rabbit induced by acoustic cavitation[J]. Gastroenterology，1991，100：1345 - 1350.

[19] Mitragotri S. Healing sound：the use of ultrasound in drug delivery and other therapeutic applications [J]. Nat Rev Drug Discov，2005，4：255 - 260.

[20] Yang R，Reilly CR，Rescorla FJ，et al. High-intensity focused ultrasound in the treatment of experimental liver cancer[J]. Arch Surg，1991，126：1002 - 1009.

[21] Hynynen K，Colucci V，Chung A，et al. Noninvasive arterial occlusion using MRI-guided focused ultrasound[J]. Ultrasound Med Biol，1996，22：1071 - 1077.

[22] Li Z，Taguchi T，Gondo T，et al. Experimental study of osteoplastic laminectomy in the lumbar spine of rabbits[J]. J Orthop Sci，2003，8：858 - 863.

[23] Yang R，Kopecky KK，Rescorla FJ，et al. Sonographic and computed tomography characteristics of liver ablation lesions induced by high-intensity focussed ultrasound[J]. Invest Radiol，1993，28：796 - 801.

[24] Wu F，Chen WZ，Bai J，et al. Tumor vessel destruction resulting from high-intensity focused ultrasound in patients with solid malignancies[J]. Ultrasound Med Biol，2002，28：535 - 542.

[25] Chan AC，Cheung TT，Fan ST，et al. Survival analysis of high-intensity focused ultrasound therapy versus radiofrequency ablation in the treatment of recurrent hepatocellular carcinoma[J]. Ann Surg，2013，257：686 - 692.

[26] Xia JZ，Xie FL，Ran LF，et al. High-intensity focused ultrasound tumor ablation activates autologous tumor-specific cytotoxic T lymphocytes[J]. Ultrasound Med Biol，2012，38：1363 - 1371.

[27] Xu ZL，Zhu XQ，Lu P，et al. Activation of tumor-infiltrating antigen presenting cells by high intensity focused ultrasound ablation of human breast cancer[J]. Ultrasound Med Biol，2009，35：50 - 57.

[28] Chen PY，Hsieh HY，Huang CY，et al. Focused ultrasound-induced blood-brain barrier opening to enhance interleukin - 12 delivery for brain tumor immunotherapy：a preclinical feasibility study[J]. J Transl Med，2015，13：93.

[29] Lafond M，Aptel F，Mestas JL，et al. Ultrasound-mediated ocular delivery of therapeutic agents：a review[J]. Expert Opin Drug Deliv，2017，14：539 - 550.

[30] Yu T，Luo L，Wang L. Ultrasound as a cancer chemotherapy sensitizer：the gap between laboratory and bedside[J]. Expert Opin Drug Deliv，2016，13：37 - 47.

[31] Xia H，Zhao Y，Tong R. Ultrasound-Mediated Polymeric Micelle Drug Delivery[J]. Adv Exp Med Biol，2016，880：365 - 384.

[32] Niu L，Wang Z，Zou W，et al. Pathological changes on human breast cancer specimens ablated in vitro with high-intensity focused ultrasound[J]. Ultrasound Med Biol，2010，36：1437 - 1444.

[33] Zhai BJ，Shao ZY，Wu F，et al. Reversal of multidrug resistance of human hepatocarcinoma HepG2/Adm cells by high intensity focused ultrasound[J]. Chinese Journal of Cancer，2003，22：1284 - 1288.

[34] 孙杰，姜丽娜，潘赛英，等.低功率聚焦超声对胰腺癌化疗增敏作用的临床研究[J].现代肿瘤医学，

2013,21：1805－1808.

［35］ Schlemmer M，Wendtner CM，Issels RD. Ifosfamide with regional hyperthermia in soft-tissue sarcomas［J］. Oncology，2003，65（Suppl 2）：76－79.

［36］ 杜春辉,陆培新,王连新,等.三维适形放疗联合高强度聚焦超声治疗中晚期胰腺癌临床疗效[J].中国实用医药,2012,7：5－7.

［37］ 吉永烁,赵洪,朱绫琳,等.放疗联合高强度聚焦超声治疗中晚期胰腺癌的疗效和安全性[J].肿瘤,2015,35：1368－1373.

［38］ 王磊,李灵招,单国用,等.伽玛刀联合 HIFU 治疗局部晚期胰腺癌的疗效[J].世界华人消化杂志,2015,23：470－475.

［39］ 陆启勇,雷伟杰.CBCT 和超声技术在 HIFU 与 IMRT 联合治疗胰腺癌中的应用价值[J].临床肿瘤学杂志,2013,18：155－158.

［40］ Wu F，Wang ZB，Chen WZ，et al. Extracorporeal high intensity focused ultrasound ablation in the treatment of 1038 patients with solid carcinomas in China：an overview［J］. Ultrason Sonochem，2004，11：149－154.

［41］ Gianfelice D，Khiat A，Boulanger Y，et al. Feasibility of magnetic resonance imaging-guided focused ultrasound surgery as an adjunct to tamoxifen therapy in high-risk surgical patients with breast carcinoma［J］. JVIR，2003，14：1275－1282.

［42］ Stewart EA，Gedroyc WM，Tempany CM，et al. Focused ultrasound treatment of uterine fibroid tumors：safety and feasibility of a noninvasive thermoablative technique［J］. Am J Obstet Gynecol，2003，189：48－54.

［43］ Chaulagain CP，Ng J，Goodman MD，et al. Adjuvant therapy of pancreatic cancer［J］. JOP，2013，14：119－122.

［44］ Prost P，Ychou M，Azria D. Gemcitabine and pancreatic cancer［J］. Bull Cancer，2002，89（9）：S91－95.

［45］ Heinemann V，Quietzsch D，Gieseler F，et al. Randomized phase Ⅲ trial of gemcitabine plus cisplatin compared with gemcitabine alone in advanced pancreatic cancer［J］. J Clin Oncol，2006，24：3946－3952.

［46］ Berlin J，Benson Iii AB. Chemotherapy：gemcitabine remains the standard of care for pancreatic cancer［J］. Nature Reviews Clinical Oncology，2010，7（3）：135－137.

［47］ 王楠娅,赵恒军,郑晓辉,等.高强度聚焦超声联合吉西他滨治疗不可切除胰腺癌的临床疗效[J].临床肝胆病杂志,2011,27：1193－1195.

［48］ 史南,欧善际,彭晓晖.高强度聚焦超声联合吉西他滨治疗胰腺癌疗效观察[J].中国全科医学,2011,14：1597－1599.

［49］ 卞晓山,魏长宏,王作志,等.HIFU 联合吉西他滨＋顺铂治疗晚期胰腺癌的疗效观察[J].武警医学,2009,20：515－517.

［50］ 高远,冯军,王庆才.高能聚焦超声"刀"合并 GP 方案治疗晚期胰腺癌的疗效观察[J].苏州大学学报(医学版),2006,26：428－430.

［51］ 殷廷哲,金效民.高强度聚焦超声联合腹腔化疗治疗晚期胰腺癌的疗效观察[J].实用肿瘤学杂志,2009,23：146－147.

［52］ 葛信国,王缨,孙文辉,等.高强度聚焦超声热疗联合消积止痛散治疗胰腺癌的临床研究[J].中国医学影像技术,2006,22：1223－1226.

［53］ Dababou S，Rosenberg J，et al. A meta-analysis of palliative treatment of pancreatic cancer with high intensity focused ultrasound［J］. J Ther Ultrasound，2017，5：9.

[54] Park MJ, Kim YS, Yang J, et al. Pulsed high-intensity focused ultrasound therapy enhances targeted delivery of cetuximab to colon cancer xenograft model in mice[J]. Ultrasound Med Biol, 2013, 39: 292-299.

[55] Chen X, Cvetkovic D, Ma CM, et al. Quantitative study of focused ultrasound enhanced doxorubicin delivery to prostate tumor in vivo with MRI guidance[J]. Med Phys, 2012, 39: 2780-2786.

[56] Marinova M, Rauch M, Mucke M, et al. High-intensity focused ultrasound (HIFU) for pancreatic carcinoma: evaluation of feasibility, reduction of tumour volume and pain intensity[J]. Eur Radiol, 2016, 26: 4047-4056.

[57] Davis MP, Walsh D. Epidemiology of cancer pain and factors influencing poor pain control[J]. Am J Hosp Palliat Care, 2004, 21: 137-142.

[58] Strunk HM, Henseler J, Rauch M, et al. Clinical use of high-intensity focused ultrasound (HIFU) for tumor and pain reduction in advanced pancreatic cancer[J]. Rofo-Fortschritte Auf Dem Gebiet Der Rontgenstrahlen Und Der Bildgebenden Verfahren, 2016, 188: 662-670.

[59] Marinova M, Rauch M, Mucke M, et al. High-intensity focused ultrasound (HIFU) for pancreatic carcinoma: evaluation of feasibility, reduction of tumour volume and pain intensity[J]. European Radiology, 2016, 26: 4047-4056.

[60] 胡斌,吕伟,王丹,等.高强度聚焦超声治疗对缓解胰腺癌疼痛的疗效观察[J].肝胆胰外科杂志,2014, 26: 105-108.

[61] Dababou S, Marrocchio C, Rosenberg J, et al. A meta-analysis of palliative treatment of pancreatic cancer with high intensity focused ultrasound[J]. Journal Of Therapeutic Ultrasound, 2017, 5.

[62] Lee J, Farha G, Poon I, et al. Magnetic resonance-guided high-intensity focused ultrasound combined with radiotherapy for palliation of head and neck cancer-a pilot study[J]. J Ther Ultrasound, 2016, 4: 12.

第四篇　胰腺癌相关疾病介入治疗

第十六章

·胰·腺·整·合·介·入·治·疗·学·

胰腺癌梗阻性黄疸介入微创治疗

第一节 概 述

胰腺癌是消化道最常见的恶性肿瘤之一,恶性程度较高。胰腺癌的早期诊断仍较困难,尚缺乏有效的早期筛查手段,多数胰腺癌在发现时已处于中晚期,已失去根治性手术机会,仅有 20% 的患者具有手术指征,由于胰腺癌的特殊解剖位置、生理特性和生物学行为等因素,导致其预后较差,2 年总体生存率不足 20%,5 年总体生存率<5%,且发病率呈逐年上升趋势。美国 2014 年的统计研究表明,新发胰腺癌患者在男性中居第 10 名,在女性中则位于第 9 名,在恶性肿瘤死亡率排名上更是高居第 4 名。据《2013 年中国肿瘤登记年报》统计,男性新发生的恶性肿瘤中胰腺癌位列第 8 位,在恶性肿瘤死亡率上位列第 7 位。

据统计,80% 的胰腺癌患者发病过程中伴有梗阻性黄疸,亦称胰胆汁综合征,是胰腺癌最常见的并发症。该综合征最早由 Bard 和 Pic 描述,又称 Bard-Pic 综合征。胰头被十二指肠包绕,后方有胆总管,周围有较丰富腹腔神经丛,由于胰腺癌的快速浸润性生长特性,肿瘤常侵袭上述组织器官,引起进行性梗阻性黄疸,顽固性腹痛及十二指肠梗阻等症状。胰腺癌伴有梗阻性黄疸的致病基础即是由于胰头癌压迫进而引起胆总管梗阻,由于胆汁排入肠道发生障碍,胆道内压力升高,胆汁从肝细胞和毛细胆管逆流入血窦,使血中结合胆红素显著增加,引起全身皮肤黄染和脏器功能损伤,病情发展快。不仅如此,阻塞性黄疸还造成机体发生内毒素血症,肝脏血流动力学改变,氧自由基、肿瘤坏死因子、钙稳态失调等情况从而破坏了肝脏细胞、损害肝脏功能,进而导致机体各种酶学改变(丙氨基酸氨基转移酶、腺苷脱氨酶、碱性磷酸酶)、各种化学介质改变(白三烯、前列环素等)、各种细胞因子改变(肿瘤坏死因子、干扰素等),从而对机体其他脏器如:肾功能、肺功能、胃肠道功能等产生影响。临床上表现为进行性无痛性黄疸与胆囊增大,肝脏肿大,肠管内胆汁极少,以致大便呈灰白色,常有消化不良症状,上腹或左上腹胀痛,可有恶心、呕吐、腹胀、体重减轻,有时触及锁骨上肿大的淋巴结,也可出现腹水、糖尿病、血淀粉酶增高,晚期多有恶病质,多呈进行性加重及进行性消瘦、衰竭,合并感染者可出现寒颤、发热、腹痛,甚至休克症状。

胰腺癌伴梗阻性黄疸患者因体质状况差、肝功能异常而无法行积极抗肿瘤治疗,严重影响患者生活质量及生存期。恶性梗阻性黄疸引起的高胆红素血症如不予治疗,可引起肝、肾、凝血功能及免疫功能严重损害,自然生存期仅 1~2 个月,为了保护患者肝功能及提高患者生活质量,尽早解除胆道梗阻至关重要,并为进一步的抗肿瘤治疗打好基础。只有有效引流才有机会进行针对病因的治疗。外科治疗包括外科手术根治切除术和姑息性外科胆肠吻合术,对于早期阻塞性黄疸,外科手术治疗是目前最重要的治疗方法之一,主要适用于肝外胆管梗阻,其优势在于:不仅能解除黄疸,同时可以去除造成梗阻的原因,如胰头癌或壶腹周围癌行 Whipple 手术(胰头十二指肠切除术),即切除远端胃、胰头、胰钩部、十二指肠全部、空肠上段、胆总管下段及局部淋巴结,亦有包括胆囊在内

287

一并切除者。切除后将胆、胰、胃肠重建，重建有不同方式，常用的是 Child 法，即将胰腺空肠对端套入后按胰、胆、胃的顺序重建胃肠通道。对于肿瘤侵犯门静脉、肠系膜上静脉者，可行扩大切除，即将其一段血管连同肿瘤切除，再行血管移植吻合术。为防止残胰复发肿瘤，主张行全胰腺切除。胰体尾癌可行胰体尾切除术。由此可见，手术治疗主要通过切除病变部位、胆管改道等实现，但手术治疗往往创伤性较大，中重度的阻塞性黄疸患者往往由于年龄、肿瘤的侵蚀、低蛋白血症、肝肾功能损害、营养不良等因素，使得术后并发症发生率和死亡率较高。

近年来，随着内镜和介入技术的进步，非手术治疗方法被越来越多地用于解除胆道梗阻，其中美国国立综合癌症网络（NCCN）2012 年胰腺癌指南进一步肯定了姑息性治疗在晚期胰腺癌中的价值，对于无法行根治性切除的胰腺癌，若出现黄疸，该指南推荐内镜下放置胆道支架或经皮肝穿刺胆道引流术途径进行引流或行胆道旁路手术。目前，胰腺癌伴梗阻性黄疸患者常因肝功能衰竭或胆道感染死亡，而接受姑息手术治疗者可以明显改善预后。Sarr 等曾统计 10 000 例姑息性手术解除胰腺癌致梗阻性黄疸的患者，手术组平均生存期为 5.4 个月，而未做胆道引流组患者仅为 3.5 个月。因此，姑息性手术治疗胰腺癌伴梗阻性黄疸已逐渐成为临床上的首选治疗方案。临床上解除黄疸的微创介入手术包括经皮肝穿刺胆道引流术（PTCD）和胆道支架置入术。

20 世纪 70 年代，Soehendra 等首次提出内镜下胆管支架引流术，随后经内镜逆行性胰胆管造影术（ERCP）快速发展，将十二指肠镜经口、胃进入十二指肠，观测十二指肠乳头，行 ERCP，该技术已由最初的诊断技术发展成为一项集诊断和治疗为一体的内镜技术。该技术是解除手术无法切除的恶性胆道梗阻很好的一种方法，并且创伤小，术后患者恢复快，对患者体质要求低，主观干扰小。尤其对中晚期胆管、胰腺肿瘤引起的梗阻性黄疸，应用十二指肠镜放置胆道内支架具有短期解除胆道梗阻，缓解黄疸，改善肝功能的作用，且患者顺应性好。较 PTCD 和外科旁路手术等，该术式具有创伤小、死亡率低、胆管炎、十二指肠穿孔和出血的发生率也较低的优势，不足之处为细菌被膜和胆泥等易沉积在塑料支架内壁，引起支架堵塞，再发黄疸或胆管炎，故不得不定期更换支架。一般塑料支架每 3～4 个月置换一次，金属膨胀内支架每 6～8 个月换一次。不仅如此，胰腺癌患者胆道支架置入存在一定困难，尤其是支架置换术。因此，胆道支架置入术虽有很好的应用前景，但需要相关技术设备的进一步完善。

胆道支架置入术目前虽面临一系列难题，但由于其显著的作用，在临床上仍广泛应用，近年来基于胆道支架疗法的新材料和疗法也不断涌现，最具代表性的即是放射性粒子胆道支架的出现，在放射性粒子支架在临床上逐渐开始用于胰腺癌梗阻性黄疸的治疗，该疗法很好地将放射性粒子治疗和胆道支架置入术结合起来。放射性粒子治疗肿瘤已有 100 多年的历史，其原理是将放射性同位素直接置入病灶区域，达到持续不断地释放射线杀灭肿瘤细胞的作用，将其与胆道支架结合起来能够有效防止胆道的再狭窄。早期使用的放射性同位素为钴-60、铱-192 和镭-226，但这些同位素由于释放高能 γ 射线，较难防护，影响其在临床上的广泛应用。近年来，新型的放射性核素如金-198、碘-125 和钯-103 相继研制成功，并应用于临床，这为放射性粒子胆道支架的出现奠定了基础。国内外已有研究表明放射性粒子支架治疗肿瘤引起的梗阻性黄疸疗效显著，支架的通畅率能够长达 10.2 个月，显著优于常规胆道支架的 7.2 个月，将其应用于胰腺癌伴梗阻性黄疸具有广泛的应用前景。该疗法具有微创、精确、安全和并发症少等优势，与单纯胆道支架置入术相比，能够有效减少胆道狭窄的再发生率。

对于梗阻性黄疸，PTCD 是目前最常用的治疗手段之一，并且具有较广泛适应证，可用于良、恶性梗阻性黄疸，高位或低位梗阻性黄疸以及轻、中、重度的梗阻性黄疸和外科手术后胆道狭窄、梗阻性黄疸病变等。尤其对高位左右肝内胆管均有梗阻，重度的梗阻性黄疸，外科手术后需要行长期胆汁引流者(如恶性梗阻性黄疸)更具有优越性。PTCD 还具有以下优势：

① 可以对左、右肝内胆管同时进行引流，其退黄、减压速度快，其内引流作用除减黄外还可避免胆汁等营养物质丢失，有利于改善消化功能。

② 可同时对肿瘤组织进行活体组织检查。

③ 简单、实用，创伤性相对小，成功率高，疗效显著、迅速，可做长期胆汁引流。如在梗阻的胆道置入胆道支架，可以去除携带的引流袋，减少患者心理和生活负担，提高患者生活质量。

④ 对无法手术者，结合动脉插管化疗栓塞或内放射治疗，还可进一步为梗阻性黄疸延长生存期或为行二期手术切除提供机会。

对不能手术切除的胰腺癌可行经导管动脉灌注化疗(TAI)，该治疗肿瘤局部药物浓度较静脉用药高，所以可达到更好的治疗效果，在改善疾病相关症状、延长生存期、减少肝转移及发生肝转移后的治疗上均取得了令人瞩目的成绩。目前，该项治疗已成为恶性梗阻性黄疸姑息性疗法的理想选择。

PTCD 和胆道支架置入具有微创性、可重复性等优点，已经成为恶性胆道梗阻非手术保守治疗的首选疗法。与其他疗法相比较，PTCD 适应证较广泛，肝门区胆管梗阻和肝内病变所致的胆管梗阻更适合采用 PTCD 的介入治疗，经内镜途径失败者亦可通过此方法解除梗阻。据统计，梗阻性黄疸患者采用 PTCD 进行治疗的比例约占 60%，是最常采用的姑息治疗方法。国内外研究学者指出，搭载[125]I粒子的胆道支架较传统支架可明显提高患者的生存期和胆道的通畅率。

以上两种术式即为临床上常用的针对胰腺癌伴梗阻性黄疸的姑息性介入手术。然而，在姑息性手术减黄前，是否需要 PTCD 减黄治疗，当总胆红素高于多少时需要减黄处理，医学界还有很大争议。多数学者认为，术前有效减轻黄疸可以改善肝功能，增强免疫力，提高下一步手术耐受性，减少手术风险及手术并发症。国内有学者研究报道，总胆红素大于 170 umol/L 时需要术前减黄。但 Pitt 等研究报道，做 PTCD 减黄组的手术死亡率为 8.1%，高于不做 PTCD 组的 5.3%，且平均住院时间长(31.4 d vs 23.1 d)，这提示术前减黄并无明显优势，国外多项研究观点与上述研究结果一致。因此，还需要进一步研究探讨术前减黄的必要性。

针对有介入或手术指征的病例，力争手术方式清除梗阻病灶、解除梗阻，而对不具备手术条件的病例多采用姑息性治疗，其中介入疗法(胆道支架置入术和 PTCD)占主导地位，而对肝功能的保护，体内蓄积胆汁酸的代谢，胆汁的排泌的治疗上，临床上利用西药制剂以外，还可辅以中药制剂。梗阻性黄疸的中医治疗多以疏、清、通为原则，通过辨证对原因不同的证型分别施以：茵虎合剂(清热利湿、利胆导滞)；牛黄五花散(清热凉血、利胆解毒)；茵陈术附汤(温中化湿、健脾利胆)；膈下逐瘀汤(活血化瘀、化痰退黄)等治疗。阻塞性黄疸是湿、瘀为患，因此去湿利小便、通腑化瘀成为其重要治法。

当然，胆道支架置入术和 PTCD 在临床应用过程中也存在一系列的注意点，本章也将着重介绍两种术式的应用以及术前的评估、术后的护理随访等，以期广大读者对介入疗法在胰腺癌伴梗阻性黄疸治疗中的应用有一个全面认识和了解。

第二节　术前评估及围手术期处理

一、鉴别诊断

胰腺癌梗阻性黄疸常需与以下疾病鉴别。

1. 壶腹癌

壶腹癌发生在胆总管与胰管交汇区域。鉴别诊断要点为：

（1）黄疸是其最严重的症状，肿瘤早期即可出现，且程度严重。

（2）黄疸可以因为肿瘤坏死脱落出现间断性的黄疸减退，但不会降至正常。

（3）十二指肠低张造影可显示乳头部充盈缺损、黏膜破坏、"双边征"等。

（4）B超、CT、MRCP、ERCP等检查可显示胆管和胰管扩张，胆道梗阻部位较低，出现"双管征"，且胆胰管夹角大（图4-16-1）。

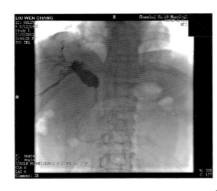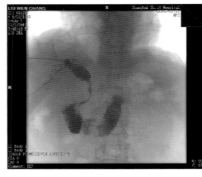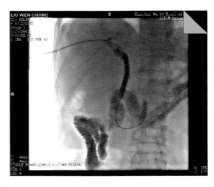

图4-16-1　壶腹部恶性肿瘤伴黄疸病例

患者，男，70岁。PTCD示壶腹部肿瘤胆管呈不规则状鹰嘴状，提示完全闭塞可能，球囊扩张后胆汁引流通畅。

2. 胆总管下端癌

胆总管下端癌是肝外胆管癌的一种类型。鉴别诊断要点为：

（1）由于该部位管腔狭小，因此肿瘤早期出现黄疸，且黄疸较严重。

（2）临床上常伴发热、胆道感染、胆绞痛等。肿瘤溃疡破溃可出现胆道出血，继而出现黄疸波动，但总的趋势是进行性加重，致肝外胆管扩张和胆囊增大。

（3）体检时可以出现皮肤巩膜黄染，可触及增大的胆囊。

（4）B超、CT、MRCP、ERCP等检查可显示胆管扩张、胆囊增大；胆总管下端充盈缺损、狭窄、中断（图4-16-2）。

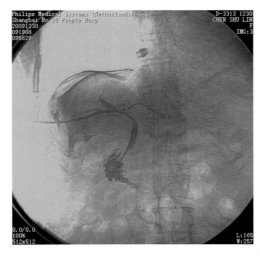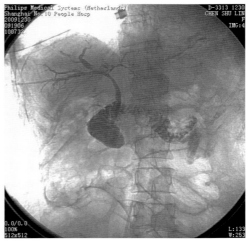

图4-16-2　胆总管下端恶性肿瘤病例

患者，男性，69岁。PTCD造影胆总管下端呈偏心性不规则狭窄，内外引流7 d后置入80 mm×8 mm胆道支架后，胆汁引流通畅。

3.胆石症

胆石症是一种良性疾病。鉴别诊断要点如下：

（1）胆石症往往反复发作，黄疸波动幅度较大，一般具有阵发性的腹痛或右上腹绞痛。

（2）在胆道完全梗阻伴有感染的情况下，可以出现温度较高的发热和寒战，即出现黄疸、腹痛和发热三联征。

（3）黄疸持续较长时间则出现大便颜色变浅或白陶土样便。

（4）实验室检查可见白细胞升高等感染表现及血清胆色素升高，以直接胆红素为主，同时伴有碱性磷酸酶升高。

（5）B超检查可以探及结石影及上方扩张的胆道系统；CT检查可以显示结石钙化影；MRCP、ERCP等都有助于两种疾病的鉴别。

二、术前准备

胰腺癌梗阻性黄疸只有解除梗阻，才能直接缓解上述症状。胰腺癌梗阻性黄疸介入微创治疗的术前准备包括以下内容：

（1）术前检查肿瘤标志物（CEA、CA19-9、POA、PCAA和DU-PAN-2等）、血常规、肝肾功能、出凝血时间、电解质、心电图、心脏B超，以了解患者全身及主要脏器情况，确定有无手术禁忌证，以便于术后观察对比。

（2）磁共振胰胆管造影（magnetic resonance cholangio pancreatography，MRCP）、全腹增强CT或其他影像学方法以了解梗阻范围及程度，并评估腹部病变情况及转移情况。

（3）取得组织病理学诊断。

（4）碘过敏实验。

（5）术前一天洗澡，穿刺部位备皮。

（6）术前常规给予抗生素治疗预防感染。

（7）禁食，禁水12 h。

（8）签署介入治疗及接受碘造影知情同意书，如需使用放射性粒子支架，需签署放射性治疗知情同意书。

第三节　梗阻性黄疸的内外引流介入治疗

一、适应证

胰腺癌压迫胆道引起胆道梗阻，黄疸持续加重，经影像和实验室检查证实的胆道梗阻合并近端胆道扩张，经非手术治疗效果不明显且无禁忌证者均可视为介入治疗的适应证。

二、术前准备

药品及手术器械、设备包括：Chiba针、套管针、2％利多卡因、造影剂、引流管、超滑导丝、超硬导丝、导管鞘、尖刀片、扩皮器、超声仪及DSA等。

三、操作及注意事项

1.选择穿刺点

通常选用腋中线入路，患者取平卧位，局部消毒铺巾，透视下观察T11椎体及右侧肋膈角的位置，选右侧肋膈角的两个肋间(多在 8～9 肋间)作为进针点,以与 T11 椎体平面呈 20°～30°夹角为宜,进针时在 X 线透视或 B 超下定位,避开胸膜腔、胃肠道和大血管,且穿刺点应在肋骨上缘,以免损伤位于下缘的神经、血管。2%利多卡因进行局麻,深度应达肝包膜,局部刀片取一小切口,钝性扩张皮下组织。

2. 胆道造影

采用千叶针水平刺向 T11 椎体右缘 2 cm 处停止。用 5 ml 注射器抽取稀释的造影剂,边注射边回抽,直至胆管显影,并缓慢流动呈树状胆道。继续注射 20～30 ml 造影剂直至主要胆管显影。

3. 胆道穿刺

经胆道造影后撤出千叶针,用套管针穿刺选定的胆管部位,一般选取胆管分支为宜,通常刺入胆管后可见管壁受压变扁,退出针芯,缓慢后退针套,观察有无胆汁流出,当有胆汁流出时送入导丝(图 4-16-3)。

4. 胆道插管

胆道穿刺成功后,先送入较柔软的导丝,尽量使其进入胆总管,作内外引流时导丝需要通过肿瘤压迫狭窄段进入十二指肠,然后沿导丝推送外套管深入。撤出导丝,引流出部分胆汁,可注入少量造影剂,明确导管端的位置和胆道情况(图 4-16-4)。换超硬导丝,可用相应的扩皮器扩张穿刺道,再置入引流管,观察胆汁是否能顺利流出,若流出困难则透视下调整管端位置,并注射造影剂观察其是否位于胆管内。可用 0.9%氯化钠溶液注入导管,待胆汁自行流出,必要时可稍加抽吸。单纯的外引流可用猪尾巴导管置于狭近端,内外引流则采用多侧孔引流管,并将其远端置入十二指肠内,近端置入扩张胆管内,切忌将侧孔置于肝实质和肝包膜外,否则可能造成出血,胆汁腹腔瘘和导管堵塞。

5. 引流管外固定

胆汁顺利流出后方可进行外固定。首先将导管固定线轻轻拉紧,旋紧接口固定器,剪去多余固定线(图 4-16-5)。

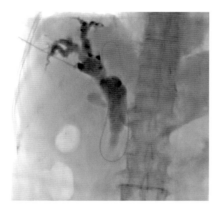 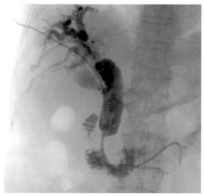 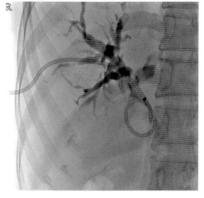

图 4-16-3 经皮置入导丝　　　图 4-16-4 明确梗阻部位　　　图 4-16-5 内外引流管置入

第四节　梗阻性黄疸的内支架介入治疗

一、适应证

主要用于胆道良、恶性狭窄的治疗,更适用于胰腺癌所引起的恶性胆道梗阻。维持了胆汁内引流和正常胆盐肠肝循环,患者无需长期携带胆道引流管生活,提高了生存质量。

二、术前准备

药品及手术器械、设备:2%利多卡因、造影剂、导管鞘、超滑导丝、超硬导丝、Cobra 导管、球囊导管、胆道支架、DSA 等。

三、操作及注意事项

经皮肝穿刺胆道内支架置入,可选用自膨式和气囊扩张型。操作方法与步骤如下。

1. 先行经皮肝穿刺胆道引流术

方法同上述。术前行胆道造影,明确胆道狭窄的位置、程度和范围(图 4-16-6)。

2. 插入超硬导丝,更换导管鞘

用 Cobra 导管插至狭窄近端,使超滑导丝通过狭窄段进入十二指肠,导管跟进后更换超硬导丝。通常胆道狭窄均有潜在的通道存在,因此,首先将导管送至狭窄近端,反复用导丝探寻通道。一般使用超滑导丝,中度狭窄时可用超硬导丝,借助其硬度通过狭窄段,切忌暴力操作形成假道。当导丝难以通过狭窄段时,可再次正侧位透视明确导管头端是否位于狭窄部,必要时可用珠头导丝略伸出导管头端连同导管一起试行通过。

3. 扩张狭窄部位

当导丝通过狭窄段后,再沿超硬导丝引入球囊导管通过狭窄段进行扩张,用稀释的造影剂将其轻度膨胀,以显示狭窄对球囊的压迹并摄片记录。反复扩张狭窄部位,直至狭窄压迹全部消失(图 4-16-7)。

4. 撤出球囊导管,送入支架释放系统

当该系统外径大于导管鞘时,先将导管鞘撤出。仔细复习扩张前的摄片记录,经释放系统注入少量造影剂,以确认支架位置,透视下小心释放支架。支架两端需超出狭窄两端 1 cm 以上,若有移位,应及时调整。释放完毕后再放置外引流管,注入少量造影剂,了解胆道通畅情况,若支架膨胀不全,可再次置入球囊导管扩张,同行 24 h 后支架可自行完全张开(图 4-16-8)。外引流管应留置48 h 以上,造影复查确认胆道通畅后再拔管。

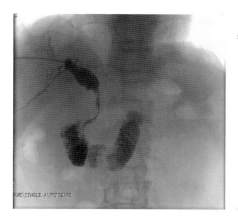
图 4-16-6　术前造影梗阻表现

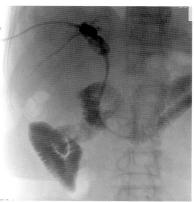
图 4-16-7　球囊扩张梗阻段

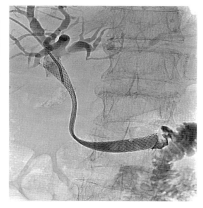
图 4-16-8　支架置入梗阻段

第五节　梗阻性黄疸介入治疗后的处理与随访

一、常规处理

(1) 术后 24 h 应严密观察患者生命体征,并绝对卧床,密切观察穿刺部位有无渗血和胆汁,如行经皮肝穿刺胆道引流术(PTCD),需记录每天胆汁引流量和性状。单纯外引流每天胆汁量为400~2 500 ml。胆汁过少时应考虑导管脱落和阻塞可能,必要时造影复查。导管阻塞时,可用0.9%氯化钠溶液冲洗后自然流出。术后早期出现的血胆汁应无血凝块,否则提示胆道出血。通常胆汁引流24 h后胆汁应不含血色,否则应透视下观察导管侧孔是否位于肝实质内,或胆管内是否存在残余血凝块。

(2) 术后可按实际情况予以抗炎、止血、降黄等对症治疗。必要时用维生素 K3 等止血药物。正常胆汁应为金黄色。绿色或浑浊胆汁常提示合并感染,应行胆汁培养。确定感染时可经引流管注入庆大霉素 8 万~12 万 U,关闭引流管 1~2 h 后再开通,每天 2~3 次。

(3) 如行 PTCD,术后第一周,每 8 h 用 5~8 ml 0.9%氯化钠溶液冲管一次,若出现胆道出血则增加冲洗次数。

(4) 如外引流时间过长,注意补充损失的水、电解质等。

(5) 解除梗阻后,继续予以化疗、分子靶向治疗、免疫治疗及中医治疗等抗肿瘤治疗。

(6) 如置入载有^{125}I粒子支架,需注意医护人员与家属的安全性。按粒子置入患者深度为 10 cm(10mCi),医护人员与家属距离患者 1 m,每天接触 6~12 h 计算,医护人员和家属每天接受的总剂量为 0.3~1 mSv,而胸透一次的剂量为 2~2.5 mSv,说明只要注意接触时间,医护人员和家属还是安全的。

二、常见并发症及处理

(一) PTCD 常见并发症

1. 胆道出血

多是由于肿瘤表面破溃出血,或与胆管相邻的肝动脉或门静脉分支损伤引起,发生率为 3%~8%,通常 PTCD 术后可见少量的血性胆汁,一般无需特别处理,出血可自行停止。如有大量出血,引起休克者,可再次行胆道造影,明确出血原因,如引流导管位于血管内,应及时撤出,否则可能损伤肝动脉而形成动脉胆管瘘,应行经导管肝动脉栓塞治疗等。

2. 胆汁瘘

发生的原因主要有扩张的通道口比引流管大,引流管侧孔露于肝实质,甚至肝外,引流管引流不畅等。胆汁流入腹腔或经穿刺点漏出腹壁外,进而发生胆汁性腹膜炎。通常胆汁瘘可随着时间的推移自行消除,极少需要特殊处理。

3. 逆行性胆道感染

主要原因包括原有胆道感染的基础上,由于胆道压力过高,感染的胆汁入血,形成脓毒血症和迟发的逆行性胆道感染。对此应在造影前尽量放出较多胆汁,再注入少量造影剂,术前术后使用抗生素、严格行无菌操作和尽可能建立内引流。

4. 胆汁分泌过量

正常胆汁每天分泌约 600 ml,超过 1 500 ml 则为胆汁分泌过量,最高流出量可达 3 000 ml。胆汁分泌过多的机制目前尚不清楚,其可引起低血容量性低血压、水电解质平衡紊乱,需要大量补充液体。

5. 导管堵塞和脱位

导管堵塞和脱位是造成引流失败或继发感染的重要原因。一旦发生时应先用 0.9%氯化钠溶液冲洗导管,如仍堵塞,可透视下送入导丝,排除阻塞物,必要时更换导管。

6.其他

胸腔胆管瘘、气胸、血胸等,主要由穿刺插管时穿过胸腔所致。因此穿刺时应避开肋膈角。

如果适应证选择得当,PTCD技术成功率可达100%,有效率达95%以上。术后每隔3～5 d复查血胆红素,评估黄疸减退情况。减黄的速度和程度与胆管的阻塞情况、置管位置、胆汁状况及引流管术后护理等因素密切相关。术后10 d左右,由于胆道周围已形成纤维化,可经此通道行后续治疗,如胆道支架、胆道粒子支架置入等。

(二)胆管内支架置入术的并发症

与PTCD相似,但由于需行胆管扩张和支架置入,胆道内出血的风险较PTCD术高。当支架置入后,对局部起到压迫的作用,一般出血可以自行停止。胆道支架置入术后可能引发的并发症如下:

1.支架再狭窄

通常3个月后再狭窄率为20%～30%。主要与肿瘤向支架近远端及支架内生长有关,部分与胆栓、碎屑沉积有关。采用腹膜支架可防止肿瘤向腔内生长,减低再狭窄率,但支架移位率升高。

2.支架移位

发生率约为3%,网状支架移位率低。支架移位后可引起胆道再狭窄、疼痛和急性胰腺炎。

3.胆瘘

胆瘘发生率为1%～5%,主要与操作粗暴,损伤胆道有关。一旦出现临床症状,应及时建立外引流或手术处理。十二指肠损伤极少发生,与支架在十二指肠内暴露过多有关。

通常胆道支架置入术后应给予止血药及抗生素,胆汁引流不畅时应开放外引流管进行外引流。本技术成功率可达90%～96%。黄疸消退率达85%～95%。对于肝门部胆道梗阻,为达到充分引流,可行左右肝管双支架置入。通常在胆道支架置入术后可每间隔1月复查腹部增强CT或MRCP,评估支架通畅情况。若患者黄疸持续加重、胆红素水平突然升高或出现腹痛、皮肤巩膜黄染持续加重及发热等,应及时复查腹部CT或MRCP了解病情,予以及时处理。

三、常规随访

常规定期随访可使患者定期与医师沟通,对其心理和精神有安慰和帮助作用。同时,可以早发现小的复发和转移病灶,并及时处理,提高疗效。通过定期随访和对疗效的评估,可以总结经验和教训,优化治疗方案,改进治疗措施和提高医务人员对疾病的认识。主要随访内容包括:

(1)问诊和患者叙述:饮食、睡眠、行动、工作、体力和体重等情况。

(2)体格检查:观察腹部外形、对称性、腹式呼吸,观察巩膜和皮肤颜色,检查腹腔移动性浊音等。

(3)实验室检查:肝、肾功能,胰腺功能,肿瘤标志物,电解质,血常规、凝血功能,大、小便常规等。

(4)影像学检查:MRCP,全腹增强CT,PET-CT,全身骨ECT等。随访频率一般为介入术后1个月左右做第一次全面的术后复查,尤其要检查MRCP和全腹增强CT,为今后随访过程中前后对比打下基础。然后,再每2～3个月复查一次,不得超过3个月,尤其在术后2年内。2年后可适度延长至每6个月一次。

第六节　梗阻性黄疸介入治疗的前景及未来

一、胆道支架置入

近年来,随着介入器械快速更新和发展,胆管支架在临床上的应用越来越广泛,原先单纯的胆道引流已逐渐被内支架置入术所取代,在施行具体治疗方案时,可根据患者的病变类型和程度选择不同的引流方式。胆道内支架置入主要用于治疗胆管局部良恶性狭窄,尤其适用于难以手术治愈者及老年患者,为一种姑息治疗的手段。虽然此治疗手段不能对肿瘤本身有直接治疗作用,但能使胆管系统再通,能减轻或解除胆管梗阻所致黄疸,为经导管肝动脉化疗栓塞及放射治疗创造了条件,对提高晚期肿瘤患者生存质量,延长生存时间有重大意义。国内外已有研究表明胆管支架置入术(PTIBS)治疗肝门部胆管癌患者造成的恶性梗阻性黄疸的引流远期疗效显著优于经皮经肝胆管穿刺外引流术,可显著延长患者的生存时间并提高生存质量。

目前,国内医院较常见行胆管支架置入术的两种途径为:① 经皮肝穿刺胆道支架置入;② 内窥镜下胆管支架置入。针对不同类型的患者,不同手术途径的选择也同样具有一定的差异,两种方法适用于不同的患者,前者成功率在90%以上,技术难度不大,后者因十二指肠乳头开口的不确定性导致技术难度大,但同外科手术相比创伤小、痛苦少、恢复快,特别适用于病情复杂、身体一般状况差、不能或不宜外科手术切除的患者,在胰头癌所致黄疸治疗时尤其具有优势。因此,不同置入途径的选择同样要视具体情况而定。

虽然胆管支架置入术相比较传统术式,优势明显,但同样具有一定的风险,术后也存在一系列的并发症,在胆管支架置入术后,近期可出现胆道系统感染(菌血症)、出血、胆汁泄漏、支架移位等并发症。这些并发症与术前准备、手术的无菌条件及术后是否抗感染治疗密切相关,故在手术前需进行充分疗效评估,严格掌握手术适应证,器材大小长度的选择,对复杂病例进行分步处理,手术过程中须遵循操作规范,尽量减少重复动作。同时,术后48 h加强心电、血氧及血压监护,并注意观察患者全身及腹部情况。另外当胆管支架远端超过十二指肠乳头0.5～1 cm时,需引起重视,这种情况易引起胆道系统逆行感染,必须加强抗感染治疗。胆管支架发生再狭窄同样是常见迟发并发症之一,主要由于胆汁过稠、食物经十二指肠逆行进入胆管支架或恶性肿瘤组织透过支架缝隙向腔内生长所致。目前解决办法主要为行胆管球囊扩张及再次行胆管支架置入术。

胰腺癌所致黄疸仅靠胆管支架置入治疗,只能暂时缓解病情发展,在单纯介入治疗或放射治疗也无法控制病情的情况下,若将胆管支架置入术与放射治疗、局部/全身化疗等其他疗法结合起来,既能有效而持久地维持胆道引流,又能控制肿瘤生长速度,是延长患者生存时间的关键。因此,在支架基础上联合抗肿瘤治疗对造成胆道梗阻的病因进行干预,抑制肿瘤的发展甚至完全杀灭肿瘤细胞,可达到与姑息性手术相媲美的效果,但是如何根据病人实际情况选择合适的支架类型以及最优的联合抗肿瘤治疗方案,争取最大限度延长支架的通畅时间及病人的生存期,目前国内外尚无相关技术标准,仍有待进一步探索和研究。对于联合疗法的探索也是之后胆管支架置入术进一步扩大适应证的一大趋势。

胆管支架置入术联合疗法具体体现在以下几个方面。

1. 胆管支架置入术联合选择性动脉灌注化疗或栓塞术

可达到一个较好的近期效果,但目前胰头癌梗阻性黄疸患者采取经皮肝穿刺胆道支架置入术联合选择性动脉灌注化疗或栓塞术及结合放射治疗临床开展尚不多,医学文献报道较少,在这方面值得深入探索(图4-16-9)。

2. 支架联合胆道腔内放射治疗

该疗法具有较好的应有前景,能够在杀灭肿瘤的同时,提高支架通畅率。目前,腔内放射治疗根据放射源的半衰期长短分为短暂性腔内放疗和永久性腔内置入放疗,前者以^{192}Ir为代表,后者以^{125}I为代表。^{125}I是近年来研制出的微型低剂量粒子源,有效照射半径15～20 mm,半衰期为59.43 d,可以低辐射剂量对肿瘤细胞进行持续性照射,对肿瘤产生持续、强大的杀灭作用,靶区内剂

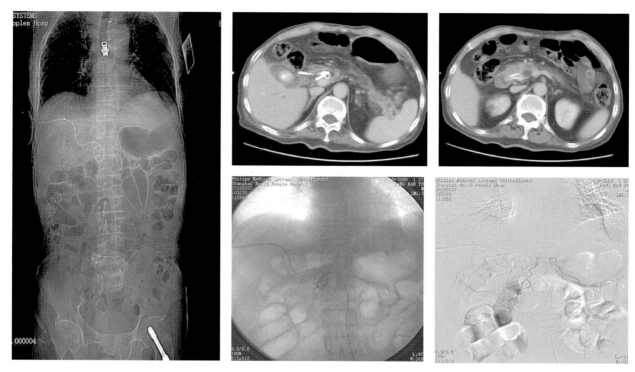

图 4 - 16 - 9　胰头癌综合介入治疗病例

患者,82 岁,男性。因"皮肤巩膜进行性黄染伴全身瘙痒、消瘦 3 月余"入院,确诊胰头癌,PTCD+胆道支架置入后,再次行胃十二指肠动脉内灌注化疗,血管造影胰头部肿瘤染色明显,化疗方案 GF 方案。

量很高,且由于射线的衰减与距离的平方成反比,靶区以外射线迅速衰减,周围正常组织受影响很小,同时,胆道腔内放射治疗并发症非常罕见,几乎没有与放射治疗相关的并发症,该联合疗法结合了介入与放疗的特点,发展前景良好,值得进一步推广应用(图 4 - 16 - 10)。

3. 支架联合热消融

热消融包括射频消融和微波消融,是在超声、CT 等影像设备的引导下,利用射频电流或微波的热效应产生的高温造成肿瘤组织凝固性坏死,高温还可使肿瘤周围血管闭塞形成一个反应带,阻断肿瘤供血,进而杀灭肿瘤并阻止其再生和转移。

4. 支架联合纳米刀消融

纳米刀也称为不可逆性电穿孔(IRE),2012 年开始应用于临床,是一种全新的肿瘤消融技术,它通过释放高压脉冲在肿瘤细胞上形成纳米级永久性穿孔,破坏细胞内平衡,使细胞快速凋亡,其特点是对消融区的组织具有选择性,只损伤细胞壁,不伤及血管壁、胆管壁、神经等消融区内重要的组织结构。

5. 支架联合光动力治疗

该联合疗法是采用能选择性聚集到肿瘤组织的光敏药物和激光光反应治疗肿瘤的一种新方法,用特定波长的光源照射注射有光敏药物的肿瘤组织,引发光化学反应从而破坏肿瘤,而周围正常组织几乎不受损伤。在胆道肿瘤性梗阻的治疗中,传统的光动力疗法(PDT)是待光敏药物在肿瘤部位蓄积后,通过经皮肝穿刺引入带光源的导管,定位到肿瘤部位进行照射,从而激活光敏药物反应,国外最新的研究是留置支架内发光二极管,对恶性胆道梗阻进行 PDT,进一步简化了手术步骤,减少手术操作导致的相关并发症,减轻病人的痛苦,其优势在于能够进行精确有效的治疗,对健康组织基本没有损害,不良反应主要是胆管炎以及光过敏反应,特别适用于年老体弱或有手术、化疗、放疗禁忌证,或术后、放疗后复发的病人。

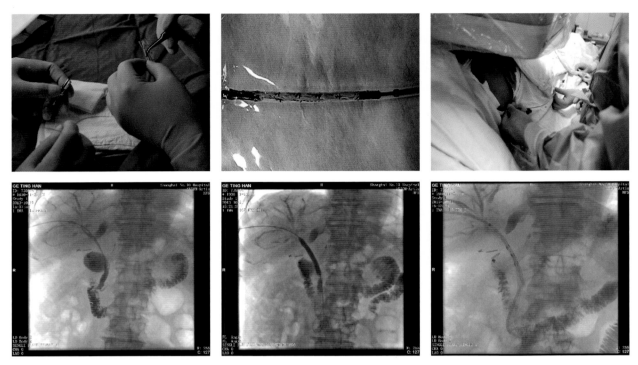

图 4 - 16 - 10　支架联合胆道腔内放射治疗病例

治疗前体外预装碘粒子在胆道释放器内,在完成 PTCD 引流后 3～7 d,首先运用球囊扩张病变部位,将粒子释放器释放后,采用相应长度胆道支架释放固定粒子。

不仅如此,越来越多的研究关注支架新材料新方法的探索,例如药物洗脱支架。药物洗脱支架也称为药物释放支架,通过包被于金属支架表面的聚合物携带药物,当支架置入病变部位后,药物自聚合物涂层中通过洗脱方式有控制地释放至周围靶组织而发挥生物学效应。目前在胆道肿瘤性梗阻中应用最多的是紫杉醇洗脱支架,动物实验已经证实其安全性和有效性。紫杉醇在临床上的安全性和有效性还缺乏大样本的评估,但是药物洗脱支架为胆道恶性梗阻的治疗提供了新的思路,在这个新兴的领域中还有许多问题有待解答,应有更大规模的临床试验来指导临床治疗。

二、经皮肝穿刺胆道引流

PTCD 也是一种常规的治疗胰腺癌胆道梗阻的介入疗法,它能够在短时间内降低血清胆红素水平,改善黄疸症状。PTCD 能够使胆汁重新回到肠道和被引流到体外,胆汁的充分引流使得胆汁淤积对肝细胞的损伤作用逐渐减轻,肝功能得到改善,伴随的瘙痒等不适症状亦逐渐缓解,为下一步原发肿瘤病灶的治疗提供机会,已经成为恶性胆道梗阻非手术保守治疗的首选疗法。PTCD 成功率较高,其引导方法已由传统的 X 线造影逐渐被超声成像取代,但该治疗方法同样存在严重并发症,包括肾功能衰竭,消化道出血,胆系感染,急性胰腺炎甚至死亡等。此外,PTCD 对引起黄疸的肿瘤本身并无治疗作用,对于未经后续治疗的胰腺癌合并梗阻性黄疸患者,随着肿瘤的继续生长,压迫引流管甚至堵塞引流管侧孔,很容易造成引流不畅,再次引起黄疸。因此对肿瘤本身采取何种有效的治疗方式也显得十分重要。

另外,为增加该术式的安全性,可考虑联合多种影像手段行 PTCD。有报道称可在 DSA 结合超声下行 PTCD 治疗梗阻性黄疸,该方法的优势在于:在彩超引导下,穿刺胆管的准确性高、并发症少,彩超能够清晰地分辨出患者肝内胆管的扩张以及胆管周围的血管组织,能够清楚地呈现出胆管是否扩张、变形等,实际操作过程中可指导医生避开血管,为穿刺提供可靠的技术保障,进一步提高穿刺的实施效率。

　　PTCD 也越来越多地与其他疗法进行联合治疗,临床上在 PTCD 后主要采取两种方法对肿瘤进行治疗:① 行经导管动脉灌注化疗(TAI);② 进行胆管腔内照射治疗或外照射治疗。虽然,TAI 也是临床上应用较多的联合疗法之一,但许多晚期胰腺癌特别是伴有阻塞性黄疸的患者,体质往往很差,肝功能受限,难以进行化疗,此时放射治疗往往成为首选。

　　^{125}I 粒子能够持续地发出低能量短距离 γ 射线对肿瘤组织进行最大程度的杀伤,已被广泛地应用到各种实体肿瘤的治疗。晚期胰腺癌合并梗阻性黄疸的患者采用 PTCD 联合^{125}I 粒子支架置入的治疗既迅速改善患者黄疸等不适症状,又有效控制局部肿瘤生长,减轻肿瘤负荷,缓解疼痛,安全有效并且微创。但目前仍有以下问题需要解决:胰腺的特殊解剖结构的独特性,位置较深,操作中仍会有部分粒子盲区出现;有待于进一步结合新化疗药物同时治疗以取得更好的治疗效果。

　　综合来看,以胆道支架置入术或经 PTCD 途径进行引流或行胆道旁路手术为代表的介入手术在临床上治疗梗阻性黄疸上运用越来越多,逐渐取代传统疗法,但同时也都存在一定的适用范围。现如今,介入疗法也越来越多地联合其他疗法,并在新材料上进行创新变革,以减少并发症和术后再狭窄,这也是之后介入疗法治疗胰腺癌并发胆道梗阻的发展趋势。

(纪建松　曹传武　徐　浩)

参考文献

[1]　Dawson S L,Mueller PR. Nonoperative management of biliary obstruction[J]. Annual Review of Medicine,1985,36(1):1-11.

[2]　Neimark S,Jonas SK. Obstructive jaundice:diagnostic and therapeutic considerations[J]. Postgraduate Medicine,1985,78(1):127-132.

[3]　Savader SJ,Prescott CA,Lund GB,et al. Intraductal biliary biopsy:comparison of three techniques[J]. Journal of Vascular and Interventional Radiology,1996,7(5):743-750.

[4]　Bhutani MS,Hoffman B,Velse A,et al. Endoscopic ultrasound guided fine needle aspiration of malignant pancreatic lesions[J]. Endoscopy,1997,29(9):854-858.

[5]　Briggs CD,Irving GRB,Cresswell A,et al. Percutaneous transhepatic insertion of self-expanding short metal stents for biliary obstruction before resection of pancreatic or duodenal malignancy proves to be safe and effective[J]. Surg Endosc,2010,24(3):567-571.

[6]　Ranney N,Phadnis M,Trevino J,et al. Impact of biliary stents on EUS-guided FNA of pancreatic mass lesions[J]. Gastrointestinal Endoscopy,2012,76(1):76-83.

[7]　Artifon EL,Frazão MSV,Wodak S,et al. Endoscopic ultrasound-guided choledochoduodenostomy and duodenal stenting in patients with unresectable periampullary cancer:one-step procedure by using linear echoendoscope[J]. Scand J Gastroenterol,2013,48(3):374-379.

[8]　林少彬,谢蓉芝,胡碧香,等.胆道支架置入联合碘油化疗药治疗胰头癌合并阻塞性黄疸的临床应用[J].医学影像学杂志,2015,25(3):485-488.

[9]　Siegel R,Desantis C,Jemal A. Colorectal cancer statistics[J]. CA:A Cancer Journal for Clinicians,2014,64(2):104-117.

[10]　胰腺癌多学科综合治疗协作组诊疗模式专家共识[J].中国实用外科杂志,2017,37(1):35-36.

[11]　郭金和.食管内照射支架的研制及临床应用的初步结果[J].中华医学杂志,2011,91(33):916-920.

[12]　Sarr MG,Cameron JL. Surgical palliation of unresectable carcinoma of the pancreas[J]. World Journal of Surgery,1984,8(6):906-918.

［13］ Artifon EL，Snakai P，Cunha，et al. Surgery or endoscopy for palliation of biliary obstruction due to metastatic pancreatic cancer［J］. American Journal of Gastroenterology，2006，101(9)：2031.

［14］ 张福君,吴沛宏,赵明,等.CT 导引下^{125}I 粒子置入治疗胰腺癌［J］.中华医学杂志,2006,86(4)：223-227.

［15］ 吴兴达.恶性梗阻性黄疸术前减黄的临床研究［J］.中国医科大学学报,2010,39(4)：308-310.

［16］ Brueckner，Stefan，Arlt，et al. Endoscopic ultrasound-guided biliary drainage using a lumen-apposing self-expanding metal stent：a case series［J］. Endoscopy，2015，47(9)：858-861.

［17］ Pitt HA，Gomes AS，Lois JF，et al. Does preoperative percutaneous biliary drainage reduce operative risk or increase hospital cost? ［J］. Annals of Surgery，1985，201(5)：545.

［18］ 赵晓阳,曹会存,李天晓,等.经皮肝穿胆道引流术联合^{125}I 粒子置入治疗晚期胰腺癌合并梗阻性黄疸［J］.介入放射学杂志,2013,22(8)：650-654.

［19］ 吴杰,宋磊,赵丹懿,等.胰腺癌梗阻性黄疸患者胆道内支架置入术后放化疗疗效分析［J］.中华普通外科杂志,2014,29(8)：626-629.

［20］ 林少彬,谢蓉芝,胡碧香,等.胆道支架置入联合碘油化疗药治疗胰头癌合并阻塞性黄疸的临床应用［J］.医学影像学杂志,2015,25(3)：485-488.

［21］ 黄兢姚,杨维竹,江娜,等.经皮胆道支架联合支架内外粒子置入治疗胰头癌伴胆道梗阻［J］.临床放射学杂志,2015,34(4)：629-633.

［22］ Varadarajulu S，Bang JY. Role of endoscopic ultrasonography and endoscopic retrograde cholangiopancreatography in the clinical assessment of pancreatic neoplasms［J］. Surg Oncol Clin N Am，2016，25(2)：255-272.

［23］ 黄兢姚,杨维竹,江娜,等.经皮胆道支架联合支架内外粒子置入治疗胰头癌伴胆道梗阻［J］.临床放射学杂志,2015,34(4)：629-633.

［24］ 李茂全.晚期胰腺癌介入治疗临床操作指南(试行)［J］.临床放射学杂志,2016,33(11)：1632-1636.

胰腺癌肠道梗阻介入微创治疗

第一节 概 述

肠道梗阻是胰腺癌常见的并发症之一,与肿瘤所在部位及转移程度密切相关。肿瘤组织一方面通过局部浸润、压迫的方式侵及胃窦、十二指肠、空肠近段以及横结肠导致局部肠道狭窄、梗阻;另一方面通过淋巴及腹腔内播种的方式侵及大小网膜、盆腔腹膜导致小肠、结直肠肠腔不同程度狭窄、梗阻。肠道梗阻造成患者生活质量急剧降低,机体迅速衰竭。肠道恶性狭窄梗阻的治疗传统上是诉诸于外科手术(包括小肠造瘘术、胃肠吻合术),对于不能手术的患者,常留置胃管胃肠减压,但手术创伤大,术后仍存在再狭窄风险,胃肠减压只降低了患者胃肠穿孔的风险,无法让患者恢复正常进食。

一、历史回顾

1993 年,德国 Keymling 等以及韩国 Song 等分别采用经皮造口术中置入金属支架以缓解恶性十二指肠梗阻。

1994 年,德国 Strecker 等率先应用经口方法将镍钛细丝金属支架用尼龙丝缚于导管后由硬导丝导入十二指肠,初次尝试了经口放置十二指肠支架的临床效果。

1995 年,日本 Maetani 等也报道了用类似方法成功地解除了十二指肠狭窄,从而为经口胃肠道内远距离内支架置入的应用奠定了基础。

1996 年,国内报道了成功应用自张式 Z 形金属支架治疗十二指肠降段严重阻塞病例。

目前利用支架治疗恶性肠梗阻已得到广泛应用,且由于该技术创伤小、效果显著、术后并发症少及术后恢复快等优点,逐渐成为治疗无手术切除指征的恶性肠梗阻的首选。

目前运用比较成熟的是胃窦、十二指肠梗阻和结直肠梗阻的支架置入术,是指应用内镜和(或) X 线引导下介入技术将金属支架经口腔或肛门逆行置入胃窦、十二指肠、结肠或直肠,使狭窄或阻塞的肠腔开通或使肠管与体腔间异常通道(瘘管)闭塞的一种治疗方法。

二、胰腺和肠道关系解剖结构

(1) 胰形态细长,可分为胰头、胰体和胰尾三部分(图 4-17-1)。

(2) 胰头部宽大被十二指肠包绕,胰头肿瘤可侵犯十二指肠引起梗阻,胰体为胰的中间大部分,胰体肿瘤可侵犯十二指肠水平部及横结肠,横跨下腔静脉和主动脉的前面。胰尾较细,伸向左上,至脾门后下方,胰尾肿瘤可侵犯结肠脾曲和空肠近端。

(3) 胰管位于胰腺内与胰的长轴平行。它起自胰尾部,向右行过程中收集胰小叶的导管,最后胰管离开胰头与胆总管合并,共同开口于十二指肠大乳头。

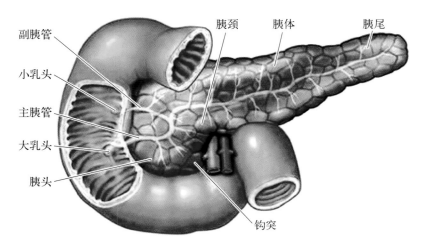

副胰管
小乳头
主胰管
大乳头
胰头
胰颈　胰体　胰尾
钩突

图 4－17－1　胰腺局部关系解剖图

三、诊断

（1）CT 或 MRI 结合穿刺活检确定肿瘤性质及肠道浸润范围。

（2）内窥镜和（或）DSA 下造影确定梗阻部位（可以口服造影剂或经口插管造影，怀疑结肠梗阻的可以用小肠管置入术了解小肠是否存在梗阻）。

第二节　术前评估及围手术期处理

一、术前评估

（1）外科会诊有手术切除适应证，但患者及家属拒绝手术。

（2）无手术适应证，且预计生存期大于 3 个月。

（3）无造影剂过敏史。

（4）肝肾功能、血常规、凝血全套等基本化验指标正常。

（5）经肠道造影、CT 或内窥镜证实梗阻部位局限，无小肠多发粘连梗阻。

（6）患者 PS 评分 1～2 分。

（7）近期无活动性出血史。

（8）无肝硬化、食管胃底静脉曲张。

（9）先前无相关手术引起严重不良反应史。

二、围手术期治疗

（1）术前常规留置胃肠减压管，减轻梗阻症状，对明确结肠梗阻患者，可先行小肠管置入明确是否同时存在小肠梗阻。

（2）术前常规禁食，并予补液营养支持。

（3）结肠梗阻患者术前需清洁肛门并灌肠。

（4）术前准备好导丝、导管、合适支架等器材（具体见第四节）。

（5）做好心理安抚，必要时请心理医师帮助患者舒缓以避免手术恐惧综合征。

（6）术后注意随访，一般每月一次，并配合其他抗肿瘤治疗。

（7）术后 1 月，复查肝肾功能、血常规、凝血功能等生化指标，了解胆红素情况，如出现梗阻性黄疸等并发症，及时行 PTCD 或 ERCP 引流减黄。

第三节 肠道梗阻的内支架介入治疗

一、十二指肠支架置入术

（一）适应证
（1）胰腺恶性肿瘤浸润、压迫引起胃窦、十二指肠、空肠近段管腔狭窄闭塞而造成的进食障碍。
（2）胰腺恶性肿瘤外科手术后吻合口狭窄等。
（3）外科手术前过渡期的姑息性治疗。

（二）禁忌证
肠管的内支架治疗并无绝对禁忌证，下述情况为相对禁忌证：
（1）狭窄不全梗阻，狭窄段尚有 5 mm 以上孔径的通道。
（2）重度胃及食管静脉曲张出血期。
（3）上消化道急性炎症或溃疡活动期。
（4）有严重的出血倾向或凝血功能障碍。
（5）严重的心、肺功能衰竭。
（6）疑有小肠广泛粘连梗阻。
（7）严重恶液质病人。

（三）胃十二指肠支架相关的解剖要点
（1）胃的入口：贲门位于食管与胃的连接处。特点是上方的食管较狭小，下方的胃腔较大，且纵轴转向极大。这使支架容易移位和脱落，也容易顶到胃腔底壁，一是造成胃壁损伤和穿孔，二是造成人为梗阻。
（2）十二指肠梗阻治疗中，胃扩张经常成为导丝导管过幽门及支撑的障碍。术前充分的胃肠减压有利于胃腔恢复正常解剖特点，有利于支架放置过程的顺利进行。

（四）术前准备
1. 器材准备
（1）牙托，超滑导丝，大于 260 cm 的交换导丝，长 260 cm、粗 0.97 mm（0.038 inch）的超硬导丝，镍钛合金超长导丝，导丝扭控手柄。
（2）聚四氟乙烯造影导管（直头或眼镜蛇导管），双腔造影导管。
（3）专用球囊扩张导管。
（4）支架输送释放系统。
（5）支架或被覆支架。主要包括：
① Z 形支架：管径为 20～25 mm，两端可防止支架移位制成双喇叭状，柔顺性较差。
② Wallstent 支架：管径为 20～22 mm，多丝编制的网状支架，横向张力差；且在曲度较大时，支架芒刺损伤肠壁的概率较高。
③ 镍钛合金支架：管径为 20～25 mm。单丝编织网状支架是十二指肠狭窄和梗阻最常用的支架。其优点为：支撑力较强，柔顺性好，两端可制成球形喇叭口。
（6）吸引器。

2. 术前检查

（1）普通 X 线检查：通过腹部透视或摄腹部立、卧位平片，了解肠道梗阻程度和梗阻部位，判断完全性梗阻还是非完全性梗阻、单一部位梗阻还是多部位梗阻。

（2）胃肠造影检查：以小剂量稀钡行气钡双对比造影观察梗阻部位和程度，一般初步了解梗阻段情况即可。为避免钡剂沉淀于狭窄段近段，可用水溶性含碘对比剂进行灌肠造影。

（3）其他影像学检查：利用 CT、超声等检查手段了解病变部位和其周围情况，以及有无腹水和腹水量等。

3. 患者准备

（1）十二指肠梗阻者，术前 12 h 禁食、禁水。

（2）术前肌内注射地西泮 10 mg，术前 5 min 肌内注射山莨菪碱(654 - 2)20 mg。

（3）对症处理：如营养支持，纠正水、电解质紊乱，肿瘤病因治疗，腹腔减压（腹水引流、导尿），以及冲洗和消毒瘘管等。

4. 术者准备

（1）详细了解病史及实验室检查。

（2）向患者解释造影过程，解除患者顾虑。

（3）告知与知情同意程序。向患者家属交代可能出现的意外、术后可能出现的并发症并请其在手术知情同意书上签字。

（五）操作步骤

十二指肠的内支架治疗主要经口操作，包括以下步骤（图 4 - 17 - 2）。

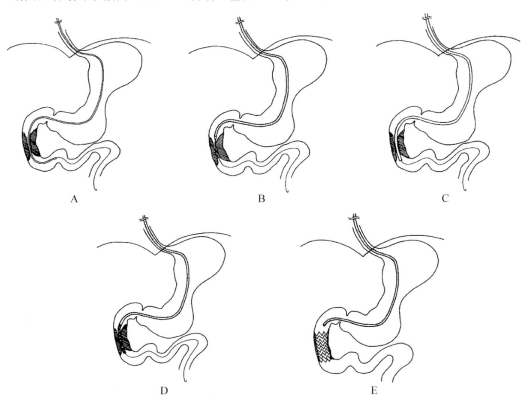

A   B   C

D   E

图 4 - 17 - 2　十二指肠内支架置入步骤（以 Z 形支架为例）

A. 经口将导丝送过十二指肠狭窄段远端；B. 沿导丝送入支架输送导管；C. 撤出导管内芯；D. 沿输送导管送入支架至狭窄段；E. 准确定位后释放支架。

（1）经口将超滑导丝送入胃内，并经导丝将眼镜蛇导管沿胃体大弯插至幽门部。

（2）旋转导管使之随导丝进入十二指肠，并尽可能将导丝越过十二指肠狭窄段，最好深入至小肠，对于导丝插入有困难者，可借助于胃镜将导丝引入。

（3）交换软头硬导丝。超滑导丝插入后，经导丝引入长交换导管并尽可能深入，再经交换导管穿入软头硬导丝。

（4）造影定位及预扩张。经硬导丝引入双腔导管或球囊导管行狭窄段造影并观察狭窄情况。

（5）送入输送器并释放支架。固定同轴释放鞘的内芯，后撤外鞘，释放支架。支架置入后退出输送器保留导丝，再引入双腔导管注入对比剂，观察支架扩张后肠腔通畅情况。必要时用注入温水的方法帮助支架加速扩张成形。

（六）术后处理

十二指肠内支架治疗术后一般不需做特别处理，只给适当抗感染、止血等预防性治疗即可。在明确梗阻已解除，患者一般状态明显改善，并观察 2 h 无异常后，即可进流食，以后循序进食固体食物。

（七）并发症及处理

1. 出血

通常为操作时轻微的十二指肠黏膜损伤或肿瘤组织被擦破引起，一般出血量较少，且支架放置后对肠腔管壁的支撑力具有压迫止血的作用，故少量出血不需特殊处理。出血量偏大时，可静脉输注止血剂或经内镜在出血点表面喷洒凝血酶等止血剂。远期出血易发生于支架置入 2 周后，与支架柔顺性差、喇叭口与肠壁成角、喇叭口端缘锐利以及使用带芒刺的支架有关；此时，可经原支架再套入柔顺性好、管径略粗、长度较长、喇叭口端缘光整的支架，并使支架端口超过原支架与正常肠管顺应相连。

2. 十二指肠破裂穿孔

一般不易发生。但若操作者经验不足且操作手法过重，强行推送内镜或硬性插送支架推送器，则可引起肠壁破裂；也可因导引钢丝太软不能引导推送系统越过肠曲锐角而使推送器尖端顶破肠壁所致。因此，操作时手法要轻柔，在 X 线严密监视下操作，必要时用小肠镜及输送支架、遇有阻力时及时回撤调整方位、避免强行推送，是防止发生肠穿孔的关键。一旦发生肠壁破裂穿孔，应立即撤除器械终止操作，留置胃肠减压管，并加强抗感染治疗，必要时应行剖腹修补。

3. 腹腔内出血

晚期肿瘤至肠梗阻时常与周围组织浸润粘连使其位置固定，移动度减少，因受支架推送系统的推移可使肠壁与粘连组织撕脱而引起腹腔内出血。若支架放置后数小时内出现不明原因的腹痛、腹胀及腰酸等症状，应考虑有腹腔内出血的可能，可行超声、腹腔穿刺以及 CT 检查等进一步明确诊断，同时密切监测生命体征，及时进行对症处理。处理主要是监测血压，一般给予立止血 4 u 静脉滴注后出血即可控制，第 2 天腹痛、腰酸症状缓解。

4. 支架移位脱落

正常情况下肠管具有收缩和蠕动功能，故一般来说十二指肠支架存在移位和脱落的可能。但十二指肠恶性梗阻大多因肠管本身或周围有肿瘤组织侵犯，肠管蠕动极为有限，甚至根本没有蠕动。这种病理特征使支架移位脱落的可能性大大降低。支架移位常与狭窄程度轻微而选择支架管径偏小、支架长度不足或置入偏位、单纯外压性狭窄而在支架置入后外压情况改善，以及肿瘤缩小使狭窄段管腔松懈等有关。支架移位常发生在支架置入后数天之内，且覆膜支架更易移位，尤其在某些抗肿瘤治疗见效以后。支架移位如未及时作复位调整，可造成支架脱落。用镍钛合金单丝编

305

制的网状支架脱落后经常能自行排出,一般不会引起其他并发症。但若所用支架为切割型或附有倒刺(或芒丝)以及支架端缘为硬性锐角(如 Z 形支架),则不易脱落,但脱落后取出时风险较大。支架脱落造成肠道急性并发症者,需根据具体情况联合外科一同处理。

5. 再狭窄或机械性肠梗阻

近期再狭窄或梗阻,可由于支架支撑力不足而未能使狭窄段有效扩张,支架端缘与近端肠壁成锐角,近端肠曲游离段过长而造成近端肠壁遮覆支架上口或脱入支架内产生梗阻。中远期发生再狭窄,常由于支架端口黏膜过度增生以及肿瘤向端口浸润或突入支架网眼向腔内生长而使管腔再度狭窄。选择喇叭口为杯形或内收形、支撑力强且径向及纵向柔顺性均好的支架,支架长度越过近端迂曲游离段或足以通过锐性拐角,能使正常肠段与支架口顺应衔接,常可避免发生近期再狭窄或机械性梗阻。配合病因治疗则可延迟肿瘤浸润生长造成再狭窄的发生时间。再狭窄发生后可经原有支架再置入 1 枚支架,长度须足以越过狭窄段。

6. 支架后黄疸、胰腺炎

未手术的胰腺癌十二指肠支架,尤其是降部支架置入后或胰腺术后胆道开口附近肠道支架术后部分出现黄疸,多发生于术后 48 h 内,临床表现为皮肤巩膜进行性黄染,可伴发热,血检肝功能提示胆红素明显偏高;部分患者出现中上腹持续性疼痛,血尿淀粉酶检查提示明显升高;CT 或 MRI 提示胆管、胰管明显扩张。出现此病情变化考虑为支架操作过程中局部损伤及支架与组织接触后局部反应造成十二指肠乳头胆道开口或术后胆道开口处组织水肿,阻碍了胆汁、胰液的正常流出,造成梗阻性黄疸、轻度水肿型胰腺炎。为避免上述情况,支架术前尽可能完善上腹部 CT、MRI 以明确是否已出现胆道梗阻征象,如已出现黄疸,应先处理然后再考虑肠道梗阻。术后出现以上症状可暂予禁食,抗炎、抑酸、抑酶、保肝治疗,一般 5～7 d 症状会逐渐缓解,待指标正常后可继续进食。

二、结直肠支架置入术

1991 年,Karnel 等报道了采用金属支架置入术治疗结肠恶性狭窄的结果;1993 年,Cwikiel 等应用金属支架成功治疗 1 例乙状结肠癌伴结肠膀胱瘘。近年来,国际上应用金属支架治疗结肠、直肠狭窄和肠瘘已屡见报道,但受制于操作技术、配套器械或其他因素,目前经肛门放置内支架主要局限于直肠及乙状结肠。横结肠距肛门较远,须经乙状结肠、结肠脾曲等多个小角度弯曲,因而明显增加了经肛门输送及放置内支架的技术难度,而且对内支架及输送器材的制作也有特殊要求。笔者在结肠镜的引导下,采用国产镍钛合金支架和特制同轴推送器,成功地完成了高位横结肠的内支架治疗,并获得了解除肠道梗阻的良好效果,从而为经肛门实施横结肠内支架置入术,解除高位结肠梗阻提供了姑息性无创治疗新方法。

(一) 适应证

(1)胰腺恶性肿瘤浸润、压迫引起的结肠、直肠狭窄或阻塞以及肠瘘等。

(2)外科手术后吻合口狭窄等。

(3)外科手术前过渡期的姑息性治疗。

(二) 禁忌证

无绝对禁忌证,下述情况为相对禁忌证:

(1)狭窄伴不全梗阻,狭窄段尚有 5 mm 以上孔径的通道。

(2)重度内痔或肛周静脉曲张出血期。

(3)急性炎症、溃疡性结肠炎出血期。

（4）有严重的出血倾向或凝血功能障碍。

（5）严重的心、肺功能衰竭。

（6）疑有小肠广泛粘连梗阻。

（7）严重恶液质病人。

（三）结直肠支架相关的解剖要点

（1）结肠具有结肠袋结构，在支架放置过程中是导丝导管推进的障碍。必要时需要使用结肠镜。

（2）结肠在乙状结肠、直肠乙状结肠交界、结肠肝曲和脾曲等处有大角度的转折，在整个支架置入过程中是不利因素。

（3）直肠前临泌尿或妇科脏器，而且直肠下段躯体神经敏感，较容易引起支架相关的不适反应。

（四）术前准备

1. 相关器材准备

（1）超滑导丝，大于 260 cm 的交换导丝，长 260 cm、粗 0.97 mm（0.038 inch）的超硬导丝，镍钛合金超长导丝，导丝扭控手柄。

（2）聚四氟乙烯造影导管（直头或眼镜蛇导管），双腔造影导管。

（3）专用球囊扩张导管。

（4）支架输送释放系统。

（5）支架或被覆支架。主要包括：① Z 形支架：管径为 25～30 mm，因柔顺性较差，在结肠较直部位可以使用，在曲度较大和远距离放置时难度较大；② Wallstent 支架：管径为 20～22 mm，多丝编制的网状支架，横向张力差；③ 镍钛合金支架：单丝编织的网状支架也是结直肠梗阻较常用的支架。其柔顺性好的特点更适用于过结肠肝曲和脾曲的治疗。放置于结肠及直肠的支架管径为 25～30 mm，横结肠支架管径为 20～22 mm。

（6）吸引器。

（7）结肠镜。可借助结肠镜观察梗阻段下端情况，同时，由于结肠特有的袋形结构给高位结肠支架放置过程中导丝导管的插送带来了困难，结肠镜具有很好的导向作用。

2. 术前检查

（1）普通 X 线检查：通过腹部透视或腹部立、卧位平片，了解肠道梗阻程度和梗阻部位，判断完全性梗阻还是非完全性梗阻、单一部位梗阻还是多部位梗阻。

（2）灌肠造影检查：以小剂量稀钡行气钡双对比造影，观察梗阻部位、程度和有无结肠直肠瘘等，一般初步了解梗阻段情况即可。为避免钡剂沉淀于狭窄段近段，可用水溶性含碘对比剂进行灌肠造影。

（3）其他影像学检查：利用 CT、超声等检查手段了解病变部位和其周围情况，以及有无腹水和腹水量等。

3. 患者准备

（1）直肠、结肠梗阻者，术前要做清洁灌肠。

（2）术前肌内注射地西泮 10 mg，术前 5 min 肌内注射山莨菪碱 20 mg。

（3）对症处理，包括：营养支持，纠正水、电解质紊乱，肿瘤病因治疗，腹腔减压（腹水引流、导尿），以及冲洗和消毒瘘管等。

4. 术者准备

（1）详细了解病史及实验室检查。

（2）向患者解释造影过程，解除患者顾虑。

（3）告知与知情同意程序。向患者家属交代可能出现的意外、术后可能出现的并发症并请其在手术知情同意书上签字。

（五）操作步骤

结肠、直肠的内支架治疗主要经肛门进行操作，其具体步骤如下（图4-17-3）。

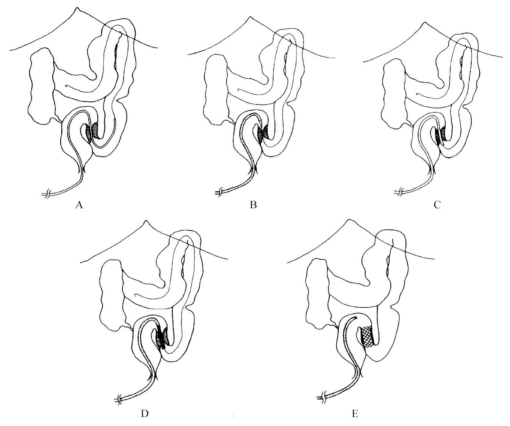

图 4-17-3　结肠内支架置入步骤

A. 经肛门将导丝送入结肠狭窄段远端；B. 沿导丝送入支架输送导管；C. 撤出导管内芯；D. 沿输送导管送入支架至狭窄段；E. 准确定位后释放支架。

（1）将超滑导丝穿入猎人头导管，并使其头端露出1～2 cm，在X线监视下经肛门插入导管导丝；利用导丝扭控器，并旋转导管使其沿乙状结肠弯曲的肠腔逐步深入，遇有阻力时固定导管深插导丝，并利用导丝导管的相互交替作用使之挤入深部肠腔直至通过狭窄段。对高位结肠狭窄或完全性结肠梗阻预计不能由导管直接插入导丝者，则在X线监视下先将结肠镜插至狭窄或梗阻部位，经结肠镜将超滑导丝送过狭窄或梗阻部位的潜在腔隙，并使之深入梗阻段上端肠腔。

（2）交换软头硬导丝。超滑导丝插入后，经导丝引入长交换导管并尽可能深入（使用结肠镜插送导丝时可同时经结肠镜送入交换导管），再经交换导管穿入软头硬导丝。

（3）造影定位及预扩张。经硬导丝引入双腔导管或球囊导管行狭窄段造影并观察狭窄情况。

（4）送入输送器并释放支架。固定同轴释放鞘的内芯，后撤外鞘，释放支架。支架置入后退出输送器保留导丝,再引入双腔导管注入对比剂,观察支架扩张后肠腔通畅情况。必要时用注入温水的方法帮助支架加速扩张成形。

(六) 术后处理

结直肠内支架治疗术后一般不需做特别处理,只需给予适当抗感染、止血等预防性治疗即可。在明确梗阻已解除,患者一般状态明显改善,并观察 2 h 无异常后,即可进流食,以后循序进食固体食物。

(七) 术后并发症及处理

1. 出血

操作时轻微的肠黏膜损伤或肿瘤组织被擦破很难完全避免,但由此产生的出血量一般较少,且支架放置后对肠腔管壁的支撑力也起着压迫止血的作用,故少量出血不需特殊处理。出血量偏大时,可静脉输注止血剂或经结肠镜在出血点表面喷洒凝血酶等止血剂。远期出血易发生于支架置入 2 周后,与支架柔顺性差、喇叭口与肠壁成角、喇叭口端缘锐利以及使用带芒刺的支架有关;此时,可经原支架再套入柔顺性好、管径略粗、长度较长、喇叭口端缘光整的支架,并使支架端口超过原支架与正常肠管顺应相连。

2. 结肠破裂穿孔

一般不易发生。但若操作粗暴,强行插送结肠镜或硬性插送支架推送器,则可引起肠壁破裂;也可因导引钢丝太软不能引导推送系统越过肠曲锐角而使推送器尖端顶破结肠壁。故操作时手法要轻柔,在 X 线严密监视下操作结肠镜及输送支架、遇有阻力时及时回撤调整方位、避免强行推送,是防止发生结肠穿孔的关键。一旦发生肠壁破裂穿孔,应立即撤除器械终止操作,留置胃肠减压管,并加强抗感染治疗,必要时应行剖腹修补。

3. 腹腔或盆腔内出血

晚期肿瘤至结肠梗阻时常与周围组织浸润粘连使其位置固定,移动度减少,因受结肠镜及支架推送系统的推移可使肠壁与粘连组织撕脱而引起腹腔或盆腔内出血。若支架放置后数小时内出现不明原因的腹痛、腹胀及腰酸等症状,应考虑有腹腔或盆腔内出血的可能,可行超声、腹腔或盆腔穿刺以及 CT 检查等进一步明确诊断,同时密切监测血压及生命体征,及时进行对症处理。笔者曾遇 1 例乙状结肠梗阻经结肠镜未能插入导丝者,术后 3 h 出现腹痛、腰酸,经阴道后穹隆穿刺有盆腔积血;因监测血压稳定,仅给予血凝酶 4 U 静脉滴注后出血控制,第 2 天腹痛、腰酸症状缓解。

4. 疼痛及刺激症状

结肠支架置入后,多数患者无异常感觉。但因直肠位于盆腔底部,且直肠下段感觉敏感,故直肠支架放置不当会有明显不适感,可出现疼痛、便意、肛门下坠感等刺激症状。为减轻患者不适感,选择支架管径勿过粗(小于 30 mm)、支架下端放置位置勿过低(距肛管应 30 mm 以上)、支架喇叭口不宜朝向肛门端(减少喇叭口对肠壁刺激)。

5. 支架移位脱落

结直肠除了收缩和蠕动功能外,还有强有力的集团推动性收缩,故一般来说结肠支架较其他胃肠管腔内支架更易移位和脱落。支架移位常与狭窄程度轻微而选择支架管径偏小、支架长度不足或置入偏位、单纯外压性狭窄而在支架置入后外压情况改善,以及肿瘤缩小使狭窄段管腔松懈等有关。支架移位常发生在支架置入后数天之内,且覆膜支架更易移位。尤其在抗肿瘤治疗见效以后。支架移位如未及时做复位调整,可造成支架脱落。用镍钛合金单丝编制的网状结肠支架脱落后常能自行排出,也可用冰水灌肠后借助结肠镜或用手指直接从肛门取出,一般不会引起其他并发症。但若所用支架为切割型或附有倒刺(或芒丝)以及支架端缘为硬性锐角(如 Z 形支架),则不易脱落,但脱落后取出时风险较大。支架脱落造成肠道急性并发症者,需根据具体情况联合外科一同处理。

6. 再狭窄或机械性肠梗阻

近期再狭窄或梗阻,可由于支架支撑力不足而未能使狭窄段有效扩张,支架端缘与近端肠壁成锐角,近端肠曲游离段过长而造成近端肠壁遮覆支架上口或脱入支架内产生梗阻。中远期发生再狭窄,常由于支架端口黏膜过度增生以及肿瘤向端口浸润或突入支架网眼向腔内生长而使管腔再度狭窄。选择喇叭口为杯形或内收形、支撑力强且径向及纵向柔顺性均好的支架、支架长度越过近端迂曲游离段、或足以通过锐性拐角、能使正常肠段与支架口顺应衔接,常可避免发生近期再狭窄或机械性梗阻。配合病因治疗则可延迟肿瘤浸润生长造成再狭窄的发生时间。再狭窄发生后可经原有支架再置入 1 枚支架,长度须足以越过狭窄段。

(八) 术后随访

(1) 常规每月行消化道造影,并根据进食及腹胀情况决定是否需即刻检查。

(2) 常规每周查肝肾功能、血常规、电解质及凝血功能等生化指标,了解全身情况及胆红素情况,如遇梗阻性黄疸,需及时行 PTCD 或 ERCP 减黄。

(3) 如遇出血、疼痛及再次呕吐、排便、排气停止等症状及时就诊,并了解原因,及时处理。

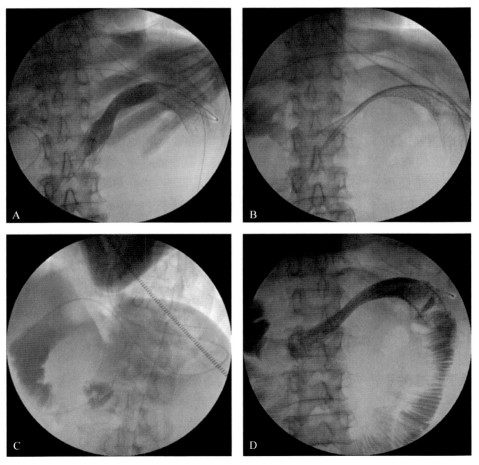

图 4 - 17 - 4 胰体癌所致十二指肠水平段梗阻支架置入术
A 为术前造影,B 为支架置入后造影,C 为球囊扩张造影,D 为支架置入后再造影。

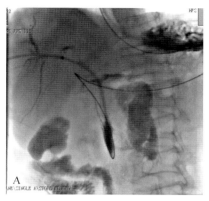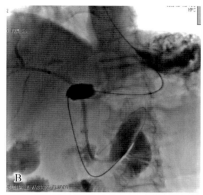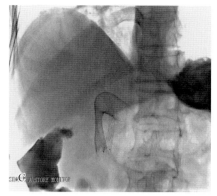

图 4 - 17 - 5　胰头癌所致十二指肠降段梗阻支架置入术

A 为术前造影,B 为球囊扩张造影,C 为支架置入后造影。

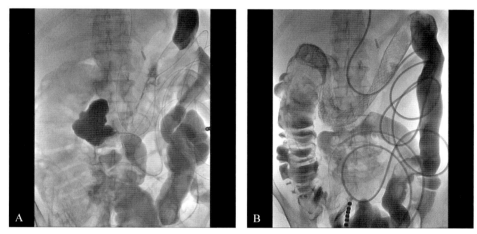

图 4 - 17 - 6　胰尾癌所致结肠梗阻支架置入术

A 为术前造影,B 为支架置入后造影。注释:先行小肠管置入术了解小肠梗阻情况。

第四节　肠道梗阻的内科治疗

胰腺癌引起肠道梗阻的治疗原则是纠正因肠梗阻所引起的全身生理功能紊乱、解除梗阻。除了置入内支架、肠梗阻导管等进一步处理外,胃肠减压、补充水、电解质、纠正酸中毒、输血、抗感染、抗休克是治疗肠梗阻的基本方法,也是提高疗效和保证进一步操作安全的重要措施。

一、胃肠减压

胃肠减压是治疗肠梗阻的重要方法之一。通过胃肠减压,尽可能吸出胃肠道内的气体和液体,可以减轻腹胀,降低肠腔内压力,减少肠腔内的细菌和毒素,改善肠壁血循环,有利于改善局部病变和全身情况。胃肠减压一般采用较短的单腔胃管。但对低位肠梗阻,可应用较长的双腔 M - A 管,其下端带有可注气的薄膜囊,借肠蠕动推动气囊将导管带至梗阻部位,减压效果较好。

二、纠正水、电解质紊乱和酸碱失衡

纠正水、电解质紊乱和酸碱失衡是肠梗阻内科治疗极重要的措施。最常用的是静脉输注葡萄糖液、等渗盐水；如梗阻已存在数日，也需补钾，对高位小肠梗阻以及呕吐频繁的病人尤为重要。但输液所需容量和种类须根据呕吐情况、缺水体征、血液浓缩程度、尿排出量和比重，并结合血清钾、钠、氯和二氧化碳结合力监测结果而定。单纯性肠梗阻，特别是早期，上述生理紊乱较易纠正。而在单纯性肠梗阻晚期和绞窄性肠梗阻，尚须输给血浆、全血或血浆代用品，以补偿丧失至肠腔或腹腔内的血浆和血液。

三、防治感染和毒血症

应用抗生素对于防治细菌感染，从而减少毒素的产生都有一定作用。一般单纯性肠梗阻可不应用，但对单纯性肠梗阻晚期，特别是绞窄性肠梗阻以及手术治疗的病人，应该使用。

第五节　肠道梗阻介入治疗的进展与展望

如何使胃肠道内支架延长使用寿命、减少再狭窄等并发症是目前研究的热点与难点，同时如何进一步在改善肠道梗阻症状前提下，积极针对肿瘤治疗，以进一步提高疗效也值得研究。随着生物材料学的不断发展，内照射、纳米材料、生物降解材料、药脱材料等都已用于支架研制中，期待在不久的将来在肠道内支架运用中能取得突破。将有关方法进行有机整合是一个方向，如将粒子或者药物同支架结合，既解决狭窄又治疗肿瘤。

胰腺癌所致小肠恶性梗阻一直是临床治疗的难题，原因是胰腺癌细胞和淋巴结的广泛转移、粘连。肠梗阻导管的运用对于缓解症状起了很大的作用，但目前肠梗阻导管的功能仅限于引流减压及疏通。进一步开发其功能，使其在对抗局部肿瘤与狭窄梗阻时进一步发挥作用，使肠梗阻治疗疗效进一步提高。延长患者生存期、减轻患者痛苦、维持患者良好生活质量，是将来的一大发展方向。

肠道梗阻是胰腺癌常见的并发症之一，对于不适宜外科手术的患者，在积极采取各类适合患者具体情况的抗肿瘤治疗的同时，用导管支架技术疏通肠道就至关重要。经十二指肠及空肠近段内支架置入术和经肛门结肠、直肠内支架置入术，对治疗胰腺癌导致的恶性肠道梗阻能够起到提高生活质量、延长生存时间的积极作用；多数情况下，晚期胰腺癌患者胆道与肠道梗阻同时存在，此时就必须同时行胃肠道和胆道支架置入，待梗阻症状、生活质量和患者的 VAS 评分明显改善后，再针对肿瘤本身进行处理治疗（图 4-17-7）。

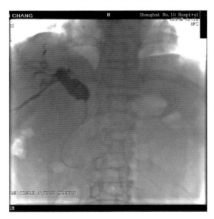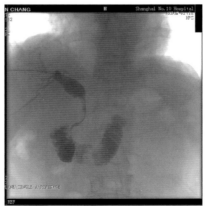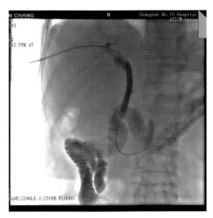

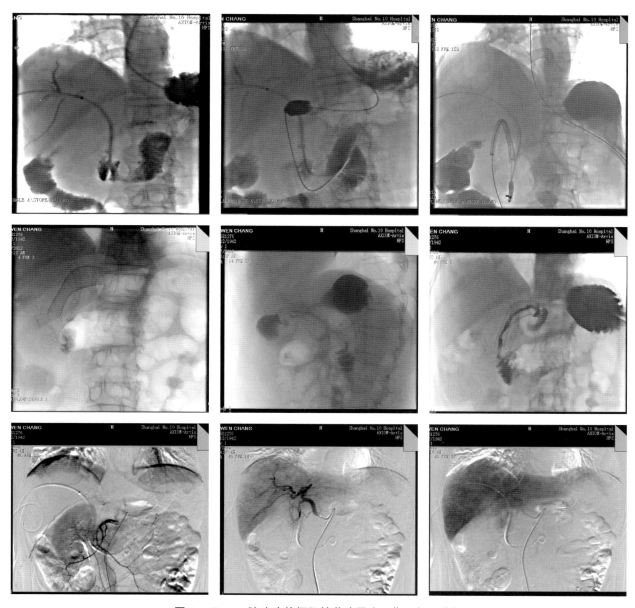

图 4 - 17 - 7　胰头癌伴梗阻性黄疸及十二指肠梗阻病例

患者,男,70 岁;进行性进食困难伴黄疸 1 周入院;上腹部 CT 诊断为胰头癌,梗阻性黄疸伴十二指肠梗阻。入院后 3 d,行 PTCD＋胆道支架置入(80 mm×8 mm);第五天,拟行胃十二指肠支架置入,因肠道梗阻胀气明显在扩张梗阻断后,支架不能有效释放,遂通过经皮胆道插入抓捕器固定进入十二指肠水平段的导丝后,成功释放十二指肠支架(200 mm×20 mm)。7 d 后随访胆道、肠道支架通常。入院后 2 周,行动脉内灌注化疗(灌注动脉:肠系膜上动脉;方案:5 - FU 1 000 mg＋吉西他滨 750 mg;吉西他滨团注 30 min,5 - FU 留管灌注 2 h)。

（姜昊声　贾一平　茅爱武　李茂全）

参考文献

[1]　茅爱武,高中度,肖湘生,等.双介入疗法姑息性治疗晚期恶性胰腺肿瘤[J].胃肠病学,2001,1:75 - 77.

[2]　姜锡能,安翠华,倪志信,等.晚期胰腺癌合并梗阻的三介入疗法[J].中国中西医结合影像学杂志,2004,2:191 - 193.

[3]　李兆申,汪鹏.胆胰肿瘤介入诊疗现状及展望[J].中国微创外科杂志,2007,7:711 - 713.

[4]　胡迪,翟仁友,戴定可,等.晚期胰腺癌合并梗阻性黄疸介入治疗近期疗效分析[J].中国介入放射学,

2008,4：148-151.

［5］ 李彦杰,韩天民,张世荣,等.晚期胰腺癌的介入综合治疗[J].西南国防医疗,2012,9：989-990.

［6］ 陈立军.胰腺癌介入治疗现状及进展[J].肿瘤,2008,28(2)：173-176.

［7］ Maire F, Sauvanet A. Palliation of biliary and duodenal obstruction in patients with unresectable pancreatic cancer：endoscopy or surgery？ [J]. Journal of Visceral Surgery, 2013, 150(3)：S27-S31.

［8］ Denley SM, et al. The outcome of laparoscopic gastrojejunostomy in malignant gastric outlet obstruction[J]. Int J Gastrointest Cancer, 2005, 35(3)：165-169.

［9］ RyosukeTonozuka, Takao Itoi, Atsushi Sofuni. Endoscopic double stenting for the treatment of malignant biliary and duodenal obstruction due to pancreatic cancer[J]. Digestive Endoscopy, 2013, 25(Suppl 2)：100-108.

［10］ Woo SM, Kim DH, Lee WJ, et al. Comparison of uncovered and covered stents for the treatment of malignant duodenal obstruction caused by pancreaticobiliary cancer[J]. Surgical Endoscopy, 2013, 27(6)：2031-2039.

［11］ Shah A, Fehmi A, Savides TJ. Increased rates of duodenal obstruction in pancreatic cancer patients receiving modern medical management[J]. Digestive Diseases and Sciences, 2014, 59(9)：2294-2298.

［12］ Halsema EEV, Rauws EAJ, Fockens P, et al. Self-expandable metal stents for malignant gastric outlet obstruction：a pooled analysis of prospective literature[J]. World Journal of Gastroenterology, 2015, 21(43)：12468-12481.

［13］ Tsuboi A, Kuwai T, Nishimura T, et al. Safety and efficacy of self-expandable metallic stents in malignant small bowel obstructions[J]. World Journal of Gastroenterology, 2016, 22(40)：9022.

［14］ Rademacher C, Bechtler M, Schneider S, et al. Self-expanding metal stents for the palliation of malignant gastric outlet obstruction in patients with peritoneal carcinomatosis[J]. World Journal of Gastroenterology, 2016, 22(43)：9554.

［15］ 闫军红,刘建军,黄永辉.胰头癌胆管支架置入后十二指肠狭窄的介入治疗[J].中华消化内镜杂志, 2006,23(5)：386-387.

［16］ 中国癌症研究基金会介入医学委员会.晚期胰腺癌介入治疗临床操作指南(试行)[J].临床肝胆病杂志,2017,2：221-232.

［17］ 贾中芝,田丰,王凯,等.胰腺癌导致的十二指肠梗阻经肝放置营养管1例[J].介入放射学杂志,2015, 24(6)：553-555.

［18］ 李茂全.晚期胰腺癌介入治疗临床操作指南(试行)[J].临床放射学杂志,2016,33(11)：1632-1636.

第十八章 ·胰·腺·整·合·介·入·治·疗·学·
胰腺癌顽固性疼痛介入微创治疗

第一节 概 述

随着影像学和穿刺技术的进步,针对胰腺癌的微创介入治疗方法日趋增多。本章对胰腺癌疼痛相关的各种微创介入治疗的适应证、操作技术、并发症及疗效等做相应介绍。疼痛是晚期胰腺癌最常见的严重的临床症状,多数患者的疼痛是由于癌侵犯包括自主神经在内的腹腔神经丛所致,引起腹部及背部剧烈的疼痛,严重影响患者饮食及睡眠,加速体质消耗,造成一系列不良预后,治疗比较困难。胰腺癌疼痛微创介入治疗是胰腺癌治疗的一个重要组成部分,它可以提高患者生活质量,延长生存期。

目前胰腺癌疼痛的微创介入治疗方法主要包括:椎管内持续给药和影像引导(包括 C 型臂、CT、MRI、超声等)下腹腔神经丛毁损治疗。

一、胰源性疼痛原因

(1) 胰腺癌对周围神经的直接浸润。
(2) 胰腺周围神经炎性反应或纤维化。
(3) 胰腺的肿物或炎性反应致包膜张力增加,刺激感觉神经纤维。
(4) 胰头肿块或炎性反应致胰管内压力增高。

二、疼痛及相关评分

1. 疼痛评分

疼痛缓解情况采用国际通用的 NRS 评估,即用 0～10 的数字代表不同程度的疼痛,0 为无疼,10 为剧烈疼痛,该记分大致分为 3 级:1～3 为轻度疼痛,4～6 为中度疼痛,7～10 为重度疼痛。

2. 生存质量评分

生存质量评分标准(kamofsky,KPS):一切正常,无不适或病症(100);能进行正常活动,有轻微病症(90);勉强可以进行正常活动,有症状和体征(80);生活可自理,不能维持正常生活及工作(70);有时需要辅助,但大多数时间可自理(60);常需要人帮助(50);生活不能自理,需特别照顾(40);生活严重不能自理(30);病重,需住院积极治疗(20)。

3. 临床收益反应

疼痛的评价标准现多用临床收益反应(CBR),根据 1997 年 Burris 等制订的标准。包括疼痛程度和药量减低,KPS 及 VAS 相关评分以及生活质量的改善。

三、药物治疗

药物治疗方案应遵循三阶梯原则,主要内容是按需服药和按时服药,注意合理搭配和配伍剂量,麻醉性镇痛药有成瘾性和依赖性,不能滥用。药物治疗为控制胰腺癌疼痛的重要方法和基础措施。但在用药方面医生和患者存在许多误区,应根据疼痛程度来选择镇痛药物,不必逐梯上升,芬太尼控释透皮贴剂、抗抑郁药、抗惊厥药等辅助药可增强镇痛药疗效。有报道应用吉西他滨联合奥沙利铂可以明显提高晚期胰腺癌患者对痛觉的耐受。

第二节　术前评估及围手术期处理

一、术前评估

患者的选择、医患沟通在实施腹腔神经丛阻滞术(CPN)前是非常关键的。要使患者及其家属认识到 CPN 对于胰腺癌引起的顽固性疼痛仅仅是一种辅助的治疗方法,而不能完全消除疼痛。CPN 最大的好处(病人获益)是减少止痛药的使用和减少应用大量止痛药引起的副反应。

CPN 属于对患者全面治疗计划中的一个部分,在实施前应考虑到患者的临床情况和肿瘤的分期。因此需要相关专科医师(如肿瘤科、外科、放疗科等)进行讨论、多学科合作。需要将 CPN 的所有细节,包括技术、并发症和疗效向患者及其家属详细说明,获得充分知情同意。

二、围手术期相关处理

(一) 适应证与禁忌证

(1)胰腺癌引起的顽固性疼痛。

(2)胰腺癌引起的严重恶心和呕吐。由于 CPN 对胃肠道交感神经的去神经化作用导致副交感神经活性相应提高而增加了胃肠道的蠕动。

本治疗一般无禁忌证,但凝血功能严重障碍、存在腹腔内感染者禁用。

(二) 术前准备

1. 患者准备

(1)常规检查血常规、凝血功能、心电图、血压等。

(2)至少禁食 8 h。

(3)术前尽量不使用任何镇静药和镇痛药,以免妨碍对阻滞效果的判断。但如果由于疼痛难以保持体位者可予以镇静镇痛麻醉。

(4)术前建立静脉通道,对体质极差、血压偏低者,术前应常规补液,以防阻滞术中及术后的低血压反应。

2. 器械与药物准备

(1)穿刺针:穿刺器械为 20G～22G Cibha 针或者专用注射乙醇针。

(2)连接管:连接穿刺针与注射器,以避免注药时造成针尖位置移动。

(3)消毒包 1 个:其中包括一个用于配制阻滞剂的消毒碗。

(4)药物准备:2%利多卡因 20 ml、非离子型对比剂 50 ml、常规抢救药物。

3. 阻滞剂配制

(1)阻滞剂:阻滞剂可为苯酚或乙醇。苯酚刺激性较大,现很少使用。50%以上的乙醇均可造成神经元及神经纤维不可逆性损伤;受损程度与浓度无关,而与乙醇在腹腔丛内分布是否均匀密切相关,因此较低浓度乙醇既可对腹腔神经丛造成不可逆性损伤,亦可减轻因浓度过高而造成对邻近器官组织的损害及患者的刺激。

（2）阻滞剂配制：阻滞剂内一般均加入长效局麻剂，如 0.75％的布比卡因，一次性使用极量不能超过 200 mg；另一成份为含碘造影剂，其作用在于了解针尖的位置和阻滞剂在腹腔神经丛内分布，100 ml 阻滞剂配制可按 6∶3∶1 的比例制成（无水乙醇 60 ml、0.75％布比卡因 30 ml、对比剂 10 ml），此时乙醇浓度 60％。阻滞剂使用量一般根据病人耐受情况和在腹腔动脉周围分布情况而定，总量 30～60 ml。

第三节　椎管内镇痛药物持续输注

一、持续硬膜外给药

持续硬膜外给药可以减少用药剂量，并能在一定程度上避免常见的不良反应，尤其适用于口服用药疗效差、剂量大，或经 WHO 三阶梯疗法后不能充分镇痛且药物不良反应严重的患者。提高硬膜外镇痛效果的措施有：

（1）选用阿片类镇痛药，而一旦出现体动痛、突发痛、痉挛性内脏痛、脊髓压迫性痛时可合用局麻药，两种药有协同作用且能减少并发症。

（2）硬膜外注入可乐定、氯胺酮，可增强镇痛效果，减轻不良反应。

常规的硬膜外置管法由于导管长期暴露在外，存在导管脱落、感染等问题，因此临床上多采用硬膜外导管经皮下打隧道引至侧胸或腹壁固定，不仅防止了导管脱落，而且使导管留置时间更长，减少了穿刺次数。

二、蛛网膜下腔持续输注镇痛药物

一般采用吗啡泵镇痛疗法。它是在影像设备引导下将持续输注泵（由微电脑芯片控制）埋入患者皮下，预先打通皮下隧道与 L4、L5 椎间隙部位的蛛网膜下腔，通过细导管连接。泵的输注系统可将止痛药液持续、缓慢、匀速地输入蛛网膜下腔。通过手控体外遥感器，根据患者的疼痛情况给予口服止痛药 1/300 剂量持续注入，可取得满意的止痛效果，同时可减少口服止痛药剂量。

术后还可根据患者疼痛的程度及发作规律，在体外遥控调节吗啡的输入量，最大限度地满足不同患者的镇痛需求。置入皮下的储药器可反复注药并改变药液浓度。Rauck 等报道的 119 例蛛网膜下腔内持续泵入吗啡治疗癌性疼痛的患者中，91％镇痛满意，且不良反应较口服给药明显减少。Paice 等回顾了 429 例行蛛网膜下腔内持续吗啡输注泵置入术治疗慢性顽固性疼痛患者的临床资料，其中 2/3 为良性顽固性疼痛，结果 90％的患者疼痛减轻，与口服给药相比，恶心、呕吐和便秘的发生率明显降低。皮肤瘙痒是该疗法的一个常见不良反应。

第四节　影像引导下腹腔神经丛阻滞术

一、C 型臂 DSA 引导阻滞术

目前影像引导下行腹腔神经丛毁损有很多方法。有学者认为超声整体观差，探头位置及操作经验对疗效有一定影响；CT 可清楚显示动脉、肾等软组织，疗效更好，但价格昂贵、放射剂量大、不能实时监控等缺点限制了其应用；也有学者认为 X 线引导简便易行，影像清晰、直观、整体感强并可动态观察，因此 X 线透视目前仍是腹腔神经丛阻滞的基本影像引导方法。但 C 型臂引导下造影不

能提示是否穿刺到器官，也无法判断针尖在椎体前方的确切距离和注射溶液的实际扩散范围，存在着一定的不足。

C 型臂 DSA CT 引导下阻滞步骤：

（1）X 线引导下，于第 12 肋缘（相当于第 1 腰椎棘突平面）距脊柱中线 5～7 cm 处作为进针点。条件许可，建议 DSA 行 CBCT 扫描重建后，进行精确穿刺。

（2）用有标记的长 10～12 cm 的穿刺针，刺向第一腰椎侧面，针体与矢状面呈 45°角，针尖略向内。若触及椎体，后退针少许，针尖改为略向外。

（3）注射 0.9％氯化钠溶液 50～60 ml，推开后腹膜和下腔静脉，继续向前推进，使针尖越过椎体 1.0～1.5 cm。

（4）回吸无血后，注射 0.25％布比卡因 30 ml，观察 10～15 min。

（5）如患者出现疼痛缓解或消失、腹部有温热感、听诊肠鸣音活跃、血压下降等，则证实有效。

（6）注入造影剂，观察分布情况，5 min 后再注入无水乙醇 10～20 ml 退针时先注射 0.9％氯化钠溶液 2 ml。注射药物后，患者保持侧卧位 30 min，使药液尽量向对侧扩散。

二、CT 引导阻滞术

1. 穿刺方法

选择进针方法的原则是避开大血管和腹腔内脏器官，减少对其损伤。术前须仔细分析上腹部影像，了解主动脉、腹腔动脉干和肠系膜上动脉的具体解剖部位，以及经皮到达腹腔动脉干的径路中可能遇到的脏器。

（1）患者取俯卧位，在 T12～L1 之间横断扫描，层厚、层距均为 5 mm，选出最适合穿刺的层面，标记进针点。条件许可，建议 CT 行三维图像重建后进行。

（2）用 23G 带游标穿刺针向前内上方穿刺，穿刺过程中反复 CT 扫描，指引穿刺进针的方向和深度。

（3）CT 扫描确定针尖的位置正确后，先注入含 1％利多卡因 5 ml 和欧乃派克（碘海醇）5 ml 的混合液，观察造影剂在腹主动脉周围扩散的范围。

（4）造影剂扩散影像良好，15 min 后，缓慢注入 20 ml 无水乙醇。术后患者保持俯卧 1 h 后仰卧平躺 12 h。监测血压、心电、补液并对症处理。

2. CT 引导穿刺优点

（1）横断面成像，避免影像前后重叠，且可进行薄层扫描，能确保穿刺准确性。

（2）分辨力高，可清楚显示腹腔组织器官，对选择穿刺点、进针路线、深度、避免损伤重要脏器非常重要。

（3）CT 显示屏上模拟标记穿刺点、进针角度、深度，指导术者准确进针。

（4）准确显示乙醇（混合造影剂）的弥散范围，以判定乙醇用量是否充足，乙醇有无渗漏至腹腔等。

三、MRI 引导阻滞术

在所有辅助方法中，MRI 可以提供最接近于实际解剖结构的影像，临床上将其作为微创介入手术的影像引导方法。患者通常俯卧位，采用后入路进行手术。MRI 影像可以提供矢状面图像，使术者充分了解解剖结构与穿刺针位置。术中必须应用特制的穿刺针，不能应用普通金属针。此外，MRI 还可以清晰地显示软组织影像，如肾脏、输尿管、脊髓及主动脉等。不需要注入造影剂，可以用 0.9％氯化钠溶液代替。同时还可以提供三维图像。上述优点均可显著减少因穿刺不准确而带来的并发症,同时还可缩短手术时间。

四、超声引导阻滞术

1. 体表超声引导

能清晰地显示腹腔内血管及周围结构,并可依据血管标志,依靠化学药物的弥散作用,寻找并有效毁损腹腔神经丛。操作步骤为:

（1）通常患者取平卧位,先行腹部 B 超扫描,靶区域定于腹腔动脉干起始平面,腹主动脉旁侧,根据超声显像定位皮肤穿刺点。

（2）在 B 超动态监测下进针到靶区域,进行诊断性阻滞后注入神经毁损药物。

（3）通常超声探头在剑突下沿胰腺长轴横切,显示位于胰腺背侧大血管旁的腹腔神经丛和肠系膜上丛。探头中点垂直于胰体后方腹腔动脉及肠系膜上动脉根部,以腹腔动脉干根部旁侧为靶目标,穿刺角度一般与其呈 20°～30°夹角,尽可能避开胃窦、胃壁、胰腺组织及增粗的肿瘤血管。

（4）设置好穿刺角度和线路后消毒、铺巾,局部麻醉。进针后,抵达靶目标时针尖有明显的抬举性搏动。

Caratozzolo 等应用超声引导对 12 名胰腺癌患者进行腹腔神经丛乙醇毁损,通过前路穿刺手术,术后患者疼痛明显好转,仅 1 名患者出现左侧胸腔少量积液,2 名患者轻度腹泻。

2. 内镜超声引导

内镜超声可引导腹腔神经丛阻滞,应用线阵式超声内镜能将药物注射于腹腔神经节区域,用于治疗由胰腺癌等腹部疾病引起的剧烈腹痛。腹腔神经节与胃腔相邻,穿刺距离近,定位准确,损伤和并发症较少,其操作简单,患者痛苦小。常用方法是:

（1）内镜超声显示腹腔干根部,向左右两侧旋转探头,直至腹腔干根部在屏幕上刚刚消失而腹主动脉仍然显示,将其作为神经丛位置的影像标志。

（2）将充满 0.9％氯化钠溶液的内镜超声穿刺针经活检通道置入内镜,实时监测下穿刺入腹腔神经丛区域;

（3）注射 2％利多卡因 5 ml 然后注射无水乙醇 10 ml。注射后通过内镜超声可见云雾状回声。腹主动脉的另一侧神经丛区域,重复上述操作。

应用这种方法甚至可以进行门诊治疗,仅需对患者轻度镇静即可。Wiersema 等应用内镜超声引导治疗了 30 名上腹部癌痛患者,其中 25 例为胰腺癌患者,79％～88％的患者术后第 2、4、8、12周疼痛得到明显缓解。Gunaratnam 等报道应用内镜超声引导对 58 名无法手术切除的胰腺癌患者进行了腹腔神经丛毁损,通过术后 6 个月的随访发现,有 78％的患者疼痛得到了完全缓解。有研究发现通过超声引导可以减少腹腔神经丛毁损的并发症,尤其是通过前入路进行手术。Gress 等对 CT 引导和内镜超声引导进行了比较,应用内镜超声引导对 10 名患者进行腹腔神经丛毁损,有 50％的患者疼痛得到明显缓解,通过随访发现在第 8 周 40％的患者无明显疼痛,在第 24 周该比例为 24％,而通过 CT 引导进行治疗的 8 名患者,有效率仅为 25％,且在第 12 周随访时仅有 1 例患者疼痛得到一定程度的缓解。

神经阻滞为主的微创介入治疗对胰腺癌疼痛有良好的疗效,将给胰腺癌患者带来福音。鉴于胰腺癌疼痛的多源性和临床表现的多样性,胰腺癌疼痛的镇痛措施也应根据疼痛原因、程度、性质以及患者体质等,采取个体化原则,进行微创介入治疗。有关顽固性疼痛介入治疗后的内科治疗详见本书有关内容。

第五节 顽固性疼痛的介入治疗前景

一、控制疼痛是提高胰腺癌疗效的重要手段

胰腺癌引起的顽固性疼痛是临床治疗上非常棘手的问题,30%～40%的胰腺癌患者以疼痛为首诊原因,几乎所有的胰腺癌患者在病程中都体会到不同程度的癌痛,控制疼痛可以明显提高患者的生活质量,成为此病姑息治疗中不可缺少的重要组成部分。寻找一种疗效好,不良反应少的镇痛方法一直是众多学者关注的焦点。除基本的药物治疗外,外科手术、介入、放疗、化疗、神经阻滞术、高能聚焦超声、患者自控镇痛、心理等治疗均在进一步发展中。联合应用多种镇痛方法控制晚期胰腺癌疼痛,可以提高疗效,减少不良反应,在临床已广泛应用。

二、个性化治疗是治疗顽固性疼痛关键所在

由于胰腺癌疼痛的多源性和临床表现的多样性,镇痛措施应实现个体化原则,充分发挥协同作用,一切以患者为中心,各科应通力合作制定最佳的治疗方案,才能有效地提高病人的生活质量。随着分子影像学的不断发展,相信新型缓释药物、纳米包埋技术及更为有效的神经阻滞方法与器材的出现,一定会给患者带来新希望和更大的福音。

(倪才方　殷世武　李茂全)

参考文献

［1］ Bridenbaugh LD, Moore DC, Campbell DD. Management of upper abdominal cancer pain: treatment with celiac plexus block with alcohol[J]. JAMA, 1964, 190: 877-880.

［2］ 汪涛,田伏州,蔡忠红,等.超声介导腹腔神经节去除治疗胰腺癌疼痛[J].中国现代普通外科进展,2006,9(1):55-56,58.

［3］ Fujita Y, Sari A. Max kappis and the celiac plexus block[J]. Anesthesiology, 1997, 86(2): 508.

［4］ Haaga JR, Reich NE, Havrilla TR, Alfdi RJ. Interventional CT scanning[J]. Radiol Clin North Am, 1977, 15(3): 449-456.

［5］ Lee MJ, Mueller PR, van Sonnenberg E, et al. CT guided celiac ganglion block with alcohol[J]. AJR Am J Roentgenol, 1993, 161(3): 633-636.

［6］ Erdine S. Celiac ganglion block[J]. Agri, 2005, 17(1): 14-22.

［7］ 郑琳,黎海亮,郭晨阳.CT引导下腹腔神经丛阻滞术治疗胰腺癌合并重度腹痛的疗效观察[J].疑难病杂志,2011,10(7):512-514.

［8］ Montero Matamala A, Vidal Lopez F, Aguilar Sanchez JL, et al. Percutaneous anterior approach to the coeliac plexus using ultrasound[J]. Br J Anaesth, 1989, 62(6): 637-640.

［9］ Sakamoto H, Kitano M, Komaki T, et al. Endoscopic ultrasound-guided neurolysis in pancreatic cancer[J]. Pancreatology, 2011, 11(suppl 2): 52-58.

［10］ Bhatnagar S, Joshi S, Rana SPS, et al. Bedside ultrasound-guided celiac plexus neurolysis in upper abdominal cancer patients: a randomized, prospective study for comparison of percutaneous bilateral paramedian vs unilateral paramedian needle-insertion technique[J]. Pain Pract, 2014, 14(2): E63-68.

［11］ Brogan S, Junkins S. Interventional therapies for the management of cancer pain[J]. J Support Oncol 2010, 8(2): 52-59.

[12]　Eyigor C，Pirim A，Uyar M. Should interventional pain management in patients with pancreatic cancer be guided by tumor localization? [J] J BUON，2010，15(4)：715 - 719.

[13]　Ihse I，Permert J，Andersson R，et al. Guidelines for management of patients with pancreatic cancer [J]. Lakartidningen，2002，99(15)：1683 - 1685.

[14]　Konan AV，Rajhi H，Mnif N，et al. Treating pain related to inoperable pancreatic cancer in tropical areas：the advantage of CT-guided celiac plexus block and splanchnic nerves neurolysis[J]. Sante，2005，15(2)：105 - 107.

[15]　Lohr JM. Palliative therapy of pancreatic adenocarcinoma[J]. Z Gastroenterol，2001，39(2)：181 - 190.

[16]　Malick KJ，McGrath KM. Endoscopic ultrasound-guided injection：a close look at celiac plexus block and celiac plexus neurolysis[J]. Gastroenterol Nurs，2003，26(4)：159 - 163.

[17]　Cindy，Neuzillet，Mathieu，et al. Rationale and design of the Adapted Physical Activity in advanced Pancreatic Cancer patients (APACaP) GERCOR (Groupe Cooperateur Multidisciplinaire en Oncologie) trial：study protocol for a randomized controlled trial[J]. Trials，2015，16：454.

[18]　Niederle MB，Niederle B. Niederle diagnosis and treatment of gastroenteropancreatic neuroendocrine tumors：current data on a prospectively collected，retrospectively analyzed clinical multicenter investigation[J]. Oncologist，2011，16(5)：602 - 613.

[19]　Papadopoulos D，Kostopanagiotou G，Batistaki C. Bilateral thoracic splanchnic nerve radiofrequency thermocoagul ation for the management of end-stage pancreatic abdominal cancer pain[J]. Pain Physician，2013，16(2)：125 - 133.

[20]　Plachkov I，Chernopolski P，Bozhkov V，et al. Pain affecting procedures in non-resectable pancreatic carcinoma[J]. Khirurgiia(Sofiia)，2013，2：26 - 30.

[21]　Rana MV，Candido KD，Raja O，et al. Celiac plexus block in the management of chronic abdominal pain[J]. Curr Pain Headache Rep，2014，18(2)：394.

[22]　Rice D，Geller A，Bender CE，et al. Surgical and interventional palliative treatment of upper gastrointestinal malignancies[J]. Eur J Gastroenterol Hepatol，2000，12(4)：403 - 408.

[23]　Ridwelski K，Meyer F，Ebert M，et al. Prognostic parameters determining survival in pancreatic carcinoma and，in particular，after palliative treatment[J]. Dig Dis，2001，19(1)：85 - 92.

[24]　Shulman M，Harris JE，Lubenow TR，et al. Comparison of epidural butamben to celiac plexus neurolytic block for the treatment of the pain of pancreatic cancer[J]. Clin J Pain，2000，16(4)：304 - 309.

[25]　Thomson BN，Banting SW，Gibbs P，et al. Pancreatic cancer — current management[J]. Australian Family Physician，2006，35(4)：212 - 217.

[26]　邢庆蓉.超声介入腹腔神经节毁损治疗胰腺癌疼痛的护理[J].护士进修杂志,2008,23(13):1183 - 1184.

[27]　李茂全.晚期胰腺癌介入治疗临床操作指南(试行)[J].临床放射学杂志,2016,33(11):1632 - 1636.

第五篇 胰腺癌干细胞与分子靶向治疗

.

第十九章

·胰·腺·整·合·介·入·治·疗·学·

胰腺癌干细胞临床治疗及进展

第一节 概 述

胰腺癌是目前预后最差的消化道肿瘤,其病死率与发病率接近。虽然胰腺癌的研究取得了重要进展,但其预后仍很差,学者们仍在寻找新的治疗方法。肿瘤干细胞(cancer stem cell,CSC)学说的提出为寻找根治胰腺癌的方法提供了新的理论基础。该学说认为,在实体瘤或体外细胞系中存在的极少数细胞具有自我更新和多分化潜能,可能在肿瘤的发生发展以及放、化疗耐药中起到重要作用。目前,胰腺癌干细胞(pancreatic cancer stem cell,PCSC)已被证实具有自我更新、高致瘤性、活跃分化潜能和强耐药性的特点,具有极高的恶性程度。

一、PCSC 发展简史

早在 150 年前,病理学家 Connnheim 和 Duramte 就提出,组织中存在的极少数干细胞可能是肿瘤的起始细胞。

1994 年,Lapidot 等首次通过特异细胞表面标志分离出人急性粒细胞白血病干细胞,发现只有白血病干细胞才具有不断自我更新,维持其恶性显性的作用,首次证明了 CSC 的客观存在,是人类第一次分离出 CSC。

2003 年,Al-Hajj 等成功分离出人类乳腺癌干细胞,通过连续移植实验,诱导出非肥胖型糖尿病/重症联合免疫缺陷性小鼠(NOD/SCID)的乳腺癌。

2004 年,Dirks 及 Bautch 等从中枢神经系统肿瘤中分离出具有干细胞特性的细胞,并在动物实验中得到验证。

2005 年,Saad 等从前列腺癌组织中成功分离出表型为 CD44$^+$/α2β1 hi/CD133$^+$ 的前列腺癌干细胞(约 0.1%),其在体外有很高的增殖潜能并形成二次克隆,具有自我更新、无限增殖和分化的能力,在非雄激素依赖下长期存活。

2005 年,Kim 等从小鼠非小细胞肺癌模型最初阶段分离到支气管肺泡干细胞。

2007 年,Li 等首次从手术切除标本中分离到 CD44$^+$ CD24$^+$ ESA$^+$ 胰腺癌干细胞,并通过小鼠的体内成瘤实验证明其成瘤性,组织病理学特点与手术标本类似,证实该干细胞具有高度的自我更新能力。

二、PCSC 的理论基础

肿瘤由具有异质性的组织组成,关于肿瘤的异质性有两种解释:一种观点认为异质性起源于不同类型的细胞,即具有干细胞样特性的细胞,这种细胞来源于天然多功能干细胞,还是正常细胞经过突变后转变为干细胞,尚不清楚;另一种观点认为,肿瘤的异质性来自克隆演化,突变的肿瘤细胞生存并繁殖,突变优势细胞群类似干细胞,具有促进肿瘤生长的能力。两种观点并非相互独立,而是具有内在联系。因此,CSC 具有两层含义:① 肿瘤起源于组织干细胞或胚胎细胞,具有自我更新的调节;② 肿瘤是具有干细胞特性的细胞亚群。

(一) PCSC 鉴定

目前鉴定方法主要有:细胞表面标志、侧群细胞(side populations,SP)实验、成球生长实验和动物体内致瘤实验。

1. 细胞表面标志

主要利用细胞表面带有特异性膜蛋白(即表面标志)的特点,经特异性抗体结合后,用流式细胞仪在荧光活化系统检测下分选出荧光细胞。胰腺癌表面主要分子标志为 $CD44^+CD24^+ESA^+$、$CD133^+$、乙醛脱氢酶 1(ALDH1)、c-Met 等。Olempska 等应用实时定量 PCR 检测发现,ATP 结合盒(ATP-binding cassette,ABC)G2 在细胞株 Panel、Panc89、Colo-357、Panc Tul 和 A818-6 中均显著高表达,而 CD133 仅高表达于 Pane Tul 和 A818-6 细胞株,因此认为 $ABCG2^+/CD133^+$ 细胞可能是胰腺癌干细胞,并且通过致瘤实验得到验证。Jimeno 等在动物实验中发现胰腺癌部分细胞高表达 ALDH1,并且该细胞具有明显的耐药性,表现为 CSC 的特性。Li 等研究表明 c-Met 介导了胰腺癌干细胞的生长与转移,可作为一种表面标志进行肿瘤细胞的分选。

2. SP 细胞实验

PCSC 具有 ABC 转运蛋白功能,能够外排核酸染料 Hoechst33342,而大部分非 CSC 不具备该蛋白。SP 细胞实验利用该特性,通过荧光显微镜和流式细胞技术观察具有 CSC 特性的不着色细胞。Zhou 等分离出人胰腺癌细胞株 panc-1 中的 SP 细胞,并发现用吉西他滨处理后,SP 细胞的比例明显升高,并且该 SP 细胞具有较高的克隆形成能力和更强的成瘤能力。

3. 成球生长实验

PCSC 在特定的培养基可形成干细胞球,从而特异富集 CSC。针对流式细胞分选出来的 CSC 的验证,将分选出的 CSC 进行体外培养,通过悬浮细胞球的生长验证 CSC 的自我更新和分化能力。细胞生长曲线实验是对分选出的 CSC 进行体外培养,观察细胞生长指数,并绘制生长曲线,通过对比普通肿瘤细胞的生长速度验证 CSC 的增殖能力。

4. 动物体内致瘤实验

是指用一定数量的待测肿瘤细胞悬液接种至 NOD/SCID 小鼠体内,观察是否会有肿瘤生成以及肿瘤的发展进程,用以评估待测细胞是否具有形成并维持肿瘤生长及异质性的能力。动物体内致瘤性实验是目前验证 CSC 的金标准。

(二) PCSCs 的表型

2007 年,有 2 个研究报告了不同表型的 PCSCs。

Li 等将新鲜人胰腺癌标本种植于非肥胖糖尿病/重症联合免疫缺陷(NOD/SCID)小鼠皮下进行胰腺癌实质细胞的纯化和扩增,再采用荧光激活细胞分选技术发现胰腺癌中存在 $0.2\%\sim0.8\%$ 的 $CD34^+$、$CD44^+$、ESA^+ 细胞,该亚群细胞在 NOD/SCID 小鼠体内表现出高成瘤性,连续传代成瘤。实验发现其致瘤能力及在胰腺癌细胞中的比例保持不变;组织学发现其形成的肿瘤和原发肿瘤类似,两者的胰腺癌分化标志物 SLOOP 和 stratifin 也有相同的表达模式。这说明该亚群细胞具有极强的自我更新和分化能力,而且其高表达与干细胞自我更新密切相关的 Shh 和多梳基因家族 Bmi-1,因此该亚群细胞被认为是 PCSCs。

Hermann 等从人胰腺癌组织和人胰腺癌细胞系 L3.6pl 中分选出 $CD133^+$ 细胞,发现其具备高成瘤、自我更新和多向分化特性。流式分析术发现:$CD133^+$ 细胞约占人胰腺癌组织中癌细胞总数

的 $1\%\sim3\%$，在大多数人胰腺癌细胞系中其含量低于 1%，并发现 $CD133^+$ 细胞与 $CD44^+CD24^+$、ESA^+ 细胞之间存在 14% 的重叠。他们认为，$CD133^+$ 细胞可能是另一种表型的 PCSCs。这一结果验证了 Olempska 等的推论，他们检测了 5 株人胰腺癌细胞株的表达，分析认为 $CD133^+$ 和（或）ABCG2 阳性可能代表 PCSCs。最近，Rasheed 等报道，ALDH 胰腺癌细胞可能是另一种表型的 PCSCs。这种表型的胰腺癌细胞在体外克隆形成能力和体内成瘤能力是未分选胰腺癌细胞和 ALDH 细胞的 $5\sim11$ 倍，其与 $CD44^+$ 和 $CD24^+$ 细胞之间仅存在极少量的重叠。进一步研究发现，$ALDH^+CD44^+CD24^+$ 细胞较 $ALDH^-$ 和 $CD44^+CD24^+$ 细胞致瘤能力更强，但差异无统计学意义。遗憾的是他们没有研究 ALDH 与 CD 细胞之间的关系。

上述研究结果提示，根据目前 CSCs 的鉴别手段和判定标准，胰腺癌中可能存在不同表型的 PCSCs。

三、PCSCs 与上皮间质转化

所谓上皮间质转化（epithelial-mesenchymal transition，EMT）是指上皮表型细胞在特定生理和病理情况下，向间充质表型细胞转化的现象，几个与胚胎发育相关的转录因子 Snail、Slug 和 Twist 等通过抑制 Ecad 的转录在 EMT 的诱导中发挥关键作用。

（一）EMT 与胰腺癌侵袭转移密切相关

ALDH 的表达与人胰腺癌淋巴结、肝和肺的转移密切相关，而 ALDH 胰腺癌细胞同时具备干细胞特征和间质表型特征。与未分选细胞比，CDH1（其编码产物即 E-cad）基因在 ALDH 细胞中表达下降一半，在 $ALDH^+CD44^+CD24^+$ 细胞中下降 90%；Slug 在 ALDH 细胞中表达增加 51 倍，而在 $ALDH^+CD44^+CD24^+$ 细胞中增加 73 倍。在 EMT 的诱导中起重要作用的转录因子 ZEB1 对 CSCs"干性"的维持起重要作用。

研究表明：ZEB1 敲除后可导致胰腺癌细胞球囊形成能力和成瘤能力下降，侵袭和转移能力也下降，还导致胰腺癌细胞对化疗药物更敏感，干细胞因子 Sox2、Bmil 和 p63 表达下调，稳定敲除后 CD mRNA 表达下调。ZEB1 可能通过对微小 RNA（miRNAs）的调控来实现对 CSCs"干性"的维持。某些 miRNAs 也参与 CSCs"干性"的调控，下调其中起抑制"干性"作用的 miRNAs 的表达即可以维持干细胞表型。miR-200 家族成员（miR-141，miR-200a、b、C 和 miR-429）的靶基因包括维持胚胎干细胞表型的分子，如 Sox2、KLF4 和 Bmil，因此，其可诱导细胞分化。它们还可以通过抑制 ZEB1/2mRNA 的转录来抑制 EMT 的发生，而 ZEB1 也可以抑制 miR-200 家族成员的表达，它们之间相互作用形成一个负反馈环。因此，ZEB1 可通过抑制 miR-200 家族成员的表达而在维持"干性"中发挥重要作用。此外，ZEB1 还可以通过抑制另一个重要的"干性"抑制因子 miR203 的表达来维持胰腺癌和结肠癌细胞的肿瘤起始能力，并促进 mPCSC 的生成。

（二）EMT 与胰腺癌治疗抵抗密切相关

Wellner、Shah、Wang 等发现吉西他滨耐受的多株胰腺癌细胞系发生了 EMT。我们的研究也发现，放化疗抵抗的胰腺癌细胞系富含有细胞样癌细胞，同时其也发生了 EMT。有研究表明，吉西他滨耐受的胰腺癌细胞系发生 EMT 与 Notch 通路的激活有关，而 Notch 通路是重要的干细胞信号通路之一。治疗抵抗诱导的 EMT 与 PCSCs 之间可能存在密切而复杂的关系。一方面，某些表型的 PCSCs 本身即可能表现为间质表型，并且 PCSCs 可能具备更强 EMT 和间质上皮转化（MET）相互转化的可塑性。如 Kabashima 等发现，胰腺癌细胞系来源的侧群（SP）细胞具备更强的 EMT 和 MET 相互转化的可塑性。

SP 细胞被认为是具有干细胞特性的一类细胞。另一方面，在治疗选择压力下，CSCs 自我更新受到抑制,放化疗富集 PCSCs 可能不仅仅是简单的通过杀死敏感的癌细胞来实现,治疗抵抗诱导的 EMT 可能促进了 PCSCs 和 mPCSCs 的产生,分化相对成熟的癌细胞和 PCSCs 可能通过 EMT 和 MET 过程达到动态平衡。两个独立的研究小组在乳腺癌的研究中发现,乳腺癌细胞在经历 EMT 后获得了与干细胞类似的特征,他们认为诱导 EMT 促进了乳腺癌干细胞的产生。Vesuna 等研究表明,与 EMT 密切相关的转录因子 Twist 可以下调 CD 的表达而促使乳腺癌干细胞的生成。在胰腺癌中,治疗抵抗诱导的 EMT 是否促进了 PCSCs 和 mPCSCs 的生成还有待于深入研究。

四、PCSC 相关通路

PCSC 与正常细胞一样具有多分化潜能、自我更新能力和信号转导通路,这些通路在胰腺癌干细胞的自我更新和自我调控中起到重要作用。在胰腺癌干细胞中表现得异常激活的通路有音猬因子(sonic hedgehog,Shh)、哺乳动物雷帕霉素靶蛋白(mTOR)、Notch、骨形态发生蛋白(BMP)、胰十二指肠同源蛋白 1(PDX1)和 B 细胞特异性莫洛尼白血病病毒插入位点-1(B-cell-specific moloney murine leukemia virus integration site-1,BMI-1)等。

(一) Shh 通路

在人胰腺癌组织中的 Shh 通路异常激活,胰腺干细胞 Shh 通路的激活程度是胰腺癌组织的 11 倍。研究还发现利用转基因技术将 Shh 基因导入到健康胰腺组织中,可使胰腺组织向胰腺癌前病变方向发展,出现胰腺常见的基因突变类型,如 K-ras 基因突变、Her2/neu 过表达等,利用 Shh 通路抑制剂环巴胺抑制后,体外胰腺细胞增殖明显抑制。

(二) BMI-1 通路

原癌基因 BMI-1 是转录抑制因子基因 polycomb 家族成员,它通过调节端粒酶的活性控制细胞的增殖和凋亡。参与正常干细胞调控作用的 BMI-1 在 CSC 的维持和自我更新中同样具有重要作用,如乳腺癌、结肠癌等肿瘤中的 CSC 均明显上调。有学者证实,胰腺癌细胞(CD44$^+$CD24$^+$ESA$^+$)中的 BMI-1 mRNA 具有异常表达,并认为在胰腺癌干细胞中的自我更新的维持上具有重要作用。

(三) Notch 信号通路

Notch 受体多与相邻细胞间的膜结合配体结合而被激活,是非常保守的信号系统。Notch 途径的激活过程是 γ-分泌酶作用于 Notch 受体的细胞内结构域,该结构域从膜上脱落,移位到细胞核调控基因表达,从而影响细胞增殖、分化和转移过程。Notch 通路的异常与胰腺癌干细胞的自稳具有明显的相关,其确切关系仍在进一步的研究中。

(四) 哺乳动物雷帕霉素靶蛋白通路

mTOR 信号通路是新近发现的胞内信号通路,该通路可汇聚和整合来自营养、生长因子、能量和环境压力对细胞的刺激信号,进而通过下游效应器真核细胞始动因子 4E 结合蛋白 1(4EBP1)和核糖体 S6 蛋白激酶(S6KS)调节细胞生长,并发现该通路与胰腺癌干细胞的自我增殖具有明显的相关性。Mueller 等发现,胰腺癌干细胞的 mTOR 信号通道异常活跃,雷帕霉素是 mTOR 的抑制物,阻断该信号通道可以抑制部分胰腺癌干细胞(CD133$^+$)的生长。为了更好地杀灭干细胞,研究人员联合应用雷帕霉素、环杷明和吉西他滨(CRG),发现三药联合应用对 CSC 的杀伤力极强,可以明显延长无瘤生存时间,提示 mTOR 信号通路积极参与了胰腺癌干细胞的自我更新与分化。

(五) PDX1 途径

PDX1 是胰腺发育早期起重要作用的启动基因表达的蛋白,在胰腺自我更新时,PDX1 可在胰腺导管细胞中短暂表达,在胰腺导管腺癌中高表达,其表达程度又与肿瘤的大小、分化程度以及淋巴结转移等密切相关。并且发现这些特性都与 CD133$^+$、CXCR4$^+$ 的胰腺癌 CSC 的特性非常吻合。

（六）基质细胞衍生因子 1/侵袭前端趋化因子受体-4(SDF-1/CXCR4)轴

SDF-1/CXCR4 轴,无论是在胚胎时期胰腺的形成还是损伤胰腺的修复中均具有重要作用,可以促进细胞的增殖和迁移并促进胰管形成。有研究表明在胰腺癌 CSC 发生转移之前,使用特异性抑制剂(AMD-3100 或 AMD-070)阻断 CXCR4 的表达,会明显降低胰腺癌的转移发生率。

第二节　术前评估及围手术期处理

一、术前评估

1. CT 扫描及血管成像

作为首选的胰腺成像手段,它能够一次性对患者的胰腺进行完整扫描,既可以防止伪影,又可以保持层面的连续性,能够提供胰腺、病灶等方面的高质量图像,准确地显示出胰腺及其周围组织的主要血管是否受侵、受侵范围和程度,为肿瘤分期、手术可切除性评估等提供可靠依据。

2. MRI 及 MRA

作为一种重要补充检查手段,对疾病诊断、肝转移和预后评估,有重要的指导价值。胰腺癌血管侵犯情况是术前评估是否可切除的主要指标。但传统影像学检测对体积较小的隐匿性肿瘤,CT检查的肿瘤检测率较低。

3. EUS

对于肿瘤小于 10 mm 的 PC,内镜超声检查(EUS)的检测率高于 CT 检查或其他方式,EUS 和磁共振成像被认为是胰腺成像最准确的技术,在检测胰管局部不规则狭窄方面起重要作用。内窥镜逆行胰腺造影和连续细胞诊断使用胰腺内窥镜鼻咽引流多次被用于 PC 原位的最终诊断。内镜超声检查细针穿刺(EUS-FNA)具有组织学诊断胰腺组织病变的作用。术前 EUS-FNA 不会影响可切除胰腺癌患者的手术及预后。EUS-FNA 操作配合的好坏直接影响着穿刺的成功与否及病理结果。

二、围手术期处理

包括术前和术后处理。做好围手术期护理,是减少并发症,提高手术成功率的关键之一。

（一）心理护理

人的心理因素与全身生理活动有密切的联系。情绪能影响免疫功能,如恐惧、紧张可使机体的免疫作用减弱,反之,良好的心理状态有利于治愈疾病。保持良好的精神状态,树立战胜疾病的信心,采取乐观的生活态度,是胰腺癌病人康复期心理调养的关键。

在治疗过程中,患者对医院陌生环境及各种检查治疗和疾病预后都会有一些紧张、恐惧、焦虑、期待心理。医务人员要以礼貌诚恳的态度帮助患者正确认识和对待疾病,耐心解答患者提问并满足其合理要求,使患者感到温暖,增强患者信心,减少顾虑。并说明手术必要性,讲解有关术前准备的目的及配合事项,同时加强与家属、其社会支持系统的沟通与联系等,尽量帮助解决后顾之忧,使患者在治疗过程中保持最佳的心理状态。

（二）术前处理

1. 改善营养

胰腺癌患者多有营养缺乏、低蛋白血症及肝功能损害等。术前加强营养,鼓励患者进食高蛋白、高维生素、高热量、低脂肪饮食,少食多餐,必要时静脉补充氨基酸、白蛋白、血浆等药物,胃肠外补充维生素 K,以改善凝血机制,口服胆盐减轻内毒素血症,补铁和维生素 C 以改善贫血,提高血浆蛋白,增强机体抵抗力。

2. 呼吸道准备

胰腺癌术后肺部感染的机会较高,术前应禁烟 2 周,教会患者胸式呼吸及有效咳嗽的方法,指导如何咳嗽以保护切口,及防止术后膈肌萎陷及肺部感染,有呼吸道感染者应给予抗生素治疗。

3. 全身状况评估

包括肝功能、凝血功能、电解质、血糖、尿糖、心肺功能等各项指标检查。有心功能损伤者要进行治疗,高血压应控制,高血糖应使血糖控制在稳定水平。

4. 肠道护理

术前 3 d 进流质饮食;术前每晚、术晨各清洁灌肠 1 次;口服肠道吸收的抗生素,如丁胺卡那霉素针、灭滴灵片。

(三) 术后处理

1. 出血

少量出血,全身无失血性休克表现,一般经更换敷料,加压包扎或全身使用止血剂即可止血。如出血量大,术后短期内出现胸闷、脉速、烦躁、面色苍白、上肢湿冷、呼吸急促、血压下降等内出血和休克的表现,除加快输液、输血外,应立即报告医生,准备手术止血。

2. 卧床

术后患者应取平卧位,待生命体征平稳后改半卧位,将床头抬高于 40°角,以利于各种引流管引流,并可减轻腹肌张力,有利于深呼吸,减轻疼痛。要经常调节病人卧位,防止褥疮。

3. 营养和输液

术后早期需抑制胰腺分泌功能,使胰腺处于休息状态,同时因胃肠道功能障碍,需行肠外营养支持。待胃肠排气畅通后,才能拔除胃管,可以少量饮水,再逐渐过渡到正常饮食。

4. 呼吸

可进行雾化吸入 2~3 次/d,保持口腔卫生清洁,每日进行 2 次口腔护理。

(四) 并发症的观察

术后患者免疫功能下降,加上禁食、活动减少、伤口疼痛,均可增加病人心理和生理负担,这不仅会延迟患者的康复,还可导致多种并发症。因此,必须重视术后观察,做到早期诊断和早期处理,这对术后并发症的防治有重要意义。

(五) 胰瘘的预防及护理

胰瘘多发生于术后 5~7 d,是威胁患者生命的严重并发症之一。必须严密观察胰管引流情况,记录胰液量、色、性质,并保持引流通畅,必要时行负压吸引或双套管冲洗,按医嘱使用善得定、施他宁类减少胰液分泌的药。一旦发生,须加强营养支持治疗,防治感染,感染会大幅度增加胰瘘发生概率,胰瘘也会增加感染机会,局部皮肤涂以氧化锌软膏,用无菌纱布包扎。

第三节　胰腺癌干细胞治疗

胰腺癌干细胞的治疗的目的是,选择性阻断其信号通路的关键靶点,促使 CSCs 分化或诱导其凋亡,这种特异性分化和消除治疗,有望从源头上控制肿瘤的复发和转移。此外,CSCs 特异性表面标志也是潜在的治疗靶标。

一、PCSCs 自我更新途径治疗

PCSCs 中存在 Shh 途径激活,与正常胰腺上皮细胞相比,该表型 PCSCs 中 Shh mRNA 表达增加 46 倍,而未分选的肿瘤细胞仅增加 4 倍。因此,针对 Shh 途径的治疗有可能对胰腺癌的治疗有益。转录因子神经胶质细胞瘤相关抗原-1(glioma-associated antigen-1,Gli-1)介导了 Shh 途径激活,针对 Gli1 mRNA 的 3 非编码区(3 untranslated region,3 UTR)可有效抑制胰腺癌细胞增殖和诱导其凋亡。Feldmann 等发现,裸鼠移植瘤经过盐酸吉西他滨治疗后,ALDH 表达明显增高,联合应用 Shh 抑制剂环杷明(cyclopamine)后,ALDH 减少三分之二。这表明 Shh 途径被抑制后,PCSCs 自我更新受抑制。但单独环杷明治疗并不能完全废除其致瘤性,说明 PCSCs 中还存在其他信号途径的激活并参与其自我更新。

雷帕霉素靶蛋白(mammalian target of rapamycin,mTOR)信号途径对维持 CSCs 的自我更新是必需的。p70s6 激酶是 mTOR 下游的靶基因,其激活被认为是该通路激活的可靠标志,p70s6 激酶活化后可磷酸化其下游的核糖体 S6 蛋白(s6 ribosomal protein,s6rp)。Maeller 等分析胰腺癌组织 s6rp 的磷酸化状态,发现包括 CD PCSCs 在内的少部分胰腺癌细胞中 mTOR 途径激活。于是他们应用 Shh 途径抑制剂(环杷明/CUR199691)和 roTOR 阻断剂雷帕霉素及盐酸吉西他滨治疗胰腺癌。结果显示三联治疗可在体内外清除 CD133$^+$ 和 CD44$^+$CD24$^+$ESA$^+$ 细胞,还可以清除 SP 细胞,并且荷瘤鼠可以耐受三药联用,其生存期显著延长。而单独应用环杷明或帕霉素或加盐酸吉西他滨虽然都可以导致 CD133$^+$ 下降,但都不足以清除 PCSCs。此外,他们还发现三联药物治疗还可以针对 mPCSCs。单独给予盐酸吉西他滨或雷帕霉素或二者联用都不能显著减少胰腺癌细胞的迁移性,单独使用环杷明虽然可以显著降低其迁移能力,但必须和盐酸吉西他滨联用才能完全废除其迁移性。流式分析术发现,给予盐酸吉西他滨后同样导致 CD133$^+$CXCR$^+$ mPCSCs 富集,而只有环杷明和盐酸吉西他滨联用或三联治疗才能完全清除 CD133$^+$CXCR$^+$ 亚群。体内实验表明,盐酸吉西他滨预处理过的胰腺癌细胞在免疫缺陷小鼠体内表现出明显的转移;而环杷明预处理的细胞转移减少;盐酸吉西他滨和环杷明二联预处理进一步减少;三联处理后,不能成瘤及发生转移。

二、特异性 miRNAs 的治疗

受 p53 调控的 miR-34,其靶蛋白是 Notch 通路蛋白和 Bcl-2,它在 CSCs 的维持和生存中也可能起作用。Ji 等发现,p53 突变的人胰腺癌细胞系 MiaPaCa2 来源的 CD44$^+$/CD133$^+$ 细胞高表达 Notch/Bcl-2,而 miR-34 表达缺失。重建 miR-34 的表达不仅可以下调胰腺癌细胞中 Bcl-2 和 Notchl/2 的表达,还诱导其凋亡和细胞周期阻滞,增强放、化疗敏感性,并显著抑制肿瘤的克隆形成和侵袭,其致瘤性也显著下降,流式分析术检测发现 CD44$^+$/CD133$^+$ 细胞减少 87%。该结果显示 miR-34 可能通过下调 Bcl-2 和 Notch 而在 PCSCs 的自我更新和(或)细胞命运决定中起重要作用。因此,对于缺乏 p53、miR-34 的胰腺癌重建 miR-34 的表达可能具有重要意义。另外,针对 ZEB1-miR-200 反馈环的治疗对胰腺癌而言可能是有效的治疗途径。

三、表面标志物的靶向性治疗

Salnikov 等应用针对 PCSCs 标志物-上皮黏附分子(EpCAM)的双特异性抗体 EpCAMxCD3 能明显地延缓胰腺癌细胞株 BxPC3 移植瘤在 SCID 鼠上的生长。提示 PCSCs 表面标志物的靶向性治疗也值得进一步研究。

四、EMT - PCSCs 的治疗

由于 PCSCs 本身即可能表现为间质表型,且分化相对成熟的癌细胞和 PCSCs 可能通过 EMT 和 MET 过程相互转化,因此发现与 CSCs 和 EMT 相关的分子信息有助于开发新的针对 CSCs 和 EMT 的药物,逆转其间质表型将有助于增强其对传统治疗的敏感性。

此外,胰腺癌富含基质成分,且处于低氧状态,间质分化和低氧微环境都参与了胰腺癌的放化疗耐受。并且低氧可以富集 CSCs,并促进 CSCs"干性"的维持和阻止其分化。因此,肿瘤微环境尤其是低氧微环境对 PCSCs 及治疗的影响也值得进一步深入研究。

第四节 胰腺癌细胞转移、耐药性及复发的研究进展

一、胰腺癌的侵袭转移

胰腺癌一旦出现转移,预后极其不佳。癌细胞的转移过程涉及多种活性因子及酶的参与,并不是所有的胰腺癌细胞都具备转移的能力,只有其中的小部分会出现转移并最终形成转移瘤。Wellner 等研究发现,锌指 E - 盒结合同源异形盒 1(ZEB1)是胰腺癌细胞上皮间质转化的激活因子,ZEB1 通过抑制细胞 microRNA - 200 的表达,阻止细胞的正常分化,激活细胞出现上皮间质转化,并使癌细胞具备干细胞的表型,从而使癌细胞发生侵袭、转移。因此提出 ZEB1 - microRNA - 200 反馈弧可以作为治疗胰腺癌的靶点。Hermann 等发现,在侵袭性胰腺癌标本中,CD133 胰腺癌干细胞与 CXCR4$^+$ 呈共表达。CD133$^+$CXCR4$^+$ 细胞和 CD133$^+$CXCR4$^-$ 细胞均可在小鼠体内形成肿瘤,但是仅 CD133$^+$CXCR4$^+$ 细胞的肿瘤发生转移,提示可能存在两种不同表型的胰腺癌干细胞,即稳定型干细胞和游走型干细胞;同时发现在小鼠模型中阻断 CXCR4 胰腺癌干细胞与化疗耐药信号通路可抑制肿瘤转移,这对临床治疗胰腺癌转移有重要的指导意义。但目前仍未明确 CXCR4$^+$ 细胞来源于何处,是干细胞最初就富有的一种亚克隆,还是在肿瘤发展过程中干细胞受到微环境影响诱导产生的新亚型,因为这涉及如何确定通过抑制 CXCR4$^+$ 胰腺癌干细胞来阻止肿瘤转移的治疗策略,究竟是直接消灭 CXCR4$^+$ 的干细胞亚群,还是诱导干细胞分化进而减少干细胞抑制转移。Singh 等使用吉西他滨联合 AMD3100 封闭胰腺癌细胞 CXCR4 后,发现胰腺癌细胞的生长与转移都受到了抑制,很好地验证了 Hermann 的研究成果。

2005 年 Saur 等报道,趋化因子受体 4(CXCR4)的表达可显著增加胰腺癌肝、肺转移,AMD3100 可阻止其转移潜能。Hermann 等发现,虽然 CD133$^+$CXCR4$^+$ 和 CD133$^+$CXCR4$^-$ 胰腺癌细胞都能在无胸腺小鼠体内形成原发病灶,但只有 CD133$^+$CXCR4$^+$ 细胞能形成转移灶,去除这部分细胞,胰腺癌的转移特性被废除,给予 CXCR4 抑制剂 AMD3100 其转移能力也大大降低。他们还发现,CD133$^+$CXCR4$^+$ 亚群所占比例越大,胰腺癌越容易发生转移。因此,这部分细胞被认为是迁移性胰腺癌干细胞(mPCSCs)。最新研究表明,ALDH 表型 PCSCs 可能富含 mPCSCs。ALDH$^+$ 和 CD44$^+$CD24$^+$ 细胞之间的成瘤能力差异不大,但在迁移能力方面则表现出不同的生物学特性。ALDH 细胞在体外的迁移和侵袭能力是未分选胰腺癌细胞的 3 倍,CD44$^+$CD24$^+$ 细胞仅表现出轻微增加,ALDH$^+$CD44$^+$CD24$^+$ 胰腺癌细胞更具侵袭性。临床研究也证实,胰腺癌转移灶中 ALDH 表达率更高,原发灶 ALDH 表达阳性者更容易发生淋巴结和远处脏器如肝、肺的转移。抑制 Shh Hegerhog 信号途径可以清除 ALDH$^+$ PCSCs,从而使胰腺癌在体内的侵袭和转移能力下降。目前尚需进一步研究 ALDH$^+$ 与 CD133$^+$CXCR4$^+$ 细胞之间的关系。

二、胰腺癌细胞的耐药性

耐药的肿瘤细胞与 CSC 具有许多相似的特征,如大多处于细胞周期的 G0 期,不进入增殖周期,而大部分化疗药物作用于细胞增殖期,不能杀灭处于 G0 期的癌细胞,这些细胞的细胞膜 ATP 泵耐药分子,具有极强的自我修复 DNA 损伤和抗凋亡的能力,某些信号途径如 Wnt‐β‐catenin、Notch 等的激活等。因此,CSCs 更加耐受常规治疗,PCSCs 也不例外。

越来越多的研究显示:胰腺癌干细胞介导了其对放化疗的抵抗,Hermann 等采用吉西他滨干预 CD133$^+$ CSC,发现其对吉西他滨明显耐药,干预 5 d 后其比例明显上升,达细胞总数的 50%。他们在体内实验发现吉西他滨具有抑制胰腺癌生长的作用,但 CD133$^+$ CSC 的比例明显升高,进一步说明 CD133$^+$ CSC 的耐药性。Wang 等的研究支持 Hermann 的研究结果。Lee 等通过 CD44$^+$ CD24$^+$ ESA$^+$ CSC 移植瘤模型也证实胰腺癌干细胞对放、化疗抵抗。他们用放疗联合吉西他滨化疗干预上述模型时发现,移植瘤的生长不仅不被抑制反受到刺激,深入研究表明 CD44$^+$ CD24$^+$ ESA$^+$ CSC 在吉西他滨的作用下不会凋亡,仅停止增殖,一旦停止用药,该细胞亚群又开始增殖和分化。Kallifatidis 等的研究发现,西兰花提取物莱菔硫烷(sulforaphane,SFN)能增强化疗药物对胰腺癌 CSC 的杀伤作用,体外实验发现,通过抑制 ALDH1 和 Notch‐1 表达可诱导凋亡和抑制细胞的增殖;体内实验发现,SFN 可以抑制种植瘤在裸鼠体内生长,且无不良反应。Rausch 等研究发现,肿瘤靶向药物索拉非尼(sorafenib)可以抑制胰腺癌 CSC 的增殖、分化和转移,在种植瘤模型研究中,发现索拉非尼可以抑制种植瘤的生长和血管形成,但却可以激活胰腺癌 CSC 中的核因子‐κB(NF‐κB),NF‐κB 是一种常见的转录因子,可以被炎性因子、生长因子或趋化因子等激活,NF‐κB 一旦被激活,就会使胰腺癌 CSC 死灰复燃,而将 SFN 与索拉非尼联用,可以阻止 NF‐κB 的激活,抑制癌细胞克隆增殖,彻底消灭胰腺癌 CSC。

三、胰腺癌复发和预后的判断

Maeda 等发现,CD 的表达与人胰腺癌淋巴结转移及预后差有关。Welsch 等认为,CD 和 CXCR 的表达与肿瘤复发无关。Rasheed 等研究发现,胰腺癌原发病灶 ALDH 的表达与肿瘤大于 3.0 cm、肿瘤分化程度低及淋巴结转移相关,因此,原发灶 ALDH 表达阳性的患者预后更差,与原发灶 ALDH 表达阴性的患者相比,其中位生存期下降 22%(14 个月 vs 18 个月)。

Hong 等的结果表明,胰腺癌 CD 阳性提示预后差,CD 阳性者中位生存期短于 CD 阴性者(16.9 个月 vs 25.3 个月)。不同表型 PCSCs 对肿瘤复发及预后的影响可能不同,不同的 PCSCs 标志物对预后及复发的判断价值也可能存在差异,因此还需要做大量前瞻性研究。

第五节　胰腺癌干细胞治疗的临床意义及前景

现有的药物治疗,虽然对肿瘤有一定的疗效,对肿瘤细胞具有明显的抑制和控制作用,但无论对转移灶和原发灶均是暂时的控制,大多数患者都会发生复发和转移,其中最为关键的是无法彻底清除 CSC。因此,只能使肿瘤缩小,但不能治愈,如果药物能直接针对 CSC,直接将 CSC 进行清除和诱导 CSC 进行转化,对肿瘤的治疗将是一个历史性的改变。因此针对胰腺癌干细胞的信号转导通路的研究,能促进新的治疗肿瘤方法的诞生。Mueller 等报道应用 CRG 三联疗法治疗胰腺癌干细胞具有明显的疗效,但仍有一定的临床风险,如雷帕霉素和环杷明联用传统化疗药有潜在的风险,可能对其他器官的功能同样具有抑制作用。当然 Mueller 等的 CRG 三联疗法在动物实验中显示裸鼠尚能耐受该疗法,但应用于临床还需大量的临床前实验。虽然此疗法未进入临床,但其优势尚存,CRG 三联疗法中的药物均已经在临床使用,而且各自的不良反应已知,仅需研究联合应用后的不良反应,相对工作量较轻。

(程明荣　虞先濬)

参考文献

[1]　程明荣,张智平.胰腺癌干细胞的研究现状和若干进展[J].上海医药,2014,36(6):325-329.

[2]　项金峰,施思,梁丁孔,等.2015 年胰腺癌研究及诊疗前沿进展[J].中国癌症杂志,2016,26(4):281-289.

[3]　杜志勇,韩宝三,彭承宏.胰腺癌干细胞研究进展[J].中华胰腺病杂志,2011,11(2):151-144.

[4]　王晓辉,李非.胰腺癌干细胞的研究进展[J].中国普外基础与临床杂志,2011,18(9):931-935.

[5]　黄佳,诸琦.胰腺癌干细胞的研究进展[J].国际消化病杂志,2009,29(4):273-275.

[6]　Dirks P. Cancer stem cells: invitation to a second round[J]. Nature, 2010, 466(7302):40-41.

[7]　Bautch VL. Cancer: tumour stem cells switch sides[J]. Nature, 2010, 468(7325):770-771.

[8]　Delude C. Tumorigenesis: testing ground for cancer stem cells[J]. Nature, 2011, 480(7377):S43-S45.

[9]　Lapidot T, Sirard C, Vormoor J, et al. A cell initiating human acute myeloid leukaemia after transplantation into SCID mice[J]. Nature, 1994, 367(6464):645-648.

[10]　Al-Hajj M, Wicha MS, Benito-Hernandez A, et al. Prospective identification of tumorigenic breast cancer cells[J]. Proc Natl Acad Sci USA, 2003, 100(7):3983-3988.

[11]　Singh SK, Hawkins C, Clarke ID, et al. Identification of human brain tumour initiating cells[J]. Nature, 2004, 432(7015):396-401.

[12]　Galli R, Binda E, Orfanelli U, et al. Isolation and characterization of tumorigenic, stem-like neural precursors from human glioblastoma[J]. Cancer Res, 2004, 64(19):7011-7021.

[13]　Saad AG, Collins MH. Prognostic value of MIB-1, E-cadherin, and CD44 in pediatric chordomas[J]. Pediatr Dev Pathol, 2005, 8(3):362-368.

[14]　Kim CF, Jackson EL, Woolfenden AE, et al. Identification of bronchioalveolar stem cells in normal lung and lung cancer[J]. Cell, 2005, 121(6):823-835.

[15]　Li C, Heidt DG, Dalerba P, et al. Identification of pancreatic cancer stem cells[J]. Cancer Res, 2007, 67(3):1030-1037.

[16]　Olempska M, Eisenach PA, Ammerpohl O, et al. Detection of tumor stem cell markers in pancreatic carcinoma cell lines[J]. Hepatobiliary Pancreat Dis Int, 2007, 6(1):92-97.

[17]　Lottaz C, Beier D, Meyer K, et al. Transcriptional profiles of CD133$^+$ and CD133$^-$ glioblastoma-derived cancer stem cell lines suggest different cells of origin[J]. Cancer Res, 2010, 70(5):2030-2040.

[18]　Jimeno A, Feldmann G, Suarez-Gauthier A, et al. A direct pancreatic cancer xenograft model as a platform for cancer stem cell therapeutic development[J]. Mol Cancer Ther, 2009, 8(2):310-314.

[19]　Li C, Wu JJ, Hynes M, et al. C-Met is a marker of pancreatic cancer stem cells and therapeutic target[J]. Gastroenterology, 2011, 141(6):2218-2227.

[20]　Zhou Q, Liu L, Zhang D, et al. Analysis of gemcitabine liposome injection by HPLC with evaporative light scattering detection[J]. J Liposome Res, 2012, 22(4):263-269.

[21]　Strobel O, Rosow DE, Rakhlin EY, et al. Pancreatic duct glands are distinct ductal compartments that react to chronic injury and mediate Shh-induced metaplasia[J]. Gastroenterology, 2010, 138(3):1166-1177.

［22］ Rodova M，Fu J，Watkins DN，et al. Sonic hedgehog signaling inhibition provides opportunities for targeted therapy by sulforaphane in regulating pancreatic cancer stem cell self-renewal［J］. PLoS One，2012，7(9)：e46083.

［23］ Lee HJ，You DD，Choi DW，et al. Significance of CD133 as a cancer stem cell markers focusing on the tumorigenicity of pancreatic cancer cell lines［J］. J Korean Surg Soc，2011，81(4)：263－270.

［24］ Katoh Y，Katoh M. Integrative genomic analyses on Gli1：positive regulation of Gli1 by Hedgehog-GLI，TGFbeta-Smads，and RTK-PI3K-AKT signals，and negative regulation of GLI1 by Notch-CSL-HES/HEY，and GPCR-Gs-PKA signals［J］. Int J Oncol，2009，35(1)：187－192.

［25］ Mueller MT，Hermann PC，Witthauer J，et al. Combined targeted treatment to eliminate tumorigenic cancer stem cells in human pancreatic cancer［J］. Gastroenterology，2009，137(3)：1102－1113.

［26］ Fendrich V，Sparn M，Lauth M，et al. Simvastatin delay progression of pancreatic intraepithelial neoplasia and cancer formation in a genetically engineered mouse model of pancreatic cancer［J］. Pancreatology，2013，13(5)：502－507.

［27］ Jay CM，Ruoff C，Kumar P，et al. Assessment of intravenous pbi-shRNA PDX1 nanoparticle (OFHIRNA-PDX1) in yucatan swine［J］. Cancer Gene Ther，2013，20(12)：683－689.

［28］ Van den Broeck A，Vankelecom H，Van Delm W，et al. Human pancreatic cancer contains a side population expressing cancer stem cell-associated and prognostic genes［J］. PLoS One，2013，8(9)：e73968.

［29］ Xu L. Cancer stem cell in the progression and therapy of pancreatic cancer［J］. Front Biosci(Landmark Ed)，2013，18：795－802.

［30］ Bunger S，Barow M，Thorns C，et al. Pancreatic carcinoma cell lines reflect frequency and variability of cancer stem cell markers in clinical tissue［J］. Eur Surg Res，2012，49(2)：88－98.

［31］ Kure S，Matsuda Y，Hagio M，et al. Expression of cancer stem cell markers in pancreatic intraepithelial neoplasias and pancreatic ductal adenocarcinomas［J］. Int J Oncol，2012，41(4)：1314－1324.

［32］ Wellner U，Schubert J，Burk UC，et al. The EMT-activator ZEB1 promotes tumorigenicity by repressing stemness-inhibiting microRNAs［J］. Nat Cell Biol，2009，11(12)：1487－1495.

［33］ Hermann PC，Huber SL，Herrler T，et al. Distinct populations of cancer stem cells determine tumor growth and metastatic activity in human pancreatic cancer［J］. Cell Stem Cell，2007，1(3)：313－323.

［34］ Singh S，Srivastava SK，Bhardwaj A，et al. CXCL12-CXCR4 signalling axis confers gemcitabine resistance to pancreatic cancer cells：a novel target for therapy［J］. Br J Cancer，2010，103(11)：1671－1679.

［35］ Hermann PC，Trabulo SM，Sainz B Jr，et al. Multimodal treatment eliminates cancer stem cells and leads to long-term survival in primary human pancreatic cancer tissue xenografts［J］. PLoS One，2013，8(6)：e66371.

［36］ Wang D，Zhu H，Zhu Y，et al. CD133$^+$/CD44$^+$/Oct4$^+$/Nestin$^+$ stem-like cells isolated from Panc－1 cell line may contribute to multi-resistance and metastasis of pancreatic cancer［J］. Acta Histochem，2013，115(4)：349－356.

［37］ Kallifatidis G，Rausch V，Baumann B，et al. Sulforaphane targets pancreatic tumour-initiating cells by NF-kappaB-induced antiapoptotic signalling［J］. Gut，2009，58(7)：949－963.

［38］ Rausch V，Liu L，Kallifatidis G，et al. Synergistic activity of sorafenib and sulforaphane abolishes pancreatic cancer stem cell characteristics［J］. Cancer Res，2010，70(12)：5004－5013.

第二十章

胰腺癌分子靶向临床治疗及进展

第一节 概 述

胰腺癌是目前预后最差、严重威胁患者生命的消化道恶性肿瘤。2015 年我国恶性肿瘤中胰腺癌的发病率居第 9 位、病死率居第 6 位,中位生存期仅 5 个月,5 年生存率不及 6%,且其发病率仍有上升趋势,其每年死亡率接近每年发病率,超过 80% 的病人在就诊时为晚期或者有转移性症状而无法手术切除。即使能手术切除,中位生存期也仅为 18 个月,因此,单靠手术这样的传统治疗方法已不能为胰腺癌患者带来更久的生存时间及更好的生活质量。寻找有效的治疗方式是目前胰腺癌治疗亟待解决的问题。近年来有大量研究证明在肿瘤的发展过程中信号转导通路发挥着重要作用,通过调控这些信号通路有望成为肿瘤治疗的有效手段。随着对胰腺癌发病相关分子机制的深入研究,可证实基因突变,主要是点突变是胰腺癌发生、发展的重要标志。

第二节 术前评估及围手术期处理

一、术前评估

(一)影像学检查

胰腺癌的发生和发展具有复杂的病理生理学特点,并且缺少早期诊断标志物,临床治疗效果较差,放疗和化疗效果不显著,来自基因组测序的最新证据表明胰腺癌从起始到转移期的遗传进展为期 15 年,这表明胰腺癌有足够时间进行早期检测。然而,实施有效筛选仍然存在许多挑战。

胰腺癌的早期诊断依赖于开发具有高度敏感和特异性生物标志物和成像方式的筛选方法。目前内镜超声检查(EUS)、CT、MRI 和 MRCP 是最常用的影像学检查手段,多层螺旋 CT 血管成像作为首选的胰腺成像手段,它能够一次性对患者的胰腺进行完整扫描,既可以防止伪影,又可以保持层面的连续性,能够提供胰腺、病灶等方面的高质量图像,准确地显示出胰腺及其周围组织的主要血管是否受侵、受侵范围和程度,为肿瘤分期、手术可切除性评估等提供可靠依据。

MRI 为 CT 的一种重要补充检查手段,对疾病诊断、肝转移和预后评估有重要的指导价值。胰腺癌血管侵犯情况是术前评估胰腺癌是否可切除的主要指标。但以上传统的影像学检测手段对体积较小的隐匿性肿瘤,检测率较低。

对于肿瘤直径小于 10 mm 的 PC 的诊断,EUS 的肿瘤检测率高于 CT 或其他方式,EUS 和磁共振成像被认为是胰腺成像最准确的技术,EUS 和磁共振胰胆管造影可能在检测胰管局部不规则狭窄方面起重要作用。内窥镜逆行胰腺造影和连续细胞诊断使用胰腺内窥镜鼻咽引流多次被用于 PC 原位的最终诊断。内镜超声检查细针穿刺(EUS-FNA)具有组织学诊断胰腺组织病变的作用。

术前 EUS－FNA 不会影响可切除胰腺癌患者的手术及预后。EUS－FNA 操作配合的好坏直接影响着穿刺的成功与否及病理结果。

（二）胰腺癌可能切除的判定标准

近年来，随着淋巴结扩大清扫和血管重建技术的进步，胰腺癌可切除和不可切除的范围趋于模糊，因此很多以前认为是晚期无法切除的胰腺癌现在则被认为是一种可能切除的胰腺癌。不同研究者对于胰腺癌可切除的标准有着不同的观点及看法。Lau 等研究认为胰腺癌可切除的标准如下：

（1）无远处转移。

（2）腹腔动脉干和肠系膜上动脉周围脂肪间隙清晰，癌灶未侵犯腹腔干和肠系膜上动脉。

（3）肠系膜上静脉和门静脉通畅，即癌灶未累及血管内膜，或门静脉、肠系膜上静脉无明显狭窄或阻塞。

二、围手术期处理

胰腺癌的围手术期处理包括术前处理和术后处理。做好胰腺癌的围手术期护理，是减少并发症，提高手术成功率的关键，参见第十九章第二节相关内容。

第三节　胰腺癌的分子靶向治疗

胰腺癌是预后极差的恶性肿瘤之一，传统的细胞毒性药物对胰腺癌的治疗并无益处，目前治疗胰腺癌的一线药物是吉西他滨，但易产生耐药性。随着肿瘤靶向治疗的不断发展，分子靶向药物在治疗胰腺癌方面提供了新的可能。目前发现的可以作为治疗的靶标包括信号转导通路、蛋白酶体抑制、细胞周期蛋白、抗血管生成通路，同时发展了免疫治疗、病毒治疗等。

一、针对酪氨酸激酶的治疗

酪氨酸激酶在肿瘤细胞的增殖、迁移、侵袭以及抗凋亡机制中起重要作用，同时还参与激活丝裂原活化蛋白激酶（mitogen-activated protein kinase，MAPK）、磷脂酰肌醇激酶（phosphoinositide 3－kinase，PI3K）以及蛋白激酶 B。MAPK 与胰腺细胞的恶性转化有关，PI3K 能刺激细胞增殖并产生化疗耐药。蛋白激酶 B 又称 Akt，其过度表达能增加体内胰岛素样生长因子 1 受体（insulin growth factor 1 receptor，IGF－1R）的侵袭性及表达。此外，K－ras 也通过酪氨酸激酶信号转导途径来参与胰腺癌的形成。胰腺癌病人表皮生长因子受体（epidermal growth factor receptor，EGFR）及其配体表达的增多与其转移及预后差有关。

（一）EGFR 抑制剂

EGFR 是 ErbB 家族酪氨酸蛋白激酶的一种细胞表面受体，主要控制上皮细胞及间充质细胞的增殖与分化，研究表明胰腺癌组织中的 EGFR 呈现显著高表达，EGFR 的激活及扩大是胰腺癌的基本特征。有研究发现，抑制 EGFR 表达后可有效阻止 K－ras 基因诱导的胰腺癌的发生。EGFR 的抑制剂分两种，一种是 EGFR 单克隆抗体，目前以西妥昔单抗最为常用，通过竞争性地与 EGFR 结合，使受体内化产生补体介导的细胞毒效应，干扰其信号传导通路从而使细胞分裂停止促进细胞凋亡。另一种是 EGFR 酪氨酸激酶抑制剂，通过抑制 EGFR 酪氨酸的磷酸化过程，阻断信号传导，进而加速细胞凋亡、抑制肿瘤生长，常用的为埃罗替尼及吉非替尼等，其他 EGFR 抑制剂还包括拉帕替尼、瓦他拉尼等。拉帕替尼能引起细胞生长及增殖的减少，但目前试验结果仅限于胰腺癌细胞株。瓦他拉尼是一种口服的多酪氨酸激酶抑制剂,能同时作用于血小板衍生生长因子和血管内皮生长因子受体(vascular endothelial growth factor receptor,VEGFR),其在远处转移的胰腺癌病人中具有部分疗效。

(二) STAT3 信号通路

Tyr705 位点磷酸化是 STAT3 获得转录活性的重要步骤,因此,通过阻断上游酪氨酸激酶能明显抑制该通路的活性。AG-490 是 JAK2 特异性抑制剂,研究显示,AG-490 能显著降低 STAT3 磷酸化水平,进而减少 VEGF、MMP-2 的表达,同时胰腺癌细胞的转移活性也被削弱。最近,Gliabert 等利用胰腺癌小鼠研究发现,AG-490 能改善胰腺癌所导致的恶病质。进一步研究表明,其主要是通过减少 IL-6 的产生进而阻断 IL-6/JAK2/STAT3 的正反馈环路。葫芦素是提取自葫芦科和十字花科植物的另一常见酪氨酸酶抑制剂。研究发现,葫芦素 B、E 能抑制胰腺癌细胞的增殖且呈剂量和时间依赖性,同时诱导细胞向 G2/M 期转化及促进肿瘤细胞凋亡,其机制主要是抑制了 STAT3 信号通路。

(三) 其他信号通路

其他酪氨酸激酶信号转导途径的治疗包括 Ras/Raf/MAPK 信号转导途径的抑制剂 Selumetinib,c-Met 单抗克唑替尼,PI3K/Akt/mTOR 信号转导途径中 mTOR 单抗依维莫司、雷帕霉素。雷帕霉素被发现是 mTOR 信号通路的抑制剂,其抗肿瘤作用机制主要是通过与 FKBP12 结合形成复合物,再与 mTORC1 结合,阻止 4EBP1 和 S6K1 的磷酸化,进而抑制蛋白质生物合成和细胞增殖,导致细胞周期被阻滞在 G1 期。有研究显示,mTOR 对肿瘤淋巴转移中的关键性分子血管内皮生长因子-C(vascular endothelial growth factor-C,VEGF-C)的表达起重要作用,在裸鼠淋巴结转移胰腺癌模型中,雷帕霉素可以有效地抑制淋巴结增生和转移;mTOR 抑制剂能加强胰腺癌对放疗的敏感性。Manegold 等在体外实验中发现,分次放射治疗联合 mTOR 抑制剂 RAD001 可以产生协同效应,抑制肿瘤血管的生长,分次放射治疗前应用 RAD001 可减少肿瘤细胞的耐辐射性及辐射引起的应激反应;RAD001 能阻止肿瘤细胞内 VEGF 产物的生成。至今为止,已有 4 种 mTOR 抑制剂被有效地应用于临床,它们是标准的 mTOR 抑制剂——雷帕霉素和 3 种雷帕霉素的衍生物:CCI779、RAD001 和 AP23573,这 3 种衍生物都在细胞内与 FKBP12 形成复合物而发挥作用。RAD001 是一种口服 mTOR 抑制剂,具有免疫抑制及抗肿瘤作用;CCI779 是一种经静脉给药的mTOR 抑制剂,几乎无免疫抑制活性,能延迟肿瘤增殖;AP23573 是一种既可口服,也可经静脉给药的 mTOR 抑制剂,无免疫抑制活性,但具有较强的抗肿瘤作用。

二、肿瘤血管生成抑制因子

肿瘤的形成和进展以肿瘤血管的生成为基础。研究表明,肿瘤的转移过程是原发肿瘤细胞通过血管或淋巴管输送到身体其他部分,并生长为与原发肿瘤类似的组织的过程。由此可见,肿瘤血管生成是实体肿瘤早期形成的关键步骤,因此抑制肿瘤血管形成是抗肿瘤治疗的重要策略之一。目前的研究主要集中在血管内皮生长因子(vascularendothelial growth factor,VEGF)、基质金属蛋白酶(matrix metalloproteinases,MMPs)以及血管内皮素等多个方面。

(一) VEGF 抑制剂

VEGF 是血管内皮细胞中特异性的肝素结合生长因子,可在体内诱导血管新生,这与许多肿瘤的发病机制相关,是目前在不同疾病中研究最为广泛的生物分子之一。VEGF 及其受体在血管形成过程中起着关键的作用。研究显示,VEGF 可促进胰腺癌细胞的生长、侵袭和转移,且具有类似自分泌因子的功能。VEGF 在胰腺癌细胞中过表达,可能预示了不良的预后。因此,VEGF 也被认为是肿瘤的治疗靶点之一。但目前研究数据显示,虽然大多抗血管生成药物在临床前期所建立的胰腺癌模型中表现出潜在的疗效,但采用抗血管生成药物治疗胰腺癌患者,在临床上大多是无效的。这或许与临床前期的模型无法模拟肿瘤中的微环境有关,肿瘤微环境的作用可能是人体内将药物有效运输至肿瘤内的主要障碍。

贝伐单抗(bevacizumab)是一种特异性针对 VEGF 的重组人源化单克隆抗体抑制剂,但多项Ⅱ和Ⅲ期临床试验表明,采用贝伐单抗联合吉西他滨和厄洛替尼治疗的胰腺癌患者并没有生存获益。一项 Meta 分析也发现,胰腺癌患者对贝伐单抗和吉西他滨联合治疗的药物反应性一般,生存期无明显改善。在另一项Ⅱ期临床研究中,将 2 种化疗药物(吉西他滨和卡培他滨)联合 2 种生物因子进行靶向治疗(厄洛替尼和贝伐单抗)作为抗胰腺癌的治疗方案,虽可使生存期有所改善,但该治疗方案更适用于一般情况较好的患者,其对药物毒性的耐受性更佳。其他的 VEGF 抑制剂,如阿西替尼(axitinib)和阿柏西普(aflibercept)都不能提供生存优势;索拉非尼(sorafenib tosylate)的临床获益相比吉西他滨也无优势。

(二) 内皮抑素

内皮抑素(endostatin)是一种内源性血管生成的抑制剂,几乎存在于人体所有的上皮细胞和内皮细胞的基膜中。它能特异性抑制血管内皮细胞的增殖和迁移,并诱导内皮细胞凋亡。多个实验证实,内皮抑素对生长的血管具有抑制作用,而对静止的血管组织不起作用,因而对多种依赖血管生成的实体瘤都有抑制作用。重组人血管内皮抑素在治疗多种晚期恶性肿瘤,如结直肠癌和头颈部肿瘤方面已显示出良好的临床疗效。一项Ⅱ期研究显示,胰腺癌对重组人血管内皮抑素的反应性低,但药物毒性较小。

(三) Hedgehog 信号通路

Hedgehog 通路在胰腺癌发病全过程中发挥着重要作用,它通过肿瘤上皮细胞自分泌和间质旁分泌大量配体以保持持续活化。Hedgehog 信号通路主要由 Hh 配体、跨膜蛋白受体、核转录因子以及下游靶基因组成。其配体是高度保守的分泌性糖蛋白,而人类有 3 种 Hh 同源基因(Dhh、Ihh 和 Shh),它的膜蛋白受体有 Ptc 以及辅助受体 Cdon、Boc、Gas1 和 Smo 受体。有关人类的 3 种核转录因子包括 Gli1、Gli2 和 Gli3。而有关它的下游分子就包括了 VEGF - A、JAG2、TWIST2 等。胰腺癌中 Gli1/2 高表达。GANT61 主要是通过阻滞核转录因子 Gli2 有效抑制胰腺癌细胞株的增殖、迁移。丝裂原活化蛋白激酶 3K10(mitogen-activated protein kinase kinase kinase 10,MAP3K10)通过调节 Gli1/2 的表达促进胰腺癌细胞增殖,这与癌细胞对吉西他滨产生耐药性有关。Cyclopamine 为一种能与 Smo 蛋白直接结合来抑制 Hedgehog 信号通路,从而抑制肿瘤细胞增殖的植物性甾体类生物碱,它对胰腺癌及多种消化道肿瘤具有抑制作用。针对胰腺癌细胞系的研究结果表明,Cyclopamine 可以破坏细胞外的纤连蛋白,使胰腺癌组织中药物的分布增加、疗效增强,此外,Cyclopamine 还可以增强放射治疗对胰腺癌细胞的疗效。Vismodegib(Erivedge)是首个口服的、具有高选择性的 Hedgehog 信号通路抑制剂,它可通过抑制细胞活性,诱导细胞凋亡来抑制胰腺癌细胞,并可以诱导 Fas、DR4、DR5 的表达,抑制 Bcl - 2 和 PDGFRα 的表达。

(四) 其他靶向治疗

除以上介绍的几种肿瘤信号通路靶向药物外,还有很多新的靶向治疗药物正在进行临床试验,如 PI3K/Akt 通路阻断剂 Rigosertib、RX - 0201、BKM120 及 BEZ235,PARP 抑制剂 Veliparib,TGF - β 抑制剂 LY2157299,HDAC 抑制剂 Vorinostat,PD - 1 抑制剂 Nivolumab 和 CTLA - 4 抑制剂 Ipilimumab,Ras 通路的抑制剂 Tipifarnib 等。

(五) microRNA 治疗

microRNA(miRNA)是一种内生性非编码单链 RNA 分子,长 18~24 个核苷酸,在生物体内保守,参与转录后水平的基因表达调控,它通过与靶 mRNA 的 3′端非编码区(3′- UTR)结合,降解或抑制其翻译,导致靶基因的转录后沉默,从而调节靶基因的表达。miRNA 能影响肿瘤细胞的增殖、凋亡、侵袭转移以及与 EMT 密切相关。研究表明,超过 50% 已知的 miRNA 在基因组上定位于与肿瘤相关的脆性位点,表明其在肿瘤发生过程中起类似于抑癌基因或癌基因的作用。

1. 胰腺癌侵袭转移相关 microRNA

Feng 等发现 miR - 148a 可直接识别 ErbB3 的 3′- UTR 端,影响其转录和表达。ErbB3 可通过参与 ERK1/2 和 AKT 通路调控胰腺癌细胞的增殖与转移。Ji 等发现,miR - 34 能通过调控 Notch 信号通路中受体 Notch - 1 和 Notch - 2 的表达参与胰腺癌细胞的发生发展。另外,miR - 141、miR - 200c、let - 7 家族等在侵袭转移能力强的胰腺癌细胞中的表达往往呈下调趋势。Habbe 等发现运用 miR - 21 和 miR - 155 非侵袭性胰腺癌癌前病变组织及胰液中表达比例较高,且与胰腺癌的早期发生有关。miR - 21 能调节肿瘤抑制因子 CDKN1A、PTEN 和 PDCD4 的表达。由于在 79% 的进展期胰腺癌病人中检测出 miR - 21 的过表达,因此 miR - 21 也被认为是预后不佳的标志之一。在化疗耐药的胰腺癌细胞中也常检测出较高水平的 miR - 21,而细胞内 miR - 21 水平较低的胰腺癌细胞对吉西他滨的治疗反应更佳。在胰腺癌细胞内抑制 miR - 221 的表达能抑制肿瘤细胞的增殖并上调肿瘤抑制因子 PTEN、P27、P57 以及 PUMA 的表达。在胰腺癌细胞中使用针对 miR - 21 或 miR - 221 的逆转录反义寡核苷酸能引起细胞凋亡并增加细胞对吉西他滨的敏感性。miR - 155 在正常胰腺组织中有表达,但在胰腺胰岛细胞癌和腺泡细胞癌中均无表达。

2. 胰腺癌信号转导通路相关 microRNA

研究证实,许多 miRNA 可通过调节重要的信号转导通路参与恶性肿瘤的侵袭和转移的调控。KRAS 是一种细胞内的膜结合蛋白,来自 GTP 酶超家族,可在 GTP 结合的活化和非活化期之间自由转换。KRAS 可通过调节多条信号转导通路调节细胞的存活,增殖和迁移,如 RAF、MAP2K、MAPK、Tiam1、RalA - GEF 和 PI3K - AKT 信号转导通路。目前,几个直接作用于 KRAS 基因及其下游信号通路的 miRNA 已确定,如 miR - 206、miR - 217、miR - 143、miR - 145、miR - 126、miR - 96 和 let - 7 等。

Hedgehog 通路在胰腺癌肿瘤中的异常表达与胰腺癌的发生与发展存在密切联系。研究证实,一些 miRNA 可调节通路上的基因或其上游蛋白来靶向调节 Hedgehog 通路在胰腺癌中的表达。Ma 等证实,miR - 212 通过负向调节 PTCH1 促进胰腺癌细胞体外生长和运动,表明 miR - 212/PTCH1 是一个潜在的胰腺癌治疗靶标。

Notch 信号通路已经被广泛证实参与细胞增殖、凋亡、分化、侵袭和转移等过程。在胰腺癌中,Notch 信号通路的激活具有致癌作用,这与 miR - 34 的缺乏相关。Nalls 等用 5 -氮胞苷和 HDAC 抑制剂 SAHA 上调 miR - 34a 表达,可抑制胰腺癌细胞增殖、细胞周期及上皮间质转化等过程。Ma 等研究发现吉西他滨耐药的胰腺癌细胞发生了 EMT,同时观察到这类细胞高表达 miR - 223。抑制 miR - 223 表达则使胰腺 PANC - 1 细胞发生间质-上皮转化(MET),并且细胞的侵袭转移及对吉西他滨的耐药等特点均受到抑制。进一步研究发现 miR - 223 主要是通过抑制其靶点 Fbw7 从而上调 Notch - 1 调控胰腺癌 EMT 的发生。

3. 参与胰腺癌发生 EMT 的调控 miRNA

最近研究表明,miR - 200 家族能够抑制各种肿瘤细胞的侵袭转移、耐药及 EMT 的发生。在胰腺癌中,上调 miR - 200 和 let - 7 能够显著反转胰腺癌吉西他滨耐药细胞株 EMT 的发生。Guo 等指出,miR - 15a 可通过下调 Bmi - 1 表达抑制胰腺癌 PANC - 1 细胞增殖和 EMT。Deng 等分析胰腺癌、TGF-β处理过的胰腺癌和胰腺炎患者后发现这些组织中的细胞均明显表现出 EMT 特点，并且 miR-217 明显下调而其直接作用靶点 SIRT1 则显著上调。上调 miR-217 或抑制 SIRT1 均可显著反转 TGF-β处理过的胰腺癌细胞 EMT 的发生。

除抑制胰腺癌 EMT 发生的 miRNAs 外，研究发现 miRNAs 同样可以通过不同的信号通路或作用靶点促进胰腺癌 EMT 的发生。Sun 等发现上调 miR-29a 表达可通过靶向抑制 TTP（tristetraprolin，锌指蛋白36）表达，降低 E-cadherin，提高 N-cadherin 和 Vimentin 的表达，从而促进胰腺癌 Panc-1 和 BxPC-3 细胞 EMT 的发生及细胞增殖、迁移。Listing 等发现，研究表明在胰腺癌细胞中，miR-23a 或 miR-24 高表达可分别使目的基因 FZDS、TMEM92 或 HNF1B 沉默，抑制 E-cadherin 和 β-catenin 表达，导致 E-cadherin/catenin 复合体不稳定，从而改变 Wnt 相关基因的表达，最终使胰腺癌细胞发生 EMT。

第四节　分子靶向治疗后的内科治疗

吉西他滨（gemcitabine，GEM）是治疗进展期胰腺癌的一线方案，但最新研究表明，多数胰腺癌病人也逐渐对吉西他滨产生耐药。分子靶向药物具有选择性高、不易耐药、广谱有效、安全性佳的特点。但最近仍没有单一的靶向药物对胰腺癌具有显著的疗效，临床上以吉西他滨为基础与其他靶向药物的联合治疗，优于传统的单药治疗。厄洛替尼联合吉西他滨组的总生存期（overall survival,OS）为 6.24 个月，1 年生存率为 23%，而单药吉西他滨组分别为 5.91 个月和 17%。因此，2013 年 NCCN 指南推荐使用厄洛替尼联合吉西他滨治疗晚期胰腺癌。胰岛素样生长因子1受体的抑制剂（AMG479）在Ⅱ期研究中联合吉西他滨表现出可以提高晚期胰腺癌患者近6个月总生存期的趋势。GEM 联合厄洛替尼较单用 GEM 可以改善晚期胰腺癌的 OS，虽然改善很小，但可达到统计学显著性。在Ⅱ期临床研究中，贝伐珠单抗联合 GEM 显示出一定的抗胰腺癌作用，虽然Ⅲ期研究（CALGB80303）未能得出阳性结果，却为 GEM+厄洛替尼联合贝伐珠单抗的Ⅲ期临床研究提供了理论基础。此外，GEM 联合索拉菲尼（sorafenib，针对 VEGF 受体的口服制剂）、阿西替尼（masitinib，选择性酪氨酸激酶抑制剂）、阿柏西普（aflibercept，一种重组融合蛋白）等靶向药物的相关研究显示，其获益并不优于 GEM 单药。

第五节　胰腺癌分子靶向治疗的前景及未来

胰腺癌是目前最难治的肿瘤之一，其恶性程度高，在传统治疗方案如手术、化疗、放疗均未取得较好疗效的背景下，近年来人们开始着眼于从分子信号转导通路入手深入探讨其发生、发展机制，通过调控它们的表达以期可以在一定程度上遏制癌细胞的生长，且靶向药物相较于传统治疗手法表现出较低的毒性及更佳的耐受性。然而，胰腺癌的发生、发展是涉及多基因、多信号通路、多步骤的复杂过程，这使得针对单一靶向进行治疗难以达到显著疗效。高通量技术的发展使得同时筛选成千上万的候选靶分子，研究其在胰腺癌发展中起重要作用的分子间相互作用，识别新型分子并确定分子途径成为可能。探索作用于胰腺癌进展过程中重要通路的多个靶向药物，将不同的靶向药物结合应用，以期克服胰腺癌及其治疗策略中的诸多问题，这也将使未来胰腺癌的治疗更加个性化。根据不同病人的基因突变类型、肿瘤细胞表型、特异性的肿瘤靶点来设计治疗方案，个体化治疗是未来的目标。

（张小平　殷世武　李茂全）

参考文献

[1] Chang MC, Wong JM, Chang YT. Screening and early detection of pancreatic cancer in high risk population[J]. World Journal of Gastroenterology, 2014, 20(9): 2358 – 2364.

[2] Khan MA, Azim S, Zubair H, et al. Molecular drivers of pancreatic cancer pathogenesis: looking inward to move forward[J]. International journal of molecular sciences, 2017, 18(4).

[3] Poruk KE, Firpo MA, Adler DG, et al. Screening for pancreatic cancer: why, how, and who? [J]. Annals of surgery, 2013, 257(1): 17 – 26.

[4] Ceyhan GO, Friess H. Pancreatic disease in 2014: pancreatic fibrosis and standard diagnostics[J]. Nat Rev Gastroenterol Hepatol, 2015, 12(2): 68 – 70.

[5] Adamek HE, Albert J, Breer H, et al. Pancreatic cancer detection with magnetic resonance cholangiopancreatography and endoscopic retrograde cholangiopancreatography: a prospective controlled study[J]. Lancet (London, England), 2000, 356(9225): 190 – 193.

[6] Petrone MC, Arcidiacono PG. New strategies for the early detection of pancreatic cancer[J]. Expert review of gastroenterology & hepatology, 2016, 10(2): 157 – 159.

[7] Hanada K, Okazaki A, Hirano N, et al. Effective screening for early diagnosis of pancreatic cancer, best practice & research[J]. Clinical gastroenterology, 2015, 29(6): 929 – 939.

[8] Tanaka K, Kida M. Role of endoscopy in screening of early pancreatic cancer and bile duct cancer[J]. Digestive Endoscopy Official Journal of the Japan Gastroenterological Endoscopy Society, 2010, 21(s1): S97-S100.

[9] Bilimoria KY, Bentrem DJ, Ko CY, et al. Multimodality therapy for pancreatic cancer in the U. S.: utilization, outcomes, and the effect of hospital volume[J]. Cancer, 2007, 110(6): 1227 – 1234.

[10] Lall CG, Howard TJ, Skandarajah A. New concepts in staging and treatment of locally advanced pancreatic head cancer[J]. American journal of roentgenology, 2007, 189(5): 1044 – 1050.

[11] Neuzillet C, Tijeras-Raballand A, de Mestier L, et al. MEK in cancer and cancer therapy[J]. Pharmacology & therapeutics, 2014, 141(2): 160 – 171.

[12] Matsuda K, Idezawa T, You XJ, et al. Multiple mitogenic pathways in pancreatic cancer cells are blocked by a truncated epidermal growth factor receptor[J]. Cancer research, 2002, 62 (19): 5611 – 5617.

[13] Perugini RA, McDade TP, Vittimberga FJ, et al. Pancreatic cancer cell proliferation is phosphatidylinositol 3-kinase dependent[J]. The Journal of Surgical Research, 2000, 90(1): 39 – 44.

[14] Cheng JQ, Ruggeri B, Klein WM, et al. Amplification of AKT2 in human pancreatic cells and inhibition of AKT2 expression and tumorigenicity by antisense RNA[J]. Proceedings of the National Academy of Sciences of the United States of America, 1996, 93(8): 3636 – 3641.

[15] Tobita K, Kijima H, Dowaki S, et al. Epidermal growth factor receptor expression in human pancreatic cancer: significance for liver metastasis[J]. International Journal of Molecular Medicine, 2003, 11(3): 305 – 309.

[16] Chio IIC, Jafarnejad SM, Ponz-Sarvise M, et al. NRF2 promotes tumor maintenance by modulating mRNA translation in pancreatic cancer[J]. Cell, 2016, 166(4): 963 – 976.

[17] Singla, Smit. Dual ErbB1 and ErbB2 receptor tyrosine kinase inhibition exerts synergistic effect with conventional chemotherapy in pancreatic cancer[J]. Oncology Reports, 2012, 28(6): 2211 – 2216.

[18] Dragovich T, Laheru D, Dayyani F, et al. Phase II trial of vatalanib in patients with advanced or metastatic pancreatic adenocarcinoma after first-line gemcitabine therapy (PCRT O4 – 001)[J]. Cancer

Chemotherapy and Pharmacology，2014，74(2)：379 - 387.

[19] Demyanets S，Kaun C，Rychli K，et al. Oncostatin M-enhanced vascular endothelial growth factor expression in human vascular smooth muscle cells involves PI3K-，p38 MAPK-，Erk1/2- and STAT1/STAT3-dependent pathways and is attenuated by interferon-γ[J]. Basic Research in Cardiology，2011，106(2)：217 - 231.

[20] Marine G，Ezequiel C，Ana A，et al. Pancreatic cancer-induced cachexia is Jak2-dependent in mice[J]. Journal of Cellular Physiology，2015，229(10)：1437 - 1443.

[21] Zhang M，Sun C，Shan X，et al. Inhibition of pancreatic cancer cell growth by cucurbitacin B through modulation of signal transducer and activator of transcription 3 signaling[J]. Pancreas，2010，39(6)：923 - 929.

[22] Kobayashi S，Kishimoto T，Kamata S，et al. Rapamycin，a specific inhibitor of the mammalian target of rapamycin，suppresses lymphangiogenesis and lymphatic metastasis[J]. Cancer science，2007，98(5)：726 - 733.

[23] Dai ZJ，Gao，Kang，et al. Targeted inhibition of mammalian target of rapamycin (mTOR) enhances radiosensitivity in pancreatic carcinoma cells[J]. Drug Design Development and Therapy，2013：149 - 159.

[24] Manegold PC，Paringer C，Kulka U，et al. Antiangiogenic therapy with mammalian target of rapamycin inhibitor RAD001 (Everolimus) increases radiosensitivity in solid cancer[J]. Clinical Cancer Research，2008，14(3)：892 - 900.

[25] Chen J，Zhao KN，Li R，et al. Activation of PI3K/Akt/mTOR pathway and dual inhibitors of PI3K and mTOR in endometrial cancer[J]. Current Medicinal Chemistry，2014，21(26)：3070 - 3080.

[26] Deryugina EI，Quigley JP. Tumor angiogenesis：MMP-mediated induction of intravasation and metastasis-sustaining neovasculature[J]. Matrix Biology，2015，44 - 46：94 - 112.

[27] Casey SC，Amedei A，Aquilano K，et al. Cancer prevention and therapy through the modulation of the tumor microenvironment[J]. Seminars in Cancer Biology，2015，35：S1044579X15000152.

[28] Marschall ZV，Cramer T，Höcker M，et al. De novo expression of vascular endothelial growth factor in human pancreatic cancer：evidence for an autocrine mitogenic loop[J]. Gastroenterology，2000，119(5)：1358 - 1372.

[29] Masood R. Vascular endothelial growth factor (VEGF) is an autocrine growth factor for VEGF receptor-positive human tumors[J]. Blood，2001，98(6)：1904 - 1913.

[30] Samuel N，Hudson TJ. The molecular and cellular heterogeneity of pancreatic ductal adenocarcinoma [J]. Nature Reviews Gastroenterology & Hepatology，2011，9(2)：77 - 87.

[31] Van Cutsem E，Vervenne WL，Bennouna J，et al. Phase Ⅲ trial of bevacizumab in combination with gemcitabine and erlotinib in patients with metastatic pancreatic cancer[J]. Journal of Clinical Oncology，2009，27(13)：2231 - 2237.

[32] Watkins DJ，Starling N，Cunningham D，et al. The combination of a chemotherapy doublet (gemcitabine and capecitabine) with a biological doublet (bevacizumab and erlotinib) in patients with advanced pancreatic adenocarcinoma[J]. European Journal of Cancer，2014，50(8)：1422 - 1429.

[33] Spano JP，Chodkiewicz C，Maurel J，et al. Efficacy of gemcitabine plus axitinib compared with gemcitabine alone in patients with advanced pancreatic cancer：an open-label randomised phase Ⅱ study [J]. Lancet，2008，371(9630)：2101 - 2108.

[34] Rougier P，Riess H，Manges R，et al. Randomised，placebo-controlled，double-blind，parallel-group

phase Ⅲ study evaluating aflibercept in patients receiving first-line treatment with gemcitabine for metastatic pancreatic cancer[J]. European Journal of Cancer, 2013, 49(12): 2633 - 2642.

[35] Taeger J, Moser C, Hellerbrand C, et al. Targeting FGFR/PDGFR/VEGFR impairs tumor growth, angiogenesis, and metastasis by effects on tumor cells, endothelial cells, and pericytes in pancreatic cancer[J]. Molecular Cancer Therapeutics, 2011, 10(11): 2157 - 2167.

[36] Goncalves A, Gilabert M, Francois E, et al. BAYPAN study: a double-blind phase Ⅲ randomized trial comparing gemcitabine plus sorafenib and gemcitabine plus placebo in patients with advanced pancreatic cancer[J]. Annals of Oncology, 2012, 23(11): 2799 - 2805.

[37] O'Reilly MS, Boehm T, Shing Y, et al. Endostatin: an endogenous inhibitor of angiogenesis and tumor growth[J]. Cell, 1997, 88(2): 277 - 285.

[38] Ye W, Liu R, Pan C, et al. Multicenter randomized phase 2 clinical trial of a recombinant human endostatin adenovirus in patients with advanced head and neck carcinoma[J]. Molecular Therapy, 2014, 22(6): 1221 - 1229.

[39] Kulke, MH. Phase Ⅱ study of recombinant human endostatin in patients with advanced neuroendocrine tumors[J]. Journal of Clinical Oncology, 2006, 24(22): 3555 - 3561.

[40] Guo J, Gao J, Li Z, et al. Adenovirus vector-mediated Gli1 siRNA induces growth inhibition and apoptosis in human pancreatic cancer with Smo-dependent or Smo-independent Hh pathway activation in vitro and in vivo[J]. Cancer Letters, 2013, 339(2): 185 - 194.

[41] Singh BN, Fu J, Srivastava RK, et al. Hedgehog signaling antagonist GDC - 0449 (Vismodegib) inhibits pancreatic cancer stem cell characteristics: molecular mechanisms[J]. PLoS ONE, 2011, 6(11): e27306.

[42] Ma WW, Messersmith WA, Dy GK, et al. Phase Ⅰ study of Rigosertib, an inhibitor of the phosphatidylinositol 3-kinase and Polo-like kinase 1 pathways, combined with gemcitabine in patients with solid tumors and pancreatic cancer[J]. Clinical Cancer Research, 2012, 18(7): 2048.

[43] Ding N, Cui XX, Gao Z, et al. A triple combination of atorvastatin, celecoxib and tipifarnib strongly inhibits pancreatic cancer cells and xenograft pancreatic tumors[J]. International Journal of Oncology, 2014, 44(6): 2139 - 2145.

[44] Chitkara D, Mittal A, Mahato RI. MiRNAs in pancreatic cancer: therapeutic potential, delivery challenges and strategies[J]. Advanced Drug Delivery Reviews, 2015, 81: 34 - 52.

[45] Feng H, Wang Y, Su J, et al. MicroRNA - 148a suppresses the proliferation and migration of pancreatic cancer cells by down-regulating ErbB3[J]. Pancreas, 2016, 45(9): 1263.

[46] Ji Q, Hao X, Zhang M, et al. MicroRNA miR - 34 inhibits human pancreatic cancer tumor-initiating cells[J]. PLOS ONE, 2009, 4(8): e6816.

[47] Habbe N, Koorstra JBM, Mendell JT, et al. MicroRNA miR - 155 is a biomarker of early pancreatic neoplasia[J]. Cancer Biology & Therapy, 2009, 8(4): 340 - 346.

[48] Frampton AE, Castellano L, Colombo T, et al. Integrated molecular analysis to investigate the role of microRNAs in pancreatic tumour growth and progression[J]. The Lancet, 2015, 385: S37.

[49] Dillhoff M, Liu J, Frankel W, et al. MicroRNA - 21 is overexpressed in pancreatic cancer and a potential predictor of survival[J]. Journal of gastrointestinal surgery, 2008, 12(12): 2171 - 2176.

[50] Hwang JH, Voortman J, Giovannetti E, et al. Identification of MicroRNA - 21 as a biomarker for chemoresistance and clinical outcome following adjuvant therapy in resectable pancreatic cancer[J]. PLOS ONE, 2010, 5(5): e10630.

[51] Sarkar S, Dubaybo H, Ali S, et al. Down-regulation of miR - 221 inhibits proliferation of pancreatic cancer cells through up-regulation of PTEN, p27(kip1), p57(kip2), and PUMA[J]. American Journal of Cancer Research, 2013, 3(5): 465 - 477.

[52] Park JK, Lee EJ, Esau C, et al. Antisense inhibition of microRNA - 21 or - 221 arrests cell cycle, induces apoptosis, and sensitizes the effects of gemcitabine in pancreatic adenocarcinoma[J]. Pancreas, 2009, 38(7): e190-e199.

[53] Ma C, Nong K, Wu B, et al. MiR - 212 promotes pancreatic cancer cell growth and invasion by targeting the hedgehog signaling pathway receptor patched - 1[J]. Journal of Experimental & Clinical Cancer Research, 2014, 33(1): 54.

[54] Ma J. Notch signaling pathway in pancreatic cancer progression[J]. Pancreatic Disorders and Therapy, 2013, 03(02).

[55] Ristorcelli E, Lombardo D. Targeting notch signaling in pancreatic cancer[J]. Expert Opinion on Therapeutic Targets, 2010, 14(5): 541 - 552.

[56] Dara N, Su-Ni T, Marianna R, et al. Targeting epigenetic regulation of miR - 34a for treatment of pancreatic cancer by inhibition of pancreatic cancer stem cells[J]. PLoS ONE, 2011, 6(8): e24099.

[57] Lazennec G, Lam PY. Recent discoveries concerning the tumor — mesenchymal stem cell interactions [J]. Biochimica et Biophysica Acta (BBA) — Reviews on Cancer, 2016, 1866(2): 290 - 299.

[58] Guo S, Xu X, Tang Y, et al. MiR - 15a inhibits cell proliferation and epithelial to mesenchymal transition in pancreatic ductal adenocarcinoma by down-regulating Bmi - 1 expression[J]. Cancer Letters, 2014, 344(1): 40 - 46.

[59] Deng S, Zhu S, Wang B, et al. Chronic pancreatitis and pancreatic cancer demonstrate active epithelial — mesenchymal transition profile, regulated by miR - 217-SIRT1 pathway[J]. Cancer Letters, 2014, 355(2): 184 - 191.

[60] Sun XJ, Liu BY, Yan S, et al. MicroRNA - 29a promotes pancreatic cancer growth by inhibiting tristetraprolin[J]. Cellular physiology and biochemistry, 2015, 37(2): 707 - 718.

[61] Listing H, Mardin WA, Wohlfromm S, et al. MiR - 23a/- 24-induced gene silencing results in mesothelial cell integration of pancreatic cancer[J]. British Journal of Cancer, 2015, 112(1): 131 - 139.

[62] Moore MJ, Goldstein D, Hamm J, et al. National cancer institute of canada clinical trials, erlotinib plus gemcitabine compared with gemcitabine alone in patients with advanced pancreatic cancer: a phase Ⅲ trial of the national cancer institute of canada clinical trials group[J]. Journal of clinical oncology, 2007, 25(15): 1960 - 1966.

[63] Kindler HL, Richards DA, Garbo LE, et al. A randomized, placebo-controlled phase 2 study of ganitumab (AMG 479) or conatumumab (AMG 655) in combination with gemcitabine in patients with metastatic pancreatic cancer[J]. Annals of Oncology, 2012, 23(11): 2834 - 2842.

[64] Kindler HL, Niedzwiecki D, Hollis D, et al. Gemcitabine plus bevacizumab compared with gemcitabine plus placebo in patients with advanced pancreatic cancer: phase Ⅲ trial of the cancer and leukemia group B (CALGB 80303)[J]. Journal of Clinical Oncology, 2010, 28(22): 3617 - 3622.

[65] Kindler HL, Ioka T, Richel DJ, et al. Axitinib plus gemcitabine versus placebo plus gemcitabine in patients with advanced pancreatic adenocarcinoma: a double-blind randomised phase 3 study[J]. Lancet Oncology, 2011, 12(3): 256 - 262.

胰腺癌生物免疫临床治疗及进展

第一节　概　　述

胰腺癌是人类消化系统常见恶性肿瘤之一,致死率居全球前十位。由于其特殊的解剖位置、难以觉察早期症状,使胰腺癌早期诊断十分困难。目前,由于缺乏有效的早期诊断胰腺癌的手段,超过一半的患者在确诊时已是晚期。胰腺癌治疗的常用方法主要包括手术治疗、化疗、放疗和生物治疗等。目前,临床上开始推行多学科综合治疗的治疗手段,这在一定程度上可以提高胰腺癌的治疗效果和远期生存率。随后提出将生物治疗与手术、放化疗联合应用,在清除残留的微小癌细胞的同时,还能修复受损的机体,增强人体免疫力,提高手术与放、化疗的疗效。但是目前还处于实验室或者临床实验阶段,有待进一步发展。

因此,胰腺癌的治疗仍然是一个棘手的难题。由于传统化疗和放疗的抵抗效果,使胰腺癌的治疗受到限制,且容易复发;而胰腺癌的转移导致单独的手术治疗又无法根治。因此,探索一种新型的、具有显著疗效的治疗手段,是目前胰腺癌研究的重中之重。相关专家学者提出了生物免疫治疗的概念,希望可以通过生物免疫治疗的方法来治疗胰腺癌,提高患者的生存率和生存质量。

生物免疫治疗是一种新兴的,具有显著疗效的肿瘤治疗模式,是一种自身免疫抗癌的新型治疗方法。它是运用生物技术和生物制剂对从病人体内采集的免疫细胞进行体外培养和扩增后回输到病人体内的方法,以此来激发、增强机体自身免疫功能,达到治疗肿瘤的目的。和其他常用肿瘤治疗方法最大的区别在于所使用的"工具"和治疗思路,其核心就是激发机体的免疫反应来对抗、抑制和杀灭癌细胞。

第二节　术前评估及围手术期处理

一、手术前评估

在进行手术前,医护人员要对患者的身体状况有详细的了解,并协助完成各项基本检查,如过敏史,有无疾病史和禁忌证等,尤其对呼吸功能差和血液动力学不稳定的患者要慎重评估。如果有呼吸道疾病患者,需要在术前指导缩唇呼吸,进行盐酸氨溴索雾化吸入,并鼓励咳嗽咳痰。

二、术前护理

(1)手术耐受性准备:患者戒烟戒酒,保证充足的睡眠。

(2)并发症处理:如果患者有其他的病症,如糖尿病、慢性阻塞性肺部疾病,需要其他科室协助术前准备。

（3）黄疸处理：对黄疸病例患者采取减黄治疗，待黄疸减退，肝功能正常后再进行手术。

（4）心理护理：由于胰腺癌手术复杂，手术时间长，术后恢复慢等原因，采取舒适护理，即注意护理过程中的治疗方式以及周围的环境在诊疗过程中的作用，说明手术的必要性、效果以及安全性。

（5）一般护理：即住院后，进行常规的低脂饮食，术前一天进流食。

三、术后护理

（1）常规护理：准确记录患者的体温，血压，呼吸等生命体征指标，观察各引流管是否正常；同时注意患者的疼痛程度，多加以解释和安慰。

（2）血糖护理：胰腺癌术后的患者会由于手术的创伤造成糖耐量异常，出现应激性高血糖，也可能激发潜在的糖尿病等。同时，胰腺的切除导致胰岛细胞不足，容易引起血糖的调控功能失常，需要密切关注血糖变化。随后是引流管的护理，胰腺癌手术后，患者体内有多个引流管，对手术的成功与否具有重要的影响，因此护理时需要妥善地固定好引流管，同时密切观察并加以记录。

（3）消化道管理：胰腺癌手术涉及多个消化器官，对胃肠道功能影响很大。告知患者术后进食先稀后稠，少食多餐，选择容易消化的食物为宜。最后，还要预防术后出血，各种并发症以及感染，做到及时监测。

第三节　胰腺癌的生物免疫治疗

随着医疗技术的发展，生物免疫治疗已经广泛用于治疗乳腺癌、肺癌、胃癌等各种肿瘤。由于生物免疫肿瘤治疗系全身性的治疗，是用自身的细胞杀死癌细胞，因此对人体无不良反应。它属于自体免疫细胞技术，其主要流程为先通过采血机分离采集患者血液，然后在无菌的实验室里，培养成战斗力很强、具有特殊识别能力的细胞，最后回输到患者体内。其优势在于一方面能针对性很强地识别、杀伤癌细胞，而丝毫不损伤正常细胞；另一方面能提高患者自身免疫能力，较长时间地清除癌细胞，预防肿瘤复发、转移扩散。这种方法安全、有效、无毒副反应，是当今世界最先进的治疗肿瘤的办法，能够达到延长生命时间，延缓病情恶化的目的。

目前为止，已经有多种的胰腺癌抗体和疫苗被用于临床实验来治疗胰腺癌。胰腺癌的免疫治疗包括被动免疫治疗和主动免疫治疗。

一、被动免疫治疗

被动免疫治疗是指体外制备具有抗肿瘤作用的抗体或者细胞，随后注射到体内进行治疗。截止到目前，常用于被动免疫治疗的有靶向黏蛋白1（MUC-1），血管内皮生长因子（VEGF），抗人表皮生长因子受体2（HER2）等。其中MUC-1是胰腺分泌的一种糖基化蛋白，具有促进胰腺癌上皮-间质转化的作用，且其是抑制细胞间及细胞与基质间相互作用的信号传感器用于治疗胰腺癌有广泛的应用前景；VEGF在胰腺癌组织中是过表达的，主要用于抑制肿瘤的生长和转移，VEGF和一些抗癌药物（如帕尼单抗、贝伐珠单抗等）联用，可显著增强对癌细胞的杀伤作用。HER2在胰腺癌组织中表达较低，与表皮生长因子受体（EGFR）结合产生协同作用，其作用机制是通过降低Akt的磷酸化或者干扰EGFR和HER2，这为胰腺癌的治疗提供了新的方向。

二、主动免疫治疗

主动免疫治疗是通过接种疫苗使肿瘤相关抗原激发肿瘤特异性免疫。这里的相关抗原可以是肿瘤细胞,也可以是树突状抗原提呈细胞。目前用于主动免疫治疗的主要有 GVAX 疫苗、树突状细胞(DC)疫苗等。GVAX 疫苗是一种全细胞改良疫苗,其作用机制是 GVAX 疫苗体内局部注射后可分泌巨噬细胞集落刺激因子(GM-CSF),吸引大量多核细胞、巨噬细胞等抗原递呈细胞,可吞噬肿瘤细胞。GM-CSF 能够引起 CD4 和 CD8 依赖性系统性免疫反应,还可以由激活的 CD4$^+$ 淋巴细胞产生,也有研究表明,GM-SCF 的分泌必须在肿瘤抗原的相关部位保持高水平,且已有研究证明 GM-CSF 的安全性和高效性。树突状细胞是最有效的抗原提取细胞,与肿瘤的发生和发展有非常密切的关系。树突状细胞能够摄取和加工抗原,具有很强的抗原提呈能力。将这些 DCs 回注到体内,能够刺激体内的肿瘤杀伤性淋巴细胞增殖,发挥长期的肿瘤杀伤作用,达到消灭肿瘤的目的。在这里,DCs 的激活可以用肿瘤抗原多肽负载,也可以将肿瘤抗原基因转染至 DCs,或者将肿瘤细胞与 DCs 融合来实现。

CAR-T 免疫疗法是通过整合嵌合抗原受体的基因修饰的 T 细胞来抵抗肿瘤细胞的一种疗法。嵌合抗原受体可以特异性识别肿瘤相关抗原靶点,识别结合后将激活增殖 T 细胞的信号传递至胞内,引起 T 细胞激活和增殖,从而有效杀伤肿瘤细胞。但是 CAR-T 免疫疗法在治疗实体瘤时,靶向抗原在正常组织中也是低表达的,这就导致了 CAR-T 细胞攻击人体正常组织,造成一定的毒性。因此我们需要寻找肿瘤特异性抗原等方法来减少或者避免这类事件的发生。但是,CAR-T 在治疗肿瘤的过程中,已经在治疗复发或难治性儿童和成年人 B 细胞急性淋巴细胞白血病有了初步的效果,也是未来治疗癌症(包括胰腺癌在内)的一个很有前景的发展方向。

三、生物免疫治疗在胰腺癌治疗中的作用

多数健康人自身的免疫系统能及时地清除突变的胰腺癌细胞,但是胰腺癌患者自身的免疫系统功能低下,不能有效地识别和杀死癌细胞,同时,癌细胞本身的快速扩散和大量增殖的特点也使得患者的免疫力受到阻碍,所以癌症患者的免疫系统功能迅速下降。

近年来,越来越多的癌症选择使用生物免疫疗法来进行治疗,目前主要应用的是树突状细胞(DC),这种细胞对肿瘤细胞有特异性识别作用,能够广泛性识别各种肿瘤细胞。树突状细胞是目前唯一确认可在体内随初始 T 细胞增殖进行有效刺激的抗原呈递细胞,在机体内免疫应答过程中发挥重要作用。当 DC 将恶性肿瘤细胞完全杀灭或降低与稳定在一定水平时,即可达到肿瘤的临床治愈或肿瘤的控制。

免疫治疗是目前胰腺癌基础研究和临床研究的最新方向,对提高患者的预后效果、生存率以及改善生活质量具有非常重要的价值。免疫治疗是当前医学行业中发展最迅速的恶性肿瘤治疗领域,可用于根治性手术、化疗、放疗后有效清除机体内残存的耐药细胞,是预防复发及保障预后的重要方法。随着胰腺癌临床实验的深入研究,免疫治疗将成为胰腺癌治疗不可或缺的关键一步。

第四节　生物免疫治疗后的内科治疗

生物免疫治疗后,常见的辅助性内科治疗主要有化疗和放射疗法,其次还有靶向治疗和生物治疗。化疗是利用化学药物杀死肿瘤细胞、抑制肿瘤细胞的生长繁殖和促进肿瘤细胞的分化的一种治疗方式,它是一种全身性治疗手段,对原发灶、转移灶和亚临床转移灶均有治疗作用,但是化疗治疗肿瘤在杀伤肿瘤细胞的同时,也将正常细胞和免疫(抵抗)细胞一同杀灭。

单药化疗(常用的药物有吉西他滨、卡培他滨、替吉奥等)是目前为止治疗局部晚期胰腺癌和转移性胰腺癌的最主要的方法,但是其治疗效果有限。其次是多药联合化疗,这是在单药治疗有效的

前提下进行的。放射疗法是用 X 线、γ 线、电子线等放射线照射在癌组织，以放射线的生物学作用，最大量地杀伤癌组织，破坏癌组织，使其缩小。但传统的放化疗对身体伤害比较大，对于体质弱的患者，进行放化疗可能会造成"适得其反"的效果。

　　总之，在肿瘤治疗的对抗期，生物免疫治疗是综合治疗的基础；在肿瘤治疗的修复期，生物免疫治疗是预防肿瘤复发唯一有效的方法；肿瘤治疗的康复期，生物免疫治疗是保证患者免疫功能处于正常或者较高水平，保证患者痊愈的关键一步。

第五节　胰腺癌生物免疫治疗的前景及未来

　　生物免疫治疗是优于手术、放疗和化疗的最新肿瘤治疗技术，它通过生物技术在高标准的实验室内培养出可杀伤肿瘤的自体免疫细胞，回输体内，直接杀伤癌细胞。与传统的治疗方法不同，生物免疫治疗主要是调动人体的天然抗癌能力，恢复机体内环境的平衡。胰腺癌术后结合生物免疫治疗，可以精准清除残余肿瘤细胞；防复发、防转移，提高患者生存质量和延长生命；快速恢复手术造成的免疫损伤，提高手术成功率；减轻化疗药物的免疫抑制作用。放、化疗联合生物免疫治疗，可以系统地清除肿瘤细胞，调节自身免疫功能，确保患者全面康复。

　　CAR 技术的诞生不仅仅催生了 CAR-T 这一肿瘤细胞的克星，引起 T 细胞激活和增殖，从而有效杀伤肿瘤细胞，也催生了其他对抗肿瘤的新思路，如 CAR-NK 将 T 细胞替换为 NK 细胞，NK 细胞又称为自然杀伤细胞，本身就是一种免疫细胞。和 T 细胞相比，NK 细胞对肿瘤的杀伤力更强，免疫原性更低。经过 CAR 修饰后的 NK 细胞，能够高效地识别肿瘤细胞。这也是未来对抗癌细胞的一大进步。

　　虽然目前大部分研究仍处于实验或者初期临床实验阶段，但是随着分子生物学的进一步发展，胰腺癌的生物免疫治疗必然会出现实质性的突破和广阔的应用前景。所以说生物免疫治疗是胰腺癌患者的希望之光。

（张小平　殷世武　李茂全）

参考文献

［1］　Du L，Defoe M，Ruzinova MB，et al. Perioperative therapy for surgically resectable pancreatic adenocarcinoma［J］. Hematology/oncology Clinics of North America，2015，29（4）：717-726.

［2］　Foley K，Kim V，Jaffee E，et al. Current progress in immunotherapy for pancreatic cancer［J］. Cancer Letters，2015，381（1）：244.

［3］　王吉星.胰腺癌的围手术期护理［J］.中国实用医药，2010，5（2）：195-196.

［4］　刘春晖，曲建平，马美迎.胰腺癌围手术期护理［J］.黑龙江医学，2009，33（9）：703-704.

［5］　张慧娟.胰腺癌病人的围手术期护理［J］.内蒙古医科大学学报，2013（s2）：521-523.

［6］　Scheufele F，Schorn S，Demir IE，et al. Preoperative biliary stenting versus operation first in jaundiced patients due to malignant lesions in the pancreatic head：a meta-analysis of current literature［J］. Surgery，2017，161（4）：939.

［7］　李华.舒适护理在胰腺癌围手术期护理中的应用［J］.中国卫生标准管理，2015（8）：188-189.

［8］　Raghavan SR，Ballehaninna UK，Chamberlain RS. The impact of perioperative blood glucose levels on pancreatic cancer prognosis and surgical outcomes：an evidence-based review［J］. Pancreas，2013，42（8）：1210-1217.

［9］　余文俊.胰腺癌术前术后的护理［J］.中国社区医师：医学专业半月刊，2009，11（15）：204-204.

［10］ Thind K，Padrnos LJ，Ramanathan RK，et al. Immunotherapy in pancreatic cancer treatment：a new frontier［J］. Therapeutic Advances in Gastroenterology，2017，10(1)：168.

［11］ Chen J，Xiaozhong G，Qi XS. Clinical outcomes of specific immunotherapy in advanced pancreatic cancer：a systematic review and meta-analysis［J］. Journal of Immunology Research，2017(4)：1-16.

［12］ 吴行，王小明.胰腺癌的免疫治疗研究进展［J］.山东医药,2017,57(8)：102-105.

［13］ Ramanathan RK，Lee KM，Mckolanis J，et al. Phase Ⅰ study of a MUC1 vaccine composed of different doses of MUC1 peptide with SB-AS2 adjuvant in resected and locally advanced pancreatic cancer［J］. Cancer Immunology，Immunotherapy，2005，54(3)：254-264.

［14］ Yamaue H，Tani T，Miyazawa M，et al. Phase Ⅱ/Ⅲ clinical trial with VEGFR2-epitope peptide and gemcitabine for patients with locally advanced，metastatic，or unresectable pancreatic cancer：pegasus-PC study［J］. J Clin Oncol，2013(4)：223.

［15］ 宋沂林，刘泽杰，杨静，等.胰腺癌免疫治疗进展［J］.现代肿瘤医学,2017,25(10)：1651-1655.

［16］ Myint ZW，Goel G. Role of modern immunotherapy in gastrointestinal malignancies：a review of current clinical progress［J］. Journal of Hematology & Oncology，2017，10(1)：86.

［17］ Chen L，Zhang X. Primary analysis for clinical efficacy of immunotherapy in patients with pancreatic cancer［J］. Immunotherapy，2016，8(2)：223.

［18］ Sahin IH，Askan G，Hu ZI，et al. Immunotherapy in pancreatic ductal adenocarcinoma：an emerging entity？［J］. Annals of Oncology，2017.

［19］ 吴应冬，周国雄.胰腺癌免疫治疗的研究现状［J］.世界华人消化杂志,2011(20)：2091-2096.

［20］ Reha J，Katz SC. Regional immunotherapy for liver and peritoneal metastases［J］. Journal of Surgical Oncology，2017：46-54.

［21］ Brunet LR，Hagemann T，Gaya A，et al. Have lessons from past failures brought us closer to the success of immunotherapy in metastatic pancreatic cancer？［J］. Oncoimmunology，2016，5(4)：e1112942.

［22］ 哈申高娃.探讨生物免疫治疗在恶性肿瘤治疗领域中的应用［J］.临床医药文献电子杂志,2015(25)：5359-5359.

［23］ 尼露排·阿布都热黑依木，张弘纲.晚期胰腺癌的内科治疗现状［J］.癌症进展,2017,15(4)：371-376.

［24］ Kunk PR，Bauer TW，Slingluff CL，et al. From bench to bedside a comprehensive review of pancreatic cancer immunotherapy［J］. Journal for ImmunoTherapy of Cancer，2016，4(1)：14.

［25］ Lin M，Liang S，Wang X，et al. Percutaneous irreversible electroporation combined with allogeneic natural killer cell immunotherapy for patients with unresectable (stage Ⅲ/Ⅳ) pancreatic cancer：a promising treatment［J］. Journal of Cancer Research & Clinical Oncology，2017(Suppl 3)：1-12.

第六篇 胰腺癌的介入整合治疗

胰腺癌介入联合静脉化疗治疗

第一节　概　　述

　　化疗虽然不是胰腺癌首选的治疗方式,但是术后化疗还是需要的,以提高手术和介入治疗的疗效,治疗多以吉西他滨为主,联合其他药物治疗,可以延长生存期,提高病人的生存质量。化疗一般都有比较强烈的不良反应,联合人参皂苷 Rh2 等,可以缓解不良反应,甚至促进化疗药物更好地发挥作用。

一、单药化疗方案

　　1. 氟尿嘧啶(5-FU)

　　治疗方案:10～12 mg/kg,静脉滴注,1 次/d,连用 3～5 d 后改为 5～10 mg/kg,总剂量 8～12 g 为 1 个疗程。因氟尿嘧啶(5-FU)的半衰期(T1/2)短,使用较低剂量并延长滴注时间可提高疗效,减少不良反应。

　　2. 丝裂霉素(MMC)

　　治疗方案:4～6 mg/次,静脉注射,1 次/周。疗效与氟尿嘧啶(5-FU)相近。骨髓抑制是其主要副作用。

　　3. 链佐星(链脲霉素)

　　为亚硝脲类。治疗方案:每天 15 mg/kg,静脉注射,连续 5 d,每 2～4 周为 1 个疗程。有效率为 11%。

　　4. 多柔比星(阿霉素)和表柔比星(表阿霉素)

　　治疗方案:30～50 mg/m²,静脉注射,3～4 周重复 1 次。主要不良反应为心肌毒性和骨髓抑制,严重者可发生心力衰竭。表柔比星(表阿霉素)对心肌毒性较轻。

　　5. 紫杉醇(Paclitaxel)

　　紫杉醇是一种新型的抗微管剂,作用于 M 期和 G2 期细胞。最近有试用于治疗胰腺癌。治疗方案:175 mg/m²,3 h 内静脉滴注完毕,每 3 周重复,共 5 个周期。为预防过敏反应,用药前 12 h 和 6 h 服地塞米松 10～20 mg,以及 30 min 前静脉滴注苯海拉明 50 mg。泰索帝(Taxotere)为人工半合成品,效用较紫杉醇约高 2 倍。

　　6. 吉西他滨(Gemcitabine)

　　为双氟脱氧胞苷,在细胞内活化后,通过抑制核苷酸还原酶和掺入 DNA 链中阻止其继续延长引起细胞凋亡。主要作用于 S 期细胞。治疗方案:1 000 mg/m²(体表面积),于 30 min 内静脉滴注,1 次/周,连续 3 周。每 4 周重复。初步结果显示可使症状改善,生存期延长,值得进一步研究。目前最常见的方法是将该药与多种其他药物联合运用。

二、联合化疗方案

有关联合化疗方案详见本书胰腺癌内科学治疗相关章节。

第二节　术前评估及围手术期处理

一、术前评估

参见本书其他相关章节。

二、围手术期处理

(1) 常规行血常规、肝功能,肺部 X 线和肝脏胰腺超声或 CT、MRI 等影像学检查。

(2) 治疗过程中出现的血液系统和肝脏的严重并发症。① 梗阻性黄疸、顽固性疼痛和肠道梗阻的相关处理见本书相关章节。② 对于肝功能损害,积极保肝治疗,降低化疗药物的肝损害。③ 对于造血功能损害,先采用粒细胞刺激生长因子皮下注射并行护肝治疗,当白细胞大于 3.5×10^6/L 且肝功能好转后再行治疗。

(3) 若治疗过程中出现恶病质,立即停止化疗行对症、支持治疗。

第三节　胰腺癌的静脉化疗与介入联合治疗

一、常用方法

(一) 静脉化疗

静脉化疗方案,依据经皮穿刺的肿瘤细胞的药敏试验结果确定。在难以取得病理学结果和药敏试验时,采用经典方案。作者通常的方案为:第 1 天经外周静脉注入吉西他滨 $1\ 000\ \text{mg/m}^2$,第 $1 \sim 5$ 天连续注入 5 - FU $600\ \text{mg/m}^2$,并给予四氢叶酸钙 $200\ \text{mg/d}$,同时常规应用护肝对症免疫治疗。患者于化疗结束后 $1 \sim 2\ \text{d}$ 出院,每月行化疗一次。

(二) 区域性动脉化疗

采用 Seldinger 技术,经右侧股动脉插管,先分别行腹腔动脉和肠系膜上动脉造影,根据肿瘤的部位、侵犯范围及血供情况,选择性插管至肿瘤的供血动脉,常见动脉有:胃十二指肠上/下动脉,脾动脉,肠系膜上动脉等。化疗方案依据经皮穿刺的肿瘤细胞的药敏试验结果确定。在难以取得病理学结果和药敏试验时,采用经典方案,作者通常的方案为:一次性肿瘤主要供血动脉内注射吉西他滨 $1\ 000\ \text{mg/m}^2$,时间 $30 \sim 45\ \text{min}$;然后留管输液泵 $24\ \text{h}$ 注入 5 - FU $1\ 000\ \text{mg}$ 后拔管。每 $30 \sim 46\ \text{d}$ 重复治疗一次,治疗后行常规护肝对症免疫治疗,$3 \sim 5\ \text{d}$ 后出院。

(三) 区域动脉联合静脉化疗

动脉与静脉化疗方案,依据经皮穿刺的肿瘤细胞的药敏试验结果确定。在难以取得病理学结果和药敏试验时,采用经典方案,作者通常的方案为:首先采用区域性动脉化疗的方式治疗 $2 \sim 3$ 个疗程后,开始采用全身静脉化疗,每月一次(图 6 - 22 - 1)。

(四) 物理消融联合静脉化疗

利用经皮穿刺技术,局部麻醉后,在 CT 或者 B 超引导下,将射频或者微波消融针插入肿瘤组

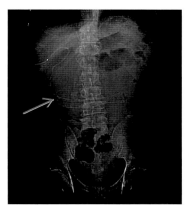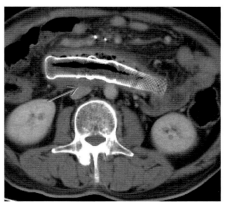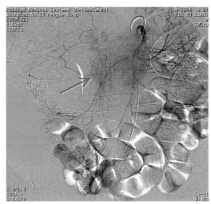

图 6 - 22 - 1　胰腺癌区域动脉联合静脉化疗病例

患者因梗阻性黄疸伴进食后呕吐入院，CT 提示胰头部占位伴腹腔淋巴结广泛转移，十二指肠水平段梗阻；行 PTCD 内外引流术后，再于十二指肠置入肠道支架，在患者进食及黄疸明显改善后，行肠系膜上动脉内留管化疗（GF 方案），术后连续静脉化疗 7 次，患者生活质量评分明显改善。

织，再行 CT 扫描确认位置。符合术前设计要求后，按照不同组织、不同病理分类设定消融时间、功率，对肿瘤进行消融，有关具体方法，详见第二十五章。

射频消融后 30～45 d，行常规静脉化疗；方案依据经皮穿刺的肿瘤细胞的药敏试验结果确定；在难以取得病理学结果和药敏试验时，建议采用经典方案（图 6 - 22 - 2）。

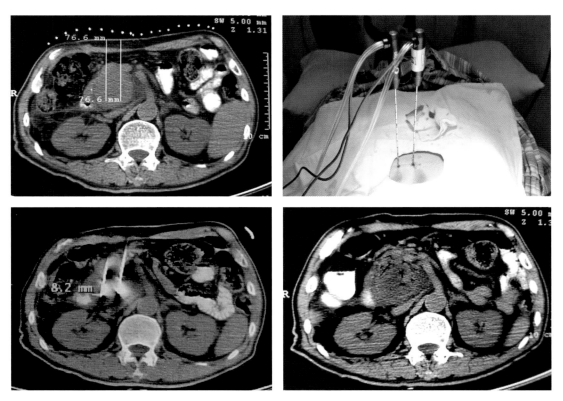

图 6 - 22 - 2　胰腺癌物理消融联合静脉化疗病例

患者，男，72 岁。胰头部巨大占位(7.8 cm×8.4 cm)，行双针微波同时消融，针距 8.2 mm，功率 7 500 J，时间 30 min；术后7 d，CT 增强扫描，动脉期未见病灶强化，术后行 GF 化疗方案 6 次，未见转移复发。

（五）粒子置入联合静脉化疗

TPS 系统术前对肿瘤及转移灶进行模拟定位和确认置入粒子的数量、单个剂量和总剂量估算后,利用经皮穿刺技术局部麻醉,随后在CT或者B超引导下穿刺针插入肿瘤组织,再行CT扫描确认位置符合TPS设计要求后,按照设定间距,逐一释放粒子。有关具体方法,详见第二十五章。

粒子释放后30~45 d,行常规静脉化疗;方案依据经皮穿刺的肿瘤细胞的药敏试验结果确定;在难以取得病理学结果和药敏试验时,建议采用经典方案(图6-22-3)。

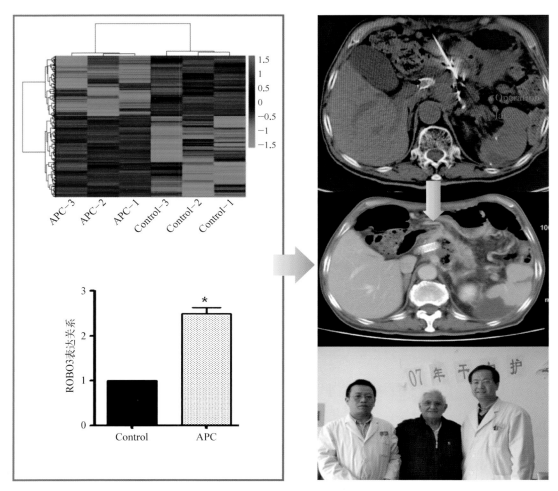

图6-22-3 胰腺癌粒子置入联合静脉化疗病例

患者,男,67岁,因梗阻性黄疸入院,在置入8 mm×80 mm胆道支架解除黄疸后45 d,CT引导下经皮进胰头部病灶穿刺活检明确病理诊断同时,行ROBO3基因检测。依据检测结果进行化疗,6个月后病灶消失,至今存活。

二、疗效评估

吉西他滨仍是晚期胰腺癌治疗的主药。多个Ⅲ期随机研究或荟萃分析显示,以吉西他滨为基础的联合方案优于单药吉西他滨,尤其是身体功能状况较好的患者。二三线治疗中,绝大多数的单药或联合方案仅能对体能状况较好(KPS评分大于70分)的患者有一定的临床获益。分子靶向药物是当前研究的热点,厄洛替尼(联合吉西他滨)被证实是目前唯一一种较吉西他滨单药能延长晚期胰腺癌患者生存期的分子靶向药物,而其他如贝伐单抗、西妥昔单抗等分子靶向药物治疗晚期胰腺癌,亦显示出提高有效率、延长mPFS和MST的端倪,可能在以后的研究中取得突破性进展(图6-22-4)。

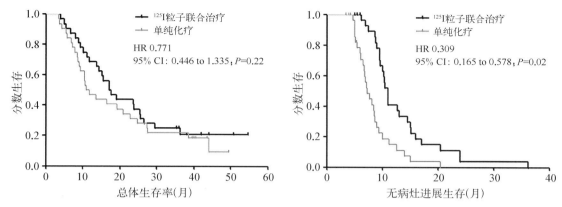

图 6 - 22 - 4　单纯粒子置入和治疗后采用静脉化疗在总体生存期(OS)和
局部病灶无进展期(LPDS)存在明显的统计学差异

第四节　介入联合静脉化疗治疗的前景及未来

　　介入疗法治疗胰腺癌,在改善症状,提高生存质量等方面都备受关注。静脉化疗作为传统的经典治疗方式,在不同分期、不同病理的系统治疗积累了丰富经验,取得了不错的临床疗效。在区域动脉内化疗灌注,以及经皮微波/射频消融等介入治疗,尤其是针对肿瘤和转移灶的治疗过程中,有效合理地联合使用静脉化疗,将降低肿瘤的转移和复发,减少患者的治疗费用,提高其生存质量。

　　随着相关基础研究及微创技术的不断进步和发展,有机运用两种治疗方式的长处,合理规避其不足,将局部介入的靶向治疗最大杀伤病灶肿瘤细胞的特性和化疗有效控制其他部位及全身转移的优势完美整合,能够为胰腺癌的综合治疗提供一条有效的途径。

(许　青　李　槐　李茂全)

参考文献

[1] Bengmark S, Andren-Sandberg A. Infusion chemotherapy in inoperable pancreatic carcinoma[J]. Recent Results Cancer Res,1983,86:13-14.

[2] 崔勇.胰腺癌区域化疗最佳动脉途径选择的临床研究[J].山东大学学报,1997,(4):41-43.

[3] 李占元,吕斌,吴清,等.胰腺癌区域化疗和全身化疗时5-FU在门、体静脉血中的动态分布及差异[J].中华外科杂志,2001,39(4):263-265.

[4] 洪国斌,周经兴,许林锋,等.中晚期胰腺癌介入治疗与外周静脉化疗疗效比较的 META 分析[J].实用放射学杂志,2004,20(4):350-354.

[5] 吴庆宇,倪克梁,马晓明.以健择为主介入治疗联合化疗治疗晚期胰腺癌 20 例[J].世界肿瘤杂志,2007,6(1):42-44.

[6] 崔现.晚期胰腺癌综合介入加全身化疗疗效分析[J].中华中西医杂志,2008,9(10):896-897.

[7] Hong GB, Zhou JX, Sun HB, et al. Continuous transarterial infusion chemotherapy with gemcitabine and 5-Fluorouracil for advanced pancreatic carcinoma[J]. Asian Pac J Cancer Prev,2012,13(6):2669-2673.

[8] 菅志远,曾少波,兰明银,等.不同化疗途径对中晚期胰腺癌治疗价值的分析[J].郧阳医学院学报,2009,28(2):148-151.

[9] 陈德意,谭定勇.甘露聚糖肽联合介入治疗治疗晚期胰腺癌的疗效分析[J].中国医药导刊,2014,

16(5)：856－857.

[10] Ishikawa O，Ohhigashi H，Iwanaga T. Intra-arterial infusion chemotherapy for non-resectable pancreatic cancer using angiotensin-Ⅱ and prostaglandin-E1[J]. Gan To Kagaku Ryoho，1985，12(2)：235－244.

[11] Aiura K，Takahashi S，Matsui J，et al. Beneficial effects of 5-Fluorouracil and heparin-based portal infusion chemotherapy combined with mitomycin C and cisplatin after curative resection of pancreatic cancer [J]. Pancreatology，2010，10(2－3)：250－258.

[12] Abo D，Hasegawa Y，Sakuhara Y，et al. Feasibility of a dual microcatheter-dual interlocking detachable coil technique in preoperative embolization in preparation for distal pancreatectomy with en bloc celiac axis resection for locally advanced pancreatic body cancer[J]. J Hepatobiliary Pancreat Sci，2012，19(4)：431－437.

[13] 马彦寿,李焕祥,吕峰泉,等.超选择性动脉灌注及栓塞治疗晚期胰头癌[J].介入放射学杂志,2006,15(4)：247－248.

[14] Doi T，Homma H，Akiyama T，et al. Clinical significance of adjuvant surgical resection for initially unresectable pancreatic cancer responsive to arterial infusion chemotherapy ［J］. Hepatogastroenterology，2014，61(131)：828－833.

[15] Abo D，Hasegawa Y，Sakuhara Y，et al. Feasibility of a dual microcatheter-dual interlocking detachable coil technique in preoperative embolization in preparation for distal pancreatectomy with en bloc celiac axis resection for locally advanced pancreatic body cancer[J]. J Hepatobiliary Pancreat Sci，2012，19(4)：431－437.

[16] Hashimoto A，Tanaka T，Sho M，et al. Adjuvant hepatic arterial infusion chemotherapy after resection for pancreatic cancer using coaxial catheter-port system compared with conventional system[J]. Cardiovasc Intervent Radiol，2016，39(6)：831－839.

[17] Hong GB，Zhou JX，Sun HB，et al. Continuous transarterial infusion chemotherapy with gemcitabine and 5-Fluorouracil for advanced pancreatic carcinoma[J]. Asian Pac J Cancer Prev，2012，13(6)：2669－2673.

[18] Kitami CE，Kurosaki I，Kawachi Y，et al. Portal vein infusion chemotherapy with gemcitabine after surgery for pancreatic cancer[J]. Surgery Today，2013，43(1)：33－39.

[19] 李茂全.晚期胰腺癌介入治疗操作指南(试行)[J].临床放射学杂志,2016,33(11)：1632－1636.

第二十三章

·胰·腺·整·合·介·入·治·疗·学·

胰腺癌介入联合放疗治疗

第一节　概　　述

一、流行病学及危险因素

胰腺癌是致死性高、预后差的一种恶性肿瘤。早期胰腺癌一般无任何特异性症状，且缺乏特异性的诊断方法，因此胰腺癌首诊时一般已为晚期；其次胰腺癌具有高侵袭性的特点，易侵犯神经、血管，且易出现远处转移，因此较少患者能在首诊时即进行根治性手术；此外胰腺癌对传统的化疗、放疗、靶向治疗敏感性较差。

美国最新流行病学统计表明，虽然胰腺癌发病率不及肺癌及其他消化系统恶性肿瘤，但胰腺癌在男性和女性的癌症病死率中均位列第四。胰腺癌 5 年生存率小于 8％。患者首诊时，仅 10％～20％适合立即行根治性手术，其余多为局部晚期、不可手术的胰腺癌患者；而在可立即行手术的患者中，其 5 年生存率为 15％～25％。此外，胰腺癌病死率也逐渐增高，其中男性胰腺癌的病死率以0.3％增长率逐年增高。在中国，男性及女性的胰腺癌发病率及病死率均在逐年增长，且男性的病死率及发病率在近 10 年分别以 1.2％和 1.3％增长率上升。

目前研究证实，胰腺癌的发病存在一定的危险因素。肥胖和缺少运动可增加胰腺癌的发病率。一些饮食习惯，包括摄入过多饱和脂肪、红肉及加工过的肉类食物以及较少摄入新鲜蔬果，均会增加胰腺癌发病风险。此外，重度酗酒提高胰腺癌的发病风险，因其与慢性胰腺炎的发病密切相关，而慢性胰腺炎患者的发病风险为非慢性胰腺炎患者的 10 倍；但轻至中度饮酒与胰腺癌发病无明显相关性。糖尿病也是胰腺癌发病的危险因素，长期糖尿病患者的胰腺癌发病风险较非糖尿病患者的发病风险高 2 倍。约 10％胰腺癌患者具有家族史。一些遗传性疾病，如 Peutz-Jeghers 综合征，因 *STK11* 基因突变所致，可显著增加胰腺癌的风险。此外，其他基因突变，如 *BRCA2*、*BRCA1*、*CDKN2A*、*ATM*、*PRSS1*、*MLH1* 和 *PALB2* 均与胰腺癌的发病有一定的相关性。

二、胰腺癌化疗、放疗和介入治疗的发展过程

先前一些前瞻性研究奠定了化疗在可切除胰腺癌术后辅助性治疗中的重要地位。ESPAC‐1证实术后接受氟尿嘧啶的患者的预后明显优于未接受治疗的患者（中位生存期：20.1 个月 vs 15.5 个月，*P*＜0.001）。CONKO‐001 表明术后接受吉西他滨化疗的患者较仅接受手术患者可明显获益（中位生存期：22.8 个月 vs 20.2 个月；中位疾病无进展生存期：13.4 个月 vs 6.9 个月）；同时前者的 10 年总体生存率明显高于后者（12.2％ vs 7.7％）。ESPAC‐3 比较了吉西他滨与氟尿嘧啶＋亚叶酸的效果，发现两组生存率差异无统计学意义。ESPAC‐4 研究表明接受吉西他滨＋卡培他滨化疗的患者的中位生存期长于单纯接受吉西他滨的患者的中位生存期（28.0 个月 vs 25.5 个月，

$P=0.032$)。这些药物目前均作为术后辅助性化疗的标准方案。此外,JASPAC - 01 发现 S - 1(5 - FU 衍生物,口服 5 - FU 化疗药物)的疗效不劣于单药吉西他滨,两者 2 年生存率分别为 70%和 53%。对于转移性胰腺癌,ACCORD - 11 研究证实 FOLFIRINOX 较单药吉西他滨,可明显提高中位生存期(11.1 个月 vs 6.8 个月,$P<0.001$)和疾病无进展生存期(6.4 个月 vs 3.3 个月,$P<0.001$),但值得注意的是,FOLFIRINOX 的胃肠道及血液毒副反应发生风险较高,因此需谨慎使用。MPACT 研究提示吉西他滨+白蛋白紫杉醇较吉西他滨可明显改善预后。

放疗多用于局部晚期胰腺癌,且常与化疗联合,发挥协同作用。目前的临床研究结果在比较放化疗与化疗的疗效上,未达成共识。最近的 FFCD - SFRO 研究中,比较同步放化疗(60 Gy+氟尿嘧啶、顺铂)+序贯吉西他滨化疗和单药吉西他滨化疗,发现前者的中位生存期不及后者,且同步放化疗组的不良反应发生率较高,其可能原因是同步放化疗组剂量过高。但 ECOG 比较了吉西他滨+调强放疗(50.4 Gy)与吉西他滨治疗局部晚期胰腺癌的疗效,表明前者的中位生存期长于后者(11.1 个月 vs 9.2 个月,$P=0.04$)。综上,放化疗或单纯化疗均可作为局部晚期不可手术胰腺癌的首选治疗方法。目前,随着放疗技术的发展,立体定向放射治疗(stereotactic body radiation therapy,SBRT)在胰腺癌治疗中应用越来越广泛。先前的研究已表明 SBRT 联合化疗可达到较好的降期效果,提高病理缓解率,同时与化疗等联合后,可很好地改善患者的预后。早期单次 SBRT(25 Gy/f)治疗局部晚期胰腺癌,可获得很好的 1 年局部控制率(>84%),且 1 年总体生存率为 21%~50%,同时急性不良反应小,但晚期 2~4 级不良反应发生率较高(33%~47%)。最近一项 SBRT(33 Gy/5f)联合吉西他滨的 Ⅱ 期研究表明,患者中位生存期为 13.9 个月,1 年局部无进展生存率为 78%,绝大部分患者疼痛症状明显缓解,且 4 名患者后续接受手术,均达到 R0 切除及淋巴结无转移的效果。此外,SBRT 还可用于临界可切除胰腺癌的新辅助治疗。对于临界可切除胰腺癌,SBRT 联合的目的在于降低肿瘤负荷、缩小肿瘤体积、降低局部复发风险,以便行手术治疗。单纯化疗术后局部复发率达 13%~33%,而放疗联合化疗可使局部复发率降低 7%~16%。最新研究提示,SBRT(25~30 Gy/5f)联合 GTX(吉西他滨+紫杉醇+希罗达)或 FOLFIRINOX 治疗后,51%临界可切除胰腺癌患者可接受手术,其中 97%达到 R0 切除,7%病理完全缓解,接受手术的这些患者的中位生存期为 34 个月。同时另一项研究联合 SBRT(25~33 Gy/5f)和吉西他滨为基础的化疗,也获得了较好的预后。目前 SBRT 已被 ASCO 和 NCCN 指南纳入作为局部晚期胰腺癌的治疗方法。

介入治疗在肝脏已应用得非常普遍,且疗效已被公认。但介入治疗在胰腺癌的治疗中仍处于起步阶段,且应用较少。胰腺癌的介入治疗包括射频消融术、冷冻消融术、微波消融术、不可逆电穿孔(纳米刀)、高能聚焦超声、经动脉化疗药物灌注术等。由于介入治疗适合于局部晚期不可手术或转移性胰腺癌,因此治疗目的仅为姑息减症,而非根治性治疗。因此,与姑息性手术相比,介入治疗创伤小。就射频消融术而言,最早的动物实验开展于 1999 年。随后的动物实验发现,术后动物的死亡率约 25%。其主要原因是所使用的温度过高(均高于 90℃)。后续的研究表明,医源性的胰腺或周围正常组织的损伤可通过一些保护性措施去预防:

① 消融温度低于 90℃;

② 为保证消融范围有安全的边界且远离大血管和正常器官,可以用冷 0.9%氯化钠溶液隔绝热量传递;

③ 对于较大体积的肿瘤,可以将治疗分为多步完成。

三、胰腺癌治疗方法的优缺点及发展趋势

化疗的优势在于可以通过药物杀伤循环中或其他器官和组织中的微转移的肿瘤细胞。但由于

胰腺癌的肿瘤基质乏血供,因此化疗药物无法较好地进入肿瘤内部杀伤肿瘤细胞;同时由于肿瘤细胞免疫原性差,即使化疗药物杀死肿瘤细胞,其抗原也较难激活机体抗肿瘤免疫。

目前化疗的发展趋势是研发更好的药物传递系统,提高肿瘤内化疗药物的浓度。目前纳米技术已被用于研发胰腺癌化疗药物传递系统,如纳米微粒等载体。这些纳米载体可以提高药物的特异性并降低毒副反应,同时提高药物的溶解率和循环中的血药浓度。尤其是白蛋白结合的紫杉醇纳米载体在动物模型中,被证实通过抑制肿瘤基质、同时降低胞核嘧啶核苷脱氨酶的活性(该酶可使吉西他滨失活),从而提高吉西他滨的疗效。随后针对转移性胰腺癌的Ⅲ期临床研究证实,白蛋白紫杉醇联合吉西他滨较单药吉西他滨相比,可显著提高总体生存期(8.5 个月 vs 6.5 个月)和疾病无进展生存期(5.5 个月 vs 3.7 个月),促使 FDA 在 2013 年批准白蛋白紫杉醇应用于胰腺癌治疗。除此之外,其他一些纳米微粒,包括碳纳米管、脂质纳米微粒、金属纳米微粒、磁性纳米微粒等所承载的吉西他滨、西妥昔单抗、紫杉醇等药物,均在体外和动物模型内,很好地抑制胰腺癌细胞的增殖。目前另一项关于脂质体伊立替康治疗转移性胰腺癌的Ⅲ期临床研究表明,接受脂质体伊立替康联合 5‐FU 和亚叶酸患者的总体生存期和疾病无进展生存期明显优于单纯接受 5‐FU 和亚叶酸患者的预后指标(中位生存期:6.1 个月 vs 4.2 个月,$P=0.01$;中位疾病无进展生存期:3.1 个月 vs 1.5 个月,$P<0.001$)。由于伊立替康并不是胰腺癌优选的化疗药物,但通过改善药物传递系统,可很好地提高疗效,表明纳米微粒或脂质体等载体可很好地克服目前化疗药物治疗的局限性。

SBRT 较常规调强放疗有以下优势:

① SBRT 采取大分割照射方式,疗程在 1 周内(剂量多为 30～45 Gy),而常规放疗疗程为 25～30 天(剂量多为 50～54 Gy);

② SBRT 可以达到很好的局部控制效果,同时较常规放疗,不会延误后续的治疗,如化疗或手术治疗;

③ SBRT 不良反应发生风险较小,且在保证生活质量基础上,最大程度地缓解局部疼痛症状;

④ 利用 SBRT 的放射生物学优势,在肿瘤血管层面单独予以超过 50 Gy 剂量照射,可显著提高术后切缘阴性率以及降低局部复发率;

⑤ 靶区外剂量跌落较快,可最大程度地降低周围正常器官和组织的受照剂量;

⑥ SBRT 有多项技术可减小因呼吸引起的照射的不精确性。

目前放疗的发展趋势主要是:放疗联合增敏剂提高放射生物学效应、放疗联合免疫治疗发挥抗肿瘤的协同作用。目前体内、体外研究表明,标有金纳米颗粒的肿瘤细胞的放疗敏感性明显高于未标记的肿瘤细胞的放疗敏感性。高原子序数的金元素可提高射线在照射区域辐射的能量沉积,尤其是在光电效应最普遍的区域。Hainfield 等对标有金纳米颗粒的乳腺癌动物模型予以千伏级射线照射,发现肿瘤区域的实际剂量有所上升。Kunjachan 等在胰腺癌血管区域标定金纳米微粒,发现肿瘤细胞的放射敏感性显著提高。临床前期研究表明,局部放射治疗可激活全身抗肿瘤免疫应答,尤其是抗肿瘤转移效应。此外,放疗联合免疫调节剂可通过促进肿瘤抗原释放、提高抗原提呈细胞的功能、进一步激活 T 细胞等来提高肿瘤局部控制,同时产生远隔效应来促进抗肿瘤免疫反应。但另一方面,电离辐射也能产生化学趋化因子而募集髓样细胞,这些细胞可抑制 T 细胞功能。其他研究也表明放射诱导的免疫应答具有双重性,既可颠覆、也可重建和恢复肿瘤免疫监视和应答反应。因此,进一步探究放疗和抗肿瘤免疫反应的关系,避免放疗所致的免疫抑制,最大程度地发挥放疗促进免疫应答的效应,可与免疫治疗产生协同作用,提高肿瘤杀伤效果。

介入治疗的最主要优势在于创伤性小。其中部分研究表明冷冻消融术可能可以通过改变肿瘤细胞表面抗原,提高抗肿瘤免疫。同时,经冷冻消融术治疗后,可能可以提高肿瘤组织对化疗和放疗的敏感性。此外,虽然胰腺实质对温度比较敏感,易因高温或低温而损伤,且周边有众多正常器官和组织,易出现副反应,但基于以下冷冻消融术的优势,可酌情用于胰腺癌:

① 低于−40℃的温度可完全杀死肿瘤组织。临床前期研究发现,未被冷冻的正常胰腺组织有一定的充血、水肿或出血,但无任何明显的功能障碍,而冷冻区域可见大片坏死的细胞和组织,所有细胞的超微结构均被破坏,仅见少量破碎的细胞核、线粒体和残存的内质网碎片;

② 若在术中发现肿瘤不可切除,那么术中冷冻消融术可达到治疗目的,而姑息性改道术对肿瘤无法进行任何干预,消融术可以弥补手术不足;

③ 根据肝癌经皮冷冻消融术的经验,低温很难伤及周围正常器官。胰腺周边的大血管具有热交换、温度平衡功能,如在冷冻边缘区域,通过血流来提高温度。因此,冷冻消融术基本不会导致大出血,除非探针直接穿破血管;

④ 由于胰腺癌的血供远不如肝癌,因此肿瘤组织可维持一定的温度,这使得乏血供的胰腺癌比较适合冷冻消融术或射频消融术;

⑤ 对于局部晚期胰腺癌,即使术后有一定的肿瘤细胞残存,减瘤手术仍可改善患者的预后。而冷冻消融术也可达到降低肿瘤负荷的效果;

⑥ 冷冻消融术所诱导的免疫应答对残存的肿瘤仍有杀伤作用。

射频消融通过局部高温诱导不可逆的肿瘤细胞死亡、组织凝固性坏死。射频消融术与手术相比,优势在于术后并发症发生率小、局部治疗可保护周围正常组织免受破坏。射频消融所介导的损伤反应取决于能量的沉积以及肿瘤组织对温度的敏感性。在细胞层面,射频消融可引起细胞膜的破坏、线粒体功能丧失;同时还可引起氧化应激和炎症反应。前者主要为缺血再灌注损伤,后者主要为中性粒细胞、巨噬细胞、自然杀伤细胞、树突状细胞和T、B淋巴细胞的浸润。因此射频消融另一优势在于抗肿瘤免疫应答。如上所述,射频消融可引起蛋白质变性、细胞坏死、血管破坏。高温可上调热休克蛋白70的表达。热休克蛋白70与抗原连接后,可活化树突状细胞,使其成为抗原呈递细胞。因此射频消融术可在肿瘤附近活化部分树突状细胞,这就是胰腺癌对化疗仍有一定敏感性的原因。在树突状细胞活化后,可进一步激活白介素级联反应以及募集淋巴细胞(T、B淋巴细胞、辅助性T细胞、调节性T细胞)进入肿瘤,从而增强抗肿瘤免疫反应。此外,内镜引导下射频消融术的另一优势在于可以实时监测操作过程,降低操作引起的医源性损伤;同时可定期直视下观察肿瘤区域的变化,以便及时进行后续治疗。射频消融的局限性在于热沉效应,即热量可被周围的血流吸收,降低了治疗所需的温度,从而降低了治疗的效果。此外,射频消融和冷冻消融术另一不足之处在于:由于胰腺癌肿瘤边界不清,因此很难通过一次消融术杀伤所有肿瘤组织。

除了上述介入治疗共性的特点和优势,微波消融、不可逆电穿孔、高能聚焦超声和经动脉灌注化疗均有自己的特点。微波消融较射频消融有一定的优势,其原因在于两者不同的机制。射频消融是通过高压电流,让肿瘤组织产生加温效果。在高压电流作用下,极性分子会高速运转,高速运转的同时就能产热。微波消融是使组织内的水分子在微波场的作用下高速运动摩擦产生热量。射频消融的温度会受到组织的碳化和蒸发的影响,因水蒸气和碳化组织是电绝缘体,而微波则不存在这种现象;此外微波消融是主动产热过程,且热效率高,升温快,不易受到热沉效应的影响;其次微波消融不需使用正负极产生电流,避免了对心脏和肌肉电生理的影响,减少皮肤受伤。但微波消融也有不足之处:首先由于其热效率高,因此容易引起体内肿瘤附近正常组织和器官的损伤,其次对于较大体积肿瘤,多根微波消融天线会扩大消融范围,但内部消融区域可能会消退,导致消融不完全。

不可逆电穿孔是在瞬间使用超高压(最高达3 000 V),并在这极短时间引起细胞膜表面出现众多微孔,从而破坏细胞的稳态,使细胞凋亡。因此肿瘤细胞仅在治疗后3～4 d开始出现死亡。该技术的优势在于其治疗温度<50℃,不存在热沉效应,适用于大血管周围的肿瘤治疗,同时也不易损伤周围正常组织和器官,且治疗区域边缘锐利。不足之处在于电脉冲可导致心律失常和肌肉强烈收缩,因此需在全麻下进行治疗,治疗较复杂,有一定风险。

高能聚焦超声所使用的超声强度大于 $5\ W/cm^2$,可使组织发生凝固性坏死。该技术主要利用超声的热效应和声空化效应。组织吸收超声后,可促使分子振动、旋转,从而摩擦产热;其次声空化可使组织内产生微米级空泡,而当空泡破裂时,可瞬间产生高压高温。因此它的优势在于热量的产生与电流、电压无关,局限性较射频消融、不可逆电穿孔小。但它的不足之处在于该技术为超声引导,操作的精确性不及其他超声内镜引导下的介入治疗。目前有 MRI 引导下高能聚焦超声,虽然精确性有所提高,但操作复杂。

经动脉灌注化疗对于肝转移性胰腺癌有较好的治疗价值,因其同时可针对原发灶和转移灶进行治疗。理论上,与传统化疗相比,经动脉灌注化疗的优势在于:通过局部给予较高浓度的化疗药物,可以提高局部控制率,同时不增加化疗不良反应。虽然目前小样本研究表明经动脉灌注化疗可提高局部控制率、总体生存期和疾病无进展生存期,但缺乏高等级的证据。

由于介入治疗为局部减瘤、姑息治疗,因此介入治疗的发展趋势在于与其他治疗联合,包括放疗、化疗或免疫治疗。

第二节　术前评估及围手术期处理

一、术前评估

(一) 临床症状

通常,早期胰腺癌没有任何特异性症状,有些患者是在体检时发现胰腺有肿块或肿瘤标志物升高,才进而确诊胰腺癌。一般而言,胰腺癌的临床症状取决于肿瘤的位置、大小、有无转移灶以及是否侵犯周围的器官等。最常见的症状主要是消化道表现如:上腹部不适、腹痛、皮肤巩膜黄染(黄疸)、腹泻、体重减轻(进行性消瘦)等。

1. 皮肤巩膜黄染(黄疸)

该症状的出现,主要是因为肿瘤位于胰腺头部或钩突。由于该部位的肿瘤压迫胆总管,导致胆汁引流不畅,从而使得胆汁内胆红素入血。因此患者可出现皮肤、巩膜黄染。此外,由于入血的胆红素只能通过尿液排出体外,因此小便可呈深黄色。同时,由于胆红素无法进入肠道,无法通过粪便排出体外,因此粪便颜色会变浅,典型的表现为白陶土样大便。

2. 呕血、黑便

该症状的出现,主要是因为肿瘤位于胰腺体尾部,并同时侵犯或压迫胃或食管引流的静脉,导致静脉回流不畅,引起与肝硬化相似的胃底和食管静脉曲张。由于曲张静脉压力大,因此容易出现静脉破裂出血,若出血量较大,可表现为呕血伴黑便;若出血量较小,可仅表现为黑便或粪便检查提示粪隐血阳性。

3. 腹泻

腹泻主要原因是肿瘤侵犯血管旁的神经,导致自主神经功能紊乱,从而出现腹泻。此外,如果肿瘤破坏了胰腺的外分泌功能,即胰腺无法正常分泌消化酶,参与食物的消化,可出现脂肪泻,即食物中的脂肪无法得到分解消化,导致脂肪从大便排出。由于脂肪密度小于水,因此可在大便上看到漂浮油滴。

4. 腹痛

早期胰腺癌可表现为上腹部不适伴轻度隐痛。后期症状加重,可出现中上腹部阵发性刺痛或钝痛,夜间疼痛多加重,常表现为进行性加重,可同时放射至腰背部,弯腰屈膝可缓解,这是胰腺癌典型的疼痛表现。有时进食油腻食物后可诱发疼痛或加重疼痛。

(二) 诊断方法及鉴别诊断

1. 血清肿瘤标志物

在胰腺癌诊断中,与单纯 CA19-9 相比,CEA 联合 CA19-9 后,诊断敏感性降至 37%,但特异性却高达 84%。最近一项研究表明 CA125、CA19-9 和 LAMC2 可显著提高胰腺癌的诊断敏感性和特异性。此外,CA125 联合 CA19-9 可明显提高诊断敏感性,因为约 20% CA19-9 阴性的胰腺癌患者中,CA125 可明显上升。

2. CT

多排螺旋增强 CT 多用于疑似胰腺癌的诊断以及评估肿瘤是否可切除、是否侵犯血管以及有无转移。各种 CT 表现对胰腺癌的诊断敏感性和特异性如下：低密度病灶(敏感性：75%;特异性：84%)、胰管扩张(敏感性：50%;特异性：78%)、胰管中断(敏感性：45%;特异性：82%)、远端胰管萎缩(敏感性：45%;特异性：96%)、胰腺边界不清(敏感性：15%;特异性：92%)、胆总管扩张(敏感性：5%;特异性：92%)。总的来说,多排螺旋 CT 诊断胰腺癌的准确性为 90%。对于明确胰腺癌是否可切除,多排螺旋 CT 准确性为 85%～95%。

3. PET

两篇荟萃分析提示在诊断胰腺癌上,^{18}F-氟脱氧葡萄糖 PET 联合 CT 与目前诊断方法相比,无明显优势。但另一篇荟萃分析表明 PET 联合 CT 和超声内镜诊断准确性较高,因为 PET 具有高敏感性,而 CT 和超声内镜具有高特异性。但单纯 PET 在诊断胰腺癌上有一定的局限性,包括将胰腺炎性包块误诊为胰腺癌而导致假阳性、高血糖而导致假阴性。

4. MRI

一些研究表明以钆为对比剂的 MRI 的胰腺癌的诊断敏感性和特异性分别为 83%～85% 和 63%,与多排螺旋 CT 的敏感性(83%)和特异性(63%～75%)无明显差异。两项研究表明弥散加权成像(diffusion-weighted imaging, DWI)有助于鉴别肿块性胰腺炎和胰腺癌。但也有研究持相反的观点,认为 DWI 不能鉴别慢性胰腺炎和胰腺癌。MRI-DWI 在诊断胰腺癌中可能优于 CT,因为前者无辐射,且也能精确描述胰腺病灶。MRI 胰胆管造影可以无创地显示胆管和胰管的形态,因此可能可以替代经内镜逆行性胰胆管造影术来诊断小胰腺癌。

5. 超声内镜

一些研究表明超声内镜对胰腺癌的诊断准确性优于多排螺旋 CT。前者的诊断敏感性高达 98%～100%,而后者敏感性为 86%。一项荟萃分析提示有对比剂的超声内镜的诊断敏感性和特异性分别为 94% 和 89%。其次,超声内镜引导下细针穿刺活检的诊断准确性超过 85%。一些新技术,包括扇形穿刺手法、慢拉法以及液态活检可进一步提高超声内镜的诊断准确性。目前细胞块和核心组织取样技术可为病理检查提供更多的组织,从而做其他一些辅助检查,包括 *KRAS* 等基因检测以及化疗药物敏感性检测。

6. 鉴别诊断

肿块型胰腺炎和其他胰腺恶性肿瘤,如淋巴瘤,需要与胰腺癌鉴别。临床上,首个需要排查鉴别的疾病是自身免疫性胰腺炎。它分两个亚型：Ⅰ型病理学特征是淋巴浆细胞性硬化性胰腺炎,是 IgG4 相关性疾病;Ⅱ型病理学特征是中性粒细胞浸润胰管上皮细胞,与 IgG4 无关。自身免疫性胰腺炎主要通过临床表现、血清学指标、影像学表现及病理学检查来与其他疾病鉴别。对于自身免疫性胰腺炎,IgG4 通常会升高;但也有 4%～7% 的胰腺癌患者出现血清 IgG4 水平升高。CT 中胰腺或胰头弥漫性肿胀伴延迟强化、包膜样边缘的表现,是自身免疫性胰腺炎较典型的特征。经内镜逆行性胰胆管造影术中,主胰管不规则狭窄高度提示自身免疫性胰腺炎。对于局灶性自身免疫性胰腺炎,超声内镜引导下穿刺活检是必需的。激素诊断性治疗后,临床症状、血清学异常指标、CT 表现明显改善者,可确诊自身免疫性胰腺炎,而排除胰腺癌。

7. 临床诊断

虽然病理学依据是诊断胰腺癌的金标准,但有很多因素限制或影响病理学依据的获得,包括以下 5 种因素:

(1) 胰腺解剖位置较深,位于腹膜后;此外,胰腺组织较脆弱,因此临床活检取材困难,同时胰液有腐蚀作用,可有一定出血或胰瘘的风险。

(2) 患者配合临床活检的依从性较差,对活检可能存在一定抵触心态,拒绝行病理活检。

(3) 我国经济发展水平、医疗水平及技术水平参差不齐,很多医疗机构缺乏比较先进的微创活检设备和有丰富经验的临床医师。

(4) 即使在有条件的三级医院,以内镜超声为主的穿刺活检成功率也仅为 70%～80%,仍有 20%～30% 的可疑患者不能获得病理诊断。在 2006—2011 年对上海市胰腺癌患者的调查显示,在 892 例临床诊断胰腺癌患者中,经病理学证实的仅占 51.3%。

(5) 多次穿刺活检阴性患者。

因此,胰腺癌的诊断非常需要可靠的临床诊断标准来评估。本研究采用 2012 年中国胰腺癌临床诊断标准。

(1) 必备条件

① CA19‐9≥37 U/ml,能排除慢性胰腺炎、肝炎、胆囊及胆管炎,胆道梗阻等良性疾病以及胃肠道恶性肿瘤者;

② CT/MRI 联合 PET/CT 检查有胰腺癌特征的占位性病变;

③ 有病理(细胞学或组织学)确诊的胰内原发或胰外转移病灶。

(2) 一般条件

① 高危人群;

② 特异或非特异性症状及体征。

必备条件中任意 2 项联合或不联合一般条件均可临床诊断胰腺癌。

下列人群具有较高的罹患胰腺癌的危险性:

(1) 年龄大于 40 岁,有上腹部非特异性不适;

(2) 有胰腺癌家族史;

(3) 突发糖尿病患者,特别是不典型糖尿病,年龄在 60 岁以上,缺乏家族史,无肥胖,很快形成胰岛素抵抗者;

(4) 慢性胰腺炎患者,慢性胰腺炎在小部分病人中是一个重要的癌前病变,特别是慢性家族性胰腺炎和慢性钙化性胰腺炎;

(5) 导管内乳头状黏液瘤亦属于癌前病变;

(6) 患有家族性腺瘤息肉病者;

(7) 良性病变行远端胃大部切除者,特别是术后 20 年以上的人群;

(8) 长期吸烟、大量饮酒以及长期接触有害化学物质等。

综上所述,详细的胰腺癌临床诊断分级标准见表 6‑23‑1。

表 6‑23‑1 中国胰腺癌临床诊断分级标准

分级	病 理 诊 断	定 位 诊 断	功能学诊断 (PET‑CT)	肿瘤 标志物	临床 征象	高危 人群
Ⅰ						
ⅠA	胰腺肿瘤活检石蜡病理(+)	CT(+)/MR(+)/手术探查(+)	—	(+)/(—)	有/无	—
ⅠB	胰腺肿瘤活检冰冻病理(+) 和转移灶病理(+)	CT(+)/MR(+)/手术探查(+)	—	(+)/(—)	有/无	—
ⅠC	胰腺肿瘤穿刺细胞学(+)	CT(+)/MR(+)/手术探查(+)	—	(+)/(—)	有/无	—
Ⅱ						
ⅡA	肝脏转移灶/颈部淋巴结活 检病理(+)	CT(+)和 MR(+)	—	(+)/(—)	有	
ⅡB	腹水涂片细胞学(+)	CT(+)和 MR(+)	—	(+)/(—)	有/无	
ⅡC	肝转移灶穿刺细胞学(+)	CT(+)和 MR(+)	—	(+)/(—)	有/无	—
Ⅲ						
ⅢA	无病理和细胞学恶性证据	EUS(+)和 CT(+)和 MR(+)	(+)	(+)	有/无	有/无
		EUS(+)和 CT(+)和 MR(+)	(—)	(+)	有/无	有/无
ⅢB	无病理和细胞学恶性证据	CT(+)/MR(+)	(+)	(—)	有	有/无
		EUS(+)和 CT(±)/MR(±)	(+)	(+)	有/无	有/无
ⅢC	无病理和细胞学恶性证据	EUS(+)和 CT(±)/MR(±)	(+)	(—)/(±)	有	有
		EUS(+)和 CT(±)/MR(±)	(—)	(+)	有	有

　　Ⅰ级(包括ⅠA、ⅠB和ⅠC级):患者胰腺癌诊断确立,定性诊断明确为恶性,定位诊断明确为胰腺。

　　Ⅱ级(包括ⅡA、ⅡB、ⅡC级):患者胰腺癌诊断基本确立,定性诊断明确为恶性,定位诊断首选胰腺。

　　Ⅲ级:患者缺少原发或转移病灶的病理诊断结果,定性诊断及定位诊断不明确,但均高度怀疑为胰腺来源恶性肿瘤。虽原则上需要穿刺活检或手术探查,但实际工作中仍有部分患者始终得不到病理诊断结果,也耐受不了反复地穿刺活检或手术探查,对此类患者诊断准确性的差异分 3 类。ⅢA:临床诊断高度怀疑胰腺癌。ⅢB:临床诊断怀疑胰腺癌。可与患者及家属沟通后行放、化疗及其他辅助治疗。ⅢC:临床认为胰腺癌可能。

二、围手术期处理

(一) 放射治疗前准备

　　对于有放射治疗指征的患者,因胰腺紧邻周边正常器官和组织,所以在治疗前必须行相关检查评估病情。所需行的检查包括:

　　(1)血常规、肝肾功能、电解质、凝血功能、血清淀粉酶(初步评估患者有无感染、潜在血液疾病、凝血功能和肝肾功能是否正常;血清淀粉酶检查目的是评估患者治疗前有无胰腺炎表现,因放射治疗其中的一个并发症就是治疗相关性胰腺炎,所以若治疗前淀粉酶偏高,则必须先行抑酸抑酶治疗)。

　　(2)肿瘤标志物:CA19‑9、CEA、CA125(评估肿瘤负荷)。

　　(3)影像学检查:增强 MRI 或 CT,必要时 PET‑CT(全面评估肿瘤侵犯的范围、与周围组织、血管的关系、有无淋巴结转移、有无远处转移)。

　　(4)病理学检查(明确胰腺癌的诊断,多在超声内镜引导下细针穿刺活检)。

　　(5)生活质量分析、疼痛评分、ECOG 评分(评估患者的一般状况,以及为疗效的分析作基线统计)。

其次，对于行放疗的患者，还需做好以下术前准备：

（1）无论是调强放疗还是立体定向放射治疗，治疗前均需定位。因此要求患者在定位前至少空腹 4 h，以便排空胃肠道。一方面是为了增加胃肠道与胰腺和肿瘤之间的空间，以减少不良反应的发生；另一方面是为了防止在定位期间，患者因静脉注射造影剂出现胃部不适而呕吐，导致呕吐物误吸。

（2）若肿瘤紧邻十二指肠、小肠或胃壁，必须在治疗前行胃镜检查，评估肿瘤有无侵犯这些正常器官。因放射治疗区域的边界必须与正常器官有一定的距离，防止出现胃肠道破裂、穿孔等不良反应。

（3）若患者在治疗前，已有梗阻性黄疸，则必须先行胆管支架置入术或其他治疗措施，避免胆汁排出受阻；此外，若因梗阻性黄疸出现肝酶升高，则在治疗前必须先保肝退黄治疗，待肝功能及胆红素恢复正常水平后，再行放疗治疗。

（4）对于接受以立体定向放射治疗为治疗方法的患者，术前一般要求需在肿瘤周边置入至少 1 枚金标，其目的在于更精确地对靶区进行照射。

在患者接受介入联合放射治疗时，一般建议患者至少间隔 2 周。但具体的间隔时间，必须根据患者的一般状况决定。

（二）介入治疗前准备

对于介入治疗，在治疗前也需行相应检查来评估病情及患者的一般状况。相关检查与上述介入治疗前的相关检查相似。

一般术中介入治疗应用较少，但若在术前考虑到术中可能无法切除肿瘤，需行术中介入治疗时，则根据患者一般状况，除常规心电图、胸片检查，必要时行肺功能检查、心脏彩超。

在上述各种介入治疗前，患者必须完成以下术前准备：

（1）空腹至少 6 h。

（2）在治疗前 24 h，应用药物抑制胰酶分泌，减少术后并发症发生风险。

（3）在治疗前 12 h，口服泻药，排空胃肠道（因胰腺位于腹膜后，位置深，治疗期间，探针可能需要穿过胃肠道，若胃肠道存在内容物，易引起腹膜炎）。

（4）呼吸训练（需保证患者在治疗期间配合医生操作，保持一定的呼吸频率和深度）。

第三节　胰腺癌的介入联合放射治疗

一、放射治疗的适应证和禁忌证

（一）适应证

（1）局部晚期、不可切除胰腺癌（无远处转移）。

（2）局部症状显著（如侵犯神经引起癌性疼痛），可不考虑肿瘤是否转移。

（3）患者一般状况较好。

（4）老年或不可耐受、拒绝手术或其他治疗患者，无论分期均可接受放疗。

（二）禁忌证

（1）肿瘤侵犯胃壁或十二指肠。

（2）一般情况较差。

（3）治疗前有白细胞和血小板减少、凝血功能障碍者，不是绝对禁忌证。若仅表现为血细胞轻度减少或凝血功能轻度障碍时,可在放疗前或放疗同时予以升白细胞、血小板或改善凝血功能的药物。

(4) 因梗阻性黄疸致胆红素及肝酶升高,同样也不是绝对禁忌证。可在放疗前或放疗同时予以保肝退黄药物。

二、介入治疗的适应证和禁忌证

介入治疗是一种肿瘤局部治疗的方法,因此如上所述,其主要目的是减轻肿瘤负荷、姑息减症,因此其适应证如下:

(1) 局部晚期、不可切除胰腺癌(无远处转移);

(2) 局部症状显著(如肿瘤侵犯神经引起癌性疼痛),可不考虑肿瘤是否转移;

(3) 肿瘤直径不超过 5 cm(对于不可逆电穿孔,最佳肿瘤直径在 3~3.5 cm);

(4) 患者一般状况较好。

由于不同介入治疗的机制各有差异,因此除了介入治疗共同的禁忌证,每种治疗有各自的相关禁忌证:

(1) 转移性胰腺癌,且无明显局部症状;

(2) 患者一般情况较差,无法耐受治疗;

(3) 胃肠道准备较差,仍有内容物;

(4) 治疗前有活动性胰腺炎;

(5) 胰头癌导致梗阻性黄疸、肝功能异常未明显改善;

(6) 心律失常、心脏起搏器或除颤器置入史(该禁忌证主要针对射频消融、不可逆电穿孔);

(7) 已有金属胆管支架置入史(该禁忌证主要针对不可逆电穿孔,因金属可能增加热所致的组织损伤);

(8) 探针距门脉肠系膜血管和十二指肠小于 15 mm(该禁忌证主要针对射频消融术、冷冻消融术、不可逆电穿孔);

(9) 癫痫史(该禁忌证主要针对不可逆电穿孔)。

三、立体定向放射治疗设备

以 G4 系统射波刀为例。G4 射波刀系统主要由安装在治疗室内的数字式 X 线影像设备和安装在由计算机控制的智能机械臂上的小型 X 波段直线加速器组成。治疗时,由 X 线机影像实时引导智能机械波和加速器在不同的方位移动,对治疗靶区进行跟踪式聚集照射,因此不再需要定位框架,改由计算机根据实时影像信息,自动调节加速器输出射线对准靶区,具有很高的治疗精度。

G4 射波刀系统的治疗实施系统由安装在 6 自由度机械臂上的直线加速器构成。两个千伏级的 X 射线源和相应探测器组成的成像系统可在整个治疗过程中拍摄患者的图像。

其中,机械人手臂有 6 个活动关节,由计算机自动控制,但在不同半径球面上形成节点数量不相同,G4 系统有 160 个节点,入射方向为 1 920 个,并且每个节点入射角度较前灵活,在不出束的节点上也无需再停留。G4 机械人手臂旋转范围较 G3 增加约 30°的角度,即一侧增加 15°。G4 系统节点数量的增加、入射角度灵活提高及机械臂旋转范围的增加,使得治疗空间更加开阔,可以由下方往上方照射,增加了许多射线角度,使得剂量分布更均匀,适形度更好,计划更完美,同时也减少了治疗总时间。

射波刀的治疗精准度,取决于其不同的追踪方式。因此,这也是需要在肿瘤周围置入金标的原因。其靶区追踪方式包括：标记点追踪、Xsight 脊柱追踪、Xsight 肺部追踪系统、6D 颅骨追踪系统、Synchrony 呼吸同步追踪系统。

四、介入治疗设备

目前临床上的射频消融探针多借助于超声内镜，常用探针如下所示：

（1）EUS-RFA 系统（STARMED，Koyang，South Korea），包括 1 根 19-gauge、140 cm 的电极针，电极的数厘米长的末端可释放能量，同时探针的内部还配备冷凝系统，并与射频电流产生装置（VIVA，STARMED，Seoul，South Korea）相连。

（2）Habib™ EUS-单极射频消融导管（EMcision Ltd，London，United Kingdom）。

（3）兼顾冷冻消融和射频消融的探针，它是双极消融设备（ERBE Elektromedizin，Tübingen，Germany），既可进行射频消融术，又可行冷冻消融术。

目前射频消融探针有两种形式：一种探针带有多个向四周成"爪形"伸展的电极，这些电极既可在探针末端向外伸展，也可在探针末端上方向外伸展（多在末端上方 2 cm）；另一种探针仅有单个电极。对于电极在末端向外伸展的探针，则探针不必进入肿瘤实质，因末端的电极打开后可直接进入肿瘤内。因此该探针适用于体积较小的肿瘤，因其可根据消融区域的体积在不同角度打开电极，但不足之处在于无法治疗质地较硬的肿瘤。

目前临床上的冷冻消融装置较多，包括：

（1）基于 J-T 效应的冷冻治疗系统（Endocare，USA），简称氩氦刀。后期该公司又改进系统，生产了 Cryocare CS 全能型氩氦刀、V-Probe。

（2）以色列 Galil-Medical 公司的 The Precise Cryoablation System、The SeedNet™ System 和 MRI SeedNet™ System 等多种冷冻治疗系统。这些系统均基于 J-T 效应。但其最大的特色是拥有世界上最小的冷冻探针——直径约 1.47 mm 的探针。

（3）波兰 Metrum-CryoFlex 公司的 Cryo-s 系列冷刀。优势在于结构简单、体积小巧、控制器仅重 4 kg；采用电池驱动，不需外接电源；操作简单、反应迅速。

现常用的不可逆电穿孔装置为美国 Angio Dynamics 公司生产的不可逆电穿孔纳米刀装置。

临床上常用的微波消融设备包括：

（1）Evident 微波消融系统（Evident™，ValleyLab/Covidien，CO，USA），配有 13.5-guage、14-guage 两种水冷微波消融天线，并可产生 915 MHz 微波，最大输出功率为 45 W。

（2）Avecure 微波消融系统（Avecure™，MedWaves，CA，USA），配有 13-guage 至 16-guage 的不同尺寸的天线，并有温度反馈系统，因此无需冷凝装置，产生的微波的频率为 902～928 MHz，输出功率为 10～32 W。

（3）MicroThermX 微波消融系统（MicrothermX-100®，BSD Medical，UT，USA），该系统使用同步相控阵技术，可同时使 3 根微波消融天线产生能量，起到协同作用，使能量迅速沉积在极性分子中。

（4）其他设备包括 Certus 140 系统（Certus 140 system NeuWave，WI，USA）、HS AMICA（HS Medical Inc.，FL，USA）、Acculis 系统（Microsulis，Hampshire，UK）。

五、介入联合放射治疗注意事项及相关问题

（一）放射治疗的注意事项及相关问题的解决方法

（1）胰腺癌的放射治疗可采用立体定向放射治疗或调强放疗。患者均需在定位前空腹 4 h。

（2）对于立体定向放射治疗，在定位前，需置入金标。金标的主要目的是为了在治疗过程中，更准确地勾勒出肿瘤的三维空间结构，从而进一步实施精确放疗。而胰腺癌的金标置入与肝癌的金标置入方法有所不同，且难度较大。胰腺癌的金标置入是借助经内镜逆行性胰胆管造影术，直视下在肿瘤周边置入金标。在患者可耐受情况下或操作较简便时，可置入多枚金标。若难度较大，为规避操作不良反应，可考虑仅置入 1 枚金标。虽然多枚金标的精确度优于 1 枚金标，但在后续放疗过程中，可通过其他方法来弥补。

（3）对于调强放疗，无需置入金标，但在定位时，需在患者上腹部画定位线。该定位线对于后续治疗的精确定位具有重要作用。因此，患者在后续治疗期间必须保持该定位线清晰可见，若定位线模糊，则需要求医生在原定位线描画。

（4）由于调强放疗疗程较长，为 5～6 周。因此在治疗期间，患者每周均需行血常规检查，排查有无放疗血液毒副反应，即白细胞、血小板减少，必要时需予以升白细胞和血小板治疗。

（二）介入治疗注意事项及相关问题的解决方法

由于射频消融设备较多，不同的设备所采用的电流、电压、探针和电极的尺寸均有所差异。因此仅列举相关注意事项及相关问题的解决方法：

（1）选择合适的射频消融的温度。对达到治疗目的和避免正常组织不可挽回的损伤是至关重要的。由于蛋白质在 50℃～60℃ 开始变性，随着温度的继续升高，组织开始出现凝固性坏死，但如果温度过高（通常指超过 105℃），可能会增加不良反应的发生风险，反而无任何疗效。因此，对于胰腺癌的射频消融，通常采取的温度约 90℃（治疗时间通常为 5～10 min），一些研究证实该温度可最大程度地降低副反应的风险，同时也能达到杀伤肿瘤组织的目的。若温度难以较好地控制，可以考虑予以冷的生理盐水来隔绝热量传导，但同时需注意的是，若肿瘤距大血管较近，容易出现热沉效应，导致温度较难达到理想标准，此时可暂不考虑使用生理盐水降温。

（2）由于消融区域的体积大小，由消融时间、温度、能量、探针的型号等决定，因此在治疗前，必须预先判断所需消融的范围，从而决定消融的时间，同时也决定了探针距离正常组织和器官的距离以及所选用的探针的型号。一般要求探针距离十二指肠或门脉肠系膜区血管至少 15 mm。若消融区域较大，则必须增加探针至正常组织的距离。此外，若肿瘤紧邻正常组织，那么在防止严重副反应的前提下，可考虑牺牲部分治疗区域。

（3）探针入路的选择。入路的选择一般取决于肿瘤的位置、大小、探针的尺寸以及尽量避免正常组织或器官损伤的目的。一般有三种经腹置入探针的方法：经胃（较常用，多用于肿瘤位于胰头、肿瘤较大时）、经肝左叶、经胃和横结肠间隙。此外，另一可选的入路是经背部置入探针，一般进针点选择在第 12 胸椎和第 1 腰椎之间、位于脊柱左侧、并远离脊柱 4～7 cm，该方法多用于位于胰体尾的肿瘤。

对于冷冻消融术，同样列举注意事项及相关问题的解决方法：

（1）探针进入肿瘤后，其尖端必须至少距肿瘤远端边界 0.5 cm。

（2）根据肿瘤大小，选择合适数量及尺寸的探针。探针尺寸一般为 1.47 mm、1.7 mm、2 mm 和 3 mm。若肿瘤直径小于 2 cm，选择 1～2 根探针；若肿瘤直径在 2～4 cm，选择 2～4 根探针；若肿瘤直径大于 4 cm，选择 4～8 根探针。任意 2 根探针尖端之间的理想距离为 2 cm。当一次冷冻消融术结束后，仍有残存的肿瘤，建议行二次冷冻消融术。

（3）冷冻温度一般选择在 −160℃±10℃，持续 5～10 min，随后缓慢升温至 15℃±5℃，持续 5～10 min，然后重复数次。

（4）冷冻消融术所形成的冰球的边界必须与周围正常器官或组织有 0.5 cm 的安全距离。

（5）探针的入路与射频消融术的入路相似,但当使用较粗探针时,必须避开小肠和结肠。

（6）操作结束后,穿刺点建议使用浸泡过凝血酶的明胶海绵止血。

不可逆电穿孔的注意事项及相关问题的解决方法:

（1）不可逆电穿孔治疗须在全麻及肌松状态下进行,同时实时监测心电活动。

（2）治疗需在心肌休息状态（完全不应期）时进行,以避免高压电流在心肌兴奋期干扰心脏正常电生理活动,而出现心律失常。因此若患者心率过快,而较难进行操作时,可谨慎使用减缓心率的药物。

（3）根据肿瘤大小,一般选用2～6根探针进行治疗,任意2根探针之间的距离不能小于1 cm,也不能大于2.5 cm。

（4）探针与大血管的距离至少2 mm,因为研究表明探针末端周围5 mm区域内温度会骤然上升,最高达62.8℃。

微波消融术的注意事项及相关问题的解决方法:

（1）由于微波消融区域的范围取决于天线的型号、数量、微波频率和产生的能量。因此在治疗前,判断肿瘤的体积以及微波消融的范围是至关重要的（因如前所述,微波消融热效率高,容易引起周围组织的损伤）。如三轴天线可产生长椭球形的消融区域,长径可达6 cm,且区域的最宽径位于天线末端上方,该天线易引起皮肤及周围组织的烧伤。后出现改进的三轴天线和双槽天线,使得消融区域更接近于球形或椭球形,且最宽径位于天线末端。

（2）微波消融后,建议消融区域的安全边界需略超过肉眼所见肿瘤边界,超出5～10 mm,其目的是消除微病灶,但如果肿瘤紧邻周围正常组织或器官,则可考虑减小安全边界（<5 mm）。

高能聚焦超声注意事项及相关问题的解决方法:

（1）高能聚焦超声操作前的皮肤准备至关重要。一般操作前,需剔除上腹部毛发、去除皮肤表面的油脂、去除皮肤微孔内的气体,其目的在于防止超声束引起皮肤损伤。

（2）为了加压腹部,使胃肠道远离操作路径,降低胃肠道损伤的发生风险,可在上腹壁和传感器之间放置一个装满水且内无任何气体的水囊。

六、术后处理及随访

（一）放射治疗后处理

由于胰腺距胃肠道较近,因此放射治疗所引起的并发症包括:急性胰腺炎、腹腔内出血、胃肠道穿孔、单纯胰酶升高、发热、恶心呕吐、腹部皮肤损伤、白细胞和血小板减少等。因此,需严密监测病情。常见的不良反应如下:

（1）单纯胰酶升高:若无明显胰腺炎表现,可密切监测病情,暂不予以治疗。

（2）急性胰腺炎:停止放疗;禁食、肠外营养;止痛、抗休克;抑制胃酸、抑制胰酶（通过胃管持续引流胃液、予以抑酶药物,包括醋酸奥曲肽、胰蛋白酶）;同时予以抗生素。

（3）腹腔内出血:输液输血、抗休克治疗;必要时予以手术治疗。

（4）胃肠道穿孔:若症状及体征不明显,且实验室检查提示炎性反应指标无明显升高（包括白细胞、中性粒细胞、C反应蛋白、降钙素等）,影像学提示仅腹腔见少量气体,可继续严密观察病情,并抑酸抑酶、禁食;但若有明显腹膜炎表现,则需手术治疗。

（5）发热:可能因肿瘤坏死后,组织吸收或急性胰腺炎、急性胆管炎等致发热。对于低热,予以物理降温;若为高热,则需完善检查,明确发热原因,必要时先予以血培养。

（6）腹部皮肤损伤:一般见于调强放疗。可考虑予以伤口凝胶等保护皮肤、促进皮肤修复的乳膏、凝胶等涂抹;若皮肤副反应严重,建议暂停放疗。

(7) 白细胞、血小板减少:若为 1～2 级白细胞(中性粒细胞)或血小板减少,可考虑予以口服药物;若为 3 级及以上不良反应,则需予以重组人粒细胞刺激因子或重组人白细胞介素-11 升白细胞或血小板。

(二) 介入术后处理

虽然介入治疗的操作过程和机制各有差异,但是所引起的并发症大致相似,包括:急性胰腺炎、胰瘘、腹腔内出血、胃肠道穿孔、门脉系统血栓形成、胆瘘、单纯胰酶升高、发热、腹腔积液等。因此,术后需严密监测病情。

(1) 若患者一般情况可,术后可回普通病房;若治疗前有基础疾病或一般情况欠佳,建议术后入重症监护室至少观察 6 h,若无并发症,可转入普通病房。

(2) 术后需禁食 24 h,待 24 h 内无任何腹部不适和术后并发症时,可先予以流质、半流质,最终改为正常饮食。

(3) 必要时可予以腹围加压包扎穿刺点,防止术后出血。

(4) 术后需常规予以抑酸抑酶药物,如奥美拉唑、醋酸奥曲肽等药物。

若患者出现上述并发症,可予以相关处理:

(1) 胰瘘:继续禁食、肠外营养;予以抑酶药物,包括醋酸奥曲肽、胰蛋白酶;同时引流胰液,如腹腔引流管或内镜下置管引流等,予以抗生素。

(2) 胆瘘:继续禁食、肠外营养;引流胆汁(可考虑胆管支架置入引流或鼻胆管引流);予以抗生素。

(3) 门脉系统血栓形成:若患者无明显症状,且门脉系统无明显受阻,可考虑严密监测病情;治疗后密切随访,必要时可予以肝素治疗;但若门脉近乎被血栓堵塞,且患者有明显门脉高压症状或体征,在权衡出血和凝血风险的前提下,可酌情谨慎使用溶栓药,但需严密监测患者是否出现腹腔内出血等其他并发症。

急性胰腺炎、胃肠道穿孔、腹腔内出血、单纯胰酶升高、发热等处理方式同上述放射治疗引起相同并发症的治疗措施。

(三) 介入治疗术后和放疗后随访

1. 影像学检查

术后 3 个月内,每个月行增强 CT 或 MRI 评估疗效、病情;3 个月～1 年内,每隔 2～3 个月复查;1 年后,每隔 3～6 个月复查。评价标准包括:

(1) CT 值:肿瘤 CT 值较治疗前降低 30～50 HU,提示肿瘤细胞失活。

(2) 增强 CT:肿瘤无明显强化,提示治疗有效。

(3) 功能 CT:肿瘤内血流明显减少提示治疗有效。

(4) RECIST 标准:① 完全缓解:肿瘤消失,或最大径较治疗前至少减少 75%;② 部分缓解:肿瘤最大径较治疗前减少超过 30%;③ 疾病进展:肿瘤最大径较治疗前增加超过 20%,或出现其他远处转移灶;④ 病情稳定:介于部分缓解和疾病进展。

2. CA19-9

复查频率同影像学检查。

3. 临床获益率

评价指标包括:

(1) 止痛药物的剂量较治疗前至少减少 50%,或疼痛评分至少降低 50%。

（2）体重较治疗前至少增加 2 kg。

（3）ECOG 评分较治疗前降低。

4. 预后指标

总体生存期、疾病无进展生存期、局部无进展生存期、远处无转移生存期等。

第四节　介入联合放疗治疗的前景及未来

如前所述,虽然有研究认为介入治疗可能增强机体抗肿瘤的免疫反应,但缺少后续深入和临床研究,因此介入治疗仍然是局部治疗。此外,由于缺少高质量、前瞻性、大样本的临床研究,介入治疗仍仅作为姑息性辅助治疗,且未作为一线或二线治疗措施纳入指南。因上述不足之处,介入治疗需联合其他治疗措施共同治疗胰腺癌,包括：化疗、放疗、免疫治疗等。此外,介入治疗与其他治疗的联合顺序,也有待于进一步研究。总之,联合的关键在于最大程度地提高患者抗肿瘤免疫反应,因此还需在临床前期研究中获得相关依据。

目前已有的回顾性临床研究表明,接受射频消融联合或不联合其他治疗（放疗、化疗）的患者中位生存期为 7.5～34.0 个月,其中对于转移性胰腺癌,射频消融联合化疗后,患者的中位生存期为 10.0～14.0 个月。对于冷冻消融术联合其他治疗（粒子置入、化疗、免疫治疗）治疗局部晚期或转移性胰腺癌,患者的中位生存期为 8.0～16.2 个月,1 年和 2 年总体生存率分别为 33.4%～54.7% 和 22.8%～27.3%。就不可逆电穿孔联合化疗或放疗,患者的中位生存期为 7.0～23.0 个月,中位疾病无进展生存期为 2.7～12.4 个月。目前对于微波消融术治疗胰腺癌仅有零星病例系列报道,其中 1 年肿瘤特异性生存率为 80%。对于接受高能聚焦超声联合放疗或化疗的患者,其中位生存期为 7.0～14.0 个月,1 年和 2 年生存率分别为 21.3%～50.6% 和 3.5%～17.1%。

虽然目前的研究表明介入治疗联合其他治疗措施在一定程度上能够改善患者的预后,但仍需随机、前瞻性临床研究证实。由于前期研究提示介入治疗可能有助于抗肿瘤免疫应答,因此后续的发展在于最大程度地提高介入治疗产生的抗肿瘤效应以及寻找最优化的联合治疗方案。

（张火俊　朱晓斐　曾昭冲　高献书）

参考文献

[1] Siegel RL，Miller KD，Jemal A. Cancer statistics (2017)[J]. CA Cancer J Clin，2017，67(1)：7 - 30.

[2] Siegel RL，Miller KD，Jemal A. Cancer statistics (2016)[J]. CA Cancer J Clin，2016，66(1)：7 - 30.

[3] Gillen S，Schuster T，Meyer Zum Büschenfelde C，et al. Preoperative/neoadjuvant therapy in pancreatic cancer：a systematic review and meta-analysis of response and resection percentages[J]. PLoS Med，2010，7(4)：e1000267.

[4] Siegel R，Ma J，Zou Z，et al. Cancer statistics (2014)[J]. CA Cancer J Clin，2014，64(2)：9 - 29.

[5] Chen W，Zheng R，Baade PD，et al. Cancer statistics in China (2015)[J]. CA Cancer J Clin，2016，66(2)：115 - 132.

[6] Maisonneuve P，Lowenfels AB. Risk factors for pancreatic cancer：a summary review of meta-analytical studies[J]. Int J Epidemiol，2015，44(1)：186 - 198.

[7] Genkinger JM，Kitahara CM，Bernstein L，et al. Central adiposity, obesity during early adulthood, and pancreatic cancer mortality in a pooled analysis of cohort studies[J]. Ann Oncol，2015，26(11)：2257 - 2266.

[8] Larsson SC，Wolk A. Red and processed meat consumption and risk of pancreatic cancer：meta-analysis

of prospective studies[J]. Br J Cancer, 2012, 106(3): 603 - 607.

[9] Rohrmann S, Linseisen J, Nöthlings U, et al. Meat and fish consumption and risk of pancreatic cancer: results from the European Prospective Investigation into cancer and nutrition[J]. Int J Cancer, 2013, 132(3): 617 - 624.

[10] Bosetti C, Bravi F, Turati F, et al. Nutrient-based dietary patterns and pancreatic cancer risk[J]. Ann Epidemiol, 2013, 23(3): 124 - 128.

[11] Tramacere I, Scotti L, Jenab M, et al. Alcohol drinking and pancreatic cancer risk: a meta-analysis of the dose-risk relation[J]. Int J Cancer, 2010, 126(6): 1474 - 1486.

[12] Lucenteforte E, La Vecchia C, Silverman D, et al. Alcohol consumption and pancreatic cancer: a pooled analysis in the International Pancreatic Cancer Case-Control Consortium (PanC4)[J]. Ann Oncol, 2012, 23(2): 374 - 382.

[13] Bosetti C, Rosato V, Li D, et al. Diabetes, antidiabetic medications, and pancreatic cancer risk: an analysis from the International Pancreatic Cancer Case-Control Consortium[J]. Ann Oncol, 2014, 25 (10): 2065 - 2072.

[14] Hruban RH, Canto MI, Goggins M, et al. Update on familial pancreatic cancer[J]. Adv Surg, 2010, 44(1): 293 - 311.

[15] Kleeff J, Korc M, Apte M, et al. Pancreatic cancer[J]. Nat Rev Dis Primers, 2016, 2(5): 16 - 22.

[16] Neoptolemos JP, Stocken DD, Friess H, et al. A randomized trial of chemoradiotherapy and chemotherapy after resection of pancreatic cancer[J]. N Eng J Med, 2004, 350(12): 1200 - 1210.

[17] Oettle H, Post S, Neuhaus P, et al. Adjuvant chemotherapy with gemcitabine vs observation in patients undergoing curative-intent resection of pancreatic cancer: a randomized controlled trial[J]. JAMA, 2007, 297(3): 267 - 277.

[18] Oettle H, Neuhaus P, Hochhaus A, et al. Adjuvant chemotherapy with gemcitabine and long-term outcomes among patients with resected pancreatic cancer: the CONKO - 001 randomized trial[J]. JAMA, 2013, 310(14): 1473 - 1481.

[19] Neoptolemos JP, Stocken DD, Bassi C, et al. Adjuvant chemotherapy with fluorouracil plus folinic acid vs gemcitabine following pancreatic cancer resection: a randomized controlled trial[J]. JAMA, 2010, 304(10): 1073 - 1081.

[20] Neoptolemos JP, Palmer DH, Ghaneh P, et al. Comparison of adjuvant gemcitabine and capecitabine with gemcitabine monotherapy in patients with resected pancreatic cancer (ESPAC - 4): a multicentre, open-label, randomised, phase 3 trial[J]. Lancet, 2017, 389(10073): 1011 - 1024.

[21] Maeda A, Boku N, Fukutomi A, et al. Randomized phase III trial of adjuvant chemotherapy with gemcitabine versus S - 1 in patients with resected pancreatic cancer: Japan Adjuvant Study Group of Pancreatic Cancer (JASPAC - 01)[J]. Jpn J Clin Oncol, 2008, 38(3): 227 - 229.

[22] Sudo K, Nakamura K, Yamaguchi T. S - 1 in the treatment of pancreatic cancer[J]. World J Gastroenterol, 2014, 20(41): 15110 - 15118.

[23] Conroy T, Desseigne F, Ychou M, et al. FOLFIRINOX versus gemcitabine for metastatic pancreatic cancer[J]. N Engl J Med, 2011, 364(19): 1817 - 1825.

[24] Von Hoff DD, Ervin T, Arena FP, et al. Increased survival in pancreatic cancer with nab-paclitaxel plus gemcitabine[J]. N Engl J Med, 2013, 369(18): 1691 - 1703.

[25] Chauffert B, Mornex F, Bonnetain F, et al. Phase III trial comparing intensive induction chemoradiotherapy (60 Gy, infusional 5-FU and intermittent cisplatin) followed by maintenance

gemcitabine with gemcitabine alone for locally advanced unresectable pancreatic cancer. Definitive results of the 2000 - 01 FFCD/SFRO study[J]. Ann Oncol, 2008, 19(9): 1592 - 1599.

[26] Loehrer PJ Sr, Feng Y, Cardenes H, et al. Gemcitabine alone versus gemcitabine plus radiotherapy in patients with locally advanced pancreatic cancer: an Eastern Cooperative Oncology Group trial[J]. J Clin Oncol, 2011, 29(31): 4105 - 4112.

[27] Huguet F, Girard N, Guerche CS, et al. Chemoradiotherapy in the management of locally advanced pancreatic carcinoma: a qualitative systematic review[J]. J Clin Oncol, 2009, 27(13): 2269 - 2277.

[28] Herman JM, Chang DT, Goodman KA, et al. Phase Ⅱ multi-institutional trial evaluating gemcitabine and stereotactic body radiotherapy for patients with locally advanced unresectable pancreatic adenocarcinoma[J]. Cancer, 2015, 121(7): 1128 - 1137.

[29] Schellenberg D, Goodman KA, Lee F, et al. Gemcitabine chemotherapy and single-fraction stereotactic body radiotherapy for locally advanced pancreatic cancer[J]. Int J Radiat Oncol Biol Phys, 2008, 72(3): 678 - 686.

[30] Schellenberg D, Kim J, Christman-Skieller C, et al. Single-fraction stereotactic body radiation therapy and sequential gemcitabine for the treatment of locally advanced pancreatic cancer[J]. Int J Radiat Oncol Biol Phys, 2011, 81(1): 181 - 188.

[31] Koong AC, Le QT, Ho A, et al. Phase Ⅰ study of stereotactic radiosurgery in patients with locally advanced pancreatic cancer[J]. Int J Radiat Oncol Biol Phys, 2004, 58(4): 1017 - 1021.

[32] Chang DT, Schellenberg D, Shen J, et al. Stereotactic radiotherapy for unresectable adenocarcinoma of the pancreas[J]. Cancer, 2009, 115(1): 665 - 672.

[33] Koong AC, Christofferson E, Le QT, et al. Phase Ⅱ study to assess the efficacy of conventionally fractionated radiotherapy followed by a stereotactic radiosurgery boost in patients with locally advanced pancreatic cancer[J]. Int J Radiat Oncol Biol Phys, 2005, 63(2): 320 - 323.

[34] Kim SS, Nakakura EK, Wang ZJ, et al. Preoperative FOLFIRINOX for borderline resectable pancreatic cancer: Is radiation necessary in the modern era of chemotherapy? [J]. J Surg Oncol, 2016, 114(5): 587 - 596.

[35] McClaine RJ, Lowy AM, Sussman JJ, et al. Neoadjuvant therapy may lead to successful surgical resection and improved survival in patients with borderline resectable pancreatic cancer[J]. HPB (Oxford), 2010, 12(1): 73 - 79.

[36] Paniccia A, Edil BH, Schulick RD, et al. Neoadjuvant FOLFIRINOX application in borderline resectable pancreatic adenocarcinoma: a retrospective cohort study[J]. Medicine (Baltimore), 2014, 93(27): e198.

[37] Rose JB, Rocha FG, Alseidi A, et al. Extended neoadjuvant chemotherapy for borderline resectable pancreatic cancer demonstrates promising postoperative outcomes and survival[J]. Ann Surg Oncol, 2014, 21(5): 1530 - 1537.

[38] Breslin TM, Hess KR, Harbison DB, et al. Neoadjuvant chemoradiotherapy for adenocarcinoma of the pancreas: treatment variables and survival duration[J]. Ann Surg Oncol, 2001, 8(2): 123 - 132.

[39] Greer SE, Pipas JM, Sutton JE, et al. Effect of neoadjuvant therapy on local recurrence after resection of pancreatic adenocarcinoma[J]. J Am Coll Surg, 2008, 206(3): 451 - 457.

[40] Takahashi H, Akita H, Tomokuni A, et al. Preoperative gemcitabine-based chemoradiation therapy for borderline resectable pancreatic cancer: impact of venous and arterial involvement status on surgical and pattern of recurrence[J]. Ann Surg, 2016, 264(15): 1091 - 1097.

［41］ Chuong MD，Springett GM，Freilich JM，et al. Stereotactic body radiation therapy for locally advanced and borderline resectable pancreatic cancer is effective and well tolerated［J］. Int J Radiat Oncol Biol Phys，2013，86(3)：516－522.

［42］ Mellon EA，Hoffe SE，Springett GM，et al. Long-term outcomes of induction chemotherapy and neoadjuvant stereotactic body radiotherapy for borderline resectable and locally advanced pancreatic adenocarcinoma［J］. Acta Oncol，2015，54(7)：979－985.

［43］ Moningi S，Dholakia AS，Raman SP，et al. The role of stereotactic body radiation therapy for pancreatic cancer：a single-institution experience［J］. Ann Surg Oncol，2015，22(7)：2352－2358.

［44］ Tempero MA，Malafa MP，Al-Hawary M，et al. Pancreatic adenocarcinoma (version 2)［J］. J Natl Compr Canc Netw，2017，15(8)：1028－1061.

［45］ Balaban EP，Mangu PB，Khorana AA，et al. Locally advanced，unresectable pancreatic cancer：american society of clinical oncology clinical practice guideline［J］. J Clin Oncol，2016，34(22)：2654－2668.

［46］ Small W，Hayes JP，Suh WW，et al. ACR appropriateness criteria ® borderline and unresectable pancreas cancer［J］. Oncology (Williston Park)，2016，30(7)：619－624，627，632.

［47］ Goldberg SN，Mallery S，Gazelle GS，et al. EUS-guided radiofrequency ablation in the pancreas：results in a porcine model［J］. Gastrointest Endosc，1999，50(3)：392－401.

［48］ Keane MG，Bramis K，Pereira SP，et al. Systematic review of novel ablative methods in locally advanced pancreatic cancer［J］. World J Gastroenterol，2014，20(9)：2267－2278.

［49］ Paiella S，Salvia R，Ramera M，et al. Local ablative strategies for ductal pancreatic cancer (radiofrequency ablation，irreversible electroporation)：a review［J］. Gastroenterol Res Pract，2016(1)：1－10.

［50］ Girelli R，Frigerio I，Giardino A，et al. Results of 100 pancreatic radiofrequency ablations in the context of a multimodal strategy for stage Ⅲ ductal adenocarcinoma［J］. Langenbecks Arch Surg，2013，398(1)：63－69.

［51］ Chadha AS，Khoo A，Aliru ML，et al. Recent advances and prospects for multimodality therapy in pancreatic cancer［J］. Semin Radiat Oncol，2016，26(4)：320－337.

［52］ Frese KK，Neesse A，Cook N，et al. Nab-paclitaxel potentiates gemcitabine activity by reducing cytidine deaminase levels in a mouse model of pancreatic cancer［J］. Cancer Discov，2012，2(3)：260－269.

［53］ Arsawang U，Saengsawang O，Rungrotmongkol T，et al. How do carbon nanotubes serve as carriers for gemcitabine transport in a drug delivery system？［J］. J Mol Graph Model，2011，29(5)：591－596.

［54］ Stacey M，Osgood C，Kalluri BS，et al. Nanosecond pulse electrical fields used in conjunction with multi-wall carbon nanotubes as a potential tumor treatment［J］. Biomed Mater，2011，6(1)：011002.

［55］ Patra CR，Bhattacharya R，Wang E，et al. Targeted delivery of gemcitabine to pancreatic adenocarcinoma using cetuximab as a targeting agent［J］. Cancer Res，2008，68(6)：1970－1978.

［56］ Kudgus RA，Szabolcs A，Khan JA，et al. Inhibiting the growth of pancreatic adenocarcinoma in vitro and in vivo through targeted treatment with designer gold nanotherapeutics［J］. PLoS One，2013，8(3)：e57522.

［57］ Meng H，Wang M，Liu H，et al. Use of a lipid-coated mesoporous silica nanoparticle platform for synergistic gemcitabine and paclitaxel delivery to human pancreatic cancer in mice［J］. ACS Nano，2015，9(4)：3540－3557.

[58] Ko AH，Tempero MA，Shan YS，et al. A multinational phase Ⅱ study of nanoliposomal irinotecan sucrosofate（PEP02，MM－398）for patients with gemcitabine-refractory metastatic pancreatic cancer [J]. Br J Cancer，2013，109（4）：920－925.

[59] Ur Rehman SS，Lim K，Wang-Gillam A. Nanoliposomal irinotecan plus fluorouracil and folinic acid：a new treatment option in metastatic pancreatic cancer[J]. Expert Rev Anticancer Ther，2016，16（1）：485－492.

[60] Yi SY，Park YS，Kim HS，et al. Irinotecan monotherapy as second-line treatment in advanced pancreatic cancer[J]. Cancer Chemother Pharmacol，2009，63（6）：1141－1145.

[61] Rosati LM，Kumar R，Herman JM. Integration of stereotactic body radiation therapy into the multidisciplinary management of pancreatic cancer[J]. Semin Radiat Oncol，2017，27（3）：256－267.

[62] Hainfeld JF，Dilmanian FA，Slatkin DN，et al. Radiotherapy enhancement with gold nanoparticles[J]. J Pharm Pharmacol，2008，60（8）：977－985.

[63] Schuemann J，Berbeco R，Chithrani DB，et al. Roadmap to clinical use of gold nanoparticles for radiation sensitization[J]. Int J Radiat Oncol Biol Phys，2016，94（1）：189－205.

[64] Chatterjee DK，Wolfe T，Lee J，et al. Convergence of nanotechnology with radiation therapy-insights and implications for clinical translation[J]. Transl Cancer Res，2013，2（4）：256－268.

[65] Hainfeld JF，Slatkin DN，Smilowitz HM. The use of gold nanoparticles to enhance radiotherapy in mice [J]. Phys Med Biol，2004，49（18）：309－315.

[66] Kunjachan S，Detappe A，Kumar R，et al. Nanoparticle mediated tumor vascular disruption：a vovel strategy in radiation therapy[J]. Nano Lett，2015，15（11）：7488－7496.

[67] Demaria S，Ng B，Devitt ML，et al. Ionizing radiation inhibition of distant untreated tumors（abscopal effect）is immune mediated[J]. Int J Radiat Oncol Biol Phys，2004，58（3）：862－870.

[68] Demaria S，Bhardwaj N，McBride WH，et al. Combining radiotherapy and immunotherapy：a revived partnership[J]. Int J Radiat Oncol Biol Phys，2005，63（3）：655－666.

[69] Lugade AA，Moran JP，Gerber SA，et al. Local radiation therapy of B16 melanoma tumors increases the generation of tumor antigen-specific effector cells that traffic to the tumor[J]. J Immunol，2005，174（12）：7516－7523.

[70] Zhang B，Bowerman NA，Salama JK，et al. Induced sensitization of tumor stroma leads to eradication of established cancer by T cells[J]. J Exp Med，2007，204（1）：49－55.

[71] Lee Y，Auh SL，Wang Y，et al. Therapeutic effects of ablative radiation on local tumor require CD8$^+$ T cells：changing strategies for cancer treatment[J]. Blood，2009，114（3）：589－595.

[72] Burnette B，Fu YX，Weichselbaum RR. The confluence of radiotherapy and immunotherapy[J]. Front Oncol，2012（2）：143.

[73] Frey B，Rubner Y，Wunderlich R，et al. Induction of abscopal anti-tumor immunity and immunogenic tumor cell death by ionizing irradiation — implications for cancer therapies[J]. Curr Med Chem，2012，19（12）：1751－1764.

[74] Formenti SC，Demaria S. Combining radiotherapy and cancer immunotherapy：a paradigm shift[J]. J Natl Cancer Inst，2013，105（4）：256－265.

[75] Burnette B，Weichselbaum RR. Radiation as an immune modulator[J]. Semin Radiat Oncol，2013，23（4）：273－280.

[76] Demaria S，Formenti SC. Radiotherapy effects on anti-tumor immunity：implications for cancer treatment[J]. Front Oncol，2013（3）：128.

[77] Deng L, Liang H, Burnette B, et al. Irradiation and anti-PD-L1 treatment synergistically promote antitumor immunity in mice[J]. J Clin Invest, 2014, 124(2): 687 - 695.

[78] Lim JY, Gerber SA, Murphy SP, et al. Type Ⅰ interferons induced by radiation therapy mediate recruitment and effector function of CD8[+] T cells[J]. Cancer Immunol Immunother, 2014, 63(3): 259 - 271.

[79] Sharabi AB, Nirschl CJ, Kochel CM, et al. Stereotactic radiation therapy augments antigen-specific PD - 1-mediated antitumor immune responses via cross-presentation of tumor antigen[J]. Cancer Immunol Res, 2015, 3(4): 345 - 355.

[80] Sharabi AB, Tran PT, Lim M, et al. Stereotactic radiation therapy combined with immunotherapy: augmenting the role of radiation in local and systemic treatment[J]. Oncology (Williston Park), 2015, 29(5): 331 - 340.

[81] Golden EB, Chhabra A, Chachoua A, et al. Local radiotherapy and granulocyte-macrophage colony-stimulating factor to generate abscopal responses in patients with metastatic solid tumours: a proof-of-principle trial[J]. Lancet Oncol, 2015, 16(7): 795 - 803.

[82] Park SS, Dong H, Liu X, et al. PD - 1 restrains radiotherapy-induced abscopal effect[J]. Cancer Immunol Res, 2015, 3(6): 610 - 619.

[83] Vanpouille-Box C, Diamond JM, Pilones KA, et al. TGF β is a master regulator of radiation therapy-induced antitumor immunity[J]. Cancer Res, 2015, 75(11): 2232 - 2242.

[84] Meng Y, Beckett MA, Liang H, et al. Blockade of tumor necrosis factor alpha signaling in tumor-associated macrophages as a radiosensitizing strategy[J]. Cancer Res, 2010, 70(4): 1534 - 1543.

[85] Ahn GO, Tseng D, Liao CH, et al. Inhibition of Mac - 1 (CD11b/CD18) enhances tumor response to radiation by reducing myeloid cell recruitment[J]. Proc Natl Acad Sci U S A, 2010, 107(18): 8363 - 8368.

[86] Chiang CS, Fu SY, Wang SC, et al. Irradiation promotes an M2 macrophage phenotype in tumor hypoxia[J]. Front Oncol, 2012(2): 89.

[87] Schaue D, McBride WH. T lymphocytes and normal tissue responses to radiation[J]. Front Oncol, 2012(2): 119.

[88] Zitvogel L, Kroemer G. Subversion of anticancer immunosurveillance by radiotherapy[J]. Nat Immunol, 2015, 16(10): 1005 - 1007.

[89] Joosten JJ, Muijen GN, Wobbes T, et al. In vivo destruction of tumor tissue by cryoablation can induce inhibition of secondary tumor growth: an experimental study[J]. Cryobiology, 2001, 42(1): 49 - 58.

[90] Mir LM, Rubinsky B. Treatment of cancer with cryochemotherapy[J]. Br J Cancer, 2002, 86(10): 1658 - 1660.

[91] Homasson JP, Pecking A, Roden S, et al. Tumor fixation of bleomycin labeled with 57 cobalt before and after cryotherapy of bronchial carcinoma[J]. Cryobiology, 1992, 29(5): 543 - 548.

[92] Chiu D, Niu L, Mu F, et al. The experimental study for efficacy and safety of pancreatic cryosurgery [J]. Cryobiology, 2010, 60(3): 281 - 286.

[93] Kovach SJ, Hendrickson RJ, Cappadona CR, et al. Cryoablation of unresectable pancreatic cancer[J]. Surgery, 2002, 131(4): 463 - 464.

[94] Hoffmann NE, Bischof JC. The cryobiology of cryosurgical injury[J]. Urology, 2002, 60(2 Suppl 1): 40 - 49.

[95] Lagerveld BW, van Horssen P, Pes MP, et al. Immediate effect of kidney cryoablation on renal arterial structure in a porcine model studied by imaging cryomicrotome[J]. J Urol, 2010, 183(2): 1221 - 1226.

［96］　Perez-Johnston R，Lenhart DK，Sahani DV. CT angiography of the hepatic and pancreatic circulation ［J］. Radiol Clin North Am，2010，48(2)：311－330.

［97］　Lillemoe KD，Cameron JL，Yeo CJ，et al. Pancreaticoduodenectomy. Does it have a role in the palliation of pancreatic cancer? ［J］. Ann Surg，1996，223(6)：718－728.

［98］　Sabel MS. Cryo-immunology：a review of the literature and proposed mechanisms for stimulatory versus suppressive immune responses［J］. Cryobiology，2009，58(1)：1－11.

［99］　Chu KF，Dupuy DE. Thermal ablation of tumours：biological mechanisms and advances in therapy［J］. Nat Rev Cancer，2014，14(3)：199－208.

［100］　Zerbini A，Pilli M，Penna A，et al. Radiofrequency thermal ablation of hepatocellular carcinoma liver nodules can activate and enhance tumor-specific T-cell responses［J］. Cancer Res，2006，66(2)：1139－1146.

［101］　Schueller G，Kettenbach J，Sedivy R，et al. Expression of heat shock proteins in human hepatocellular carcinoma after radiofrequency ablation in an animal model［J］. Oncol Rep，2004，12(1)：495－499.

［102］　Teng LS，Jin KT，Han N，et al. Radiofrequency ablation，heat shock protein 70 and potential anti-tumor immunity in hepatic and pancreatic cancers：a minireview［J］. Hepat Pancreat Dis Int，2010，9(4)：361－365.

［103］　Rai R，Richardson C，Flecknell P，et al. Study of apoptosis and heat shock protein (HSP) expression in hepatocytes following radiofrequency ablation (RFA)［J］. J Surg Res，2005，129(1)：147－151.

［104］　Liu Q，Zhai B，Yang W，et al. Abrogation of local cancer recurrence after radiofrequency ablation by dendritic cell-based hyperthermic tumor vaccine［J］. Mol Ther J Am Soc Gene Ther，2009，17(12)：2049－2057.

［105］　den Brok MH，Sutmuller RP，Nierkens S，et al. Efficient loading of dendritic cells following cryo and radiofrequency ablation in combination with immune modulation induces antitumour immunity［J］. Br J Cancer，2006，95(7)：896－905.

［106］　Rovere-Querini P，Manfredi AA. Tumor destruction and in situ delivery of antigen presenting cells promote antineoplastic immune responses：implications for the immunotherapy of pancreatic cancer ［J］. JOP，2004，5(4)：308－314.

［107］　Dallal RM，Christakos P，Lee K，et al. Paucity of dendritic cells in pancreatic cancer［J］. Surgery，2002，131(2)：135－138.

［108］　Napoletano C，Taurino F，Biffoni M，et al. RFA strongly modulates the immune system and anti-tumor immune responses in metastatic liver patients［J］. Int J Oncol，2008，32(2)：481－490.

［109］　Fietta AM，Morosini M，Passadore I，et al. Systemic inflammatory response and downmodulation of peripheral $CD25^+$ $Foxp3^+$ T-regulatory cells in patients undergoing radiofrequency thermal ablation for lung cancer［J］. Hum Immunol，2009，70(7)：477－486.

［110］　Zerbini A，Pilli M，Laccabue D，et al. Radiofrequency thermal ablation for hepatocellular carcinoma stimulates autologous NK-cell response［J］. Gastroenterology，2010，138(5)：1931－1942.

［111］　Hansler J，Wissniowski TT，Schuppan D，et al. Activation and dramatically increased cytolytic activity of tumor specific T lymphocytes after radio-frequency ablation in patients with hepatocellular carcinoma and colorectal liver metastases［J］. World J Gastroenterol，2006，12(23)：3716－3721.

［112］　Carrara S，Petrone MC，Testoni PA，et al. Tumors and new endoscopic ultrasound-guided therapies ［J］. World J Gastrointest Endosc，2013，5(4)：141－147.

［113］　Wright AS，Sampson LA，Warner TF，et al. Radiofrequency versus microwave ablation in a hepatic porcine model[J]. Radiology, 2005, 236(1): 132 - 139.

[114] Kim J. Endoscopic ultrasound-guided treatment of pancreatic cystic and solid masses[J]. Clin Endosc, 2015, 48(4): 308 - 311.

[115] Ansari D, Kristoffersson S, Andersson R, et al. The role of irreversible electroporation (IRE) for locally advanced pancreatic cancer: a systematic review of safety and efficacy[J]. Scand J Gastroenterol, 2017, 52(11): 1165 - 1171.

[116] Beger HG, Gansauge F, Buchler MW, et al. Intraarterial adjuvant chemotherapy after pancreaticoduodenectomy for pancreatic cancer: significant reduction in occurrence of liver metastasis [J]. World J Surg, 1999, 23(9): 946 - 949.

[117] Beger HG, Link KH, Gansauge F. Adjuvant regional chemotherapy in advanced pancreatic cancer: results of a prospective study[J]. Hepatogastroenterology, 1998, 45(21): 638 - 643.

[118] Morak MJ, van der Gaast A, Incrocci L, et al. Adjuvant intra-arterial chemotherapy and radiotherapy versus surgery alone in resectable pancreatic and periampullary cancer: a prospective randomized controlled trial[J]. Ann Surg, 2008, 248(6): 1031 - 1041.

[119] Aiura K, Takahashi S, Matsui J, et al. Beneficial effects of 5-Fluorouracil and heparin-based portal infusion chemotherapy combined with mitomycin C and cisplatin after curative resection of pancreatic cancer[J]. Pancreatology, 2010, 10(2): 250 - 258.

[120] Chen Y, Wang XL, Wang JH, et al. Transarterial infusion with gemcitabine and oxaliplatin for the treatment of unresectable pancreatic cancer[J]. Anticancer Drugs, 2014, 25(1): 958 - 963.

[121] Tanaka T, Sho M, Nishiofuku H, et al. Unresectable pancreatic cancer: arterial embolization to achieve a single blood supply for intra-arterial infusion of 5-fluorouracil and full-dose IV gemcitabine [J]. AJR Am J Roentgenol, 2012, 198(1): 1445 - 1452.

[122] Ni XG, Bai XF, Mao YL, et al. The clinical value of serum CEA, CA19 - 9, and CA242 in the diagnosis and prognosis of pancreatic cancer[J]. Eur J Surg Oncol, 2005, 31(2): 164 - 169.

[123] Safi F, Schlosser W, Kolb G, et al. Diagnostic value of CA19 - 9 in patients with pancreatic cancer and nonspecifi c gastrointestinal symptoms[J]. J Gastrointest Surg, 1997, 1(2): 106 - 112.

[124] Goonetilleke KS, Siriwardena AK. Systematic review of carbohydrate antigen (CA19 - 9) as a biochemical marker in the diagnosis of pancreatic cancer[J]. Eur J Surg Oncol, 2007, 33(3): 266 - 270.

[125] Gattani AM, Mandeli J, Bruckner HW. Tumor markers in patients with pancreatic carcinoma[J]. Cancer, 1996, 78(1): 57 - 62.

[126] Chan A, Prassas I, Dimitromanolakis A, et al. Validation of biomarkers that complement CA19. 9 in detecting early pancreatic cancer[J]. Clin Cancer Res, 2014, 20(22): 5787 - 5795.

[127] O'Brien DP, Sandanayake NS, Jenkinson C, et al. Serum CA19 - 9 is significantly upregulated up to 2 years before diagnosis with pancreatic cancer: implications for early disease detection[J]. Clin Cancer Res, 2015, 21(3): 622 - 631.

[128] Ahn SS, Kim MJ, Choi JY, et al. Indicative findings of pancreatic cancer in prediagnostic CT[J]. Eur Radiol, 2009, 19(10): 2448 - 2455.

[129] Diehl SJ, Lehmann KJ, Sadick M, et al. Pancreatic cancer: value of dual-phase helical CT in assessing resectability[J]. Radiology, 1998, 206(2): 373 - 378.

[130] Lu DS, Reber HA, Krasny RM, et al. Local staging of pancreatic cancer: criteria for unresectability of major vessels as revealed by pancreatic-phase, thin-section helical CT[J]. AJR Am J Roentgenol,

1997，168(6)：1439－1443.

［131］ Wang Z，Chen JQ，Liu JL，et al. FDG-PET in diagnosis，staging and prognosis of pancreatic carcinoma：a meta-analysis［J］. World J Gastroenterol，2013，19(29)：4808－4817.

［132］ Rijkers AP，Valkema R，Duivenvoorden HJ，et al. Usefulness of F－18-fluorodeoxyglucose positron emission tomography to confirm suspected pancreatic cancer：a meta-analysis［J］. Eur J Surg Oncol，2014，40(7)：794－804.

［133］ Tang S，Huang G，Liu J，et al. Usefulness of 18F-FDG PET，combined FDG-PET/CT and EUS in diagnosing primary pancreatic carcinoma：a meta-analysis［J］. Eur J Radiol，2011，78(1)：142－150.

［134］ Kamisawa T，Wood LD，Itoi T，et al. Pancreatic cancer［J］. Lancet，2016，388(2)：73－85.

［135］ Park HS，Lee JM，Choi HK，et al. Preoperative evaluation of pancreatic cancer：comparison of gadolinium-enhanced dynamic MRI with MR cholangiopancreatography versus MDCT［J］. J Magn Reson Imaging，2009，30(3)：586－595.

［136］ Fattahi R，Balci NC，Perman WH，et al. Pancreatic diffusion-weighted imaging (DWI)：comparison between mass-forming focal pancreatitis (FP)，pancreatic cancer (PC)，and normal pancreas［J］. J Magn Reson Imaging，2009，29(2)：350－356.

［137］ Takeuchi M，Matsuzaki K，Kubo H，et al. High-b-value diffusion-weighted magnetic resonance imaging of pancreatic cancer and mass-forming chronic pancreatitis：preliminary results［J］. Acta Radiol，2008，49(1)：383－386.

［138］ Sandrasegaran K，Nutakki K，Tahir B，et al. Use of diffusion-weighted MRI to differentiate chronic pancreatitis from pancreatic cancer［J］. AJR Am J Roentgenol，2013，201(5)：1002－1008.

［139］ Maccioni F，Martinelli M，Al Ansari N，et al. Magnetic resonance cholangiography：past，present and future：a review［J］. Eur Rev Med Pharmacol Sci，2010，14(8)：721－725.

［140］ Agarwal B，Abu-Hamda E，Molke KL，et al. Endoscopic ultrasound-guided fine needle aspiration and multidetector spiral CT in the diagnosis of pancreatic cancer［J］. Am J Gastroenterol，2004，99(5)：844－850.

［141］ DeWitt J，Devereaux B，Chriswell M，et al. Comparison of endoscopic ultrasonography and multidetector computed tomography for detecting and staging pancreatic cancer［J］. Ann Intern Med，2004，141(10)：753－763.

［142］ Gong TT，Hu DM，Zhu Q. Contrast-enhanced EUS for differential diagnosis of pancreatic mass lesions：a meta-analysis［J］. Gastrointest Endosc，2012，76(2)：301－309.

［143］ Bang JY，Magee SH，Ramesh J，et al. Randomized trial comparing fanning with standard technique for endoscopic ultrasound-guided fine-needle aspiration of solid pancreatic mass lesions［J］. Endoscopy，2013，45(06)：445－450.

［144］ Nakai Y，Isayama H，Chang KJ，et al. Slow pull versus suction in endoscopic ultrasound-guided fi ne-needle aspiration of pancreatic solid masses［J］. Dig Dis Sci，2014，59(7)：1578－1585.

［145］ Attam R，Arain MA，Bloechl SJ，et al. "Wet suction technique (WEST)"：a novel way to enhance the quality of EUS-FNA aspirate. Results of a prospective，single-blind，randomized，controlled trial using a 22-gauge needle for EUS-FNA of solid lesions［J］. Gastrointest Endosc，2015，81(6)：1401－1407.

［146］ Qin SY，Zhou Y，Li P，et al. Diagnostic efficacy of cell block immunohistochemistry，smear cytology，and liquid-based cytology in endoscopic ultrasound-guided fi ne-needle aspiration of pancreatic lesions：a single-institution experience［J］. PLoS One，2014，9(9)：e108762.

［147］ Brand RE，Adai AT，Centeno BA，et al. A microRNA-based test improves endoscopic ultrasound-guided cytologic diagnosis of pancreatic cancer[J]. Clin Gastroenterol Hepatol，2014，12（10）：1717 - 1723.

[148] Jabbar KS，Verbeke C，Hyltander AG，et al. Proteomic mucin profiling for the identification of cystic precursors of pancreatic cancer[J]. J Natl Cancer Inst，2014，106（2）：djt439.

[149] Fuccio L，Hassan C，Laterza L，et al. The role of K-ras gene mutation analysis in EUS-guided FNA cytology specimens for the differential diagnosis of pancreatic solid masses：a meta-analysis of prospective studies[J]. Gastrointest Endosc，2013，78（4）：596 - 608.

[150] Kamisawa T，Imai M，Yui Chen P，et al. Strategy for differentiating autoimmune pancreatitis from pancreatic cancer[J]. Pancreas，2008，37（1）：e62 - 67.

[151] Shimosegawa T，Chari ST，Frulloni L，et al. International consensus diagnostic criteria for autoimmune pancreatitis：guidelines of the International Association of Pancreatology[J]. Pancreas，2011，40（3）：352 - 358.

[152] 倪泉兴,虞先濬,刘亮.中国胰腺癌临床诊断标准的探讨[J].中国癌症杂志,2012,22(2)：81 - 87.

[153] Xu K，Niu L，Yang D. Cryosurgery for pancreatic cancer[J]. Gland Surg，2013，2（1）：30 - 39.

[154] Salhab M，Canelo R. An overview of evidence-based management of hepatocellular carcinoma：a meta-analysis[J]. J Cancer Res Ther，2011，7（1）：463 - 475.

[155] Sweesy MW，Holland JL，Smith KW. Electromagnetic interference in cardiac rhythm management devices[J]. AACN Clin Issues，2004，15（3）：391 - 403.

[156] Dunki-Jacobs EM，Philips P，Martin RC 2nd. Evaluation of resistance as a measure of successful tumor ablation during irreversible electroporation of the pancreas[J]. J Am Coll Surg，2014，218（2）：179 - 187.

[157] Fegrachi S，Molenaar IQ，Klaessens JH，et al. Radiofrequency ablation of the pancreas with and without intraluminal duodenal cooling in a porcine model[J]. J Surg Res，2013，184（2）：867 - 872.

[158] Martin RCG 2nd. Multi-disciplinary management of locally advanced pancreatic cancer with irreversible electroporation[J]. J Surg Oncol，2017，116（1）：35 - 45.

[159] Tasu JP，Vesselle G，Herpe G，et al. Irreversible electroporation for locally advanced pancreatic cancer[J]. Diagn Interv Imaging，2016，97（12）：1297 - 1304.

[160] Changela K，Patil R，Duddempudi S，et al. Endoscopic ultrasound-guided radiofrequency ablation of the pancreatic tumors：a promising tool in management of pancreatic tumors[J]. Can J Gastroenterol Hepatol，2016：4189358.

[161] D'Onofrio M，Ciaravino V，De Robertis R，et al. Percutaneous ablation of pancreatic cancer[J]. World J Gastroenterol，2016，22（3）：9661 - 9673.

[162] 赵庆孝,常兆华,李雷.肿瘤冷冻消融器械的发展现状[J].介入放射学杂志,2009,18(07)：553 - 556.

[163] 孙钢.不可逆电穿孔技术消融肿瘤研究进展[J].介入放射学杂志,2015,24(04)：277 - 281.

[164] Girelli R，Frigerio I，Salvia R，et al. Feasibility and safety of radiofrequency ablation for locally advanced pancreatic cancer[J]. Br J Surg，2010，97（2）：220 - 225.

[165] Date RS，McMahon RF，Siriwardena AK. Radiofrequency ablation of the pancreas I：definition of optimal thermal kinetic parameters and the effect of simulated portal venous circulation in an ex-vivo porcine model[J]. JOP，2005，6（6）：581 - 587.

[166] He L，Niu L，Korpan NN，et al. Clinical practice guidelines for cryosurgery of pancreatic cancer：a consensus statement From the China Cooperative Group of Cryosurgery on Pancreatic Cancer，International Society of Cryosurgery，and Asian Society of Cryosurgery[J]. Pancreas，2017，46（8）：

967 - 972.

[167] Tasu JP，Vesselle G，Herpe G. Irreversible electroporation for locally advanced pancreatic cancer：where do we stand in 2017？[J]. Pancreas，2017，46(3)：283 - 287.

[168] Dunki-Jacobs EM，Philips P，Martin RC. Evaluation of thermal injury to liver，pancreas and kidney during irreversible electroporation in an in vivo experimental model[J]. 2nd. Br J Surg，2014，101(9)：1113 - 1121.

[169] Hinshaw JL，Lubner MG，Ziemlewicz TJ，et al. Percutaneous tumor ablation tools：microwave，radiofrequency，or cryoablation — what should you use and why？[J]. Radiographics，2014，34(5)：1344 - 1362.

[170] Wang Y，Sun Y，Feng L，et al. Internally cooled antenna for microwave ablation：results in ex vivo and in vivo porcine livers[J]. Eur J Radiol，2008，67(2)：357 - 361.

[171] Brace CL. Dual-slot antennas for microwave tissue heating：parametric design analysis and experimental validation[J]. Med Phys，2011，38(2)：4232 - 4240.

[172] Liang P，Yu J，Lu MD，et al. Practice guidelines for ultrasound-guided percutaneous microwave ablation for hepatic malignancy[J]. World J Gastroenterol，2013，19(33)：5430 - 5438.

[173] Marinova M，Rauch M，Mücke M，et al. High-intensity focused ultrasound（HIFU）for pancreatic carcinoma：evaluation of feasibility，reduction of tumour volume and pain intensity[J]. Eur Radiol，2016，26(11)：4047 - 4056.

[174] Kawamoto S，Permpongkosol S，Bluemke DA，et al. Sequential changes after radiofrequency ablation and cryoablation of renal neoplasms：role of CT and MR imaging[J]. Radiographics，2007，27(2)：343 - 355.

[175] Henzler T，Shi J，Jafarov H，et al. Functional CT imaging techniques for the assessment of angiogenesis in lung cancer[J]. Transl Lung Cancer Res，2012，1(1)：78 - 83.

[176] Bernhard J，Dietrich D，Glimelius B，et al. Clinical benefit response in pancreatic cancer trials revisited[J]. Oncol Res Treat，2014，37(1)：42 - 48.

[177] Giardino A，Girelli R，Frigerio I，et al. Triple approach strategy for patients with locally advanced pancreatic carcinoma[J]. HPB，2013，15(8)：623 - 627.

[178] Spiliotis JD，Datsis AC，Michalopoulos NV，et al. Radiofrequency ablation combined with palliative surgery may prolong survival of patients with advanced cancer of the pancreas[J]. Langenbecks Arch Surg，2007，392(1)：55 - 60.

[179] Kallis Y，Phillips N，Steel A，et al. Analysis of endoscopic radiofrequency ablation of biliary malignant strictures in pancreatic cancer suggests potential survival benefit[J]. Dig Dis Sci，2015，60(11)：3449 - 3455.

[180] Zou YP，Li WM，Zheng F，et al. Intraoperative radiofrequency ablation combined with 125 iodine seed implantation for unresectable pancreatic cancer[J]. World J Gastroenterol，2010，16(40)：5104 - 5110.

[181] Niu L，He L，Zhou L，et al. Percutaneous ultrasonography and computed tomography guided pancreatic cryoablation：feasibility and safety assessment[J]. Cryobiology，2012，65(3)：301 - 307.

[182] Xu KC，Niu LZ，Hu YZ，et al. A pilot study on combination of cryosurgery and（125）iodine seed implantation for treatment of locally advanced pancreatic cancer[J]. World J Gastroenterol，2008，14(10)：1603 - 1611.

[183] 牛立志，李海波，文卫锋.经皮冷消融治疗局部进展性胰腺癌的可行性[J].中华胰腺病杂志，2011，11(1)：1 - 4.

［184］牛立志,何丽华,周亮.经皮冷消融与^{125}I粒子置入联合化疗治疗 67 例晚期胰腺癌的疗效和安全性［J］.中华肿瘤杂志,2012,34(1)：940-944.

［185］Chen JB, Li JL, He LH, et al. Radical treatment of stage Ⅳ pancreatic cancer by the combination of cryosurgery and iodine - 125 seed implantation［J］. World J Gastroenterol, 2012, 18（47）: 7056-7062.

［186］Niu L, Chen J, He L, et al. Combination treatment with comprehensive cryoablation and immunotherapy in metastatic pancreatic cancer［J］. Pancreas, 2013, 42(7): 1143-1149.

［187］Narayanan G, Hosein PJ, Beulaygue IC, et al. Percutaneous image-guided irreversible electroporation for the treatment of unresectable, locally advanced pancreatic adenocarcinoma［J］. J Vasc Interv Radiol, 2017, 28(3): 342-348.

［188］Mansson C, Brahmstaedt R, Nilsson A, et al. Percutaneous irreversible electroporation for treatment of locally advanced pancreatic cancer following chemotherapy or radiochemotherapy［J］. Eur J Surg Oncol, 2016, 42(9): 1401-1406.

［189］Paiella S, Butturini G, Frigerio I, et al. Safety and feasibility of Irreversible Electroporation (IRE) in patients with locally advanced pancreatic cancer: results of a prospective study［J］. Dig Surg, 2015, 32 (2): 90-97.

［190］Belfiore MP, Ronza FM, Romano F, et al. Percutaneous CT-guided irreversible electroporation followed by chemotherapy as a novel neoadjuvant protocol in locally advanced pancreatic cancer: our preliminary experience［J］. Int J Surg, 2015, 21(Suppl 1): S34-S39.

［191］Martin RC 2nd, Kwon D, Chalikonda S, et al. Treatment of 200 locally advanced（stage Ⅲ）pancreatic adenocarcinoma patients with irreversible electroporation: safety and efficacy［J］. Ann Surg, 2015, 262(3): 486-494.

［192］Kluger MD, Epelboym I, Schrope BA, et al. Single-institution experience with irreversible electroporation for T4 pancreatic cancer: first 50 patients［J］. Ann Surg Oncol, 2016, 23(5): 1736-1743.

［193］Lambert L, Horejs J, Krska Z, et al. Treatment of locally advanced pancreatic cancer by percutaneous and intraoperative irreversible electroporation: general hospital cancer center experience ［J］. Neoplasma, 2016, 63(2): 269-273.

［194］Yan L, Chen YL, Su M, et al. A single-institution experience with open irreversible electroporation for locally advanced pancreatic carcinoma［J］. Chin Med J, 2016, 129(24): 2920-2925.

［195］Zhang Y, Shi J, Zeng J, et al. Percutaneous irreversible electroporation for ablation of locally advanced pancreatic cancer: experience from a Chinese institution［J］. Pancreas, 2017, 46（2）: e12-e14.

［196］Scheffer HJ, Vroomen LG, de Jong MC, et al. Ablation of locally advanced pancreatic cancer with percutaneous irreversible electroporation: results of the Phase Ⅰ/Ⅱ PANFIRE study［J］. Radiology, 2017, 282(1): 585-597.

［197］Carrafiello G, Ierardi AM, Fontana F. Microwave ablation of pancreatic head cancer: safety and efficacy［J］. J Vasc Interv Radiol, 2013, 24(10): 1513-1520.

［198］Zhao J, Zhao F, Shi Y, et al. The efficacy of a new high intensity focused ultrasound therapy for locally advanced pancreatic cancer［J］. J Cancer Res Clin Oncol, 2017, 143(10): 2105-2111.

［199］Ning ZY, Cheng CS, Xie J, et al. A retrospective analysis of survival factors of high intensity focused ultrasound（HIFU）treatment for unresectable pancreatic cancer［J］. Discov Med, 2016, 21(118): 435-445.

［200］　Li X，Wang K，Zheng L，et al. Retrospective analysis of high intensity focused ultrasound combined with S－1 in the treatment of metastatic pancreatic cancer after failure of gemcitabine［J］. Am J Cancer Res，2015，6(1)：84－90.

［201］　Li YJ，Huang GL，Sun XL，et al. The combination therapy of high-intensity focused ultrasound with radiotherapy in locally advanced pancreatic carcinoma［J］. World J Surg Oncol，2016，14(1)：60.

［202］　Vidal-Jove J，Perich E，del Castillo MA. Ultrasound Guided High Intensity Focused Ultrasound for malignant tumors：the spanish experience of survival advantage in stage Ⅲ and Ⅳ pancreatic cancer［J］. Ultrason Sonochem，2015，27(1)：703－706.

［203］　Gao HF，Wang K，Meng ZQ，et al. High intensity focused ultrasound treatment for patients with local advanced pancreatic cancer［J］. Hepatogastroenterology，2013，60(128)：1906－1910.

［204］　Li PZ，Zhu SH，He W，et al. High-intensity focused ultrasound treatment for patients with unresectable pancreatic cancer［J］. Hepatobiliary Pancreat Dis Int，2012，11(1)：655－660.

［205］　Sung HY，Jung SE，Cho SH，et al. Long-term outcome of high-intensity focused ultrasound in advanced pancreatic cancer［J］. Pancreas，2011，40(7)：1080－1086.

［206］　Zhao H，Yang G，Wang D，et al. Concurrent gemcitabine and high-intensity focused ultrasound therapy in patients with locally advanced pancreatic cancer［J］. Anticancer Drugs，2010，21(4)：447－452.

胰腺癌介入联合分子靶向治疗

第一节　概　　述

胰腺癌是以病情进展快,致死率高,预后差著称的恶性肿瘤。由于手术切除率低,放化疗敏感性差,因此寻找胰腺癌的最佳治疗方案目前仍然是肿瘤治疗的热点之一。近年来,随着介入治疗技术及理念的不断更新和发展,介入治疗逐步显示出其在胰腺癌局部治疗领域中的优势,其治疗模式也已从经动脉化疗灌注的单一治疗模式,发展为经动脉化疗灌注、放射性粒子置入、射频微波消融治疗等多种介入治疗手段并行的综合治疗模式。与此同时,随着分子靶向药物研究的不断深入,靶向药物的作用得到越来越多高级别临床试验的证实,目前靶向药物治疗已经成为胰腺癌治疗的重要组成部分。临床上用于胰腺癌治疗及正在研究的靶向药物主要有表皮生长因子受体抑制剂类、血管内皮生长因子抑制剂类、靶向 Ras 信号途径药物等,此外以 PD－1/PD－L1 为代表的免疫治疗药物为胰腺癌的治疗提供了新的思路。在精准治疗已成为肿瘤治疗研究热点的现状下,介入治疗与靶向治疗的结合,将成为临床胰腺癌治疗极具发展前景的课题之一。

第二节　术前评估及围手术期处理

一、适应证与禁忌证

(一) 适应证

(1) 不能手术或不愿接受手术的胰腺癌患者。

(2) 术前或术后辅助治疗。

(3) 胰腺癌伴肝脏转移。

(二) 禁忌证

(1) 碘对比剂的禁忌证。

(2) 全身多处转移。

(3) 多脏器功能衰竭,严重恶液质,ECOG(eastern cooperative oncology group)评分>2 分。

(4) 有出血或凝血功能障碍性疾病不能纠正。高热、感染,白细胞<$3.5×10^9$/L,血小板数<$50×10^9$/L。

二、术前准备

(一) 患者准备

穿刺部位备皮,术前禁食、禁水 4 h。

（二）辅助检查

常规检查血生化、血常规、凝血功能、肿瘤标志物（CA19-9、CEA、CA125 等）、心电图、胸部 CT 等，以了解患者全身及主要脏器状况，确定有无治疗禁忌证，并便于术后观察对比。对于初次治疗且无病理诊断者，须结合病史、临床表现、实验室检查、影像学检查，由多学科专家讨论后慎重做出临床诊断并动态观察。

（三）术前用药

灌注化疗前 6 h 需给予水化以降低化疗药物肾毒性灌注化疗前半小时静脉给予止吐药。

（四）术前签署知情同意书

（五）器械准备

包括穿刺针、超滑导丝、导管鞘、导管和微导管。

第三节　胰腺癌的介入联合分子靶向治疗

目前经动脉化疗灌注与传统化疗相比，化疗药物可直达胰腺组织内，提高了化疗药物在肿瘤内部的浓度，同时降低了其在血液及其他脏器的浓度，降低了消化道的不良反应的发生率，提高患者耐受性。用于动脉灌注的方案多以吉西他滨（gemcitabine，GEM）为主，联合 1~2 种化疗药物术中同时灌注化疗。推荐 GEM 剂量为 $80 \sim 1\,000 \text{ mg/m}^2$，氟尿嘧啶 $500 \sim 700 \text{ mg/m}^2$，四氢叶酸 100 mg，顺铂 $60 \sim 80 \text{ mg/m}^2$，奥沙利铂 100 mg/m^2，单药或联合应用。可 2~3 周重复，或疼痛治疗缓解后再发时重复。

一、胰腺癌常用分子靶向药物

目前可用于与 GEM 联合靶向药物很多，现将代表性药物介绍如下。

（一）表皮生长因子受体抑制剂

酪氨酸激酶跨膜受体 ErbB 家族成员之一，它由四个成员组成：ErbB1/HER1/EGFR，ErbB2/HER2/neu，ErbB3/HER3 和 ErbB4/HER4。首次发现表皮生长因子受体（epidermal growth factor receptor，EGFR）基因在细胞转化中的作用，是鸟红细胞增多症病毒 v-erbB 原癌基因的同系物。以后很多研究发现很多肿瘤包括胰腺癌存在 EGFR 信号异常。胰腺癌中经常可以观察到 EGFR 与它的配体的共表达，形成自分泌环，刺激胰腺癌细胞增殖。

1. 西妥昔单抗

直接靶向 EGFR 的人鼠单克隆抗体嵌合体。2004 年被 FDA 批准用于依立替康耐药或不耐受的结直肠癌。在治疗胰腺癌方面，已有西妥昔单抗单一用药或与吉西他滨联合的多项临床前研究，它能潜在抑制人胰腺癌细胞系自磷酸化和常位肿瘤移植模型，但是结果表明西妥昔单抗单独移植肿瘤增殖疗效只有 20%左右；但与吉西他滨联合，效果显著增强。一项局部晚期和复发性胰腺癌的Ⅱ期临床实验结果，表明西妥昔单抗耐受性较好，不良反应为中性粒细胞减少、腹痛和无力等。中位生存期 7.1 个月，1 年生存率 31.7%。

2. 曲妥珠单抗（赫赛汀）

靶向 ErbB2（HER2/neu）的重组人单克隆抗体，在 1998 年被 FDA 批准用于乳腺癌治疗，自此之后研究人员开始探索用它来治疗包括胰腺癌在内的其他恶性肿瘤。然而一项Ⅱ期临床实验结果显示，联合曲妥珠单抗和吉西他滨并不优于单独应用吉西他滨。

3. 厄洛替尼

靶向 EGFR 的小分子抑制剂,它于 2004 年被 FDA 批准用于治疗晚期非小细胞肺癌,之后逐渐被用于治疗其他肿瘤如结直肠癌、卵巢癌和胰腺癌。近期发表的一项里程碑式的Ⅲ期临床试验结果,569 例晚期胰腺癌病人入组,随机接受吉西他滨联合安慰剂或厄洛替尼。结果显示厄洛替尼联合吉西他滨,可以提高中位生存期(6.24 个月 vs 5.91 个月)和 1 年总生存率(23 个月 vs 17 个月)。两组的反应率和生活质量分析相似。很重要的一点是联合吉西他滨和厄洛替尼,可以使病人很好的耐受腹泻和湿疹,而这些并发症是应用厄洛替尼常见的。这是首次吉西他滨联合其他药物较单独应用吉西他滨疗效有统计学差异,因此厄洛替尼于 2005 年被 FDA 批准用于胰腺癌的治疗。

4. 吉非替尼

一种小分子 EGFR 抑制剂,在早期的临床试验中,低剂量吉非替尼联合吉西他滨和放疗治疗胰腺癌,患者出现了明显的毒性反应。一项Ⅱ期临床试验结果显示吉非替尼联合吉西他滨用于无法手术或转移性胰腺癌的效果与厄洛替尼联合吉西他滨相似。

(二) 血管内皮生长因子抑制剂

血管内皮生长因子(vascular endothelial growth factor, VEGF)家族由 VEGF - A、B、C、D、E 和胎盘生长因子(placental growth factor, PGF)6 个二聚糖蛋白组成。VEGF - A 是这个家族中研究最为广泛的成员,它由 5 个亚型组成。VEGF 调节血管的发展,通过结合到受体数量的血管生成和淋巴管,是体内血管生成的调节因子。VEGF - A 通过与 VEGFR - 1 和 VEGFR - 2 两个受体结合发挥这些功能。VEGFR 是肿瘤组织血管生成的正向调节因子,VEGF 及其信号传导通路在许多实体瘤包括胰腺癌的新血管生成中起关键性作用。

尽管胰腺癌是乏血管肿瘤,但共表达 VEGF - A、VEGFR - 1 和 VEGFR - 2,说明 VEGF 通过自分泌促进表达 VEGF 受体的胰腺癌细胞生长和通过旁分泌促进微血管的形成。动物实验表明,干扰 VEGF 信号通路可以抑制胰腺癌肿瘤生长和血管生成,多个实验结果显示肿瘤中 VEGF - A 的表达水平与血管密度、肿瘤大小和局部转移相关。

Kindler 等报告贝伐单抗联合吉西他滨作为一线用药治疗转移性胰腺癌的非随机Ⅱ期临床试验结果,入组 52 名患者,每周运用吉西他滨 1 000 mg/m²,连用 3 周,间歇 1 周,贝伐单抗 10 mg/m² 第一天,15 mg/m² 第 28 天;显示中位无进展生存期 5.4 个月,中位生存期 8.8 个月,与吉西他滨单药相比,1 年生存率 29%,联合用药耐受性较好,尽管可能发生严重的胃肠道并发症包括肠穿孔和食管撕裂。

(三) RAS 抑制剂

包括 H - ras、K - rasA、K - rasB 和 N - ras。K - ras 在几乎 90% 的肿瘤中都发生突变,而且几乎都是 12 号密码子。它是 Raf - 1 的聚集着和激活子,有可能成为胰腺癌治疗的重要靶点。ISIS - 2503 是人工合成的反义寡核苷酸,它能够与人 H - ras mRNA 的翻译起始区域相结合,从而组织它表达。吉西他滨和 ISIS - 2503 的Ⅰ期临床实验确认这两种药物联合是安全的。Alberts 等进行了 48 人入组的Ⅱ期临床实验,病人都是转移性胰腺癌或局部进展性胰腺癌。平均接受 4 个疗程的治疗,所有病人都评估了治疗反应和毒性。结果为:RR 10.4%,CR 1 例和 PRs 4 例,中位 TTP 3.8 个月,中位 OS 6.7 个月。不良反应包括中性粒细胞减少、血小板减少症、疼痛、血栓形成和疲劳,有 1 例病人发生了 4 级感染,但无中性粒细胞减少,致死性肺栓塞 1 例。

(四) Raf/MEK/Erk 抑制剂

索拉菲尼是一个靶向 c - Raf、b - Raf、VEGFR2/3 和 PDGFR 等多靶点的酪氨酸激酶抑制剂。一项Ⅱ期临床实验将 52 例转移性胰腺癌病人随机分成索拉菲尼、索拉菲尼＋吉西他滨组。结果显示中位单一索拉菲尼和联合用药 PFS 2.3 个月 vs 2.9 个月,中位 OS 4.3 个月 vs 6.5 个月。结论是联合应用索拉菲尼＋吉西他滨在转移性胰腺癌中没有明显优势。然而,还有一系列临床试验在评估索拉菲尼。有一项随机的Ⅲ期的临床实验正在评估吉西他滨联合或不联合其他药物用于局部晚期或转移性胰腺癌。

(五) 胃泌素抑制剂

文献报告,CCK/胃泌素(Gastrin)受体、胃泌素前体、Ggly、Gamide 在胰腺癌肿瘤中的表达率分别是 95%、91%、55% 和 23%。Gastrin 促进胰腺肿瘤细胞的增殖,gastrin 的反义寡核苷酸多肽后能阻断此功能。进一步的试验结果显示转基因鼠中 CCK-2 的过表达使胰腺重量增加 40%,与 Gamide 交叉表达时可以使 15% 的胰腺细胞发生恶变。Gastrin 受体拮抗剂 gastrazole 用于胰腺癌的两个试验研究,第一个研究有 18 例病人入组,比较 gastrazole 与安慰剂。Gastrazole 显著地改善了中位生存期(7.9 个月 vs 4.5 个月)和 1 年生存率(33% vs 11%),而毒性小。第二个试验比较 gastrazole 与 5-FU,尽管毒性较小,但是结果无统计学差异。

(六) FAK 抑制剂

马塞替尼是一种口服的靶向 c-KIT、PDGFR、FGFR3 的酪氨酸激酶抑制剂,它能够影响 FAK 通路,能增强吉西他滨抗人胰腺癌细胞增殖作用。在一项多中心Ⅱ期临床试验中,马赛替尼与吉西他滨联合应用用于治疗局部晚期或转移性胰腺癌。所有 22 例病人接受口服马赛替尼和吉西他滨。中位 TTP 6.4 个月(LAPC 8.3 个月,MPC 2.7 个月)。中位 OS 7.1 个月(LAPC 8.4 个月,MPC 6.8 个月)。不良反应包括 3 级细胞减少、无力、腹泻、肝炎和皮肤湿疹以及 4 级中性粒细胞减少症。

(七) COX-2 抑制剂

COX-2 是花生四烯酸代谢的关键酶,通过上调血管生产、侵袭性和抑制凋亡来促进胰腺癌细胞的生长。研究表明 COX-2 的 mRNA 和蛋白在胰腺癌细胞系和原发肿瘤中都过表达,这提示抑制 COX-2 可能会有效抑制胰腺癌的发生和进展。有研究已经将塞来考昔这种 COX-2 特性抑制剂用来治疗胰腺癌。Kerr 等研究了赛来考昔＋吉西他滨＋伊立替康来治疗晚期胰腺癌,总的中位 TTP 为 8 个月,中位 OS 13 个月,1 年 OS 是 64%。在这项研究中反应率、临床受益、改善疼痛和生活质量及肿瘤标记物减少都是比较客观的。不良反应包括可控制的中性粒细胞减少症、贫血和腹泻。

(八) Src 抑制剂

达沙替尼是一种 Bcr-Abl 酪氨酸激酶抑制剂,体内外试验表明它能抑制胰腺癌细胞系中 Src 和 EphA2 的活性。有一项Ⅰ期研究临床试验,研究吉西他滨＋达沙替尼 vs 吉西他滨＋达沙替尼＋西妥昔单抗治疗顽固性实体肿瘤。共有 25 人入组,19 人患有胰腺癌,对 19 人的毒性和 14 人有效性进行了评估。

(九) 蛋白激酶 C β 抑制剂

蛋白激酶 C β(PKC β)是一种细胞内丝氨酸-苏氨酸激酶,它在胰腺癌细胞中过表达。它促进肿瘤生成、肿瘤细胞生存和血管生成。PKC 受 VEGF 受体活化的刺激,是 VEGF 和 PI3K/Akt 信号通路的传递介质。Enzastaurin 是一种潜在的选择性 PKC β 抑制剂,在体内外试验中具有抗肿瘤和抗内皮细胞活性功能。一项比较吉西他滨＋enzastaurin vs 吉西他滨的治疗胰腺癌的Ⅱ期临床试验结果显示中位生存时间为 5.4 个月 vs 5.1 个月,中位 PFS 3.4 vs 3.0。

(十) PI3K/Akt 抑制剂

PI3K 信号通路通过下游的效应器 Akt、p70-S6K 和小 GTP 酶 RAC 调控细胞生存、大小和增殖,双重特异性蛋白和磷脂磷酸酶 PTEN 负性调节此通路。PI3K/Akt 信号通路被生长因子、细胞因子、激素、癌基因 Ras 和转录因子 HMGA1。PI3K 的激活会导致调控凋亡蛋白 BAD/BCL-XL

和 caspase9 的 Akt/PKB 的磷酸化,Akt 也调控转录因子 FOXO、核因子 NF-κB 和 c-myc。Akt 在胰腺癌中经常是激活的,而且与胰腺癌的组织恶性程度高和预后差相关。抑制 PI3K 后可以导致体内外胰腺癌细胞的凋亡,也可以增强吉西他滨诱导的人胰腺癌细胞的凋亡。用 LY294002 阻断 PI3K/Akt 后可以增强顺铂引起的胰腺癌细胞系和移植物模型的生长抑制。用 PI3K/Akt 抑制剂增强各种化疗药物的作用可能能够克服化疗抵抗,可以用来治疗肿瘤。目前,PI3K/Akt 抑制剂还没有用于胰腺癌的临床试验。

(十一) mTOR 抑制剂

丝氨酸-苏氨酸激酶 mTOR 是 Akt 稀有细胞生长和增殖的核心调控子,在人类肿瘤 mTOR 的上游和下游的信号通路的管制都被解除了,这表明抑制 mTOR 通路在抑制肿瘤生长过程中可能起着必要作用。在临床前期研究中发现西罗莫司(又称作雷帕霉素)抑制 mTOR 通路后不但引起 mTOR 蛋白水平的降低,而且还引起 HIF-1α 和 VEGF 蛋白水平的降低。目前正在做一项 II 期临床试验,研究西罗莫司作为晚期胰腺癌的二线治疗方案,结果尚未公布。临床前期试验表明西罗莫司与厄洛替尼和吉非替尼在抗细胞增殖方面有协同作用。近有两项关于 mTOR 抑制剂治疗晚期胰腺癌的临床 II 期试验公布了结果,第一项研究中 5 个病人中有 4 个接受了西罗莫司,2 个病人由于肿瘤迅速进展而死亡,另一例死于出血。第二项研究中 16 例病人入组,接受了依维莫司＋厄洛替尼,15 例肿瘤呈进行性进展。无论是 temsirolimus 还是依维莫司对于吉西他滨耐药的胰腺癌都没有表现出积极的反应或使病情稳定。这可能与之前已经观察到的负反馈环有关,这个负反馈环导致 Akt 磷酸化和细胞周期调节蛋白的表达增加,从而延长了 mTOR 被抑制的时间延长,增加厄洛替尼没有会导致这样的现象。

(十二) 抗 IGF-1R

研究发现 IGF-1R 在胰腺癌中是过表达的。IGF-14 酪氨酸激酶抑制剂 NVP-AEW541,能够体外阻断胰腺癌细胞中 IGF-1R 功能和 IGF-1 介导的前血管生成信号级联反应。在体内,NVP-AEW541 能够抑制常位胰腺癌肿瘤的生长,血管化、VEGF 的表达和 VEGF 介导的内皮细胞迁移,它还能降低 IGF 结合蛋白-3(IGF-1 生物活性的重要调节因子)的血清水平。目前,NVP-AEW541 尚未进入临床来治疗胰腺癌病人。AMG479 是一个抗 IGF-1R 的人类单克隆抗体,它能够抑制 PI3K/Akt 信号通路和增强吉西他滨抗肿瘤效果和 EGFR 抑制剂在胰腺移植物模型中的作用。目前,正在有一项 II 期临床试验,比较 AMG47＋吉西他滨和 AMG655＋吉西他滨作为一线药物来治疗转移性胰腺癌。

(十三) Hedgehog 信号抑制剂

Hedgehog 在正常胚胎发育过程中控细胞的增殖和生长,与许多疾病相关,在胰腺癌中 Hedgehog 信号通路及其靶向基因是过度表达的。Hedgehog 通路的激活引起上皮到间质的转变,这种转变是通过 Gli1 依赖的转录下调细胞黏附分子钙黏蛋白 E 来实现的,而上皮到间质的转变反过来会增强癌细胞的侵袭能力。Hedgehog 信号在肿瘤的转移中发挥一定的作用。Hedgehog 的靶基因 Gli1 的水平在转移性胰腺癌标本中比在相应原发肿瘤中是上调的。用环杷明阻断 hedgehog 信号后能抑制常位抑制模型中转移的扩展。当与吉西他滨联合应用时能消除转移病灶和明显减小原发瘤体积。

(十四) 抗 TGF β-2

TGF β-2 通过引起转移、血管形成和增殖在肿瘤的进展中起关键作用。它在胰腺癌中的过表达与肿瘤晚期密切相关。Trabedersen(AP12009)是 TGF β-2mRNA 的特异性磷硫酰反义寡核苷酸。一项有 33 人入组的 II 期临床试验比较了 trabedersen 两种给药方法来治疗晚期胰腺癌、恶性黑色素瘤或结直肠癌,这两种给药方法是 trabedersen 作为第二、第四线治疗给药(第一种:用 7 d,停 7 d;第二种:用 4 d,停 10 d;共 10 个疗程)。暂时的效果是令人鼓舞的,第一种给药方式中位胰腺癌中位 OS 6.8 个月,1 例 CR,治疗后存活了 38 个月。第二种给药方式中胰腺癌患者中位 OS 13.2 个月,2 例存活,1 例初始治疗后稳定了 14.8 个月,主要的不良反应是中度的血小板减少症,大的 3 级剂量限制的毒性反应是血小板减少症和皮疹。

(十五) TNF 相关凋亡诱导配体

死亡受体配体,尤其是 TNF 相关凋亡诱导配体(TNF-related apoptosis-inducing ligand,TRAIL)在转化的细胞中选择性诱导凋亡有很大潜力。Conatumumab(AMG655)是与 TRAIL 受体 2(TR - 2/DR5)相结合抗原的抗体,在敏感肿瘤细胞中能够激活 caspase 和诱导凋亡。一项 Ⅰ 期研究表明它耐受性好,没有严重不良反应。一项 Ⅰb 期研究评估了 conatumumab 联合吉西他滨在未曾治疗的晚期胰腺癌中的安全性和有效性。结果为:PR 33%,SD 38%,中位 PFS 5.3 个月,6 个月生存率 76.2%,没有剂量限度的不良反应。这项研究的 Ⅱ 期试验是联合 AMG655 或 AMG479 与吉西他滨治疗转移性胰腺癌。

(十六) 蛋白酶体抑制剂

蛋白体抑制剂如硼替佐米(Bortezomib),卡非佐米(Carfilzomib)和 NPI - 0052 能够稳定 p53 和 Bcl - 2 家族的促凋亡成员,抑制能使 NF - κB 活化的两个主要途径。蛋白酶体抑制剂可能干扰肿瘤和基质之间的相互作用,这种作用能激活 NF - κB 和血管新生,同时蛋白酶体能增加癌细胞对其他药物的敏感性。蛋白酶体抑制剂 MG132 能增加造血祖细胞激酶 1,造血祖细胞激酶 1 是一种肿瘤抑制基因,它能够促进 p21 和 p27 的产生和引起细胞周期停滞。在胰腺 Ⅱ 期临床研究中,硼替佐米作为单一用药或与吉西他滨联合用药,效果较差,硼替佐米单药中位 OS 2.5 个月,与吉西他滨联合 4.8 个月。

(十七) 潜在靶点

研究发现一系列蛋白和细胞成分在肿瘤生长过程中发挥着各种作用,它们是潜在的治疗靶点,可能是今后研究的焦点。表皮生长因子含有的 fibulin 样细胞外基质蛋白 1 是新近发现的 fibulin 家族的一个成员,它能通过 VEGF 引起的血管生成和抗凋亡机制在体内外试验中促进胰腺癌形成。CTGF/CCN2 是 CCN 家族一个蛋白,它通过激活 Ras 突变在胰腺癌细胞中过表达。研究认为 CCN2 能够保护细胞免受缺氧诱导的凋亡,在没有理想生长条件下为肿瘤细胞提供幸存的优势,同时能够促进肿瘤生长。CEACAM6(CD66c)是 CEA 家族中的一员,是胰腺癌中一个重要的肿瘤相关抗原。当 CEACAM6 从细胞外基质分离后,其过表达抑制细胞分化和凋亡。以鼠单克隆抗 CEACAM6 抗体为基础人源化的抗 CEACAM6 单链抗体,具有细胞毒性,能抑制胰腺移植物模型的生长,基于此,CEACAM6 是单克隆抗体疗法的一个潜在靶点。

二、介入与分子靶向治疗的时机与方案选择

(一) 介入与分子靶向治疗的时机选择

介入治疗方法包括血管内和非血管的物理治疗,虽然明显提高了晚期胰腺癌患者生存期和生存质量,但对于残存病灶和潜在病灶,仍然有不足之处;而分子靶向药物对巨大肿瘤、多发肿瘤和转移,疗效欠佳,很难达到消除。因此介入与分子靶向药物的联合治疗正好相互弥补不足之处。合适的联合时机能够充分利用两种治疗手段的优势,有机组合使疗效最大化,目前比较肯定的方案有以下几种。

1. 介入治疗病灶控制后运用分子靶向治疗

目前比较提倡的治疗。一般在① 胰腺癌及转移病灶动脉内化疗灌注与栓塞 3～5 次后;② 原发和转移病灶射频/微波治疗后;③ 原发灶和转移灶粒子置入后进行。

2. 介入治疗过程中运用分子靶向治疗

在介入治疗的过程中,为提高肿瘤细胞的敏感性,降低患者副反应,穿插进行分子靶向治疗。该方法多在单纯采用动脉内化疗灌注与栓塞方法时进行,而且病灶相对局限,以外科术后复发者多采用(图 6-24-1)。

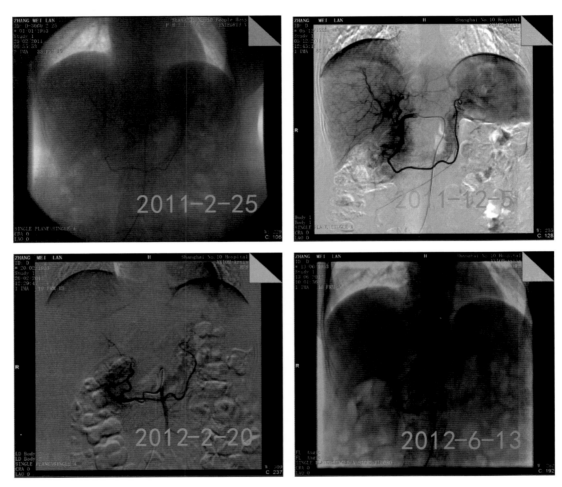

图 6-24-1 介入治疗过程中运用分子靶向治疗病例

患者,女,59 岁,壶腹癌。先后行肿瘤供血动脉化疗栓塞 4 次,肝脏及原发灶控制良好,长期使用西妥昔单抗(起始剂量为 400 mg/m^2,滴注时间 120 min,滴速应控制在 5 ml/min 以内。维持剂量为一周 250 mg/m^2,滴注时间不少于 60 min)。

3. 分子靶向治疗后运用介入治疗

首先采用分子靶向药物治疗,目的在于预防肿瘤的复发和远处转移,一旦出现病灶进展和增多,就应积极采用介入治疗控制病灶,待病灶稳定后,再行分子靶向药物或其他治疗。

(二) 介入与分子靶向治疗方案的选择

分子靶向药物治疗方案的选择应依据相关基因和靶标检测进行,影像引导下的组织活检正是介入治疗的基础和强项;不同阶段的胰腺癌病灶、转移灶和淋巴结的活检,将为相关基因和靶标检测提供新的强有力的证据。

另外,相关基因和靶标的活性度随着治疗方案和过程的变化,也会发生改变,一成不变的分子靶向治疗不能提高其疗效,这也是目前分子靶向治疗的误区。因此,分子靶向治疗必须根据病变的改变而相应变化,才能更好地发挥疗效(图6-24-2)。

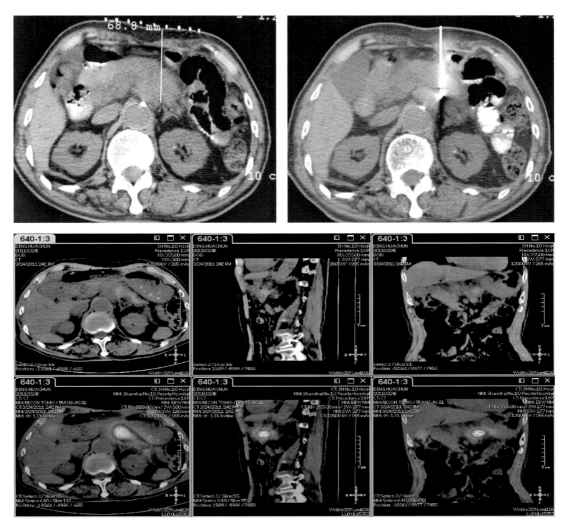

图6-24-2　介入联合分子靶向治疗病例

　　患者,女,73岁,胰腺体部腺癌。CT引导下直接穿刺肿瘤后,将西妥昔单抗与造影剂混合后直接注入瘤体,CT复扫病灶内分布均匀。7 d后核素扫描证实疗效满意。

第四节　介入治疗联合分子治疗的前景及未来

　　常规介入动脉内化疗改善了胰腺癌患者的生存质量,延长了生存时间,但是相对于其他肿瘤的介入治疗,其疗效和获益比还是有很大的差距,因此寻找新的治疗策略迫在眉睫。新生的靶向药物由于成功地治疗了慢性白血病、乳腺癌和结肠癌,由此燃起了胰腺癌治疗的新希望。

　　尽管已经完成的有关晚期胰腺癌单纯分子治疗的随机试验结果令人不是十分满意,但是这些研究不但为知识的交流提供了坚实的平台,而且为今后的继续深入研究奠定了基础。此外,对试验设计重新进行了评估,今后会聚焦于多中心或随机Ⅱ期临床试验,极大程度降低随机试验开始之前的选择偏倚,尤其是与介入治疗联合时。

　　随着胰腺癌病因学及相关靶点研究的深入及分子生物学技术的发展,胰腺癌靶向介入治疗必将有更多新方法出现,其治疗效果也必将大大提高,也必将改善胰腺癌患者的预后及生存质量。

(尹立楠　刘瑞宝　李茂全)

参考文献

［1］ Lygidakis NJ，Savanis G，Toloupakis E，et al. Induced in vivo targeted transarterial and transvenous immunostimulation in patients with unresectable pancreatic carcinoma[J]. Hepatogastroenterology，1993，40(6)：574-581.

［2］ Moore MJ，Goldstein D，Hamm J，et al. Erlotinib plus gemcitabine compared with gemcitabine alone in patients with advanced pancreatic cancer：a phase Ⅲ trial of the National Cancer Institute of Canada Clinical Trials Group[J]. J Clin Oncol，2007，25(15) ：1960-1966.

［3］ 中国临床肿瘤学会胰腺癌专家委员会.胰腺癌综合诊治中国专家共识(2014 年版)[J].临床肿瘤学杂志,2014,19(4)：358-370.

［4］ Strumberg D，Schultheis B，Ebert MP，et al. Phase Ⅱ，randomized，double-blind placebo-controlled trial of nimotuzumab plus gemcitabine compared with gemcitabine alone in patients(pts) with advanced pancreatic cancer(PC)[C]. ASCO AnnualMeeting，2013：a4009.

［5］ Philip PA，Benedetti J，Corless CL，et al. Phase Ⅲ study comparing gemcitabine plus cetuximab versus gemcitabine in patients with advanced pancreatic adenocarcinoma：Southwest Oncology Group-directed intergroup trial S0205[J]. J Clin Oncol，2010，28(22)：3605-3610.

［6］ 翟仁友,李槐,戴定可.肿瘤介入治疗手册[M].北京,人民卫生出版社,2008.

［7］ 刘德忠,李槐,曾辉英,等.经动脉灌注健择治疗中晚期胰腺癌临床疗效初步观察[J].中国医学影像技术,2000,16：928-930.

［8］ Xiong HQ，Rosenberg A，LoBuglio A，et al. Cetuximab，a monoclonal antibody targeting the epidermal growth factor receptor，incombination with gemcitabine for advanced pancreatic cancer：a multicenter phase Ⅱ trial[J]. Clin Oncol，2004，22(3)：2610-2616.

［9］ Van Cutsem E，Vervenne WL，Bennouna J，et al. Phase Ⅲ trial of bevacizumab in combination with gemcitabine and erlotinib in patients with metastatic pancreatic cancer[J]. J Clin Oncol 2009，27：2231-2237.

［10］ Dougan SK. The pancreatic cancer microenvironment[J]. Cancer J，2017，23(6)：321-325.

［11］ Koller M，Hartmans E，de Groot DJA，et al. Data-driven prioritization and review of targets for molecular-based theranostic approaches in pancreatic cancer[J]. J Nucl Med，2017，58(12)：1899-1903.

［12］ 马彦寿,李焕祥,吕峰泉,等.超选择性动脉灌注及栓塞治疗晚期胰头癌[J].介入放射学杂志,2006，15(4)：247-248.

［13］ Tanaka T，Snakaguchi H，Hiroshi A，et al. Catheter position for adequate intra-arterial chemotherapy for advanced pancreatic cancer：evaluation with CT during arterial injection of contrast material[J]. Journal of Vascular and Interventional Radiology，2004，15(10)：1089-1097.

［14］ Tanaka T，Sho M，Nishiofuku H，et al. Unresectable pancreatic cancer：arterial embolization to achieve a single blood supply for intraarterial infusion of 5-fluorouracil and full-dose Ⅳ gemcitabine[J]. AJR Am J Roentgenol，2012，198(6)：1445-1452.

［15］ Toguchi M，Tsurusaki M，Numoto I，et al. Utility of amplatzer vascular plug with preoperative common hepatic artery embolization for distal pancreatectomy with en bloc celiac axis resection[J]. Cardiovasc Intervent Radiol，2017，40(3)：445-449.

［16］ Yamagami，Yoshimatsu T，Kajiwara R，et al. Arteriography after embolization before distal pancreatectomy with en bloc celiac axis resection[J]. Minim Invasive Ther Allied Technol，2015，24(6)：350-355.

［17］ 李茂全.晚期胰腺癌介入治疗操作指南(试行)[J].临床放射学杂志,2016,33(11)：1632-1636.

第二十五章

胰腺癌介入综合治疗
策略及方法选择

第一节　概　　述

　　晚期胰腺癌(APC)临床治疗进展缓慢,预后极差,根本原因是其极易发生转移和扩散,并产生严重致命性并发症,且现有治疗多缺乏科学规范与标准。笔者团队针对 APC 的发病特征,以提高患者生存质量和生存期为核心,探索动脉内持续化疗灌注(TAI)联合物理疗法的长期预后,取得满意的临床和社会效益;实现多项临床技术突破与创新,发现胰腺癌及转移灶相关新的信号通路、蛋白、miRNAs;制定了 APC 及并发症的介入治疗新策略,领衔制定了中国晚期胰腺癌介入治疗临床操作指南(试行)。具体成就如下:

　　(1) 在治疗技术上,第一,突破传统胰腺侵袭性操作禁区,建立了围手术期临床处置规范;第二,建立 APC 及转移病灶精准定位、穿刺技术标准;第三,采用物理方法消除肿瘤瘤体,建立了相应诊治流程;第四,提出动脉内持续化疗灌注(TAI)新方法,显著提高了化疗药物疗效。与国内外最新治疗比较,该治疗体系将有效率提高 125%,最长生存期达 6 年余。

　　(2) 在基础理论上,针对 APC 转移与扩散难题,创新性地发现多条信号通路(JNK、Wnt、Hippo)和相关蛋白(Rho1、JNK、ROBO3)以及多个 mRNAs(miR - 520b、miR - 200c、miRNA - 26a 等)的异常调控与胰腺癌细胞的增殖分化、侵袭转移及凋亡密切相关。

　　(3) 在治疗策略上,创新性地提出了对 APC 放化疗不敏感和致命性转移并发症两种不同的精准化治疗方案及介入治疗策略:应尽早对原发及转移灶同时进行 TAI 联合物理治疗的新方法。该策略在国内 30 多家三级甲等医院推广应用,累计治疗病人 8 000 余例,有关治疗方法入选美国2013 版肝癌临床指南。

第二节　胰腺癌介入综合治疗的策略

一、胰腺癌综合介入治疗方法(图 6 - 25 - 1)

(一) 动脉内持续化疗灌注

　　(1) 导管留置位置,依据肿瘤的发病部位不同,留置导管的位置因病而异,具体如下:胰头肿瘤,留置于十二指肠上、下动脉;胰体部肿瘤,留置于胰背动脉、胰横动脉;胰尾部肿瘤,留置于胰大动脉、交界动脉。

　　(2) 化疗方案的确定遵照以下原则:首先以肿瘤药敏实验报告为主要依据;其次,当无病理学诊断时,结合 CT、MRI 等影像学表现,参考 UICC 治疗胰腺癌经典方案进行,如:吉西他滨＋5 - FU 等。

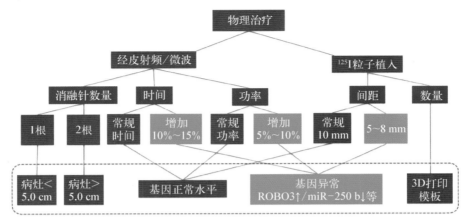

图 6 - 25 - 1 胰腺癌综合介入治疗方法

（3）药物持续灌注时间：非时间依赖性药物（如吉西他滨等）持续灌注 2 h 左右；时间依赖性药物（如 5 - FU 等）持续灌注 20 h 左右。

（二）¹²⁵I 粒子置入

（1）术前影像学评估：首先明确肿瘤大小、形态、部位、邻近脏器解剖关系，确定穿刺路径，并依据 TIPS 确定 ¹²⁵I 粒子数目及具体置入部位。治疗应遵照以下原则：病灶最近、邻近器官损伤最小、操作简便。

（2）除常规介入术前准备外，术前 1 d 禁食，并予以生长抑素 24 h 持续静滴抑制胰液分泌，降低术后继发胰腺炎的发生率。

（3）CT 引导下 ¹²⁵I 粒子置入（部分患者同时取活检），术后 CT 复扫确认粒子分布是否合乎设计方案，同时明确有无局部血肿。

（4）术后处理：继续禁食、生长抑素 24 h 持续静滴抑制胰液分泌，并予以静脉营养支持及止血治疗。观察患者血压、腹痛等症状体征变化。待无明显腹痛，且血、尿淀粉酶正常后再开放饮食。

（三）射频/微波治疗

（1）术前影像学评估：首先明确肿瘤大小、形态、部位、邻近脏器解剖关系，其次确定用针数量、穿刺路径；第三依据影像学肿瘤大小和内部结构，确定射频/微波治疗的功率和时间。治疗应遵照以下原则：病灶最近、邻近器官损伤最小、操作简便。

（2）退针过程中要适当烧针道，以减少针道出血、防止肿瘤种植转移。

（3）除常规介入术前准备外，术前 1 d 禁食并予以生长抑素 24 h 持续静滴抑制胰液分泌，降低术后继发胰腺炎的发生率。

（4）术后 CT 复扫确认消融效果，同时明确有无局部血肿及空腔脏器损伤。

（5）术后处理：继续禁食、生长抑素 24 h 持续静滴抑制胰液分泌，并予以静脉营养支持及止血治疗。观察患者血压、腹痛等症状体征变化。待无明显腹痛，且血、尿淀粉酶正常后再开放饮食。

二、胰腺癌综合治疗策略

具体策略包括以下几个方面。

1. TAI 治疗

胰头肿瘤，留置导管于十二指肠上、下动脉；胰体部肿瘤，留置于胰背动脉、胰横动脉；胰尾部肿瘤，留置于胰大动脉、交界动脉。化疗方案以肿瘤药敏实验为依据；灌注时间：非时间依赖性药物 2 h 左右，时间依赖性药物 20 h 左右。

2. 经皮^{125}I粒子置入治疗

首先,明确肿瘤大小、形态、部位、邻近脏器解剖关系,确定穿刺路径;其次,确定粒子数目及置入部位。术前禁食和生长抑素控制胰腺分泌 1 d;CT 引导下完成活检和置入粒子;术后 CT 扫描确认其分布及有无并发症,禁食和生长抑素控制胰腺分泌 1 d,静脉营养及止血 1～3 d。

3. 经皮射频/微波治疗

首先,明确肿瘤大小、形态、部位、邻近脏器解剖关系;其次,确定用针数量、穿刺路径;第三,依据影像学肿瘤大小和内部结构,确定射频/微波治疗功率和时间。适当灼烧封闭针道,减少出血、防止种植转移。

4. 介入新方法的临床验证研究

为进一步验证以上三种创新性的介入疗法是否使 APC 患者受益,我们入组随访了 2009 年 1 月至 2014 年 1 月间的 1 220 例患者(表 6-25-1),其中失访 19 例,根据主要并发症及临床表现分为,肝转移组($n=610$)、胆道梗阻组($n=215$)、肠道梗阻组($n=185$)和腹膜后转移组($n=210$)。四组 APC 患者分别以肝转移、胆道梗阻、胃十二指肠梗阻、腹以及顽固性中上腹部疼痛为主要临床表现入院。通过组间比较发现肝转移组临床缓解率为 71.8%,胆道梗阻组为 65.6%,肠道梗阻组为 75.1%,腹膜后转移组为 75.2%,治疗前后各组内总体临床缓解率见表 6-25-2。所有患者的整体生存率(OS)为 13.8 月,组间生存率(表 6-25-3)比较(χ^2检验)发现肝转移组、肠道梗阻组和腹膜后转移组比胆道梗阻组表现优势显著($P=0.00$、0.00、0.00)。这些长期随访资料提示以上介入疗法能够显著改善生存质量,延长 APC 患者的生存期和生存质量。

表 6-25-1　入组患者基本资料

变　量	肝转移组 $n=610$	胆道梗阻组 $n=215$	肠道梗阻组 $n=185$	腹膜后转移组 $=210$	合计 $n=1 220$
年龄(岁)	67.24±12.46	66.31±11.76	66.84±13.17	68.11±13.08	67.13±12.62
性别					
男性,n(%)	370(60.7)	115(53.5)	105(56.8)	150(71.4)	740(60.66)
女性,n(%)	240(39.3)	100(46.5)	80(43.2)	60(28.6)	480(39.34)
TNM 分期,n					
T3N1M0,n(%)	66(10.8)	28(13.0)	17(9.1)	21(10.0)	132(10.81)
T3N1M1,n(%)	544(89.2)	187(87.0)	168(90.9)	189(90.0)	1 088(89.18)
肿瘤直径(cm)					
<3.0,n(%)	3(0.5)	3(1.3)	0(0.0)	0(0.0)	6(0.49)
3.0～5.0,n(%)	2(0.3)	2(0.9)	0(0.0)	0(0.0)	4(0.33)
>5.0,n(%)	605(99.2)	210(98.8)	185(100.0)	210(100.0)	1 210(99.18)
腹水					
有,n(%)	29(4.8)	17(7.9)	7(3.8)	5(2.4)	58(4.75)
无,n(%)	581(95.2)	198(92.1)	178(96.2)	205(97.6)	1 162(95.25)
CA199					
正常,n(%)	134(22.0)	43(20.0)	40(21.6)	51(24.3)	268(21.97)
异常,n(%)	476(78.0)	172(80.0)	145(78.4)	159(75.7)	952(78.03)

注:肝转移组:以肝转移为主要并发症的胰腺癌患者。胆道梗阻组:以胆道梗阻为主要并发症的胰腺癌患者。肠道梗阻组:以肠道梗阻为主要并发症的胰腺癌患者。腹膜后转移组:以腹膜后淋巴结转移为主要并发症的胰腺癌患者。

表 6-25-2　6 个月临床缓解率比较

n,(%)

临床缓解率	肝转移组	胆道梗阻组	肠道梗阻组	腹膜后转移组	总　计
无病进展(PFS)	438(71.8)	141(65.6)	139(75.1)	158(75.2)	876(71.8)
进展(Progression)	172(28.2)	74(34.4)	46(24.9)	52(24.8)	344(28.2)
P 值	0.00	0.00	0.00	0.00	0.00

表 6-25-3　四组间生存率比较

时　间	结　局	肝转移组 $n=610$	胆道梗阻组 $n=215$	肠道梗阻组 $n=185$	腹膜后转移组 $n=210$	合计 $n=1\ 220$	P 值
6 个月	存活,n(%)	398(65.2)	76(35.3)	162(87.6)	160(76.2)	796(65.25)	0.00
	死亡,n(%)	212(34.8)	139(64.5)	23(12.4)	50(23.8)	424(34.75)	
12 个月	存活,n(%)	164(26.9)	21(9.7)	92(49.7)	51(24.3)	328(26.89)	0.00
	死亡,n(%)	446(73.1)	194(90.3)	93(50.3)	159(75.7)	892(73.11)	
18 个月	存活,n(%)	74(12.1)	8(3.7)	43(23.2)	23(11.0)	148(12.13)	0.01
	死亡,n(%)	536(87.9)	207(96.3)	142(76.8)	187(89.0)	1 072(87.87)	

第三节　胰腺癌介入综合治疗的方法选择

在治疗策略上,在 APC 介入治疗时应尽早对原发及转移灶同时进行 TAI 联合物理治疗。该策略在国内 30 多家三级甲等医院推广应用,累计治疗 APC 患者 8 000 余例,其治疗方法已入选美国 2013 版肝癌临床指南。

一、不同胰腺癌的精准化介入治疗方案

(一) 针对 APC 病灶对放化疗不敏感

以局部靶向＋高浓度持续化疗＋病灶内放疗/射频(微波)的三合一手段,将物理与化学治疗有机结合,增强了肿瘤细胞的反应敏感性。

(二) 针对 APC 致命性转移并发症

对实体转移病灶,运用 CT 引导下活检与病灶内放疗＋热消融技术积极干预;对胃肠道和胆道受压梗阻,运用支架解决受压梗阻,联合 TAI 以改善其生存质量(图 6-25-2)。

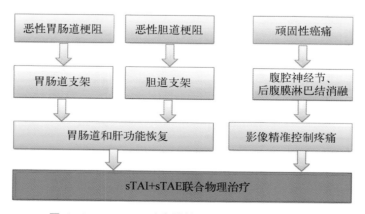

图 6-25-2　APC 致命性转移并发症患者治疗方案

二、综合介入治疗策略

APC 患者,TAI 是首选治疗手段;其次,若 TAI 治疗后存在以下表现:

(1) 肿瘤病灶继续增大。

(2) 瘤体不能持续缩小。

(3) 病人体质不能耐受。

应考虑运用^{125}I 粒子置入、射频或微波消融(图 6 - 25 - 3)。

◆ TAI 治疗:低/未分化腺癌、血供丰富、ROBO3↑/miR - 250b↓等
　　胰头部:胃十二指肠动脉、肠系膜上动脉
　　胰体尾部:脾短动脉、胃网膜右动脉
　　优势动脉:化疗栓塞
　　非优势动脉:栓塞
◆ 物理治疗:中/高分化腺癌、血供不丰富、ROBO3↓/miR - 250b↑等
　　胰头部:^{125}I 粒子置入
　　体尾部:射频/微波消融

图 6 - 25 - 3　APC 综合介入治疗策略

三、物理治疗的原则与方法选择

(1) 治疗原则:病灶最近、邻近器官损伤最小、操作简便。

(2) 为避免胰管、胆管及十二指肠降段损伤,胰头部选用^{125}I 粒子置入。

(3) 体尾部肿瘤,选用 TAI -^{125}I 粒子置入- TAI 模式,或 TAI-射频/微波消融- TAI 模式;也可选用 TAI-射频/微波消融后,残余病灶加用^{125}I 粒子置入(图 6 - 25 - 4)。

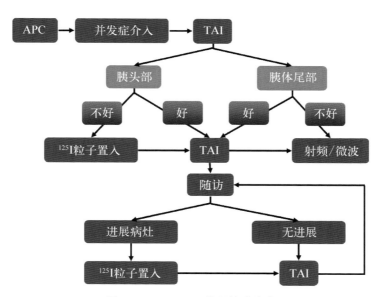

图 6 - 25 - 4　APC 物理治疗方案

典型病例介绍:

患者池某,男性,79 岁,2011 年 6 月,上腹不适伴消瘦,空腹血糖 23.2 umol/L;2011.8,外院 CT

示：胰头部低密度肿块 2.1 cm，脾静脉受侵，无法手术；2011 年 10 月至 2012 年 3 月，行 3 次超声聚焦刀；2012 年 5 月，CT 示：肿块增至 7.9 cm，再次入院。

2012 年 5 月 9 日，由于门静脉高压，行顽固性腹水行门静脉支架＋脾动脉栓塞术（图 6 - 25 - 5）。

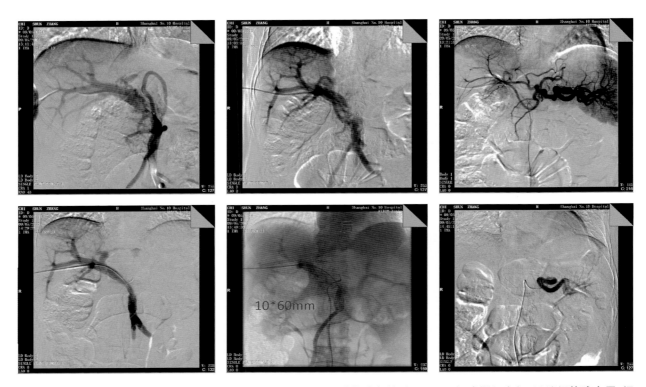

图 6 - 25 - 5　门静脉主干压力：7 cm 水柱，肠系膜静脉 22 cm，脾静脉起始端 24 cm。门脉置入支架，近端门静脉主干，远端肠系膜静脉内，再造影狭窄消失。门脉主干及肠系膜静脉均为 14 cm 水柱。脾动脉注入 1 000～1 400 μm 明胶海绵颗粒 30 mg。

2012 年 5 月 14 日，术后 2 周 CT 复查，见腹水消失，门静脉高压控制，脾脏部分缺血性坏死（图 6 - 25 - 6）。

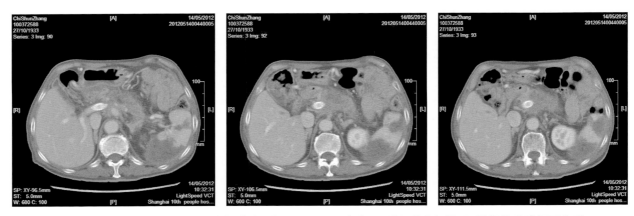

图 6 - 25 - 6　上腹部 CT 示胰体部肿瘤，增强不明显，无腹水，可见胆道支架显示，及部分脾脏坏死表现

2012 年 5 月 21 日针对胰腺病灶进行 CT 引导下的单针肿瘤射频消融术，有关消融参数为 T30x1/30W/15KJ，CT 复扫未见明显并发症（图 6 - 25 - 7）。

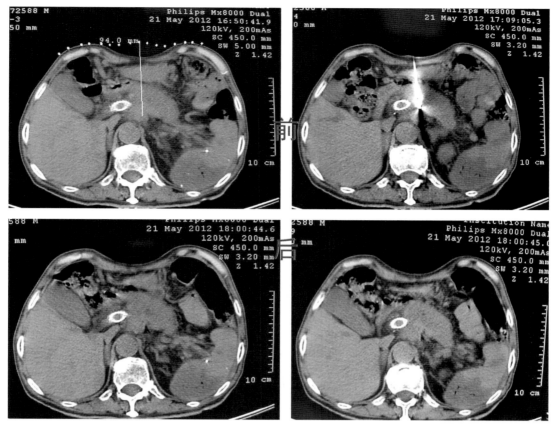

图 6-25-7　胰腺体部病灶消融过程,治疗后 CT 复查病灶坏死明显,局部无渗出

2012 年 5 月 22 日,射频消融术后 1 d,为加速瘤体内残余肿瘤组织坏死和防止局部转移,再次行 CT 引导下的分子靶向药物^{131}I 肿瘤细胞核人鼠嵌合单克隆抗体(唯美生)瘤内直接注射。注射后复扫药物分布均匀,脾脏坏死吸收良好(图 6-25-8)。

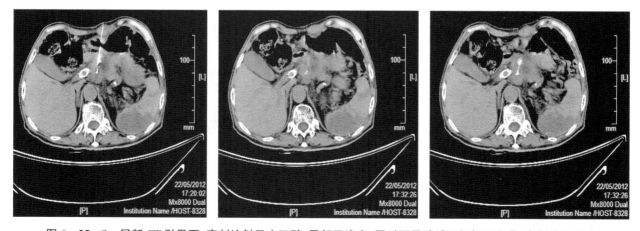

图 6-25-8　局部 CT 引导下,穿刺注射无水乙醇,局部无渗出,同时可见脾脏下极坏死吸收,有纤维化形成

2012 年 6 月 7 日,术后 2 周,CT 平扫复查:见胰腺体部肿瘤明显缩小,门静脉支架通畅,未见腹水征象,脾脏栓塞部位进一步吸收,组织出现纤维化(图 6-25-9)。

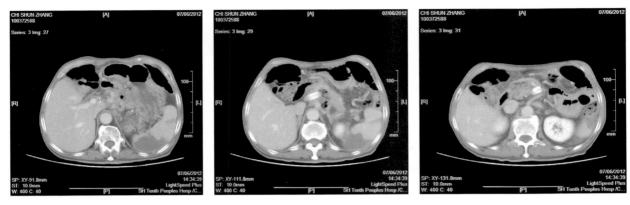

图 6-28-9　无水乙醇注射后复查,病灶部缩小,可见胆道支架通畅

2012 年 10 月 12 日,术后 6 月,胰腺病灶随访出现增大,为进一步消除病灶,采用无水乙醇 CT 引导下注射术,无水乙醇量 10 ml,治疗前后 CT 对照消融满意,未见病灶有增强(图 6-25-10)。

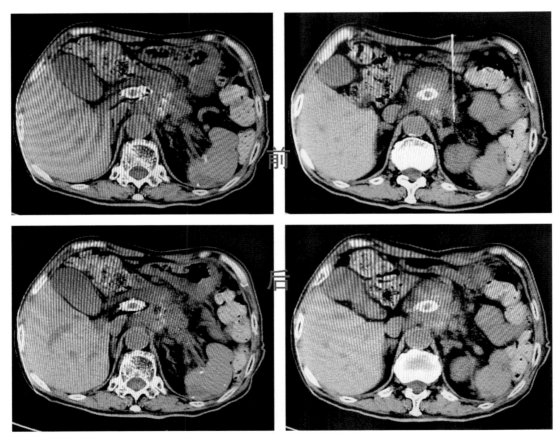

图 6-25-10　再次无水乙醇注射,局部未见渗出

2012 年 10 月 15 日,无水乙醇 CT 引导下注射术后 3 天,为巩固疗效,防止残余肿瘤组织的复发,再次行腹腔动脉置管灌注化疗术,造影示肠系膜上动脉受压向前上移位,动脉晚期可见细小紊乱的肿瘤血管,实质期肿瘤呈均质染色,未见门静脉癌栓,支架通畅。化疗方案:5-FU 1 000 mg＋吉西他滨 750 mg,吉西他滨动脉内灌注 30 min,5-FU 留管灌注 2 h (图 6-25-11)。

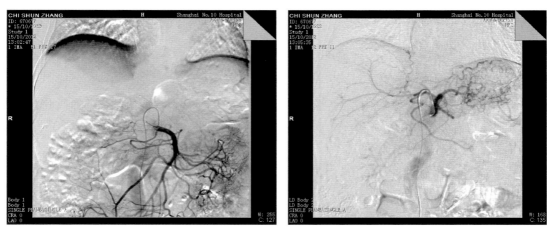

图 6‐25‐11 肠系膜上动脉及胃动脉造影可见于动脉中后期胰体部病灶肿瘤染色明显

2012 年 11 月 13 日,腹腔动脉置管灌注化疗术后 1 月,CT 随访发现胰腺体部仍有病灶增强,遂于病灶活动部位在 CT 引导下行^{125}I 粒子置入术,粒子活性度 0.8,置入 34 颗。患者总体生存时间 72.4 月(图 6‐25‐12)。

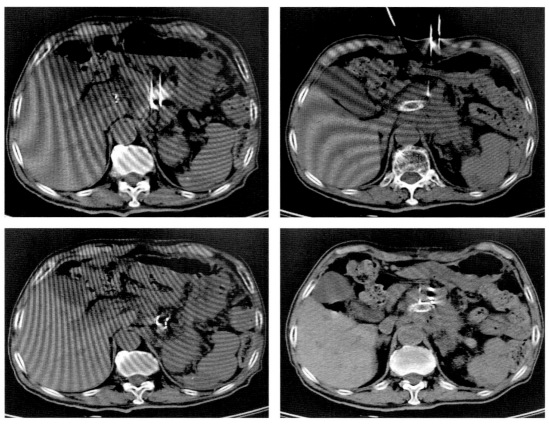

图 6‐25‐12 CT 引导下粒子置入过程,双针,34 粒置入。术后复查 CT 未见有渗出及其他并发症

四、临床研究结果与国际相关研究结果比较

(一)静脉化疗与常规化疗比较

作者对照组采用常规静脉化疗的患者 OS 为 6.13 个月,临床疗效与 APC 文献报道基本一致。

APC 采用不同化疗方案,Philip、Kindler 和 Moore 报道的 OS 分别是:6.5 个月、6.0 个月和 6.4 个月。申报者将本研究静脉化疗的 OS 等与三者进行统计比较(χ² 检验),结果显示差异无统计学意义($P > 0.05$),验证了 APC 静脉化疗的疗效。

(二) TAI 与静脉化疗比较

作者 TAI 组采用持续动脉内化疗灌注的 OS 时间为 10.52±8.17 月,较常规静脉化疗 OS 延长 4 个月左右,整体提高了 53.8%。将 TAI 临床疗效与本组静脉化疗、文献报道的化疗疗效进行统计学处理(χ² 检验),结果显示存在显著差异($P < 0.01$),说明 TAI 能有效地延长 APC 患者的生存期,其主要原因在于:① 不同部位 APC 的 TAI 方法选择;② TAI 本身优势,即:局部 APC 组织区域的动脉直接靶向灌注和化疗药物的高浓度。

(三) TAI 联合物理治疗与单纯物理治疗比较

笔者 TAI 联合组采用持续动脉内化疗灌注联合物理治疗的 OS 为 13.80 月。美国东部合作肿瘤小组近期的一项回顾性临床试验研究提示,APC 采用单纯物理治疗(包括粒子、射频、微波)的 OS 时间为 7.10 月,将本项目 TAI 联合组的 OS 等与之进行统计比较(χ² 检验),显示项目组采用 TAI 联合物理治疗临床疗效明显优于文献报道的临床疗效($P < 0.01$),其主要原因在于:单纯物理治疗不能快速、有效地解决 APC 患者的多病灶和肿瘤负荷太大。

(四) TAI 联合物理治疗与常规化疗联合物理治疗比较

笔者临床研究 TAI 联合组 OS 为 13.80 月,而美国东部合作肿瘤小组采用常规化疗联合物理治疗得出的 OS 时间为 9.2 月,较 APC 采用单纯物理治疗的 7.10 月,有所提升但无统计学意义。将本项目 TAI 联合组的 OS 等与之进行统计比较(χ² 检验),TAI 联合组明显优于文献报道常规化疗联合物理治疗的临床疗效($P < 0.05$)。为进一步证实本项目的临床疗效,与 Philip 等的 10 项 APC 疗效的研究进行比较,显示本研究的 OS 显著高于文献报道的结果。

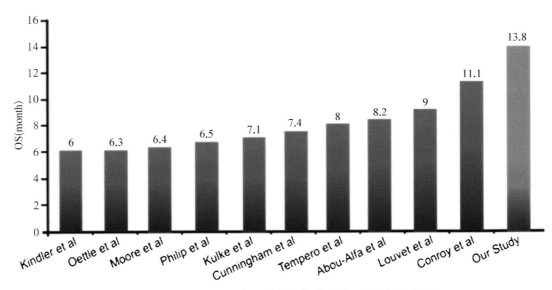

图 6 - 25 - 13　本研究与国外最新相关临床研究结果的比较

(陆骊工　向　华　李茂全)

参考文献

[1]　Philip PA,Benedetti J,Corless CL,et al. Phase Ⅲ study comparing gemcitabine plus cetuximab

versus gemcitabine in patients with advanced pancreatic adenocarcinoma: Southwest Oncology Groupdirected intergroup trial S0205[J]. J Clin Oncol,2010,28:3605 - 3610.

[2] Kindler HL,Niedzwiecki D,Hollis D,et al. Gemcitabine plus bevacizumab compared with gemcitabine plus placebo in patients with advanced pancreatic cancer: phase Ⅲ trial of the Cancer and Leukemia Group B (CALGB 80303)[J]. J Clin Oncol,2010,28:3617 - 3622.

[3] Moore MJ,Goldstein D,Hamm J,et al. Erlotinib plus gemcitabine compared with gemcitabine alone in patients with advanced pancreatic cancer: a phase Ⅲ trial of the National Cancer Institute of Canada Clinical Trials Group[J]. J Clin Oncol,2007,25:1960 - 1966.

[4] Conroy T,Françoise Desseigne,Ychou M,et al. FOLFIRINOX versus gemcitabine for metastatic pancreatic cancer[J]. New England Journal of Medicine,2011,364(19):1817 - 1825.

[5] Kulke MH,Tempero MA,Niedzwiecki D,et al. Randomized phase Ⅱ study of gemcitabine administered at a fixed dose rate or in combination with cisplatin,docetaxel,or irinotecan in patients with metastatic pancreatic cancer: CALGB 89904[J]. J Clin Oncol,2009,27:5506 - 5512.

[6] Cunningham D,Chau I,Stocken DD,et al. Phase Ⅲ randomized comparison of gemcitabine versus gemcitabine plus capecitabine in patients with advanced pancreatic cancer[J]. J Clin Oncol,2009,27:5513 - 5518.

[7] Louvet C. Gemcitabine in combination with oxaliplatin compared with gemcitabine alone in locally advanced or metastatic pancreatic cancer: results of a GERCOR and GISCAD phase Ⅲ trial[J]. Journal of Clinical Oncology,2005,23(15):3509 - 3516.

[8] Oettle H,Richards D,Ramanathan RK,et al. A phase Ⅲ trial of pemetrexed plus gemcitabine versus gemcitabine in patients with unresectable or metastatic pancreatic cancer[J]. Ann Oncol,2005,16:1639 - 1645.

[9] Abou-Alfa GK,Letourneau R,Harker G,et al. Randomized phase Ⅲ study of exatecan and gemcitabine compared with gemcitabine alone in untreated advanced pancreatic cancer[J]. J Clin Oncol,2006,24:4441 - 4447.

[10] Tempero M,Plunkett W,Ruiz Van Haperen V,et al. Randomized phase Ⅱ comparison of dose-intense gemcitabine: thirty-minute infusion and fixed dose rate infusion in patients with pancreatic adenocarcinoma[J]. J Clin Oncol,2003,21:3402 - 3408.

[11] Alhaddad M,Eloubeidi MA. Interventional EUS for the diagnosis and treatment of locally advanced pancreatic cancer[J]. Jop,2010,11(1):1 - 7.

[12] Bhatnagar S,Joshi S,Rana SPS,et al. Bedside ultrasound-guided celiac plexus neurolysis in upper abdominal cancer patients: a randomized,prospective study for comparison of percutaneous bilateral paramedian vs. unilateral paramedian needle-insertion technique[J]. Pain Pract,2014,14(2):E63 - 68.

[13] Artifon EL,Frazão MSV,Wodak S,et al. Endoscopic ultrasound-guided choledochoduodenostomy and duodenal stenting in patients with unresectable periampullary cancer: one-step procedure by using linear echoendoscope[J]. Scand J Gastroenterol,2013,48(3):374 - 379.

[14] Mella JM,Guidi M,María JD,et al. Endoscopic ultrasound-guided choledocho-duodenostomy in advanced pancreatic cancer with duodenal obstruction[J]. Medicina (B Aires),2015,75(5):311 - 314.

[15] Varadarajulu S,Bang JY. Role of endoscopic ultrasonography and endoscopic retrograde cholangiopancreatography in the clinical assessment of pancreatic neoplasms[J]. Surg Oncol Clin N Am,2016,25(2):255 - 272.

[16] Lee SH,et al. Prostate-specific antigen kinetics following hypofractionated stereotactic body

radiotherapy versus conventionally fractionated external beam radiotherapy for low-and intermediate-risk prostate cancer[J]. Asia Pac J Clin Oncol，2016，12(4)：388－395.

[17] Qing SW，Ju XP，Cao YS，et al. Dose escalation of Stereotactic Body Radiotherapy (SBRT) for locally advanced unresectable pancreatic cancer patients with CyberKnife：protocol of a phase Ⅰ study[J]. Radiat Oncol，2017，12(1)：6.

[18] 李茂全.晚期胰腺癌介入治疗临床操作指南(试行)[J].临床放射学杂志,2016,33(11)：1626－1632.

第二十六章

·胰·腺·整·合·介·入·治·疗·学·

胰腺癌介入治疗发展方向及前景

第一节 概 述

我国胰腺癌发病率为5.1/10万,近20年增长了6倍,5年生存率为1%～5%,已取代肝癌成为新的癌中之王。90%的患者一旦确诊已是晚期,失去外科手术根治机会,直接死亡原因2/3为并发症导致。晚期胰腺癌(APC)总体生存期为6.3个月,预后极差的原因是:第一肿瘤病灶对放化疗不敏感;第二极易产生致命性并发症又加速、加重了患者病情恶化。

自20世纪50年代以来,医学影像技术导引下的肿瘤介入治疗方法已陆续、广泛应用于临床。因为胰腺癌的特殊生物学行为、解剖学位置和生理特点,其对传统的化疗、放疗方法不敏感,疗效欠佳、预后差。近年来,晚期胰腺癌治疗方面所取得的进展,除外新药研发、放疗设备及技术等方面取得的进步,大多与介入治疗方法的临床应用相关联,特别是介入介导的生物治疗可能是今后发展的方向。最新出版的《常见恶性肿瘤介入治疗指南》一书亦充分体现了介入方法在胰腺癌治疗中的重要地位。

提高胰腺癌治疗疗效的手段包括两个方面:一是提高早期检出率;二是提高已经明确诊断患者的治愈率。在早诊早治方面,早期诊断和判定是否转移、侵袭的方面,相关试剂盒的研发和推广以及临床运用,显得尤为重要。作者团队已经进行尝试,具体做法是利用新型功能化金纳米粒子为载体,结合磁珠ELISA技术,制备蛋白质表面半光氨酸残基与金纳米颗粒相结合的纳米金-ROBO3检测试剂盒,评价晚期胰腺癌转移;胰腺癌及转移灶的检测阳性率达到了95%以上,与传统检测CA19-9(80.8%)及CT(85%)相比,诊断率明显提高,但是ROBO3基因非特异性胰腺癌表达基因,需要更多临床样本证实。有关胰腺癌的基因研究很多,将其制作为试剂盒不多,原因是其基因表达的多样性。有理由相信随着基础研究的不断深入,一定会出现更多的特异性更好,敏感性更高的试剂盒运用于早期诊断和筛选。

有关提高明确诊断胰腺癌的治愈率,涉及内容、方面较多,主要从新型药物与器材、手术/微创机器人和胰腺癌的分子影像与基因、干细胞的运用三个方面进行阐述。

第二节 胰腺癌血管介入治疗

胰腺癌区域动脉灌注介入治疗最大的特点就在于化疗药物可直接到达肿瘤所在区域并浓聚,由病灶中心向外周循环,药物浓度分布梯度与肿瘤细胞的分布梯度相吻合,起到杀灭小癌灶及潜在转移灶、降低肿瘤分期、减少胃肠道不良反应、提高疗效等作用。化疗药物的疗效与其和肿瘤直接接触的时间呈正相关。

经导管动脉灌注化疗(transcatheter arterial infusion,TAI)是晚期胰腺癌主要介入治疗方法。

根据胰腺解剖特点,经腹腔干动脉及肠系膜上动脉给药能够覆盖整个胰腺。Avital 报道的 895 例胰腺癌 TAI Ⅲ-Ⅳ 期临床研究显示:经腹腔干灌注(celiac axis infusion,CAI)法应用最多,占51.1%;超选择动脉灌注(selective arterial infusion,SAI)法占 23.8%;低氧断流腹腔灌注(hypoxic stop-flow abdominal perfusion,HAP)占 28.6%。常用灌注化疗药有 5-FU(51.1%)、丝裂霉素 C(47.6%)、顺铂(38.1%)、吉西他滨(23.8%)、米托蒽醌(19%)、表柔比星及卡铂(14.3%)、甲氨蝶呤(4.8%)、美法仑(4.8%);治疗后随访平均反应率为 25.9%,1 年平均生存率为 38.9%,中位生存期(median overall survival time,mOS)为 9 个月。国内常用灌注化疗药有吉西他滨、氟尿嘧啶、奥沙利铂、顺铂、四氢叶酸等;给药方式分持续性灌注化疗和单次冲击灌注化疗两种方法,后者的剂量分别为:吉西他滨(GEM)800~1 000 mg/m²,氟尿嘧啶 500~700 mg/m²,奥沙利铂 100 mg/m²,四氢叶酸 100 mg,顺铂 60~80 mg/m²,常单药或联合用药。介入介导的胰腺癌综合治疗疗效显著。Takamori 等于术前、术后给予 5-FU TAI 及 GEM 静脉给药,术中联合放疗,入组 44 例患者的 mOS 为 36.5 个月,5 年总生存率为 30.5%。TAI 除了对胰腺癌原发病灶有治疗优势外,对转移灶同样有治疗作用。

另外,一些血管介入改良方法及技术已应用于临床。

(1) 热灌注化疗

于靶血管造影后选择责任供血动脉,将 0.9%氯化钠溶液用恒温水浴箱加热至 60℃,分别溶解 GEM、5-FU 和吡柔比星各 100 ml,以 20 ml/min 的速度经导管灌注。热灌注化疗可增加肿瘤细胞对化疗药物的敏感性,有选择地杀伤肿瘤细胞而不伤及正常胰腺组织,延长患者生存期。研究表明介入热化疗治疗中晚期胰腺癌疗效优于常规介入化疗,是治疗中晚期胰腺癌的一种安全有效的方法。

(2) 经导管持续动脉灌注化疗法(CTAI)

Ikeda 等应用 CTAI 方法治疗胰腺癌,入组 17 例(部分伴肝转移),随访显示:胰腺原发和肝转移灶的近期疗效分别为 35%和 55%,生存时间 4~18 个月。

(3) 改良区域灌注技术

Toshihiro Tanakal'法:超选择来自肠系膜上动脉的胰腺供血动脉后用微弹簧圈栓塞,由腹腔动脉及其分支专一供血,理论依据是关注药物再分配、提高疗效、减少肠道毒性反应。在前期研究的基础上,Tanaka 等又进行了Ⅰ~Ⅱ期临床研究,评价经动脉灌注药物(5-FU+Ⅳ GEM)推荐剂量的疗效及安全性。5-FU 剂量由 700 mg/m² 升至 1 000 mg/m² 后未见明显不良反应,肿瘤治疗有效率为 68.8%,mOS 为 9.8 个月,无疾病进展生存期(progression-free survival time,PFS)为 6 个月。Hisato Homma'法:经血管超选择后,用微弹簧圈栓塞除胰大动脉和胰尾动脉外的所有胰腺供血动脉,将导管置于脾动脉或肝总动脉(有肝转移者),续以体外注射泵连续灌注化疗药(5-FU+顺铂)。

第三节　胰腺癌非血管介入治疗

目前胰腺癌非血管介入治疗主要是针对肿瘤治疗和症状治疗,尤其是在对症、减症治疗和提高患者的生活质量方面疗效显著。

一、生物制剂瘤内注射治疗

除外最常见的化疗药物(以 5-FU 为主)和无水乙醇瘤内注射术,近年来,生物制剂瘤内注射治疗胰腺癌已成为新的亮点,并已取得了很好的疗效。

（一）溶瘤病毒治疗

Martuza 等人报道采用单纯疱疹病毒（HSV）进行的溶瘤病毒治疗后日益受到关注。目前研究最深入的溶瘤病毒包括腺病毒和Ⅰ型单纯疱疹病毒等。Hecht 等在 EUS 引导下瘤内注射溶瘤病毒（ONYX-015）联合 GEM 治疗晚期胰腺癌，入组 21 例患者，部分缓解（PR）2 例，疾病稳定（SD）6例，疾病进展（PD）或因术后不良反应离组 11 例，mOS 为 7.5 个月，无相关并发症发生。后来Cherubini 等经胰腺癌动物模型证实 AdDeltaDelta 联合方案较 dl1520（ONYX-015）相同联合方案的疗效高。AdDeltaDelta 能够增敏 DNA 损伤药物从而杀伤胰腺癌细胞，对正常细胞毒性较低，有望成为胰腺癌治疗有效新方案。国内肖斌等在 EUS 引导下经皮瘤内注射基因重组人 5 型腺病毒（H101）并联合静脉注射吉西他滨治疗晚期胰腺癌，入组 19 例，治疗后 PR 3 例，SD10 例，其联合治疗效果优于 GEM 单药。

（二）同种异体混合淋巴细胞培养免疫治疗

作用机制：混合淋巴细胞培养（MLC）中淋巴细胞接受同种异型抗原的刺激而发生活化、增殖，产生种类众多的细胞因子，促进 NK、CTL 和 LAK 等杀伤细胞的分化，从而杀伤胰腺癌细胞。Chang 等在 EUS 导引下瘤内注射 cytoimplant 治疗胰腺癌取得一定疗效，采取剂量递增方式瘤内注射，8 例胰腺癌患者治疗后无相关并发症发生，中位生存期为 13.2 个月。因病例较少，疗效需进一步验证。

（三）TNF 因子治疗

TNF 因子是携带肿瘤坏死因子（TNF）-α基因的复制缺陷病毒载体。Hecht 等对 TNFerade瘤内注射联合放化疗的疗效进行评价，多家研究中心共入组 50 例，治疗后 CR 1 例，PR 3 例，SD 12例，3 例生存期超过 2 年，长期随访表明 TNFerade 低剂量组（4×10^9 u，4×10^{10} u 和 4×10^{11} u）耐受性好，反应轻微。随后 Herman 等进行的随机Ⅲ期临床研究表明放疗联合氟尿嘧啶及 TNFerade治疗局部晚期胰腺癌是安全的，但不能够延长生存期。

（四）树突状细胞治疗

树突状细胞（DC）是有效的抗原呈递细胞，能刺激幼稚 T 淋巴细胞发育成肿瘤特异性的杀伤细胞。2003 年，Akiyama 等于胰腺癌的动物模型实验中发现，82%的小鼠肿瘤生长受抑制。后来，Irisawa 等对前期化疗（吉西他滨）失败的 7 例胰腺癌病人，改换治疗方案，在超声内镜导引下瘤内注射了未成熟 DC 细胞，治疗后无临床不良反应及并发症发生，中位生存期为 9.9 个月。Hirooka等在他们研究中用成熟 DC 细胞联合 GEM 作为初始方案治疗 5 名胰腺癌患者，成果可喜，中位生存期达到 15.9 个月，笔者认为二者联合治疗方案具有协同作用，并诱导产生肿瘤抗原特异性CTLs，达到治疗胰腺癌的目的。

（五）rAd-p53 基因治疗

研究表明：rAd-p53 预防性治疗胰腺癌安全可行，具有较好的临床耐受性和有效性。夏敏等在 EUS 引导下瘤内注射 rAd-p53 治疗胰腺癌，并辅以 GEM 静脉化疗，随访入组的 14 例患者，PR9 例，SD2 例，注药后肿瘤进展的 mOS 为 6 周；不良反应仅轻微间断低热、寒战、肌痛，术后监测血清淀粉酶正常。肿瘤基因治疗潜力巨大，但用于治疗胰腺癌还需大量Ⅲ～Ⅳ期临床研究支持。

二、局部物理治疗

（一）光动力治疗

光动力治疗（Photodynamic therapy，PDT）是一项新的疗法，首先将光敏剂（如卟吩姆钠）直接注入瘤内或经静脉给药，然后在 CT 和 B 超的双重引导下 19G 针定位穿刺肿瘤，成功后经光纤引入激光，照射瘤内的光敏剂，光敏反应使肿瘤细胞灭活，延长生存期、改善患者的生活质量。Sun 等研究认为 HPPH-光动力疗法联合 GEM 在诱导胰腺癌细胞凋亡试验中具有协同作用。Pereira 等对 PDT 治疗胰腺癌和胆管癌方面的疗效给予肯定,认为局部晚期胰腺癌应尽早行 PDT 治疗。Topazian 报道了 PDT 治疗乳腺导管内乳头状黏液性肿瘤(IPMN)的个案病例,治疗后 2 年才出现转移。

(二) 局部热消融治疗

1. 射频消融治疗

射频消融治疗(radiofrequency ablation,RFA)最初应用于肝癌治疗,现逐渐延伸到胰腺癌、甲状腺癌、乳腺癌、肾癌等实体肿瘤的治疗中。Fegrachi 等一项回顾统计分析认为,控制温度,与周围重要组织结构保持适当距离,RFA 治疗局部晚期胰腺癌是安全、有效的,患者生存期也有所延长,尤其对于胰腺小肿瘤或是无法切除的病灶,行 RFA 治疗具有一定优势,但还需要大型、随机临床实验研究验证。

2. 微波消融治疗

微波消融治疗(microwave ablation,MWA)是通过物理加温杀灭肿瘤细胞的一种治疗方法。据报道肿瘤细胞在 42.5℃~43.5℃的温度下就会萎缩以致死亡。MWA 治疗胰腺癌前期研究大多是在开腹方式下进行。Carrafiello 等于 2012 年报道了第 1 例经皮 MWA 治疗胰腺癌病例,术后仅并发轻度胰腺炎。此疗法安全性待商榷。

3. 激光消融治疗

由于担心 Nd:YAG 激光治疗胰腺癌会有严重并发症,一直以来很少使用。而 Di Matteo 等在超声内镜引导下动物模型研究表明并无相关并发症发生,该技术具备可行性,为临床治疗胰腺癌提供了一种新的治疗思路。

4. 高强聚焦超声

高强聚焦超声(HIFU)有别于传统的热疗,HIFU 以非侵入性的方式,利用热效应、空化效应、机械效应和生物学效应的叠加导致细胞死亡和组织坏死。热能的沉积、肿瘤组织对热的敏感度直接影响肿瘤的治疗效果。该技术发展迅速,其无创消融技术广泛应用于肿瘤治疗。Hwang 等新研制的 HIFU 换能器的应用,扩大了 EUS 使用范围,成功定点消融掉猪胰腺及肝脏内病灶。张一平等研究认为经动脉灌注化疗联合 HIFU 较单纯动脉灌注化疗治疗胰腺癌可明显提高近期有效率,中位生存期分别为 13 个月和 9 个月。

(三) 局部消融治疗

氩氦刀治疗(Cryoablation)是一种微创超低温冷冻消融肿瘤医疗设备。它是氩气的冷隔绝技术应用到医疗领域的结晶。氩氦刀 1998 年通过美国 FDA 批准和 IEC 及 EMC 认证,我国自引进氩氦刀以来,已有数万名肿瘤患者接受氩氦刀靶向消融治疗,有效率达 90% 以上。Niu 等在 CT 及超声引导下利用氩氦刀治疗 Ⅱ~Ⅳ 期胰腺癌患者 32 例,平均、中位生存期分别为 15.9 个月、12.6 个月,PR 9 人和 SD 21 人。临床研究证实,氩氦刀与化疗、放疗、生物治疗联合治疗疗效好。

(四) 125I 粒子置入

近距离照射最早应用于前列腺癌、乳腺癌、脑恶性肿瘤的治疗,后来证实该技术在治疗胰腺癌及淋巴结转移方面也存在潜在优势。125I 粒子可在 CT、彩超引导下经皮经胃置入或在超声内镜引导下及术中置入。Zhong 等报道了 EUS 引导下 125I 粒子置入治疗晚期胰腺癌患者,入组 31 例,10 例术后联合吉西他滨及 5-氟尿嘧啶静脉化疗 1 周,随访 2~25 个月,顽固性疼痛的症状显著缓解($P<0.05$);2 个月后 CR 3 例,PR 16 例,SD 9 例,PD 3 例,mOS 为 10.31 个月。国内学者认为 CT 引导下置入 125I 放射性粒子治疗胰腺癌,临床近期疗效确切,具有很好的姑息止痛疗效,是一种安

全、有效、并发症少的介入治疗方法；且能有效降低多项肿瘤标志物水平。最新 3D 打印共面模板导引技术的临床应用，使得胰腺癌 ^{125} I 粒子置入更加精准（图 6 - 26 - 1）。

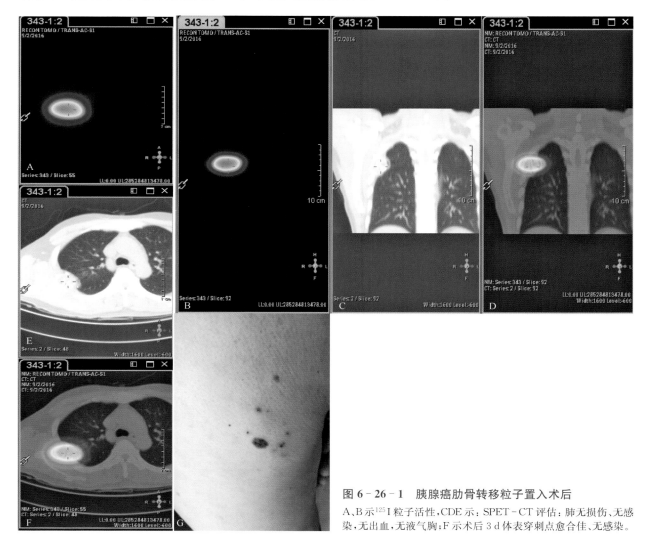

图 6 - 26 - 1　胰腺癌肋骨转移粒子置入术后
A、B 示 ^{125} I 粒子活性，CDE 示：SPET - CT 评估：肺无损伤、无感染，无出血，无液气胸；F 示术后 3 d 体表穿刺点愈合佳、无感染。

（五）不可逆电穿孔消融

纳米刀，或称不可逆电穿孔消融（irreversible electroporation）作为一项新兴的介入消融技术，其原理在于利用高电压脉冲使细胞膜出现纳米级微孔，细胞内环境失衡，细胞外基质影响较小，最终导致细胞凋亡，对于邻近重要血管或神经的肿瘤消融优势明显。术中根据瘤体形状与大小，可选择 2～6 根消融电极，合适的消融参数（电压 1 500～3 000 V，脉冲 90～100 个，脉宽 70～100 μs）对肿瘤进行消融。Scheffer 等进行的一项研究显示，25 例患者经纳米刀消融成功率为 100%，90 d 内无病死病例，术后并发症发生 23 例，其中Ⅳ级并发症 2 例（水肿型胰腺炎合并胆漏、十二指肠溃疡出血）；Ⅲ级并发症有 9 例；Ⅰ/Ⅱ级并发症有 12 例。该研究中患者中位生存期为 17 个月，中位无进展生存时间为 15 个月，表明纳米刀治疗胰腺癌是安全、可行的。

第四节　外科手术及微创机器人的应用

胰腺癌外科治疗包括根治性手术：胰十二指肠切除术、胰体尾切除术及全胰切除术；合并血管切除的胰腺癌手术;不能切除的胰腺癌的手术疗法:胃肠吻合术、胆肠吻合术等。保留幽门的胰十二指肠切除术(PPPD)与传统的胰十二指肠切除术(Whipple)相比,其保留了幽门和近端十二指肠,减少了手术创伤(图 6‐26‐2)。

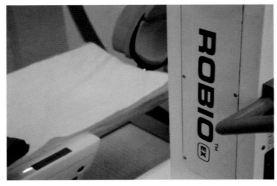
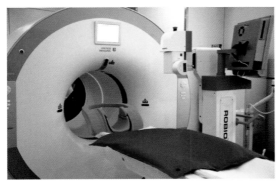
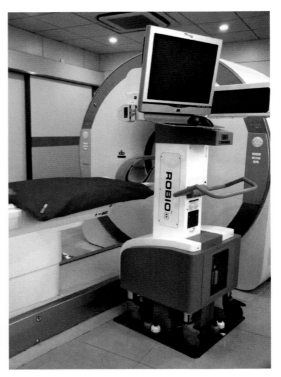

图 6‐26‐2　PET 与穿刺定位活检机器人的有机整合,将明显提高胰腺疾病的诊治水平

近年来,随着腔镜技术水平的提高和设备的完善,腹腔镜胰腺手术取得了长足的进步,特别是机器人腹腔镜技术的成功发明,使胰腺远端切除术和胰十二指肠切除术等复杂高难度手术成为可能。达芬奇机器人手术系统可提供稳定的操作系统、多维度旋转的灵巧操作、真正三维视野等优势,从技术上降低了腹腔镜手术的难度。该手术最早于 20 世纪中期应用于临床。Coratti 等报道了经达芬奇机器人手术系统治疗的 53 例胰十二指肠切除术(PD)和 14 例胰腺远端摘除术(DP),术后并发症发生率为 32.0%,围手术期病死率为 3.8%,患者术后 3 年总生存率为 44.2%。翁原驰等 26 例达芬奇机器人胰腺癌根治术的研究显示:术后出现并发症 10 例(胰漏、胆漏、吻合口出血、胰漏合并门静脉血栓形成、吻合口出血合并急性肾功能衰竭),仅 1 例死亡。一项 Meta 分析表明:机器人辅助腹腔镜手术相对于传统腹腔镜手术,其手术创面小,术中出血量少,使用更加灵活方便,转开腹率低,保脾率高,并发症少,再次手术率低。但是,机器人胰十二指肠切除术相对复杂、高危、昂贵,限制了该技术的普及。

第五节　新型药物和器材研发与运用

随着材料和设备工艺的不断进步,新型药物和器材运用在提高明确诊断胰腺癌的治愈率发挥着重要作用,包括:分子靶向药物、基因治疗药物、复合纳米材料、新型控释微球等。其中复合纳米材料将化疗、热疗等通过纳米技术有机结合,如纳米金等,即实现靶向早期诊断又进行同步治疗,改变现有治疗方法。新型控释微球,如聚乳酸微球,可以根据病灶的生物特性,制作相应大小和分子量的可吸收微球,既能使肿瘤的栓塞更加完全,又能通过定向控释特异性的化疗药物,从根本上改善动脉内化疗栓塞的疗效。

精准和靶向微创手术是胰腺癌介入发展方向,运用医学大数据,采用医学机器手术人可以完整规划出治疗的范围和方式,腹腔镜＋机器人将彻底改变外科治疗胰腺癌的治疗模式,使外科手术早期干预更加准确、全面。

分子影像学与基因、干细胞的运用,使得胰腺癌的早期、早早期诊疗变成可能,联合特异性的干细胞和基因,包括肿瘤干细胞、胰岛干细胞,完全可以实现肿瘤非手术早期干预,使胰腺癌的治疗关口进一步前移,从而根本改变目前的治疗现状,整体提高生存期,其中分子影像的早期诊治是关键技术,分子影像包括代谢分析、波谱分析和细胞成像等在胰腺癌的运用。以分子影像诊断＋基因、干细胞干预治疗作为提高胰腺癌临床疗效的核心,在此基础上联合胰腺分子介入治疗,将在整体上实现微创或无创化的治疗模式。

总之,有机整合各种治疗方法的优点,克服胰腺癌各种单一治疗方法的缺点,介入治疗联合其他先进的技术手段,采取综合治疗才是胰腺癌取得理想疗效的唯一途径。

(吴普照　张跃伟　李茂全)

参考文献

[1] 程永德,程英升,颜志平,等.常见恶性肿瘤介入治疗指南[M].北京:科学出版社,2013.
[2] 李金明,傅德良,倪泉兴,等.应用吉西他滨白蛋白纳米粒进行胰腺癌区域动脉灌注化疗的可行性[J].外科理论与实践,2009,14(5):556-559.
[3] Avital I. Regional chemotherapy for pancreatic cancer[J]. J Surg Oncol, 2011,104(5):453.
[4] 中华医学会放射学分会介入学组.胰腺癌经动脉灌注化疗指南(草案)[J].介入放射学杂志,2012,21(5):353-355.
[5] Takamori H, Kanemitsu K, Hirota M, et al. Perioperative intra-arterial and systemic chemotherapy for pancreatic cancer[J]. Ann Surg Oncol, 2011,18(4):1110-1115.
[6] Doh J, Sho M, Tanaka T, et al. Combination chemotherapy with weekly high-dose 5-FU hepatic arterial infusion plus systemic infusion of gemcitabine[J]. Gan To Kagaku Ryoho, 2009,36(12):2087-2089.
[7] 刘琳,李任飞,申宝忠.动脉置管热灌注化疗治疗胰腺癌的疗效观察[J].肿瘤防治研究,2009,36(7):611-614.
[8] Ikeda O, Kusunoki S, Takamori H, et al. Evaluation of the efficacy of combined continuous arterial infusion and systemic chemotherapy for the treatment of advanced pancreatic carcinoma[J]. Cardiovasc Intervent Radiol, 2006,29(3):362-370.
[9] Tanaka T, Sakaguchi H, Sho M, et al. A novel interventional radiology technique for arterial infusion chemotherapy against advanced pancreatic cancer[J]. AJR Am J Roentgenol, 2009,192(4):168-177.
[10] Tanaka T, Sho M, Nishiofuku H, et al. Unresectable pancreatic cancer: arterial embolization to achieve a single blood supply for intraarterial infusion of 5-fluorouracil and full-dose IV gemcitabin[J]. AJR Am J Roentgenol, 2012,198(6):1445-1452.
[11] Homma H, Doi T, Mezawa S, el al. A novel arterial infusion chemotherapy for the treatment of patients with advanced pancreatic carcinoma after vascular supply distribution via superselective embolization[J]. Cancer, 2000,89(2):303-313.
[12] Cherubini G, Kallin C, Mozetic A, et al. The oncolytic adenovirus AdDeltaDelta enhancesselective

cancer cell killing in combination with DNA-damaging drugs in pancreatic cancer models[J]. Gene Ther, 2011, 18(12): 1157-1165.

[13] 肖斌,金震东,李兆申等.瘤内注射重组溶瘤病毒联合吉西他滨化疗治疗中晚期胰腺癌 19 例疗效观察[J].中华胰腺病杂志,2011,11(3): 163-166.

[14] Chang KJ, Nguyen PT, Thompson JA, et al. Phase I clinical trial of allogeneic mixed lymphocyte culture (cytoimplant) delivered by endoscopic ultrasound-guided fine-needle injection in patients with advanced pancreatic carcinoma[J]. Cancer, 2000, 88(6): 1325-1335.

[15] Hecht JR, Farrell JJ, Senzer N, et al. EUS or percutaneously guided intratumoral TNFerade biologic with 5-fluorouracil and radiotherapy for first-line treatment of locally advanced pancreatic cancer: a phase I/II study[J]. Gastrointestinal Endoscopy, 2012, 75(2): 332-338.

[16] Herman JM, Wild AT, Wang H, et al. Randomized phase III multi-institutional study of TNFerade biologic with fluorouracil and radiotherapy for locally advanced pancreatic cancer: final results[J]. J Clin Oncol, 2013, 31(7): 886-894.

[17] Akiyama Y, Maruyama K, Nara N, et al. Antitumor effects induced by dendritic cell-based immunotherapy against established pancreatic cancer in hamsters[J]. Cancer Lett, 2002, 184(1): 37-47.

[18] Irisawa A, Takagi T, Kanazawa M, et al. Endoscopic ultrasound-guided fine-needle injection of immature dendritic cells into advanced pancreatic cancer refractory to gemcitabine: a pilot study[J]. Pancreas, 2007, 35(2): 189-190.

[19] Hirooka Y, Itoh A, Kawashima H, et al. A combination therapy of gemcitabine with immunotherapy for patients with inoperable locally advanced pancreatic cancer[J]. Pancreas, 2009, 38(3): 69-74.

[20] 夏敏,占强,郭继中,等.内镜超声引导下瘤内注射 rAd-p53 联合吉西他滨治疗胰腺癌 14 例[J].实用医学杂志,2011,27(16): 2998-3000.

[21] Sun G, Anderson MA, Gorospe EC, et al. Synergistic effects of photodynamic therapy with HPPH and gemcitabine in pancreatic cancer cell lines[J]. Lasers Surg Med, 2012, 44(9): 755-761.

[22] Pereira S. Photodynamic therapy for pancreatic and biliary tract cancer: the United Kingdom experience [J]. J Natl Compr Canc Netw, 2012, 10(l2): 48-51.

[23] Topazian M, Zhong N, Baron TH, et al. Photodynamic therapy of intraductal papillary mucinous neoplasm [J]. Endoscopy, 2012, 44(2): 213-215.

[24] Fegrachi S, Besselink MG, van Santvoort HC, et al. Radiofrequency ablation for unresectable locally advanced pancreatic cancer: a systematic review[J]. HPB (Oxford), 2013, 18: 1-5.

[25] Carrafiello G, Ierardi AM, Piacentino F, et al. Microwave ablation with percutaneous approach for the treatment of pancreatic adenocarcinoma[J]. Cardiovasc Intervent Radiol, 2012, 35(2): 439-442.

[26] Di Matteo F, Martino M, Rea R, et al. EUS-guided Nd: YAG laser ablation of normal pancreatic tissue: a pilot study in a pig model[J]. Gastrointestinal Endoscopy, 2010, 72(2): 358-363.

[27] Hoquetis L, Malavaud B, Game X, et al. MRI evaluation following partial HIFU therapy for localized prostate cancer: a single-center study[J]. Prog Urol, 2016, 26(9): 517-523.

[28] Hwang J, Farr N, Morrison K, et al. Development of an EUS-guided high-intensity focused ultrasound endoscope[J]. Gastrointestinal Endoscopy, 2011, 73(4): 155.

[29] 张一平,赵景志,乔新荣,等.动脉灌注化疗联合高强度聚焦超声治疗胰腺癌的临床研究[J].介入放射学杂志,2011,20(12): 964-967.

[30] Niu L, He L, Mu F, et al. Percutaneous ultrasonography and computed tomography guided pancreatic

cryoablation：feasibility and safety assessment[J]. Cryobiology，2012，65(3)：301－307.

[31]　Zhongmin W，Yu L，Fenju L，et al. Clinical efficacy of CT-guided iodine－125 seed implantation therapy in patients with advanced pancreatic cancer[J]. European Radiology，2010，20(7)：1786－1791.

[32]　陆健,郑云峰,张欢,等.CT 导引下置入¹²⁵I 粒子治疗 19 例晚期胰腺癌的疗效观察[J].介入放射学杂志,2010,19(7)：550－553.

[33]　黄蔚,陆健,陈克敏,等.3D 打印共面模板在胰腺癌¹²⁵I 粒子置入治疗中的初步应用[J].介入放射学杂志,2017,26(11)：999－1003.

[34]　Martin RC 2nd，Durham AN，Besselink MG，et al. Irreversible electroporation in locally advanced pancreatic cancer：a call for standardization of energy delivery[J]. J Surg Oncol，2016，114(7)：865－871.

[35]　Scheffer HJ，Vroomen LG，de Jong MC，et al. Ablation of locally advanced pancreatic cancer with percutaneous irreversible electroporation：results of the Phase Ⅰ/Ⅱ PANFIRE study[J]. Radiology，2017，282(2)：585－597.

[36]　Zureikat AH，Hogg ME，Zeh HJ 3rd. The utility of the robot in pancreatic resections[J]. Adv Surg，2014，48：77－95.

[37]　Gagner M，Pomp A. Laparoscopic pylorus-preserving pancreas toduodenec tomy[J]. Surg Endosc，1994，8：408－410.

[38]　Cushieri A. Laparoscopic surgery of the pancreas[J]. J R Coll Surg Edinb，1994，39：178－184.

[39]　Coratti A，Di Marino M，Coratti F，et al. Initial experience with robotic pancreatic surgery：technical feasibility and oncological implications[J]. Surg Laparosc Endosc Percutan Tech，2016，26(1)：31－37.

[40]　翁原驰,邓侠兴,詹茜,等.机器人手术系统行胰腺癌根治术的疗效分析[J].外科理论与实践,2014,19(2)：112－116.

[41]　薛瑞华.胰腺癌手术的 Meta 分析[J].中华腹腔外科杂志,2016,9(1)：19－24.

[42]　刘荣,赵国栋,尹注增.达芬奇机器人胰腺癌根治术与技巧[J].中华普外科学手术杂志,2017,11(1)：13－16.

[43]　李茂全.晚期胰腺癌介入治疗临床操作指南(试行)[J].临床放射学杂志,2016,33(11)：1632－1636.